臨床必備操作指引

足部、足部關節物理治療實務

足部代表性障礙「**檢查評估**」與「**介入治療方法**」

監修 **片寄正樹**
札幌醫科大學保健醫療學部
物理治療學科教授

編輯 **小林 匠**
三木貴弘

翻譯 **殷婕芳**

執筆序

臨床上在執行動作障礙的物理治療時，常需要去評估足部與足部關節。足部、足部關節不僅會影響到下肢排列與動作功能，也往往是在出現動作障礙時的評估對象。雖然大家都知道這個部位很重要，但許多人都認為很難明確說出評估與治療的重點。這或許是因為足部、足部關節的結構與功能關係巧妙，因此很難將相關知識彙整分類。

本書有系統地彙整足部與足部關節物理治療相關知識，明確地為讀者解說如何評估並擬定治療計畫。除了彙整出評估時的重點之外，也根據經驗與各項研究成果為讀者解說如何解讀評估結果，並擬定治療計畫等臨床判斷技巧。另外，書中也透過個案研究等臨床實例，讓新手物理治療師也能深入理解。

本書的執筆者都是對足部與足部關節的臨床實務深感興趣，並且對足部與足部關節下了一番工夫研究的學者專家。本書內容也包含了他們的研究成果。讀者在閱讀本書時，應該能感受到他們有多積極地將研究成果應用於臨床，而這不僅讓本書內容更有深度，也是本書的一大特色。

衷心希望能有許多物理治療師以及有志成為物理治療師的學生活用此書，為患者提供有效的足部與足部關節物理治療。如果本書能幫助讀者理解足部、足部關節物理治療評估與治療的特性，甚至連醫師與其他醫療人員也都能活用此書的話，那就太好了。

最後想藉此機會向辛苦擔任編輯的小林匠教授、三木貴弘治療師，以及為本書撰文的各位學者專家表達謝意。

2018年2月

片寄正樹

編輯序

日本法規對物理治療師的定義為「依照醫囑執行物理治療業務者」（物理治療師與職能治療師法第二條），因此物理治療師應依照醫師開立的診斷來評估患者並提供治療。然而即使是同樣的診斷，患者的主訴症狀往往不一樣，也會有不同的功能障礙。臨床物理治療師往往得「依照醫囑適當地評估患者的功能障礙，並有效執行物理治療」。

「足部」有許多骨頭與關節，也有許多組織會影響到足部的活動度與穩定度。「足部」在負重時相當於地基，構成這個地基的每塊骨頭，正確又複雜的動作，使得人體能做出各種動作。對我們物理治療師來說，足部正是因為由這麼多組織所構成，而動作又如此複雜，才會讓人難以理解。另外，負重與否也會影響到「足部」的形狀，而且「足部」在不同的動作中扮演不同的角色。在這樣的背景之下，雖然我們知道「足部」是非常重要的部位，卻不免要對它敬而遠之。

本書將焦點擺在「足部」具代表性的功能障礙而非診斷名稱，針對各關節為讀者詳細解說各種功能障礙發生的原因，以及評估與治療方法。執筆之際盡可能彙整現階段具可信度的資料，再加上各章節的作者基於臨床經驗的見解。另外，書末所附的「疾病分類索引」（p244）彙整了各種疾病具代表性的功能障礙。遇到難以判斷的足部功能障礙的時候，請參考「疾病分類索引」。

「足部」動作是立體的。本書當中對動作的描述以日本足部外科學會編著的《足部外科學用語集》第三版為準則。也就是說，額狀面上的動作以「內翻／外翻」來描述，只有蹠骨與趾骨的動作以「旋前／旋後」來描述。另外，關於水平面上的動作，後足部以「內旋／外旋」來描述，中／前足部則以「內收／外展」來描述。矢狀面上的動作以「蹠屈／背屈」或「屈曲／伸展」來描述。關於這一點，請讀者在閱讀本書時多加留意（請參考章節前的「關節活動度標示與量測」（p x））。

最後想藉此機會向本書的各位作者表達感謝之情。本書將焦點擺在功能障礙而非診斷名稱，這個構想雖然新穎，但在書寫時卻要花費許多心力。雖然題目如此困難，但為本書撰文的各位「足部」專家卻都能體諒，真的很感謝。另外，從企劃到出版的所有過程中始終支持我的三木貴弘治療師，以及MEDICAL VIEW出版社的小松朋寬先生、榊原優子小姐，我也要藉這個機會感謝他們的努力付出。

如果本書能夠引起各位讀者對「足部」的一點好奇心，那就太好了。

2018年2月

編輯代表

小林　匠

執筆者一覽

■監修

片寄正樹　札幌醫科大學保健醫療學部　物理治療學科教授

■編輯

小林　匠　北海道千歲復健大學健康科學部　復健學科教授

三木貴弘　札幌圓山骨科醫院　復健科

■執筆者(依內容順序)

小林　匠　北海道千歲復健大學健康科學部　復健學科教授

野崎修平　帶廣協會醫院　運動醫學中心

三木貴弘　札幌圓山骨科醫院　復健科

仲澤一也　札幌圓山骨科醫院　復健科技師長

江玉睦明　新潟醫療福利大學運動功能醫學科學研究院　副教授

越野裕太　NTT東日本札幌醫院　復健中心

阿久澤　弘　早稻田大學研究所　運動科學研究科

谷口達也　札幌德洲會醫院　復健科

鴇田拓也　札幌圓山骨科醫院　復健科

斉藤淳基　帶廣骨科醫院　復健科

須賀康平　山形濟生醫院　復健部

疋田佳希　aruck lab代表人

■企劃協助

石井慎一郎　國際醫療福利大學研究所保健醫療學　福利支援工程學教授

村木孝行　東北大學醫院　復健部主任

目次

關節活動度標示與量測

■ 足部與足部關節（foot and ankle）

動作方向	正常活動範圍	基本切面	基本軸	活動軸
背屈 dorsiflexion	0~20°	矢狀面	小腿骨軸外踝尖端的垂直線	足底面
蹠屈 plantar flexion	0~45°	〃	〃	〃
內翻 inversion （後足部）	0~30°	額狀（冠狀）面	小腿骨軸	跟骨長軸
外翻 eversion （後足部）	0~30°	〃	〃	〃
內翻 inversion （前足部）	0~20°	額狀（冠狀）面	足底面	足底面
外翻 eversion （前足部）	0~20°	〃	〃	〃
外旋 external rotation （後足部） 外展 abduction （中／前足部）	0~10°	橫狀（水平）面	第二蹠骨長軸	第二蹠骨長軸
內旋 internal rotation （後足部） 內收 adduction （中／前足部）	0~20°	〃	〃	〃

■ 第一趾，拇趾（great toe, big toe）

動作方向	正常活動範圍	基本切面	基本軸	活動軸
伸展（MP） extension	0~60°	矢狀面	第一蹠骨長軸	第一近端趾骨長軸
屈曲（MP） flexion	0~35°	〃	〃	〃
伸展（IP） extension	0°	〃	第一近端趾骨長軸	第一遠端趾骨長軸
屈曲（IP） flexion	0~60°	〃	〃	〃

■ 第二～第五趾（toes, lesser toes）

運動方向	正常活動範圍	基本切面	基本軸	活動軸
伸展（MP） extension	0~60°	矢狀面	第二～第五蹠骨長軸	第二～第五近端趾骨長軸
屈曲（MP） flexion	0~35°	〃	〃	〃
伸展（PIP） extension	0°	〃	第二～第五近端趾骨長軸	第二～第五中間趾骨長軸
屈曲（PIP） flexion	0~60°	〃	〃	〃
伸展（DIP） extension	0°	〃	第二～第五中間趾骨長軸	第二～第五遠端趾骨長軸
屈曲（DIP） flexion	0~60°	〃	〃	〃

（引用自日本足部外科學會所編著的《足部外科學用語集》2017年第三版）

I

足部與足部關節物理治療概要

1 針對足部與足部關節問題的物理治療思維

Abstract

■ 針對足部與足部關節問題的物理治療，應該把焦點放在患者的功能障礙上，適當評估各項功能障礙並提供有效治療。

■ 針對各項功能障礙的主要原因加以分類並有系統地彙整，可幫助治療師做出適當的評估與治療。

前言

日本法規對物理治療師的定義為「依照醫囑執行物理治療業務者」（物理治療師與職能治療師法第二條），因此物理治療師應依照醫師開立的診斷來評估患者並提供治療。大多數的物理治療相關系所都教導學生依照診斷來評估與治療，國家考試也要求考生具備同樣的知識。然而，實際上在面對患者時，即使是同樣的診斷，患者的主訴症狀往往不一樣，而且也有不同的功能障礙。臨床物理治療師往往得「依照醫囑適當地評估患者的功能障礙，並有效執行物理治療」。

治療師在擬定並有效執行治療計畫之前，必須先適當地評估患者，因此需具備相關知識與經驗。在這一連串的過程中，未具備基礎知識與經驗的學生或新手物理治療師常常無法判斷。光是看診斷或患者主訴，或者仰賴治療技巧反覆執行某種模式的物理治療，這樣的做法令人擔憂。治療師應依據國內外具可信度的知識與經驗，找出功能障礙的原因，從根本解決問題。

足部與足部關節疾病的功能障礙

本書將重點擺在醫師開立診斷後，治療師該如何評估患者的功能障礙並擬定治療計畫等臨床判斷過程。另外也為讀者彙整執行適當評估必須具備的功能解剖等知識，並盡可能依照可信證據列出其臨床思考過程。

足部有許多骨骼與關節，也有許多韌帶與肌腱會影響足部的活動度與穩定度。另外，負重與否會改變身體的排列，也會影響到活動度與穩定度。因此必須根據負重與否，適當地評估各個骨骼與關節的活動度、排列以及穩定度，另外也必須掌握各關節的關連（運動鏈）。舉例來說，同樣被診斷為扁平足，患者主訴的疼痛部位、疼痛狀況，或者患者的足弓高度往往因人而異。負重時感覺足部疼痛的扁平足患者，有哪些因素會在負重時影響他們的足弓高度呢？navicular drop test[1]是常見的足部內側縱弓評估指標之一，然而這個方法的信度稍嫌不足[2]，光是用這個方法來評估足弓並不足夠。navicular drop test是測量舟狀骨與內側縱弓高度的指標，而舟狀骨的高度主要會被橫跗關節的活動度與穩定度所影響。

那麼，橫跗關節的活動度與穩定度又受到什麼的影響？未負重時的足弓高度沒有問題，但負重時的足弓卻呈現下沉狀態，這是什麼原因造成？站立時並未見到足弓下沉，一旦做出下蹲等小腿前傾動作（足部關節背屈）時，足弓卻突然下沉，這又是什麼的影響呢？換句話說，「足部內側縱弓塌陷」這個功能障礙有幾種模式，許多因素都應該被列入考量（**圖1**）。將這些因素有系統地彙整並適當評估，才能有效治療（**圖1**當然並未涵蓋所有的模式）。

站立時並未見到足弓明顯塌陷，但小腿一旦前傾即可觀察到足弓塌陷，這會是什麼問題？脛距關節的背屈角度若是受限，距下關節與橫跗關節會以過度外翻來代償，或許內側縱弓塌陷就是因此造成（**圖2a**）。或者是因為彈簧韌帶等軟組織被拉長，導致橫跗關節不穩，使得橫跗關節在小腿前傾時過度外展（**圖2b**）。治療師就像這樣，必須根據眼前所見的功能障礙（現象）推測出幾個可能原因，並逐一評估每個關節。詳細內容請參考Ⅲ章（p36～）。

圖1　針對各種功能障礙的思考過程

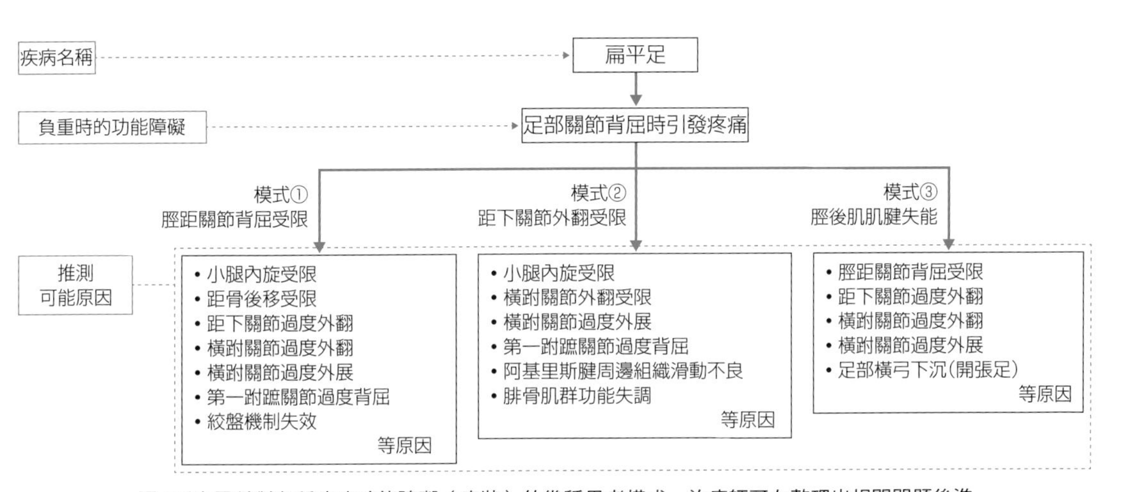

圖1列出了針對各種疾病功能障礙（症狀）的幾種思考模式。治療師可在整理出相關問題後進行評估。

圖 2　小腿前傾時足弓下沉實例

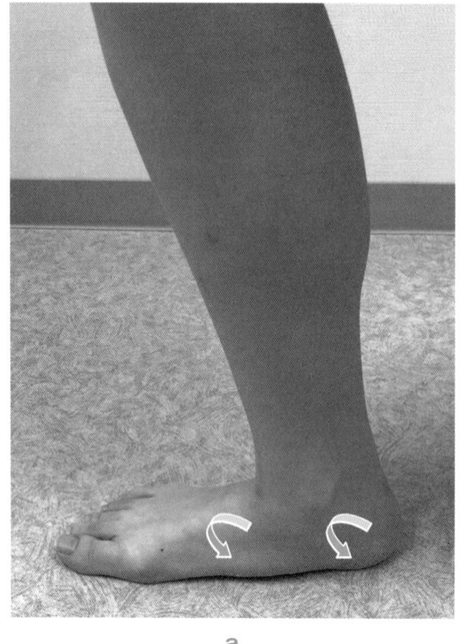

a

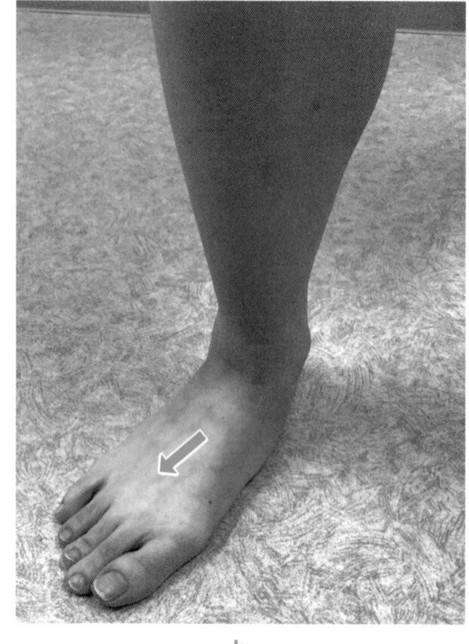

b

a：脛距關節背屈角度受限，距下關節與橫跗關節以外翻來代償，因此造成足部內側縱弓塌陷。
b：橫跗關節過度外展（toe-out）導致足部內側縱弓下沉。

症狀分期與處置

本書內容主要涵蓋了足部與足部關節慢性疾病中具代表性的功能障礙。不僅局限於足部與足部關節，如何處理外傷造成的急性期症狀對預後有很大的影響。除了Ⅲ章介紹的各種功能障礙之外，Ⅱ章（p28～）也有提到急性期症狀相關知識與處理方式。針對急性期患者的物理治療，請參考Ⅱ章。

結語

除了前述臨床上常見且具代表性的功能障礙之外，本書也彙整了各種功能障礙相關基本知識，並列出不可或缺的評估方法以及根據評估結果應採取的治療方式。另外，Ⅳ章（p168～）則以實際案例講解評估與治療流程，閱讀本章有助於讀者理解針對不同的功能障礙採取不同的評估與治療的重要性。

文獻

1) Brody DM : Techniques in the evaluation and treatment of the injured runner. Orthop Clin North Am, 13(3) : 541-558, 1982.
2) Shultz SJ, et al : Intratester and intertester reliability of clinical measures of lower extremity anatomic characteristics : implications for multicenter studies. Clin J Sport Med, 16(2) : 155-161, 2006.

2 足部、足部關節的功能解剖與生物力學

Abstract

- 本章節所提功能解剖與生物力學相關知識，為執行適當的足部、足部關節物理治療所不可或缺。
- 功能解剖方面為讀者解說功能評估的基礎知識。內容主要包含人體據以產生動作的骨骼與韌帶的形態特性、為關節提供穩定的韌帶的機械特性，以及與關節動作控制相關的肌腱力臂。
- 生物力學方面提到負重時的足部、足部關節正常動作，為讀者彙整動作功能評估相關知識。內容主要包含軸向荷重時的足部關節動態，以及行走、奔跑時的足部關節動作。
- 讀者可根據本章節內容適當地評估並治療足部、足部關節於全身運動中所擔負的功能。

足部關節的功能解剖

➤關節形狀與運動軸

●脛距關節

脛距關節由脛骨的下關節面與內踝關節面、腓骨的外踝關節面，以及距骨的內踝、外踝關節面與上關節面所構成（圖1）。脛距關節運動軸的傾斜角度受到距骨滑車的曲率半徑比（內側曲率半徑相對於外側曲率半徑的比率）的影響[1,2]（圖2、3）。由於距骨滑車前方區域的內側曲率半徑比外側來得小[1,2]（圖2），足部關節背屈的時候，額狀面上的脛距關節運動軸會往外下方傾斜[3,4]（圖3）。另一方面，距骨滑車後方區域的內外側曲率半徑比有很大的個別差異[1,2]（圖2）。足部關節蹠屈的時候，有些人的額狀面上脛距關節運動軸往內下方傾斜，有些人則往外下方傾斜[3]。因此，足部關節從背屈轉為蹠屈的過程中，有些人的脛距關節運動軸的傾斜方向會從外下方轉為內下方，有些人則是朝著外下方保持一定程度的傾斜[3]。

圖1 脛距關節

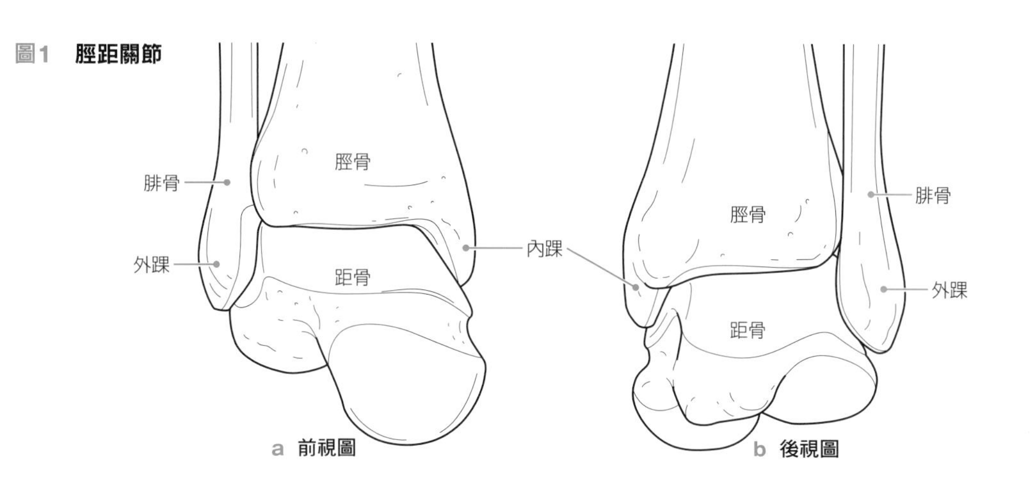

圖2　距骨滑車的曲率半徑比

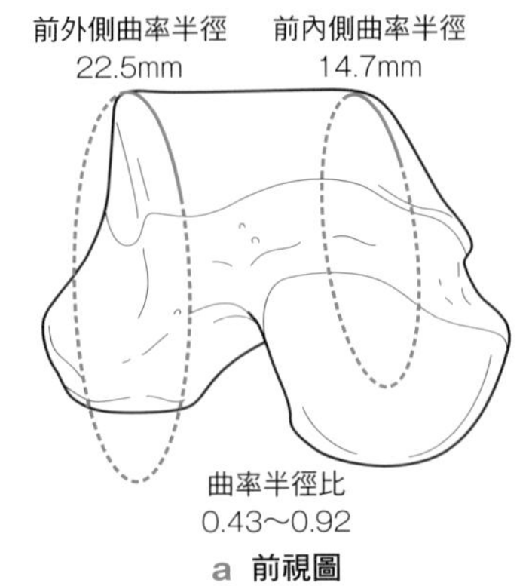

a　前視圖

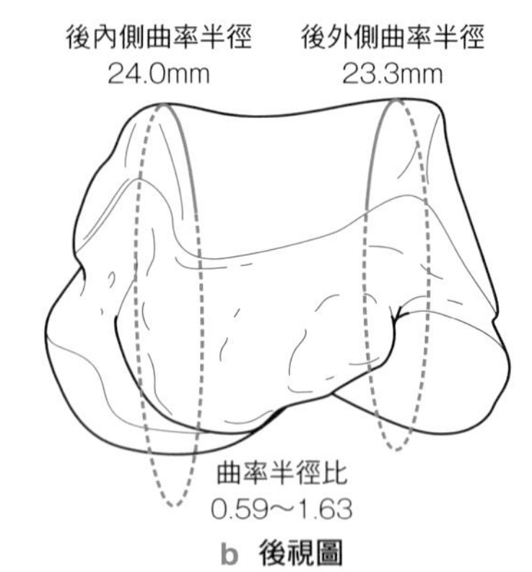

b　後視圖

上圖列出了距骨滑車前方（a）、後方（b）的曲率半徑以及相對於外側曲率半徑的內側曲率半徑的比率（曲率半徑比）範圍。
前方曲率半徑比的範圍在1.0以下，這意味著外側曲率半徑比內側來得大。另一方面，後方曲率半徑比的範圍是0.59～1.63，這意味著有些人的外側曲率半徑比內側來得大，有些人的外側曲率半徑則是比內側來得小。

（根據參考文獻2的資料繪圖）

圖3　距骨滑車的曲率半徑與脛距關節運動軸的傾斜

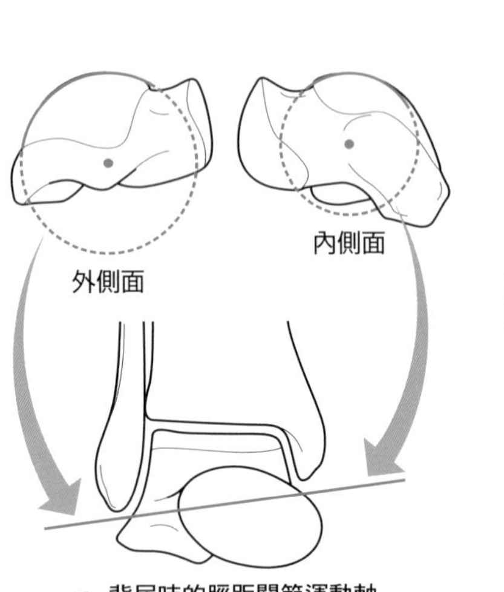

a　背屈時的脛距關節運動軸

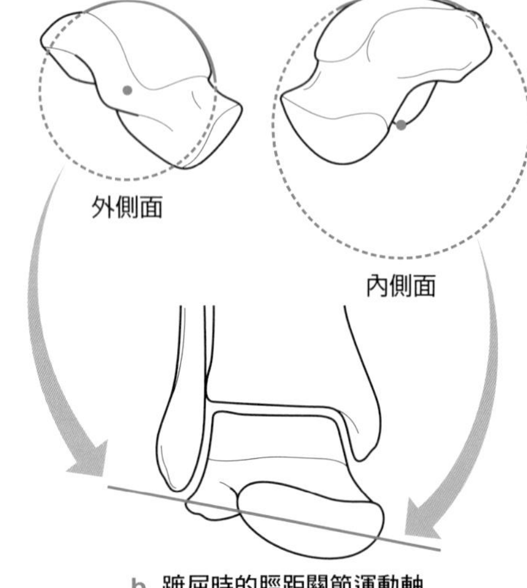

b　蹠屈時的脛距關節運動軸

脛距關節的運動軸為距骨滑車內外側曲率中心的連線。
距骨滑車前方的曲率半徑決定了足部關節背屈時的脛距關節運動軸，距骨滑車後方的曲率半徑則決定了蹠屈時的脛距關節運動軸。

（引用自參考文獻1並修改）

●距下關節

距下關節的關節面形狀有個別差異[5-19]（**圖4**）。距下關節的運動軸，與近似於距下關節前中關節面的球體和近似於後關節面的錐體共通的旋轉軸一致[20,21]。距骨後關節面的傾斜角度約有20°的差異，這個差異決定了距下關節運動軸的傾斜角度[22]。

距下關節的運動軸在矢狀面上朝前上方傾斜，在水平面上則朝前內側傾斜[23]（**圖5**）。雖然各項研究用於描述運動軸的傾斜角度的基準軸不同，但結果都顯示距下關節的傾斜角度存在著差異[23-28]。

●脛腓關節

脛腓關節由脛骨的腓骨切跡與腓骨遠端所構成。腓骨切跡的深度與前後關節面的夾角會影響脛腓關節的形態[29]（**圖6**）。

圖4　距下關節面的個別差異

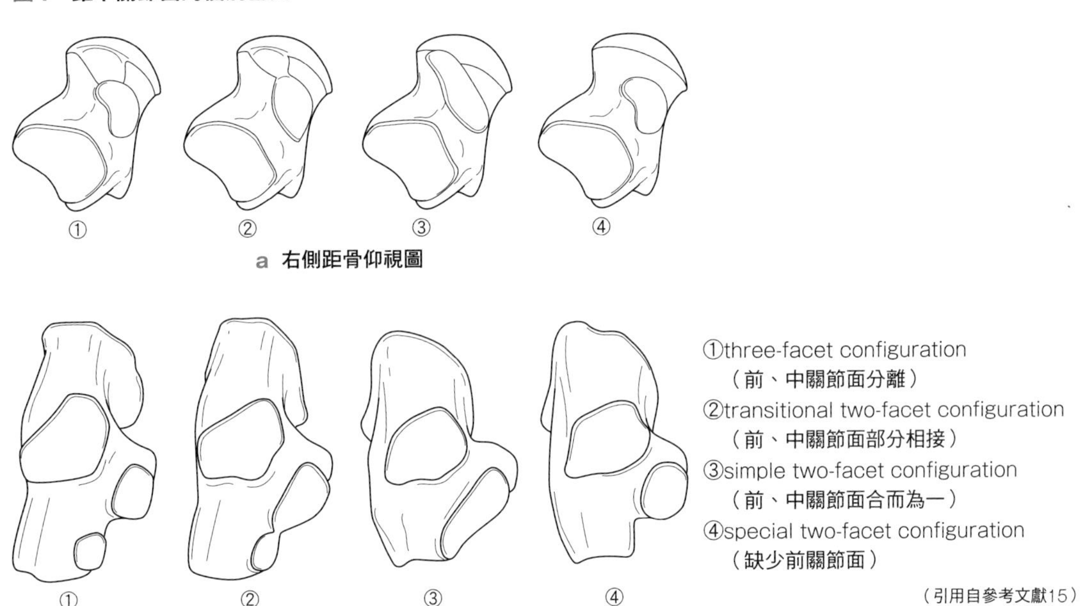

b 右側跟骨俯視圖

圖5　距下關節運動軸的傾斜角度

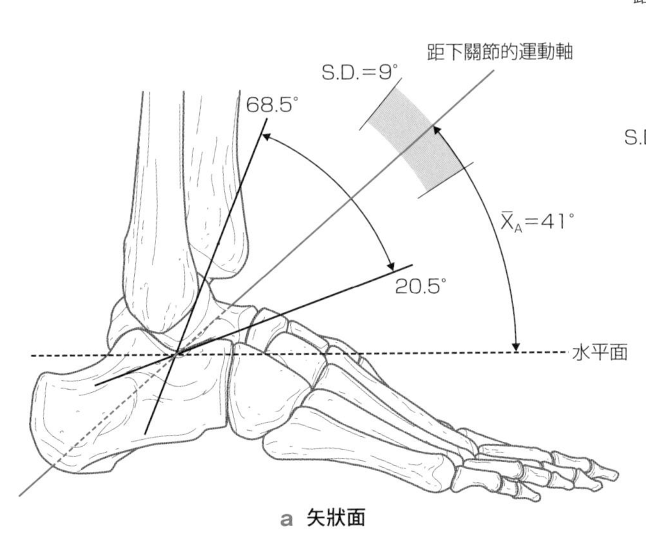

a 矢狀面

$\bar{X}_A$：距下關節運動軸在矢狀面上與足底面的夾角
$\bar{X}_B$：距下關節運動軸在水平面上與足部長軸的夾角

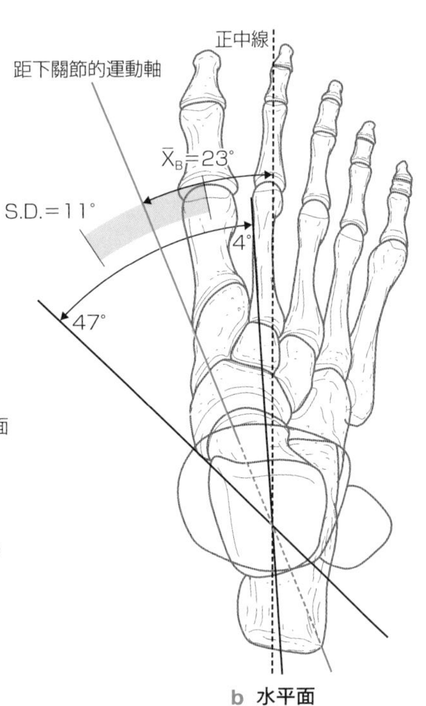

b 水平面

（引用自參考文獻23）

➤關節活動度

●脛距關節

脛距關節在足部、足部關節進行被動運動時的動作方向與角度變化量參見圖7～9[30-33]。足部關節背屈的時候，脛距關節為背屈／外翻／外旋；足部關節蹠屈的時候，脛距關節為蹠屈／外翻／內旋[30,31]（圖7）。足部進行被動運動，從最大外翻狀態轉為最大內翻狀態或者從最大旋前狀態（背屈／外翻／外展）轉為

圖6　遠端脛腓關節的形態

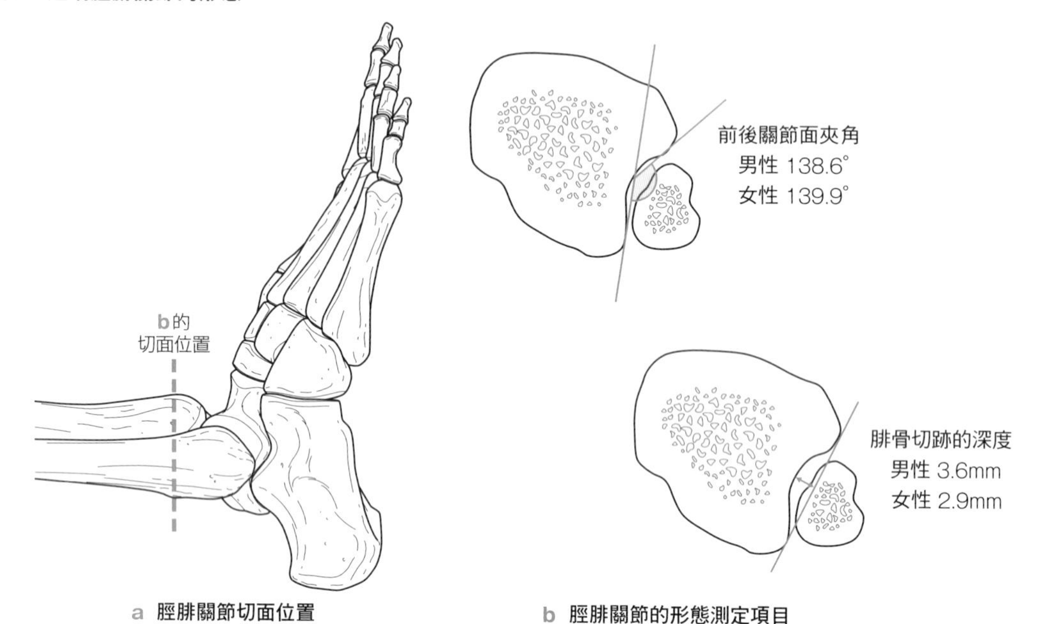

a　脛腓關節切面位置　　b　脛腓關節的形態測定項目

（引用自參考文獻29）

圖7　脛距關節在足部關節蹠背屈時的角度變化量

	足部關節	脛距關節		
	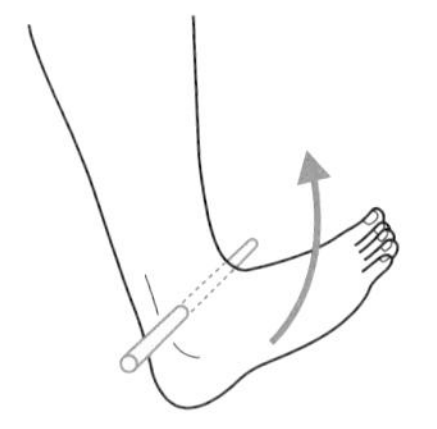	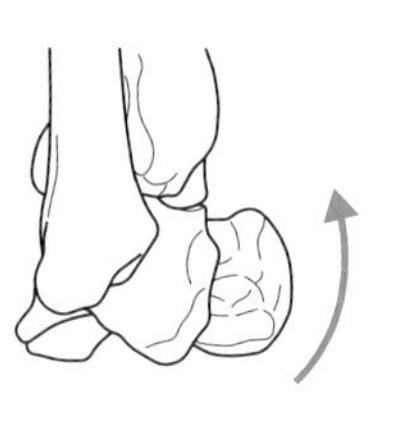	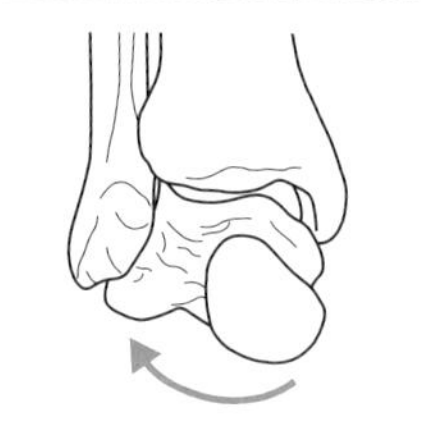	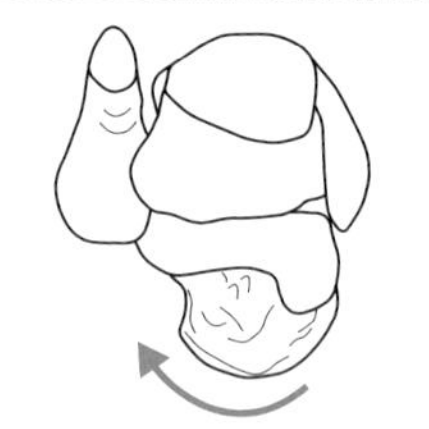
動作方向	背屈	背屈	外翻	外旋
角度變化量		16.9°	7.2°	4.8°
	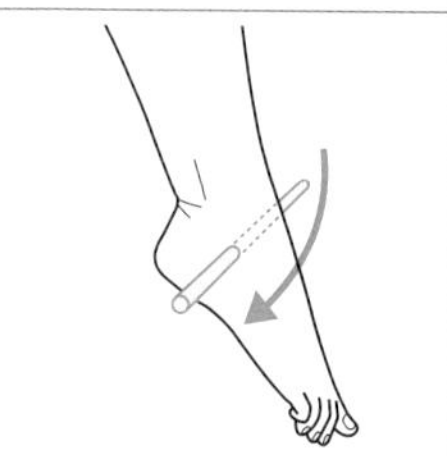	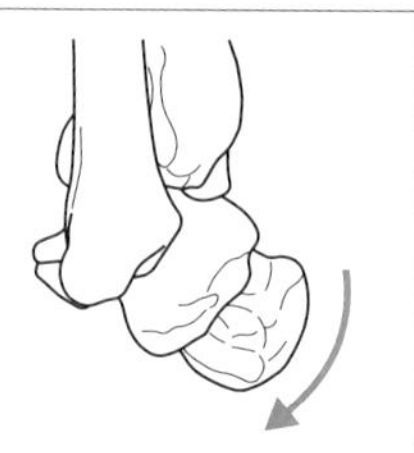	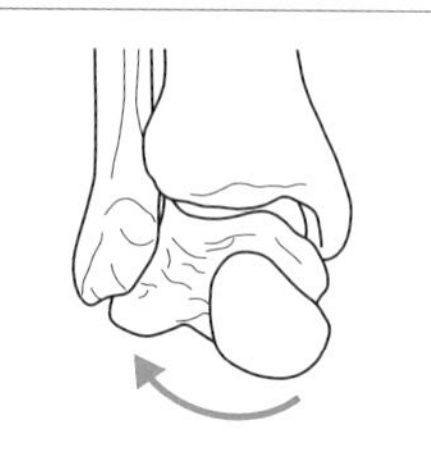	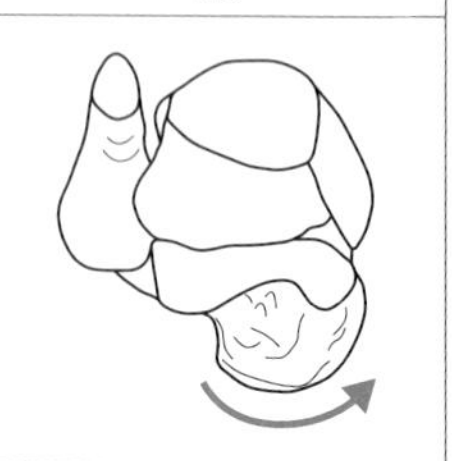
動作方向	蹠屈	蹠屈	外翻	內旋
角度變化量		41.2°	2.4°	13.9°

（根據參考文獻30的資料繪圖）

最大旋後狀態（蹠屈／內翻／內收）時，脛距關節為內翻／內旋（圖8、9）。足部關節做出蹠背屈動作的時候，脛距關節在蹠背屈方向有很大的活動度。另一方面，足部從最大旋前狀態（背屈／外翻／外展）轉為最大旋後狀態（蹠屈／內翻／內收）時，脛距關節與距下關節有同等程度的內翻／外翻、內旋／外旋的活動度（圖9）。

圖8　脛距關節、距下關節在足部關節內翻時的角度變化量

足部關節		脛距關節		
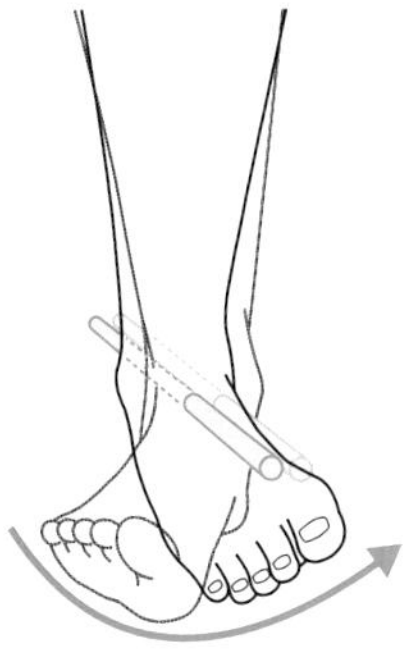		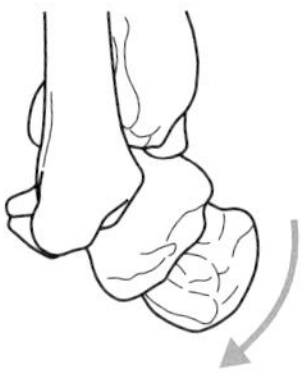	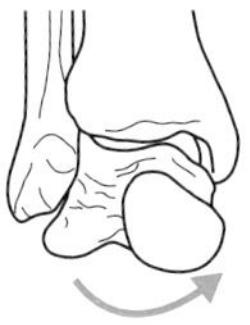	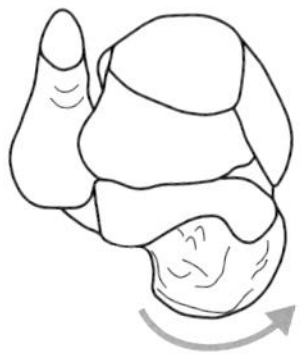
	動作方向	蹠屈	內翻	內旋
	角度變化量	17.7°	9.8°	13.5°
		距下關節		
		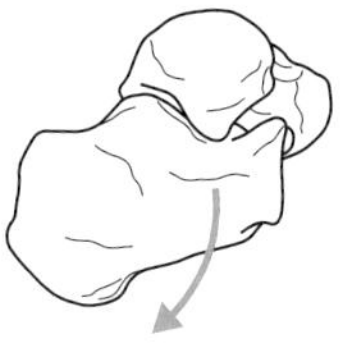	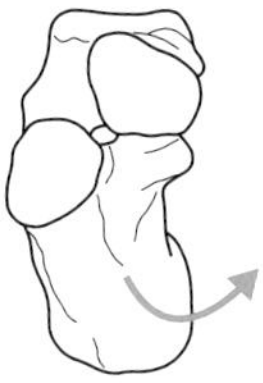	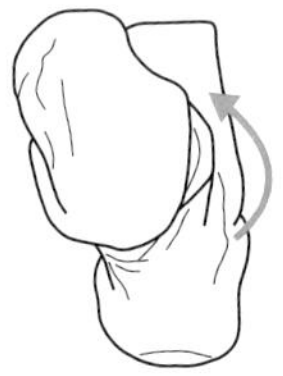
	動作方向	蹠屈	內翻	內旋
	角度變化量	2.1°	23.0°	29.3°

（根據參考文獻30的資料繪圖）

圖9　脛距關節、距下關節在足部關節旋後時的角度變化量

足部關節		脛距關節		
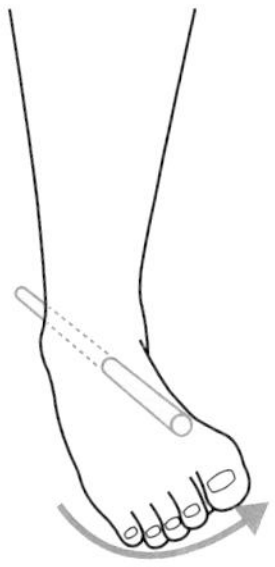		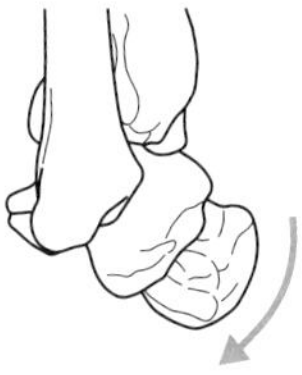	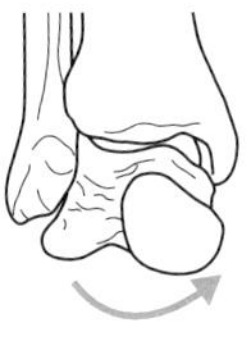	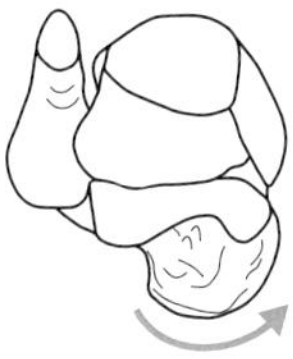
	動作方向	蹠屈	內翻	內旋
	角度變化量	43.5°	18.6°	14.2°
		距下關節		
		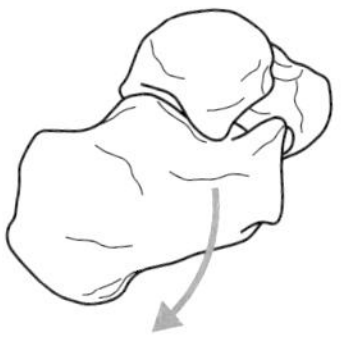	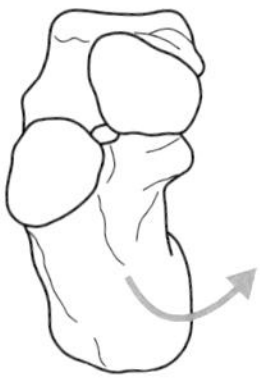	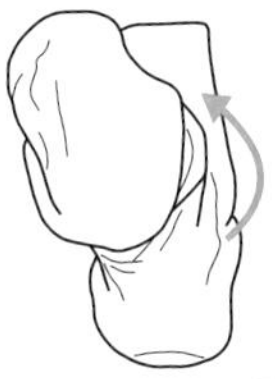
	動作方向	蹠屈	內翻	內旋
	角度變化量	3.8°	18.2°	23.1°

（根據參考文獻32的資料繪圖）

● 距下關節

距下關節在足部關節進行被動運動時的動作方向與角度變化量參見**圖8**、**9**[30-33]。距下關節主要的地方是在內翻／外翻、內旋／外旋方向有很大的活動度（**圖8**、**9**）。

● 脛腓關節

脛腓關節的主要動作是腓骨相對於脛骨的平移運動。腓骨在足部關節背屈時往後滑動[34]，足部關節蹠屈時往內側滑動[35]。足部關節外旋的時候，關於腓骨在前後方向上的動作，有些研究指出腓骨會往後滑動[34，36，37]，也有研究指出，腓骨會往前位移[38]。另外，有些學者認為腓骨會在足部關節外旋時往外側滑動[37，38]，有些學者則不這麼認為[34，36]。足部關節內旋的時候，腓骨會往後、往外、往上滑動[38]。

➤足部關節的韌帶

● 外側副韌帶

足部關節的外側副韌帶由前距腓韌帶、跟腓韌帶，以及後距腓韌帶所組成。前距腓韌帶是關節囊旁邊的四邊形韌帶[39]（**圖10**）。前距腓韌帶由1～3束纖維組成，大多為兩束[40-42]。跟腓韌帶位於前距腓韌帶的下纖維束的正下方，往後下方延伸（**圖10**）。跟腓韌帶的表層被腓骨肌腱所覆蓋，僅有1cm外露[43]。後距腓韌帶是強韌的梯形韌帶（**圖11**），足部關節蹠屈時鬆弛，背屈時則被拉緊[43]。

● 內側副韌帶

內側副韌帶分為深淺兩層結構，由六種纖維所組成[41，43-47]（**表1**）。其中以tibiospring ligament、脛舟韌帶，以及後脛距韌帶深層纖維等三束纖維所占比率較高（**表1**、**圖12**）。

圖10　前距腓韌帶、跟腓韌帶的形態與相對位置

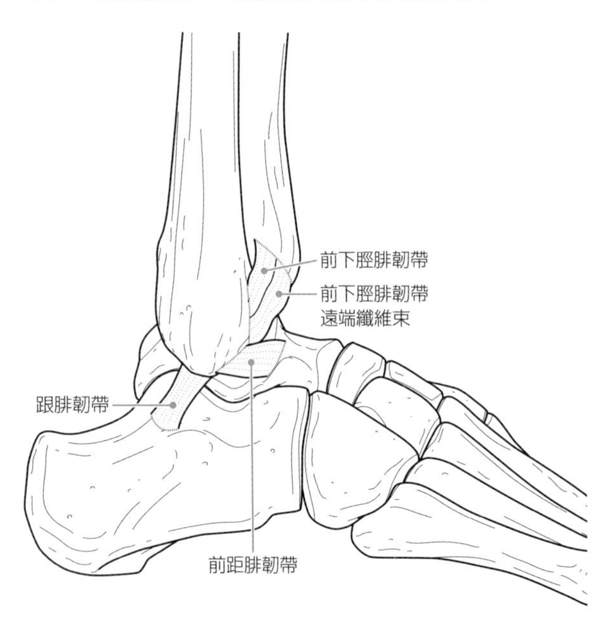

足部關節附近的韌帶（後視圖）

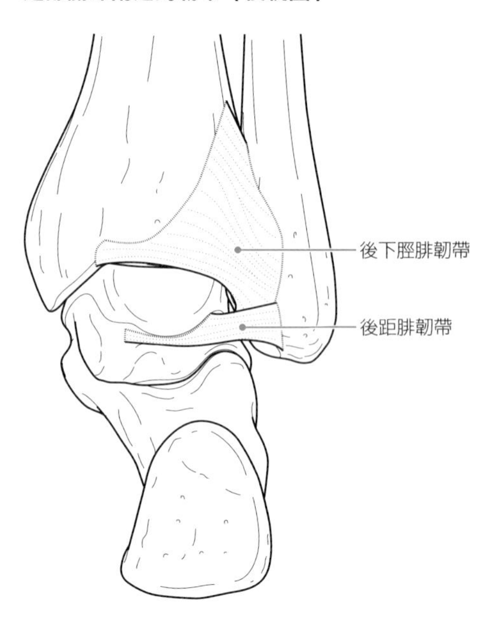

● 脛腓關節韌帶

連接脛骨遠端與腓骨的韌帶由前下脛腓韌帶、後下脛腓韌帶，以及骨間韌帶所組成。前下脛腓韌帶由好幾束纖維組成（圖10），其遠端纖維束容易在足部關節前外側被夾擠到[48]補翻。後下脛腓韌帶（圖11）由深淺兩層纖維組成[43]。

● 韌帶的機械特性

表2列出了足部關節內外側副韌帶的靜止長度、截面積，以及斷裂強度[49]。在足部關節的外側副韌帶當中，前距腓韌帶的斷裂強度為最低[49, 50]。另外，從應力應變曲線（圖13）看來，外側副韌帶的前距腓韌帶以及內側副韌帶的前脛距韌帶可說是應變很大（延展性佳）的韌帶[51]。

● 肌肉的力臂

圖14列出了足部關節動作相關肌肉的力臂大小。足部關節蹠屈時以阿基里斯腱（小腿三頭肌）的力臂為最大，背屈時以伸拇長肌的力臂為最大，內翻時以脛前肌的力臂為最大，外翻時以腓骨長肌的力臂為最大，內旋時則以屈趾長肌、脛後肌的力臂為最大[52]。

表1　內側副韌帶纖維所占比率

報告者（年分）	脛舟韌帶（%）	tibiospring ligament（%）	脛跟韌帶（%）	後脛距韌帶淺層（%）	前脛距韌帶（%）	後脛距韌帶深層（%）
Milner and Soames, 1998	100	100	15	37.5	10	100
Boss and Hinterman, 2002	0	100	100	75	50	100
Campbell et al, 2014	100	100	79	79	93	100
Clanton et al, 2015	100	100	75	75	91.7	100
Won et al, 2016	63.3	100	100	83.3	85	96.7

圖12　組成內側副韌帶的韌帶纖維

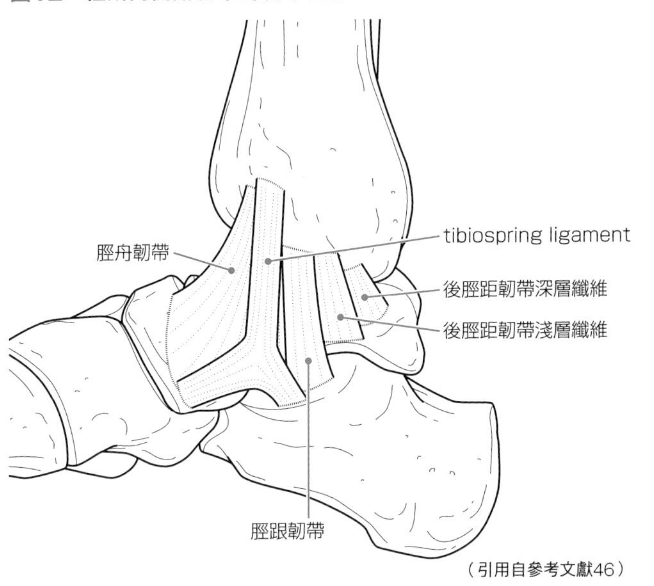

（引用自參考文獻46）

表2　足部關節副韌帶的靜止長度、截面積與斷裂強度

	靜止長度（cm）	截面積（cm^2）	斷裂強度（N）
前距腓韌帶	1.781	0.129	231
跟腓韌帶	2.769	0.097	307
後距腓韌帶	2.116	0.219	418
tibiospring ligament	1.859	0.135	432
脛舟韌帶	4.183	0.071	120
後脛腓韌帶	1.186	0.452	467

（引用自參考文獻49）

圖13　足部關節副韌帶的應力應變曲線（Strain rate＝dε/dt＝0.01s⁻¹）

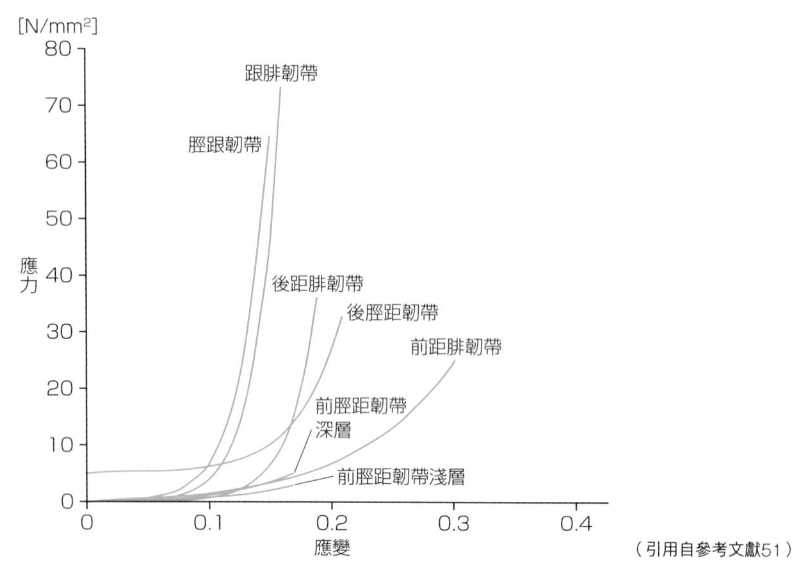

（引用自參考文獻51）

圖14　足部關節周邊肌肉的平均力臂大小（箱形圖）

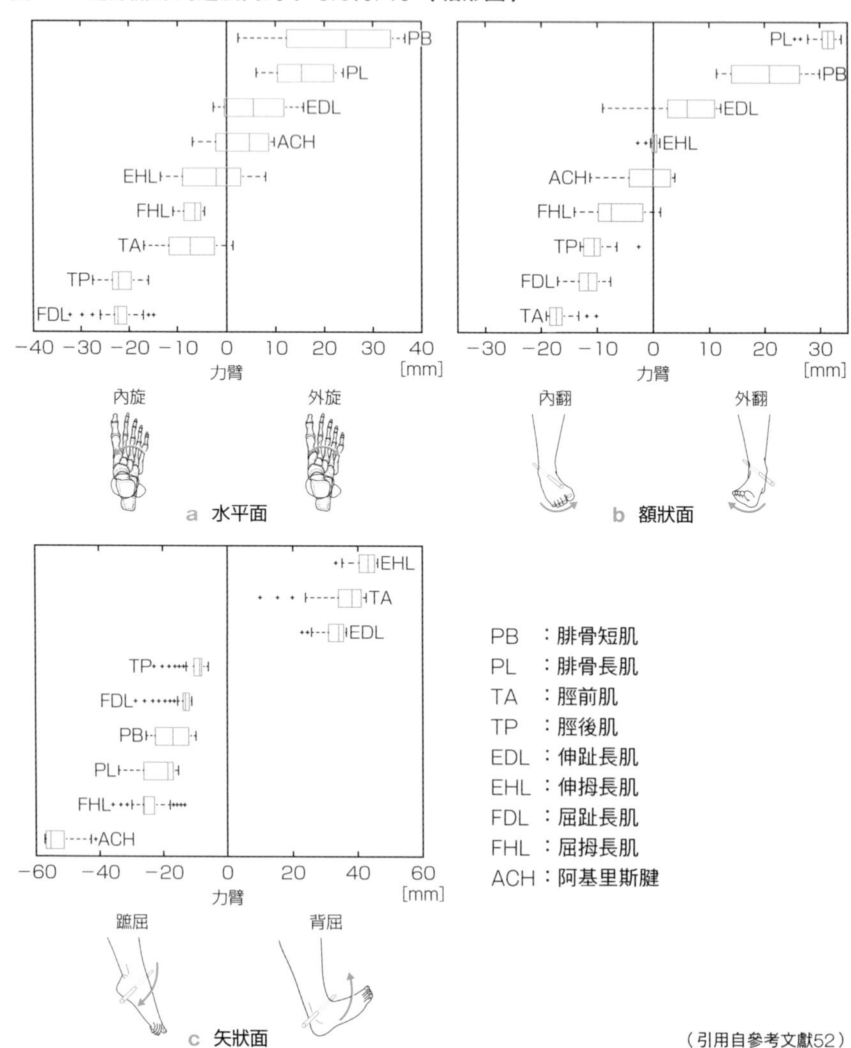

（引用自參考文獻52）

足部關節的生物力學

➤關節接觸面的肌動學

●脛距關節

足部關節背屈時，距骨與脛骨的關節接觸面會往前移，蹠屈時則往後移[53-56]。另外，足部關節內翻時會往內移，外翻時則往外移[53]。

●距下關節

距下關節後關節面的接觸面在外翻時會往前移，內翻時則往後內側移動[57,58]。

➤足部關節動作對韌帶內部應力的影響

前距腓韌帶的應變與內部應力跟蹠背屈角度的變化有很大的關係[59,60]。前距腓韌帶的最大應變發生在足部關節蹠屈、內旋的時候[60]。另一方面，跟腓韌帶則是在足部關節背屈、內翻時有最大應變，而其所承受的應力與內外翻、蹠背屈角度的變化有很大的關係[60]。後距腓韌帶的應變與內部應力會隨著足部關節背屈角度的增加而增加[61,62]。脛跟韌帶的最大應變發生在足部關節外翻的時候[60]。脛跟韌帶的內部應力與足部關節的所有動作方向有關；蹠屈、外翻以及外旋的時候，其內部應力為最大[60]。

➤負重時的足部關節動作

●行走

圖15列出脛距關節以及距下關節在行走時站立期的角度變化與活動範圍。脛距關節的動作主要是在矢狀面上的蹠背屈動作，至於額狀面與水平面，也會產生較大的旋轉動作[63,64]。另外，距下關節的動作則主要是在額狀面與水平面上的旋轉動作[63-65]。

圖15　脛距關節與距下關節在行走時站立期的旋轉動作

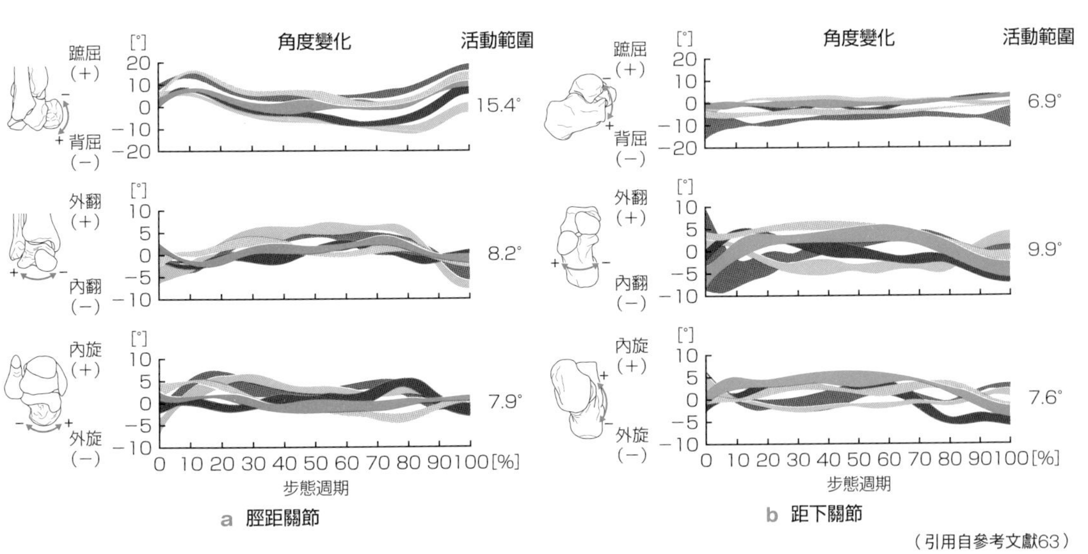

（引用自參考文獻63）

● 奔跑

圖16列出脛距關節以及距下關節在奔跑時站立期的角度變化與活動範圍。脛距關節在奔跑時的動作主要是蹠背屈動作[66, 67]，而內外翻方向也會有較大的動作[66]。距下關節則是以額狀面上的內外翻動作為最大。

足部的功能解剖

足部關節的運動軸

● 橫跗關節（Chopart氏關節）

橫跗關節由距舟關節、跟骰關節所組成，具備長軸與斜軸這兩種運動軸（**圖17**），因此橫跗關節可做出三個平面上的所有動作。長軸在矢狀面上朝前上方傾斜15°，在水平面上朝前內側傾斜9°。橫跗關節沿著長軸產生外翻／外展、內

圖16　脛距關節與距下關節在奔跑時站立期的旋轉動作

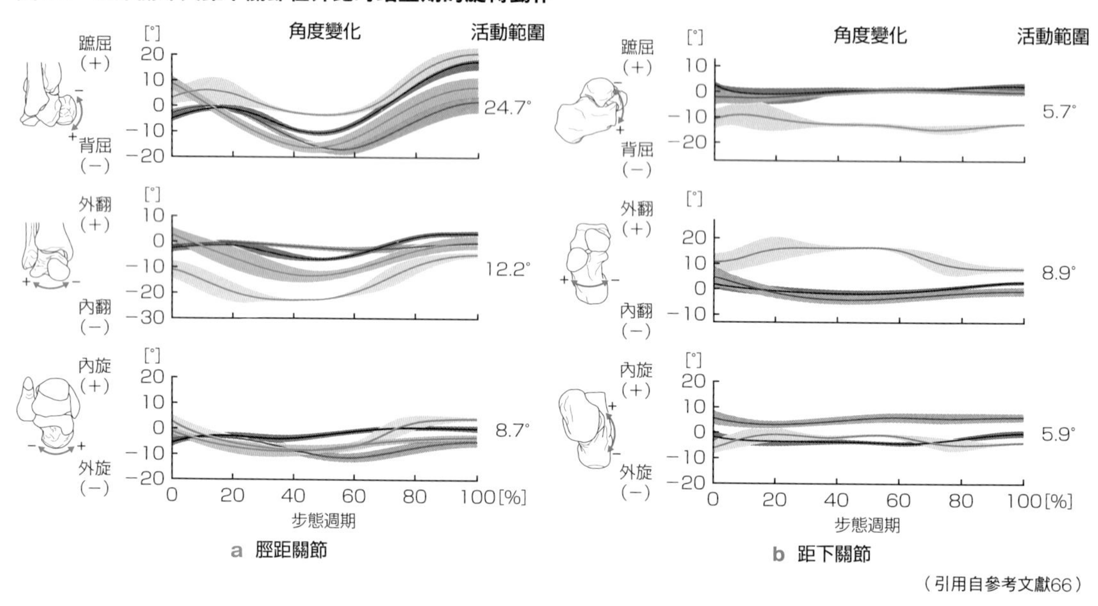

（引用自參考文獻66）

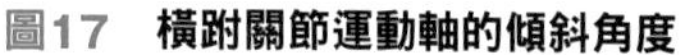

圖17　橫跗關節運動軸的傾斜角度

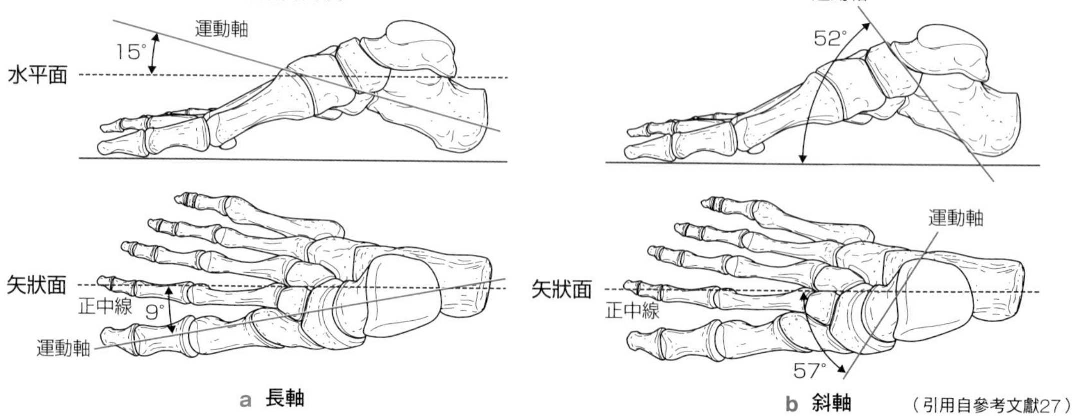

（引用自參考文獻27）

翻／內收等動作[27]。另一方面，斜軸在矢狀面上朝前上方傾斜52°，在水平面上朝前內側傾斜57°。橫跗關節沿著斜軸產生背屈／外展、蹠屈／內收等動作[27]。

●跗蹠關節（Lisfranc氏關節）

跗蹠關節由楔狀骨與骰骨的遠端關節面、蹠骨的近端關節面所構成。第一跗蹠關節的運動軸在額狀面上朝著內外側方向，在水平面上則朝著前外側方向。第一跗蹠關節沿著這個運動軸產生蹠屈／外翻、背屈／內翻等動作[68]。第三跗蹠關節的運動軸在額狀面上朝著內外側方向，第三跗蹠關節沿著這個運動軸產生蹠背屈動作[68]。第五跗蹠關節的運動軸在額狀面上朝著內外側方向，在水平面上則朝著前內側方向。第五跗蹠關節沿著這個運動軸產生蹠屈／內翻、背屈／外翻等動作[68]。

➤足部關節活動度

●橫跗關節

圖18列出了足部進行旋前（背屈、外翻、外展）或旋後（蹠屈、內翻、內收）的被動運動時，距舟關節與跟骰關節的動作方向。距舟關節與跟骰關節在足部旋前（背屈、外翻、外展）的時候外翻、外展，足部旋後（蹠屈、內翻、內收）的時候內翻、內收（圖18）[69]。

圖18　距舟關節與跟骰關節在足部旋後／旋前時的動作方向

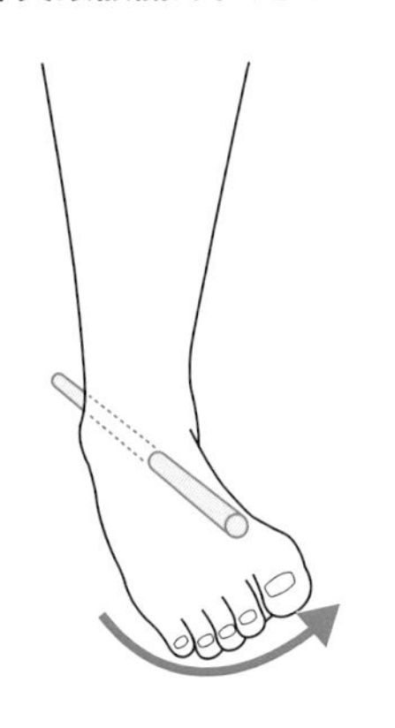

額狀面	矢狀面	水平面
內翻	－	內收

a 旋後

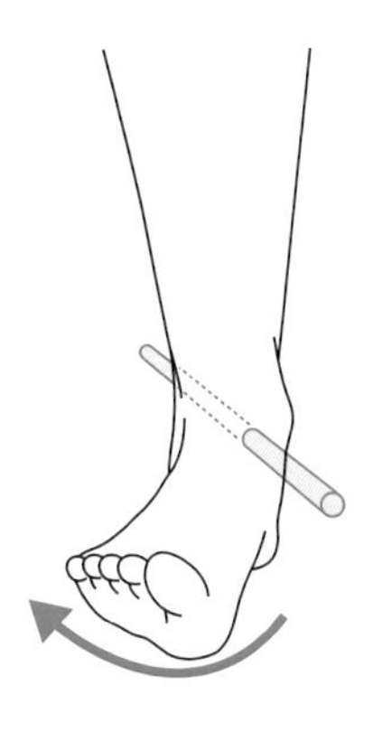

額狀面	矢狀面	水平面
外翻	－	外展

b 旋前

（根據參考文獻69的資料繪圖）

●跗蹠關節

表3列出了跗蹠關節在前足部背屈－蹠屈以及旋前（背屈、外翻、外展）－旋後（蹠屈、內翻、內收）時的總旋轉量。研究顯示，與第一～第三跗蹠關節相較之下，第四、第五跗蹠關節在這兩個動作方向上有較大的活動度。另外，**表4**列出了距舟關節、楔舟關節以及第一跗蹠關節在第一蹠骨背屈／內收時的活動度。在第一趾節當中，楔舟關節與第一跗蹠關節的蹠背屈角度較大。第一跗蹠關節的內收角度也很大[70,71]。

➤足部的韌帶

●距舟關節周邊韌帶

彈簧韌帶（蹠側跟舟韌帶）有助於維持距舟關節的穩定，並且可支撐足部內側縱弓。彈簧韌帶由上內側纖維與下方纖維組成，下方纖維又分為中蹠側斜向纖維與下蹠側縱向纖維[72,73]（**圖19**）。上內側纖維呈三角形，由跟骨中關節面的前內側往前內側方向延伸，繞過舟狀骨結節後，附著於舟狀骨的上內側。中蹠側斜向纖維呈梯形，沿著跟骨前、中關節面之間的溝槽往前延伸，附著於

表3　跗蹠關節在前足部產生動作時的總旋轉量（單位：°）

動作方向	第1	第2	第3	第4	第5
背屈－蹠屈	3.5	0.6	1.6	9.6	10.2
旋前－旋後	1.5	1.2	2.6	11.1	9.0

表4　第一趾節的活動度以及各關節的相對貢獻度

報告者（年分）	動作方向	第一趾節的活動度[°]	各關節的相對貢獻度[%]		
			距舟關節	楔舟關節	第一跗蹠關節
Roling, 2002	蹠屈・背屈	6.4	9	50	41
Faber, 1999	背屈	3.8	8	35	57
	內收	2.4	12	6	82

圖19　構成彈簧韌帶的三束纖維

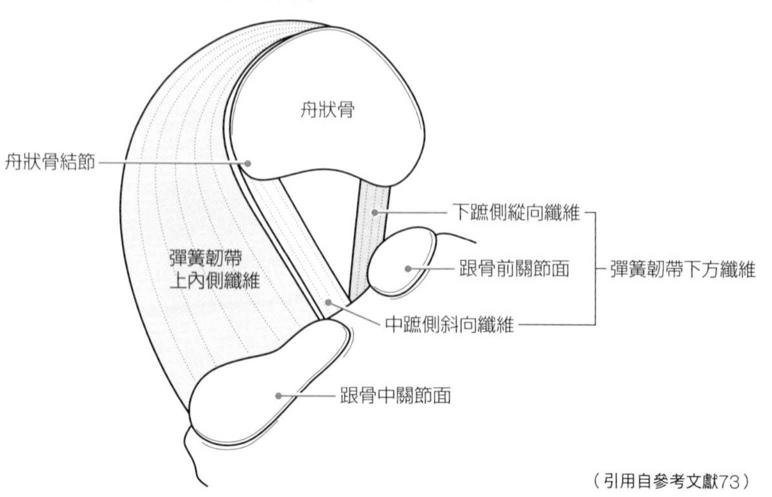

（引用自參考文獻73）

舟狀骨結節。下蹠側縱向纖維呈四邊形，沿著跟骨前、中關節面之間的溝槽往前延伸，附著於舟狀骨的喙狀部位。其中以上內側纖維為足部內側縱弓所提供的支撐為最大。

●跟骰關節周邊韌帶

跟骨與骰骨靠著分歧韌帶（內側跟骰韌帶）、背外側跟骰韌帶、蹠側跟骰韌帶（足底長韌帶、足底短韌帶）等四條韌帶連接[74]。內側跟骰韌帶由跟骨往前內側延伸，附著於舟狀骨的背外側。背外側跟骰韌帶又寬又平，從跟骨上外側延伸至骰骨背側。足底長韌帶從跟骨底面延伸至骰骨與第二～第四蹠骨基部。足底短韌帶由跟骨底面的前方延伸至骰骨底面（圖20）。

●跗蹠關節周邊韌帶

跗蹠關節由背側韌帶、跗蹠韌帶，以及蹠側韌帶等三條韌帶所構成[75，76]（圖21）。蹠側韌帶從內側楔狀骨的外側前下方往第二、第三蹠骨基部延伸。跗蹠韌帶的纖維束數量有個別差異。研究指出，73%的人僅有一束纖維，27%的人有兩束纖維[76]。跗蹠韌帶僅有一束纖維的話，是從內側楔狀骨的外側中央往第二蹠骨的關節面延伸。另一方面，如有兩束纖維，則是由前方纖維與後方纖維所組成。前方纖維從內側楔狀骨與第二蹠骨的關節面前下方往第二蹠骨延伸，後方纖維則是從內側楔狀骨與中間楔狀骨的關節面前上方往第二蹠骨延伸。在這三條韌帶當中，以跗蹠韌帶的剛性（造成韌帶特定長度變化所需之拉力：N/mm）為最高[75，77]。

圖20　跟骰關節周邊韌帶

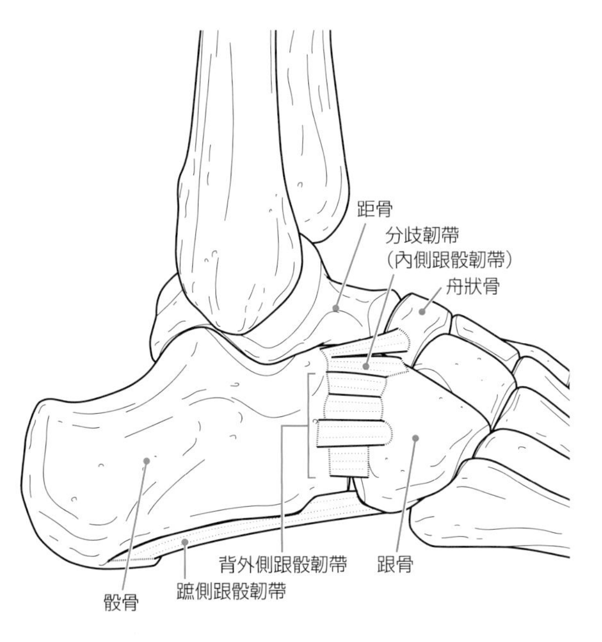

圖21　背側韌帶、跗蹠韌帶以及蹠側韌帶的解剖方位

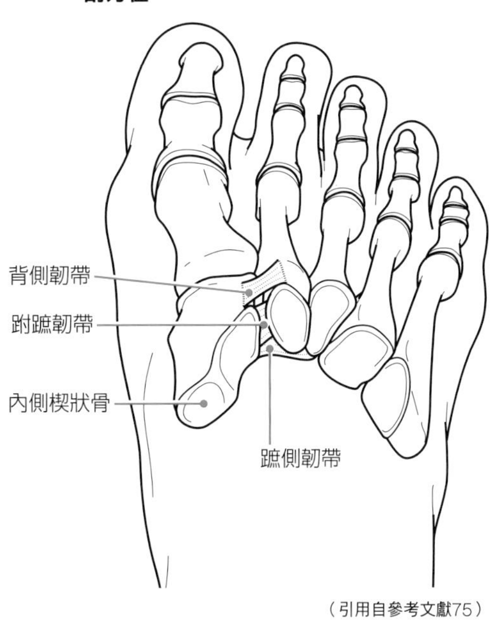

（引用自參考文獻75）

➤足弓結構與肌肉功能

●脛後肌

有學者利用大體來研究選擇性地減少脛後肌的張力對足部排列的影響[78,79]。在步態站立中期的重現實驗當中，切斷脛後肌肌腱後，雖可觀察到第一蹠骨相對於距骨的背屈、外翻與外展動作，然而其變化量皆小於1.2°[80]。另外，切除彈簧韌帶前後相較之下，雖可見到距骨、跟骨以及舟狀骨的排列隨著脛後肌張力的增加而出現變化，然而其變化量皆小於0.5°[79]。而且即使切斷脛後肌肌腱，構成內側縱弓的第一蹠骨與跟骨以及構成橫弓的舟狀骨與骰骨的傾斜角度，都未見到有意義的變化[78]。

●腓骨長肌

有學者利用大體來研究腓骨長肌的張力與排列的關係。在站立中期的重現實驗當中，隨著腓骨長肌的張力增加，可觀察到舟狀骨呈現背屈、外翻、外展，內側楔狀骨呈現蹠屈、外翻、外展，第一蹠骨則呈現蹠屈、外翻[81]。像這樣因為腓骨長肌而使第一趾節外翻的作用稱為「Locking Effect」，一般認為是維持足部內側穩定所不可或缺的功能。

●外展拇肌

有學者利用大體來研究當外展拇肌的張力增為19.6N時，跟骨與第一蹠骨的排列會發生什麼變化。研究發現，隨著外展拇肌的張力增加，可觀察到跟骨呈現1.4°背屈、1.2°內翻以及4.2°外展；第一蹠骨呈現1.3°蹠屈、1.4°內翻以及0.99°內收[82]。研究結果顯示，外展拇肌對內側縱弓有支撐效果[82]。

足部的生物力學

➤軸向荷重對足部排列的影響

為了找出扁平足與拇趾外翻的根本原因，有學者針對軸向荷重對足部排列的影響進行研究。當足部承受軸向荷重時，脛距關節為蹠屈、外翻、內旋，距下關節與距舟關節為背屈、外翻、外旋。其中以距舟關節的總旋轉量（運動量）為最大[83-85]。另外，楔舟關節與第一跗蹠關節在軸向荷重時呈現背屈、內翻[84]。

➤負重時的足部關節動作

●足部關節蹠背屈時的足部動作

針對足部關節負重時的蹠背屈角度變化，有學者對脛距關節、距下關節、距舟關節、楔舟關節以及第一跗蹠關節的角度變化進行研究。將脛距關節與構成足弓的關節（距舟關節、楔舟關節、第一跗蹠關節）從蹠背屈正中位置到背屈30°的範圍內所產生的背屈角度變化量定為100%，那麼構成足弓關節的變化量大約會是10%。另一方面，如果是從蹠背屈正中位置到蹠屈30°的範圍，那麼構成足弓關節的變化量大約會占10～40%[4]。

●足部內外翻時的足部動作

圖22[86] 列出了足部在負重時的內外翻角度變化對脛距關節、距下關節、距舟關節、楔舟關節以及第一跗蹠關節的角度變化所造成的影響。足部的內外翻動作當中，距舟關節的內外翻角度變化比距下關節還要來得大[86]。

●行走時的足部動作

圖23列出了後足部、中足部以及前足部在行走時的角度變化。後足部從承重反應期到站立中期為外翻，站立末期到擺動前期則為內翻。中足部從承重反應期到站立末期為外翻，擺動前期則為內翻。前足部於承重反應期為內翻，站立中期為外翻，站立末期則為內翻[87-90]。

●奔跑時的足部動作

圖23列出了以三種不同的速度（低速、中速、高速）奔跑時，小腿、後足部以及前足部的角度變化。小腿於站立期前半內旋，站立期後半外旋。後足部於站立期前半外翻，站立期後半內翻。前足部於站立期0～20%外翻；站立期60～80%內翻；站立期80～100%外翻[89, 91]。另外，無論用何種速度奔跑，後足部的內外翻都跟小腿的內外旋、前足部的蹠背屈，以及前足部的外展／內收有高度相關（小腿內外旋：$r>0.95$；前足部蹠背屈：$r<-0.95$；前足部外展／內收：$r>0.97$）[89]。

圖22　足部內外翻對足部關節動作的影響

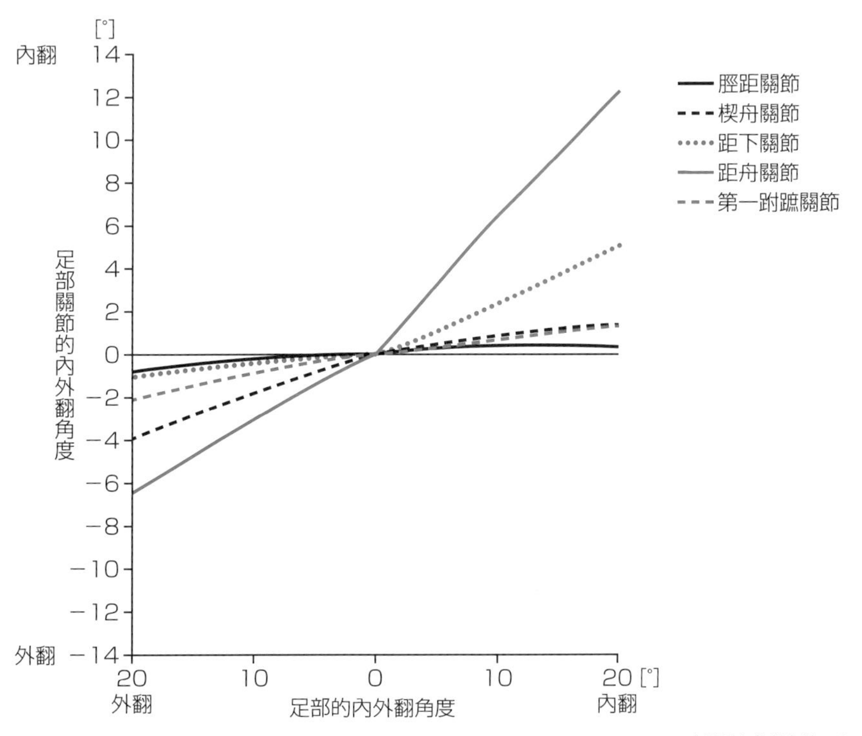

（引用自參考文獻86）

圖23　行走與奔跑時小腿、後足部以及前足部的角度變化

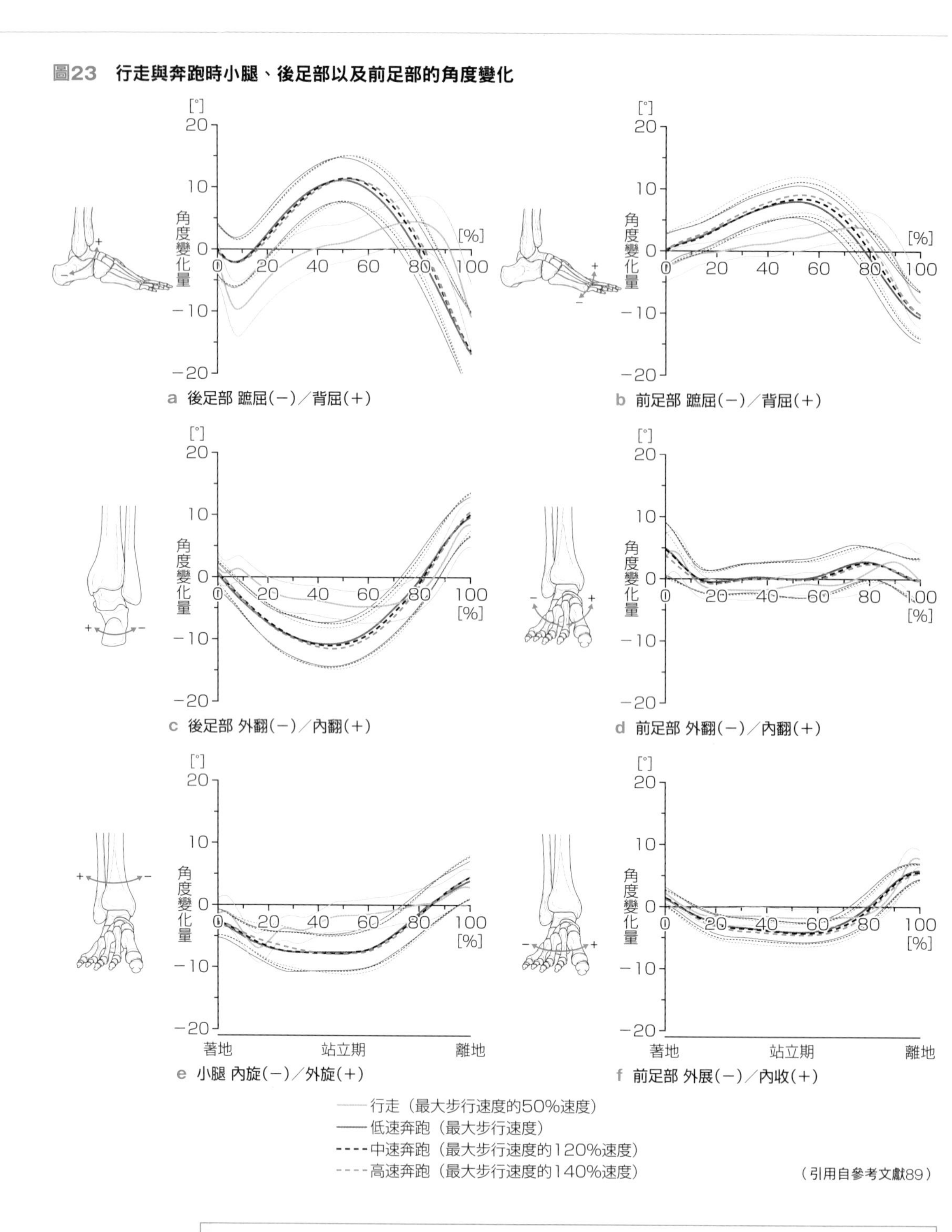

（引用自參考文獻89）

腳趾的功能解剖

➤蹠趾關節的解剖

MTP關節：metatarsophalangeal joint

●第一蹠趾關節（拇趾MTP關節）

拇趾MTP關節由第一蹠骨頭部的凸面與第一近端趾骨基部的凹面所構成。第一蹠骨頭的底面被透明軟骨所包覆，與內側種子骨、外側種子骨共同形成關節[92]。內外側種子骨分別位於屈拇短肌的內外側頭肌腱內，可在第一蹠骨頭受到撞擊時

SP韌帶： sesamoidal-phalangeal ligament

提供緩衝，並保護屈拇長肌的肌腱（圖24）。拇趾MTP關節主要靠關節囊與韌帶維持穩定。足底板是關節囊底面的纖維軟骨肥厚處。足底板穩固地附著於第一近端趾骨基部底面，與第一蹠骨頭的連結則很脆弱[92]。SP韌帶為足底板的延伸。SP韌帶連接種子骨與第一近端趾骨基部，種子骨間韌帶（intersesamoidal ligament）則連接內外側種子骨[93]（圖25）。內外側副韌帶由第一蹠骨頭延伸至第一近端趾骨的近端，副種子骨韌帶（accessory sesamoid ligament）則是從同一起始點延伸至種子骨[93]（圖26）。除了這些韌帶組織與關節囊之外，拇趾MTP關節還仰賴屈拇長肌、屈拇短肌（內側頭／外側頭）、外展拇肌，以及內收拇肌（橫頭／斜頭）來維持其動態穩定[93]（圖26）。

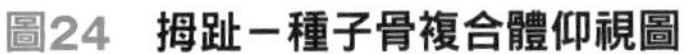

●第二～第五蹠趾關節（第二～第五MTP關節）

第二～第五MTP關節的底側跟拇趾一樣有足底板，這個足底板跟兩條副韌帶（proper collateral韌帶、accessory collateral韌帶）以及足底筋膜的纖維緊密

圖24　拇趾－種子骨複合體仰視圖

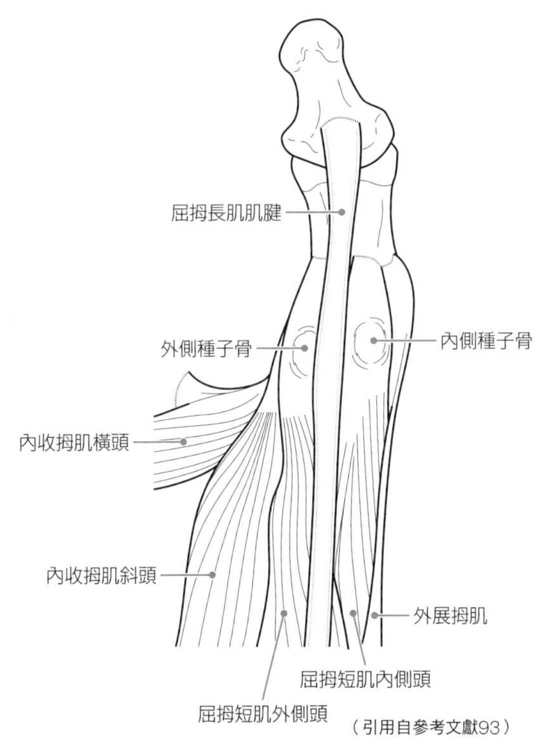

（引用自參考文獻93）

圖25　拇趾－種子骨複合體俯視圖

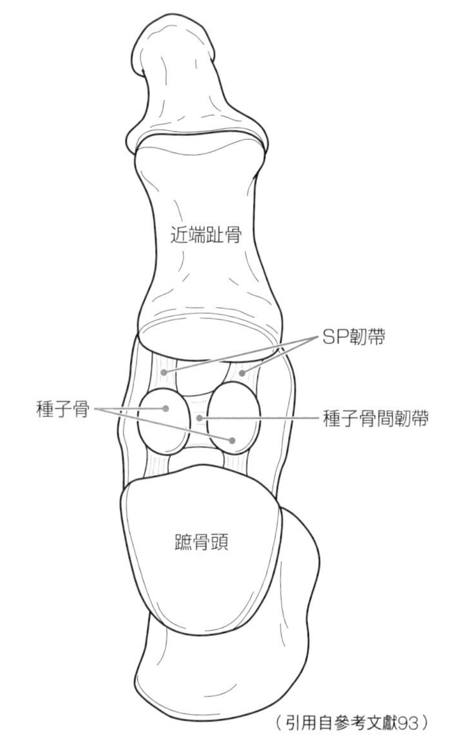

（引用自參考文獻93）

圖26　拇趾MTP關節內側視圖

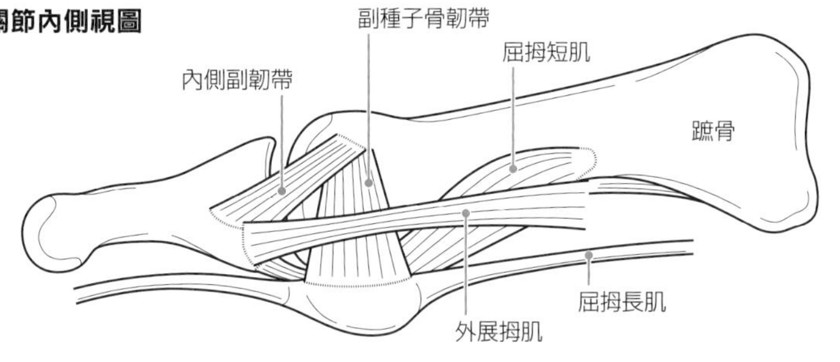

（引用自參考文獻93）

相連（圖27）。proper collateral韌帶從蹠骨頭的小結節上方延伸至近端趾骨底面基部[94]。accessory collateral韌帶跟proper collateral韌帶一樣從蹠骨頭的小結節延伸至足底板[94]。足底筋膜分為內外側纖維束，分別附著於足底板近端側面[94]。另外，足底板的近端2/3處有深橫蹠骨韌帶附著，遠端1/4處則有骨間肌的肌腱附著，足底板底面溝槽則有包覆於屈肌腱鞘內的腳趾屈肌肌群[94, 95]。連接第一～第五MTP關節足底板的深橫蹠骨韌帶形成橫向繫帶（transverse tie-bar）（圖28），為前足部的橫弓結構提供支撐[96]。

圖27　第二～第五MTP關節側視圖

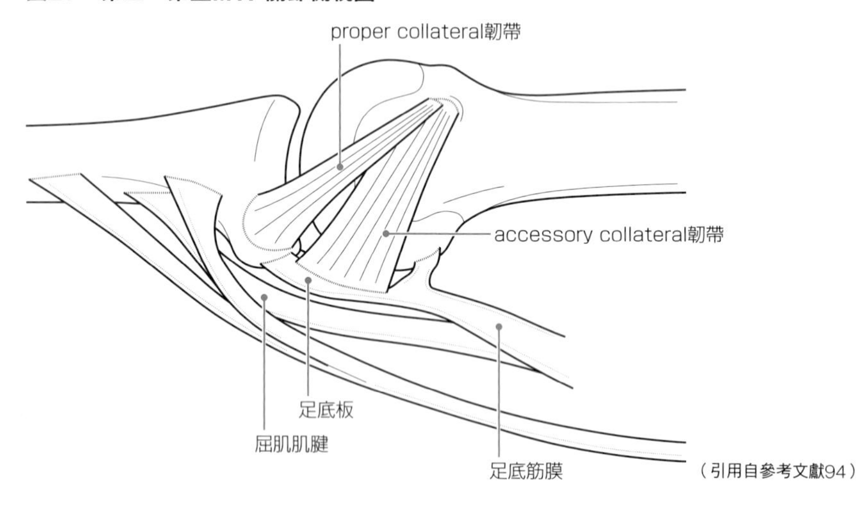

（引用自參考文獻94）

圖28　深橫蹠骨韌帶與足底板

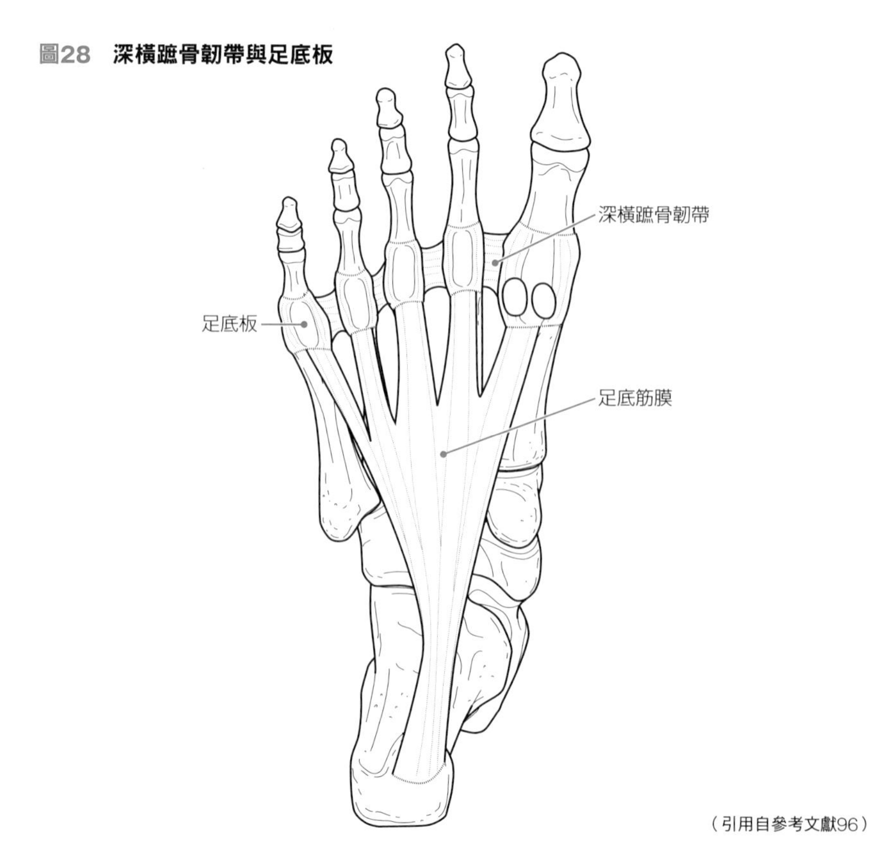

（引用自參考文獻96）

IP關節：interphalangeal joint

PIP關節：proximal interphalangeal joint

DIP關節：distal interphalangeal joint

➤趾間關節的解剖

●第一趾間關節（IP關節）

第一趾間關節底側關節囊有小結節的人大約占70%。小結節下方有滑液囊與屈拇長肌肌腱[97]。

●第二～第五趾間關節（PIP／DIP關節）

第二～第五近端趾間關節的底面有足底板，這些足底板的底面有包覆於屈肌腱鞘內的屈趾長肌肌腱。另外，近端趾間關節的副韌帶是從近端趾骨的遠端髁部延伸到足底板與中間趾骨的近端底面[95]。

➤腳趾關節的活動度

●第一趾節的活動度

有學者透過30名健康受試者的雙腳來比較第一趾節的屈曲－伸展角度[98]，結果發現拇趾MTP關節的活動度為屈曲50°、伸展70°；第一趾間關節的活動度為屈曲63°、伸展1°。

●第二～第五趾節的活動度

表5列出了利用五具新鮮冷凍大體的雙腳來比較第二～第五趾節屈曲－伸展角度的研究結果[99]。距離拇趾越近，MTP關節的伸展角度與PIP關節的屈曲角度就越大。

表5　第二～第五趾節的屈曲－伸展角度

	第二趾	第三趾	第四趾	第五趾
蹠趾關節	25－80	25－75	30－70	35－60
近端趾間關節	70－0	60－0	50－0	45－0
遠端趾間關節	25－0	25－0	25－0	25－0

單位[°]

依照屈曲－伸展的順序列出關節角度

文獻

1) Barnett CH, et al : The axis of rotation at the ankle joint in man ; its influence upon the form of the talus and the mobility of the fibula. J Anat, 86(1) : 1-9, 1952.
2) Nozaki S, et al : Three-dimensional analysis of talar trochlea morphology : implications for subject-specific kinematics of the talocrural joint. Clin Anat, 29(8) : 1066-1074, 2016.
3) Lundberg A, et al : The axis of rotation of the ankle joint. J Bone Joint Surg Br, 71(1) : 94-99, 1989.
4) Lundberg A, et al : Kinematics of the ankle/foot complex : plantarflexion and dorsiflexion. Foot Ankle, 9(4) : 194-200, 1989.
5) Jung MH, et al : Types of subtalar joint facets. Surg Radiol Anat, 37(6) : 629-638, 2015.
6) Garg R, et al : Study of patterns of talar articular facets of human calcanei and their clinical implications in population of Rajasthan. IJBAMR, 2 : 643-650, 2013.
7) Sharada R, et al : Non-metrical study of the pattern of talar articular facets in south Indian dry calcanei. Surg Radiol Anat, 34(6) : 487-491, 2012.
8) Shahabpour M, et al : Magnetic resonance imaging of anatomical variants of the subtalar joint. Surg Radiol Anat, 33(7) : 623-630, 2011.
9) Kaur M,et al : Morphological classification of tali on the basis of calcanean articular facets. PB J Orthop, 12(1) : 57-60, 2011.

10) Uygur M, et al : The types of talar articular facets and morphometric measurements of the human calcaneus bone on Turkish race. Arch Orthop Trauma Surg, 129(7) : 909-914, 2009.
11) Bilodi AK : Study of calcaneal articular facets in human tali. Kathmandu Univ Med J(KUMJ), 4(1) : 75-77, 2006.
12) Barbaix E, et al : Variations of anatomical elements contributing to subtalar joint stability : intrinsic risk factors for post-traumatic lateral instability of the ankle? Ergonomics, 43(10) : 1718-1725, 2000.
13) Drayer-Verhagen F : Arthritis of the subtalar joint associated with sustentaculum tali facet configuration. J Anat, 183(Pt 3) : 631-634, 1993.
14) Forriol Campos F, et al : Talar articular facets(facies articulares talares)in human calcanei. Acta Anat(Basel), 134(2) : 124-127, 1989.
15) Bruckner J : Variations in the human subtalar joint. J Orthop Sports Phys Ther, 8(10) : 489-494, 1987.
16) Nakashima T, et al : Variations in the talar articular facets of Japanese calcanei. Fukuoka Igaku Zasshi, 77 (10) : 544-548, 1986.
17) Arora AK, et al : Variations in calcanean facets in Indian Tali. Anat Anz, 146(4) : 377-380, 1979.
18) Gupta SC, et al : Pattern of talar articular facets in Indian calcanei. J Anat, 124(Pt 3) : 651-655, 1977.
19) Bunning PS, et al : A Comparison of Adult and Foetal Talocalcaneal Articulations. J Anat, 99 : 71-76, 1965.
20) Goto A, et al : Three-dimensional in vivo kinematics of the subtalar joint during dorsi-plantarflexion and inversion-eversion. Foot Ankle Int, 30(5) : 432-438, 2009.
21) Lapidus PW : Kinesiology and mechanical anatomy of the tarsal joints. Clin Orthop Relat Res, 30 : 20-36, 1963.
22) Nozaki S, et al : Three-dimensional morphometric analysis of the talus : implication for variations in kinematics of the subtalar joint. Surg Radiol Anat, 39(10) : 1097-1106, 2017.
23) Isman RE, et al : Anthropometric studies of the human foot and ankle. Bull Prosth Res, 10(11) : 97-129, 1969.
24) Beimers L, et al : In-vivo range of motion of the subtalar joint using computed tomography. J Biomech, 41(7) : 1390-1397, 2008.
25) van den Bogert AJ, et al : In vivo determination of the anatomical axes of the ankle joint complex : an optimization approach. J Biomech, 27(12) : 1477-1488, 1994.
26) Lundberg A : Kinematics of the ankle and foot. In vivo roentgen stereophotogrammetry. Acta Orthop Scand Suppl, 233 : 1-24, 1989.
27) Manter JT : Movements of the subtalar and transverse tarsal joints. Anat Rec, 80 : 397-410, 1941.
28) Lewis GS, et al : Determination of subtalar joint axis location by restriction of talocrural joint motion. Gait Posture, 25(1) : 63-69, 2007.
29) Yildirim H, et al : Evaluation of the fibular incisura of the tibia with magnetic resonance imaging. Foot Ankle Int, 24(5) : 387-391, 2003.
30) Imai K, et al : Features of hindfoot 3D kinetics in flat foot in ankle-joint maximal dorsiflexion and plantarflexion. J Orthop Sci, 16(5) : 638-643, 2011.
31) Imai K, et al : In vivo three-dimensional analysis of hindfoot kinematics. Foot Ankle Int, 30(11) : 1094-1100, 2009.
32) Tuijthof GJ, et al : Determination of consistent patterns of range of motion in the ankle joint with a computed tomography stress-test. Clin Biomech(Bristol, Avon), 24(6) : 517-523, 2009.
33) Kitaoka HB, et al : Three-dimensional analysis of normal ankle and foot mobility. Am J Sports Med, 25(2) : 238-242, 1997.
34) Markolf KL, et al : Force and displacement measurements of the distal fibula during simulated ankle loading tests for high ankle sprains. Foot Ankle Int, 33(9) : 779-786, 2012.
35) Bragonzoni L, et al : The distal tibiofibular syndesmosis during passive foot flexion. RSA-based study on intact, ligament injured and screw fixed cadaver specimens. Arch Orthop Trauma Surg, 126(5) : 304-308, 2006.
36) Beumer A, et al : Kinematics of the distal tibiofibular syndesmosis : radiostereometry in 11 normal ankles. Acta Orthop Scand, 74(3) : 337-343, 2003.
37) Xenos JS, et al : The tibiofibular syndesmosis. Evaluation of the ligamentous structures, methods of fixation, and radiographic assessment. J Bone Joint Surg Am, 77(6) : 847-856, 1995.
38) Gough BE, et al : Novel flexible suture fixation for the distal tibiofibular syndesmotic joint injury : a cadaveric biomechanical model. J Foot Ankle Surg, 53(6) : 706-711, 2014.
39) van den Bekerom MP, et al : The anatomy in relation to injury of the lateral collateral ligaments of the ankle : a current concepts review. Clin Anat, 21(7) : 619-626, 2008.
40) Khawaji B, et al : The anterior talofibular ligament : A detailed morphological study. Foot (Edinb), 25(3) : 141-147, 2015.
41) Milner CE, et al : Anatomical variations of the anterior talofibular ligament of the human ankle joint. J Anat, 191(Pt 3) : 457-458, 1997.
42) Uğurlu M, et al : Anatomy of the lateral complex of the ankle joint in relation to peroneal tendons, distal fibula and talus : a cadaveric study. Eklem Hastalik Cerrahisi, 21(3) : 153-158, 2010.
43) Golanó P, et al : Anatomy of the ankle ligaments : a pictorial essay. Knee Surg Sports Traumatol Arthrosc, 24 (4) : 944-956, 2016.

44) Won HJ, et al : Morphological variations of the deltoid ligament of the medial ankle. Clin Anat, 29(8) : 1059-1065, 2016.
45) Clanton TO, et al : Radiographic Identification of the Deltoid Ligament Complex of the Medial Ankle. Am J Sports Med, 43(11) : 2753-2762, 2015.
46) Campbell KJ, et al : The ligament anatomy of the deltoid complex of the ankle : a qualitative and quantitative anatomical study. J Bone Joint Surg Am, 96(8) : e62, 2014.
47) Boss AP, et al : Anatomical study of the medial ankle ligament complex. Foot Ankle Int, 23(6) : 547-553, 2002.
48) Bartonicek J : Anatomy of the tibiofibular syndesmosis and its clinical relevance. Surg Radiol Anat, 25(5-6) : 379-386, 2003.
49) Siegler S, et al : The mechanical characteristics of the collateral ligaments of the human ankle joint. Foot Ankle, 8(5) : 234-242, 1988.
50) Funk JR, et al : Linear and quasi-linear viscoelastic characterization of ankle ligaments. J Biomech Eng, 122(1) : 15-22, 2000.
51) Corazza F, et al : Mechanics of the anterior drawer test at the ankle : the effects of ligament viscoelasticity. J Biomech, 38(10) : 2118-2123, 2005.
52) McCullough MB, et al : Moment arms of the ankle throughout the range of motion in three planes. Foot Ankle Int, 32(3) : 300-306, 2011.
53) Calhoun JH, et al : A comprehensive study of pressure distribution in the ankle joint with inversion and eversion. Foot Ankle Int, 15(3) : 125-133, 1994.
54) Corazza F, et al : Articular contact at the tibiotalar joint in passive flexion. J Biomech, 38(6) : 1205-1212, 2005.
55) Millington S, et al : A stereophotographic study of ankle joint contact area. J Orthop Res, 25(11) : 1465-1473, 2007.
56) Windisch G, et al : Contact areas of the tibiotalar joint. J Orthop Res, 25(11) : 1481-1487, 2007.
57) Ward KA, et al : Contact patterns at the tarsal joints. Clin Biomech(Bristol, Avon), 12(7-8) : 496-507, 1997.
58) Wang CL, et al : Contact areas and pressure distributions in the subtalar joint. J Biomech, 28(3) : 269-279, 1995.
59) Leardini A, et al : Kinematics of the human ankle complex in passive flexion ; a single degree of freedom system. J Biomech, 32(2) : 111-118, 1999.
60) Nigg BM, et al : Elongation and forces of ankle ligaments in a physiological range of motion. Foot Ankle, 11(1) : 30-40, 1990.
61) Ozeki S, et al : Simultaneous strain measurement with determination of a zero strain reference for the medial and lateral ligaments of the ankle. Foot Ankle Int, 23(9) : 825-832, 2002.
62) Ozeki S, et al : Ankle ligament tensile forces at the end points of passive circumferential rotating motion of the ankle and subtalar joint complex. Foot Ankle Int, 27(11) : 965-969, 2006.
63) Lundgren P, et al : Invasive in vivo measurement of rear-, mid- and forefoot motion during walking. Gait Posture, 28(1) : 93-100, 2008.
64) Arndt A, et al : Ankle and subtalar kinematics measured with intracortical pins during the stance phase of walking. Foot Ankle Int, 25(5) : 357-364, 2004.
65) de Asla RJ, et al : Six DOF in vivo kinematics of the ankle joint complex : Application of a combined dual-orthogonal fluoroscopic and magnetic resonance imaging technique. J Orthop Res, 24(5) : 1019-1027, 2006.
66) Arndt A, et al : Intrinsic foot kinematics measured in vivo during the stance phase of slow running. J Biomech, 40(12) : 2672-2678, 2007.
67) Peltz CD, et al : Effects of footwear on three-dimensional tibiotalar and subtalar joint motion during running. J Biomech, 47(11) : 2647-2653, 2014.
68) Hicks JH : The mechanics of the foot. I. The joints. J Anat, 87(4) : 345-357, 1953.
69) Wolf P, et al : A MR imaging procedure to measure tarsal bone rotations. J Biomech Eng, 129(6) : 931-936, 2007.
70) Faber FW, et al : Mobility of the first tarsometatarsal joint in relation to hallux valgus deformity : anatomical and biomechanical aspects. Foot Ankle Int, 20(10) : 651-656, 1999.
71) Roling BA, et al : Biomechanics of the first ray. Part IV : the effect of selected medial column arthrodeses. A three-dimensional kinematic analysis in a cadaver model. J Foot Ankle Surg, 41(5) : 278-285, 2002.
72) Cromeens BP, et al : An attachment-based description of the medial collateral and spring ligament complexes. Foot Ankle Int, 36(6) : 710-721, 2015.
73) Patil V, et al : Morphometric dimensions of the calcaneonavicular(spring) ligament. Foot Ankle Int, 28(8) : 927-932, 2007.
74) Melão L, et al : Ligaments of the transverse tarsal joint complex : MRI-anatomic correlation in cadavers. AJR Am J Roentgenol, 193(3) : 662-671, 2009.
75) Solan MC, et al : Ligamentous restraints of the second tarsometatarsal joint : a biomechanical evaluation. Foot Ankle Int, 22(8) : 637-641, 2001.
76) Panchbhavi VK, et al : Three-dimensional, digital, and gross anatomy of the Lisfranc ligament. Foot Ankle Int, 34(6) : 876-880, 2013.

77) Kura H, et al : Mechanical behavior of the Lisfranc and dorsal cuneometatarsal ligaments : in vitro biomechanical study. J Orthop Trauma, 15(2) : 107-110, 2001.
78) Imhauser CW, et al : The effect of posterior tibialis tendon dysfunction on the plantar pressure characteristics and the kinematics of the arch and the hindfoot. Clin Biomech(Bristol, Avon), 19(2) : 161-169, 2004.
79) Jennings MM, et al : The effects of sectioning the spring ligament on rearfoot stability and posterior tibial tendon efficiency. J Foot Ankle Surg, 47(3) : 219-224, 2008.
80) Kitaoka HB, et al : Effect of the posterior tibial tendon on the arch of the foot during simulated weightbearing : biomechanical analysis. Foot Ankle Int, 18(1) : 43-46, 1997.
81) Johnson CH, et al : Biomechanics of the first ray. Part I. The effects of peroneus longus function : a three-dimensional kinematic study on a cadaver model. J Foot Ankle Surg, 38(5) : 313-321, 1999.
82) Wong YS : Influence of the abductor hallucis muscle on the medial arch of the foot : a kinematic and anatomical cadaver study. Foot Ankle Int, 28(5) : 617-620, 2007.
83) Kitaoka HB, et al : Kinematics of the normal arch of the foot and ankle under physiologic loading. Foot Ankle Int, 16(8) : 492-499, 1995.
84) Kido M, et al : Load response of the medial longitudinal arch in patients with flatfoot deformity : in vivo 3D study. Clin Biomech(Bristol, Avon), 28(5) : 568-573, 2013.
85) Kido M, et al : Load response of the tarsal bones in patients with flatfoot deformity : in vivo 3D study. Foot Ankle Int, 32(11) : 1017-1022, 2011.
86) Lundberg A, et al : Kinematics of the ankle/foot complex--Part 2 : Pronation and supination. Foot Ankle, 9 (5) : 248-253, 1989.
87) Hunt AE, et al : Inter-segment foot motion and ground reaction forces over the stance phase of walking. Clin Biomech(Bristol, Avon), 16(7) : 592-600, 2001.
88) Leardini A, et al : Rear-foot, mid-foot and fore-foot motion during the stance phase of gait. Gait Posture, 25 (3) : 453-462, 2007.
89) Pohl MB, et al : Forefoot, rearfoot and shank coupling : effect of variations in speed and mode of gait. Gait Posture, 25(2) : 295-302, 2007.
90) Seo SG, et al : Repeatability of a multi-segment foot model with a 15-marker set in healthy adults. J Foot Ankle Res, 7 : 24, 2014.
91) Pohl MB, et al : Changes in foot and shank coupling due to alterations in foot strike pattern during running. Clin Biomech(Bristol, Avon), 23(3) : 334-341, 2008.
92) Resnick D, et al : The sesamoid bones of the hands and feet : participators in arthritis. Radiology, 123(1) : 57-62, 1977.
93) Srinivasan R : The Hallucal-Sesamoid Complex : Normal Anatomy, Imaging, and Pathology. Semin Musculoskelet Radiol, 20(2) : 224-232, 2016.
94) Deland JT, et al : Anatomy of the plantar plate and its attachments in the lesser metatarsal phalangeal joint. Foot Ankle Int, 16(8) : 480-486, 1995.
95) Johnston RB 3rd, et al : The plantar plate of the lesser toes : an anatomical study in human cadavers. Foot Ankle Int, 15(5) : 276-282, 1994.
96) Stainsby GD : Pathological anatomy and dynamic effect of the displaced plantar plate and the importance of the integrity of the plantar plate-deep transverse metatarsal ligament tie-bar. Ann R Coll Surg Engl, 79(1) : 58-68, 1997.
97) Davies MB, et al : Gross anatomy of the interphalangeal joint of the great toe : implications for excision of plantar capsular accessory ossicles. Clin Anat, 18(4) : 239-244, 2005.
98) Munuera PV, et al : Hallux interphalangeal joint range of motion in feet with and without limited first metatarsophalangeal joint dorsiflexion. J Am Podiatr Med Assoc, 102(1) : 47-53, 2012.
99) Myerson MS, et al : The pathological anatomy of claw and hammer toes. J Bone Joint Surg Am, 71(1) : 45-49, 1989.

II

症狀分期與處置

1 足部、足部關節的症狀分期與處置重點

Abstract

- 理解急性期在生理學上的反應並執行急性期處置，就能做到「不讓疼痛拖延太久」、「預防受傷部位再度受傷」並「及早恢復健康」。
- 從疼痛管理、預防排列不良的觀點看來，利用護具或貼紮固定傷處是很重要的。然而過度的固定或靜養恐怕會引發併發症，這一點要多加注意。
- 慢性期的症狀差異頗大，必須適當評估並擬定治療計畫。

概要

不同的症狀分期，也應採取不同的物理治療策略。本章節分別針對急性期與慢性期，為讀者解說足部／足部關節的症狀分期與處置重點。急性期的處置，以足部／足部關節疾病當中具代表性的韌帶損傷為例進行解說，慢性期的處置則僅止於摘要，針對各項功能障礙的詳細說明請參考Ⅲ章（P36～）之後的章節內容。

急性期的處置重點

急性期的定義為「受傷後出現發炎症狀到症狀開始消失為止」[1]。以足部關節問題當中具代表性的韌帶損傷來說，就是韌帶和軟組織出現發炎反應後，歷經增生期、成熟期並逐漸恢復的這段過程。重點是要在這段恢復的過程中適當地加以引導。另外，排列上的變化或角度受限可能導致組織反覆出現細微損傷，進而演變成慢性功能障礙，因此預防排列不良或角度受限也是這個階段的重點。足部／足部關節損傷當中較為常見的骨折，則需要不同於韌帶損傷的處理方式。足部／足部關節周邊的骨折，可根據渥太華腳踝損傷鑒別診斷標準（Ottawa Ankle Rule）預測一定程度的進程。適度理解這項鑒別診斷標準，對於臨床治療或者在運動傷害發生時都很有幫助[2]（請參考**Clinical Hint**）。

➤急性期在生理學上的反應

韌帶損傷在急性期的組織癒合過程一般分為發炎期、增生期，以及成熟期。相關內容本章節僅略微描述，詳細內容請參考市面上的相關書籍[1]。

發炎期主要是出血、凝固並產生發炎反應，一般是在受傷後7天左右。韌帶等組織如受到損傷，血管也會破裂出血，形成血腫。淋巴管也大多會同時損傷，因此會流出淋巴液，使得傷處更加腫脹。之後由於血小板聚集、形成纖維蛋白，並釋出血清素等，因而加速血液凝固。接著由於釋出細胞激素、巨噬細胞等促發炎物質而出現發炎反應。增生期（3天～2週）由細胞激素與巨噬細胞促使膠原纖維增生，成熟期（7天～）則是合成膠原組織並強化的過程（**表1**）。

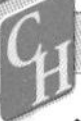

渥太華腳踝損傷鑒別診斷標準（Ottawa Ankle Rule）[2,3]

渥太華腳踝損傷鑒別診斷標準是臨床上用來推測有無骨折的一項準則（圖1）。符合以下症狀就可能有骨折，很可能必須採取不同於韌帶損傷的處理方式（包括侵入性治療在內），必須由醫師診斷。研究指出，渥太華腳踝損傷鑒別診斷標準的信效度皆佳[3]，根據這項鑒別診斷標準來判斷，就能將不必要的影像診斷減少30 ~40%左右[2]。

圖1　渥太華腳踝損傷鑒別診斷標準

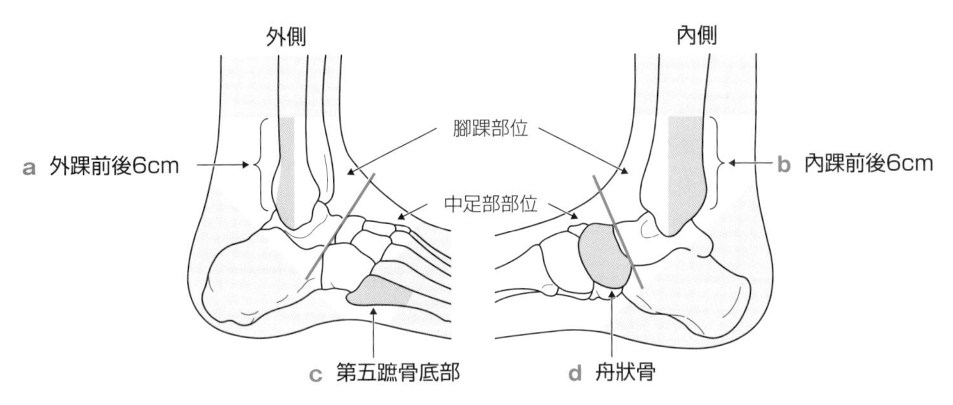

腳踝部位疼痛且有以下任一種症狀，就需進行足部的一般X光攝影。
- a處的骨骼疼痛
- b處的骨骼疼痛
- 左右兩側在受傷後無法穩定承重

中足部部位疼痛且有以下任一種症狀，就需進行足部的一般X光攝影。
- c處的骨骼疼痛
- d處的骨骼疼痛
- 左右兩側在受傷後無法穩定承重

➤急性期的處置

●發炎反應的處理方式與疼痛管理

急性期的足部／足部關節物理治療重點是「不讓疼痛拖延太久」、「預防受傷部位再度受傷」並「及早恢復健康」。想要做到這幾點，就必須正確理解發炎反應在生理學上的變化，並著手介入。一般來說，受傷後幾天以受傷部位的處理為主，之後才慢慢展開復健。具代表性的RICE處理原則是指Rest （休息）、Ice（冰敷）、Compression（加壓），以及Elevation（抬高）。冰敷的目的是藉由冷卻來減輕疼痛、減少腫脹。降低末梢組織的溫度，可使血管收縮、血管通透性降低，因此可減輕發炎反應。加壓、抬高同樣也能減少血流，以減輕發炎反應。減少受傷部位的血流量，就能避免血液中的致痛物質釋放至傷處，因此可望減輕疼痛。另外，RICE處理原則也能有效減少腫脹[4]。

表1　組織損傷的癒合過程

	發炎期	增生期	成熟期
組織變化	止血、發炎反應、凝血反應	膠原組織增生、血管新生	合成膠原組織、組織重塑

急性期的RICE處理原則，雖因其生理學上的效果而成為國際標準，然而並未具備充分的臨床證據。1970年代就有學者認為RICE處理原則可有效緩解疼痛[5]，但關於該如何執行，有人建議施行20～30分鐘，也有人認為應間歇性地執行，沒有一定的標準[6]。另外，也沒有充分證據可證明冰敷的效果。2000年之後，幾乎沒有任何驗證冰敷效果的研究論文[7]，甚至有些學者的研究結果對冰敷的效果持否定態度。這些學者認為過度冰敷可能妨礙韌帶的血液供應，因此造成患者的復原速度變慢[8]；或是因此增加肌肉組織的負擔，使得復原速度變慢等等[8]。至於加壓，雖有Wilkerson等學者[9]認為加壓有助於恢復足部關節的功能，然而他們所採用的方法，並未具備顯著性差異。此外也有研究指出，加壓和抬高雖能暫時減輕腫脹，但是在暫停加壓或抬高後，不到五分鐘又會再度腫脹，因此對其臨床效果存疑[10]。

NSAIDs：
nonsteroidal anti-inflammatory drugs

關於急性期的疼痛管理，非類固醇抗炎藥物（NSAIDs）是選項之一。研究指出，NSAIDs可有效緩解疼痛，並在短時間內提升功能[11]。Slatyer等學者[12]將364名急性的外側足踝扭傷患者分成實驗組（給予NSAIDs）與對照組（給予安慰劑）來進行研究，結果發現實驗組不但疼痛減輕，而且在訓練期間的表現以及肌耐力等方面，都具備顯著性差異。關於NSAIDs該如何攝取，有研究指出，將凝膠狀的藥物直接塗抹於患處的止痛效果，會比口服來得好[13]。另一方面，使用NSAIDs的缺點則是會降低肌腱與韌帶的強度，因此增加了復發機率[14]。服用藥物雖能讓患者在組織癒合前重返運動場，卻可能帶來復發的風險。

依照RICE原則來處理並適當投藥，即可改善發炎反應，並將急性期的損傷降到最低。另一方面，這些處理方式並未具備充分證據卻也是不爭的事實，今後應盡快透過進一步的研究提出科學證據。

●預防排列不良或活動度受限

預防排列不良或活動度受限等功能障礙，也是急性期的足部／足部關節物理治療的重點。研究指出，慢性足部關節問題的患者會有脛距關節、距下關節或脛腓關節排列不良的問題[15,16]。另外，也有學者指出，外側足踝扭傷的患者從早期就能觀察到骰骨排列不良[17]。排列不良會使足部／足部關節的問題朝向慢性化發展，因此及早讓排列回正是很重要的。為了避免活動度受限，不過度固定肢體也是重點。將肢體固定在不適當的位置，不僅會造成活動度受限，也會影響到排列，這一點要多加注意。此外也有研究指出，過度的固定或靜養，會讓疼痛更加惡化[18]。

CRPS：
complex regional pain syndrome

●複雜性局部疼痛症候群（CRPS）的處理方式

有些患者會在急性期罹患複雜性局部疼痛症候群（CRPS），雖然並不常見。CRPS是指在遭受骨折等外傷後，疼痛持續的時間超過原本應有的發炎反應期間的狀況。**表2**列出了CRPS的主要症狀[19)]，**圖2a**、**b**則為足踝外側韌帶損傷後罹患CRPS患者的實際照片。

針對CRPS患者的回溯性研究發現，大約半數的患者是因為受傷後以副木或石膏夾板固定而發病[20)]。過度的固定或靜養，應該是患者罹患CRPS的原因。CRPS不僅會延長症狀消失的時間、延後復原，還會導致慢性功能障礙，因此在急性期必須預防CRPS發生。具體的做法有避免過度靜養[21)]、逐步展開功能性訓練[22)]以及疼痛管理[23)]等。這些處置都包含在急性期的一般處理方式當中，因此在急性期進行適當的處置，即可預防CRPS發生。萬一出現CRPS的徵兆，應盡快由醫師診斷。**表3**列出了國際疼痛研究協會所提出的CRPS診斷標準[24)]。

表2　CRPS的症狀

・皮膚顏色改變	・指甲變異	・體毛異常增加或減少
・皮膚溫度過高或過低	・關節攣縮	・排汗異常
・水腫	・肌肉萎縮	・骨質不足
・皮膚萎縮	・痛覺過敏	・尿道括約肌功能異常
・皮膚色素沉著	・感覺遲鈍	・不自主運動

（引用自參考文獻19）

圖2　出現CRPS症狀的足部

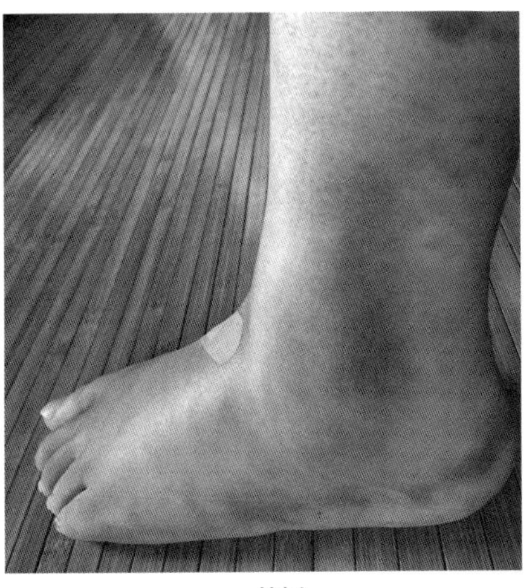

a　外側

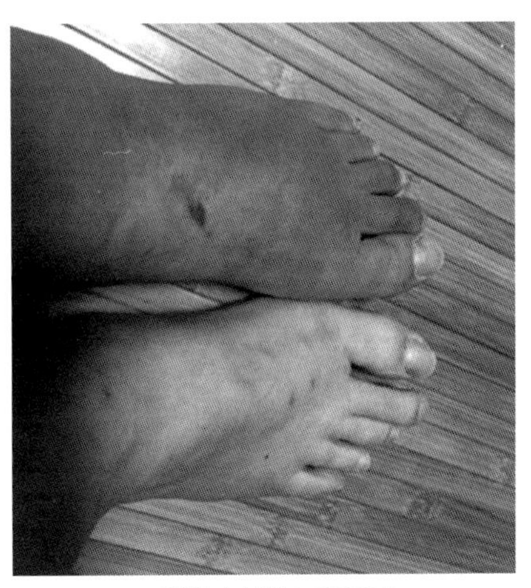

b　背側（左腳：CRPS）

（照片由運動醫學月刊提供）

表3　CRPS的診斷標準

・肢體受傷後出現症狀或長時間固定不動
・持續性的疼痛或痛覺過敏
・受傷部位周邊異常腫脹、皮膚異常或排汗異常
・無法說明的疼痛或功能障礙

（引用自參考文獻24）

慢性期的處置重點

如未能於急性期給予適當的處置或介入，病況就會進入慢性期。研究指出，外側足踝扭傷的患者，有40%在受傷後6個月仍有症狀[25]。另外，也有研究指出，足部受過傷的運動選手，有74%在幾年後仍有些症狀[26]。足部／足部關節可說是容易留下慢性症狀的部位。慢性期的症狀差異頗大，很難像急性期那樣採用同樣的介入方式，因此需正確理解患者的症狀、病況以及功能障礙，並進行評估。以下彙整了足部／足部關節具代表性的慢性疾病處置概要。

➤慢性足踝不穩定

有些患者在足部／足部關節的韌帶損傷後，會出現慢性的足部關節不穩定的現象，這稱為慢性足踝不穩定。慢性足踝不穩定可分為結構性不穩定與功能性不穩定[27]。結構性不穩定包括關節鬆弛、活動度受限、關節變形，以及關節液的變化等[27]。功能性不穩定則包含肌力不足、本體感覺不良、神經肌肉控制能力不佳，以及平衡能力不足等[28]。評估方法有前拉測試、距骨傾斜測試等針對結構性不穩定的評估，以及平衡誤差計分系統（balance error scoring system）等平衡測試[29]。此外還有主觀判定踝關節是否不穩定的坎伯蘭踝關節不穩定問卷（CAIT），CAIT問卷有日文版且信效度皆佳。

CAIT：
Cumberland ankle instability tool

➤退化性踝關節炎

研究指出，足部／足部關節問題如發展為慢性疾病，就可能演變成退化性踝關節炎[30]。退化性踝關節炎可觀察到軟骨損傷，而慢性足踝扭傷患者的軟骨損傷率不但明顯比急性期來得高，也更為嚴重[31]。退化性踝關節炎會造成角度受限等多種功能障礙，必須針對這些問題來評估並介入。

➤其他

排列不良或者動靜態支撐結構不良導致足弓出現問題，可能會造成扁平足、高弓足或腳趾的功能障礙。針對不同的症狀與問題，必須採取不同的評估與治療。詳細內容請參考Ⅲ章（p36～）。

結語

如能從急性期及早給予適當的處置，就能避免症狀朝著慢性化方向發展。另一方面，慢性的足部／足部關節問題牽涉到多種結構性問題與功能障礙，必須分別進行詳細評估並適當介入。

文獻

1) 沖田 実：末梢組織に対するリハビリテーション．ペインリハビリテーション（松原貴子，ほか編著），p304-326，三輪書店，2011.
2) Bachmann LM, et al : Accuracy of Ottawa ankle rules to exclude fractures of the ankle and mid-foot : systematic review. BMJ, 326(7386) : 417, 2003.
3) Beckenkamp PR, et al : Diagnostic accuracy of the Ottawa Ankle and Midfoot Rules: A systematic review with meta-analysis. Br J Sports Med, 51(6) : 504-510, 2017.
4) Kaminski TW, et al : National athletic trainers' association position statement : Conservative management and prevention of ankle sprains in athletes. J Athl Train, 48(4) : 528-545, 2013.
5) Basur RL, et al : A cooling method in the treatment of ankle sprains. Practitioner, 216(1296) : 708-711, 1976.
6) Bleakley C, et al : The use of ice in the treatment of acute soft-tissue injury : a systematic review of randomized controlled trials. Am J Sports Med, 32(1) : 251-261, 2002.
7) Van Den Bekerom MPJ, et al : What is the evidence for rest, ice, compression, and elevation therapy in the treatment of ankle sprains in adults?. J Athl Train, 47(4) : 435-443, 2012.
8) Khoshnevis S, et al : Cold-induced vasoconstriction may persist long after cooling ends : an evaluation of multiple cryotherapy units. Knee Surg Sports Traumatol Arthrosc, 23(9) : 2475-2483, 2015.
9) Wilkerson GB, et al : Treatment of the inversion ankle sprain : comparison of different modes of compression and cryotherapy. J Orthop Sports Phys Ther, 17(5) : 240-246, 1993.
10) Tsang KK, et al : Volume Decreases after Elevation and Intermittent Compression of Postacute Ankle Sprains Are Negated by Gravity-Dependent Positioning. J Athl Train, 38(4) : 320-324, 2003.
11) Van Den Bekerom MPJ, et al : Non-steroidal anti-inflammatory drugs (NSAIDs) for treating acute ankle sprains in adults : benefits outweigh adverse events. Knee Surg Sport Traumatol Arthrosc, 23(8) : 2390-2399, 2015.
12) Slatyer MA, et al : A randomized controlled trial of piroxicam in the management of acute ankle sprain in Australian Regular Army recruits. The Kapooka Ankle Sprain Study. Am J Sports Med, 25(4) : 544-553. 1997.
13) Mazières B, et al : Topical ketoprofen patch (100mg) for the treatment of ankle sprain : a randomized, double-blind, placebo-controlled study. Am J Sports Med, 33(4) : 515-523, 2005.
14) Mishra DK, et al : Anti-inflammatory medication after muscle injury. A treatment resulting in short-term improvement but subsequent loss of muscle function. J Bone Joint Surg Am, 77(10) : 1510-1519, 1995.
15) Kobayashi T, et al : In vivo kinematics of the talocrural and subtalar joints during weightbearing ankle rotation in chronic ankle instability. Foot Ankle Spec, 7(1) : 13-19, 2014.
16) Kobayashi T, et al : Fibular malalignment in individuals with chronic ankle instability. J Orthop Sports Phys Ther, 44(11) : 872-878, 2014.
17) Jennings J, et al : Treatment of cuboid syndrome secondary to lateral ankle sprains : a case series. J Orthop Sports Phys Ther, 35 (7):409-415, 2005.
18) Terkelsen AJ, et al : Experimental forearm immobilization in humans induces cold and mechanical hyperalgesia. Anesthesiology, 109(2) : 297-307, 2008.
19) Birklein F, et al : Complex regional pain syndrome. Clinical and autonomic disorders during acute and chronic illness stages]. Nervenarzt, 70(4) : 335-341, 1999.
20) Allen G, et al : Epidemiology of complex regional pain syndrome : a retrospective chart review of 134 patients. Pain, 80(3) : 539-544, 1999.
21) Kerkhoffs GM, et al : Immobilisation for acute ankle sprain. A systematic review. Arch Orthop Trauma Surg, 121(8) : 462-471, 2001.
22) de Jong JR, et al : Reduction of pain-related fear in complex regional pain syndrome type I : the application of graded exposure in vivo. Pain, 116(3) : 264-275, 2005.
23) Oerlemans HM, et al : Pain and reduced mobility in complex regional pain syndrome I : outcome of a prospective randomised controlled clinical trial of adjuvant physical therapy versus occupational therapy. Pain, 83(1) : 77-83, 1999.
24) Bogduk HM, et al : Description of Pain Terms. Classification of Chronic Pain, 2nd ed, IASP Press, p209-214, 1994.
25) McKay GD, et al : Ankle injuries in basketball : injury rate and risk factors. Br J Sports Med, 35(2) : 103-108, 2001.
26) Braun BL : Effects of ankle sprain in a general clinic population 6 to 18 months after medical evaluation. Arch Fam Med, 8(2) : 143-148, 1999.
27) Delahunt E, et al : Altered neuromuscular control and ankle joint kinematics during walking in subjects with functional instability of the ankle joint. Am J Sports Med, 34(12) : 1970-1976, 2006.
28) Hertel J : Functional instability following lateral ankle sprain. Sports Med, 29(5) : 361-371, 2000.
29) Arnold BL, et al : Ankle instability is associated with balance impairments : A meta-analysis. Med Sci Sports Exerc, 41(5) : 1048-1062, 2009.
30) Valderrabano V, et al : Ligamentous Posttraumatic Ankle Osteoarthritis. Am J Sports Med, 34(4) : 612-620, 2006.
31) Taga I, et al : Articular cartilage lesions in ankles with lateral ligament injury. An arthroscopic study. Am J Sports Med, 21(1) : 120-127, 1993.

III

功能障礙分類與處置

1 足部關節背屈活動度障礙

Abstract

- 正常的足部關節背屈活動度可在受到撞擊時提供緩衝，角色非常重要。足部關節背屈活動度受限不僅會影響足部／足部關節周邊，也會造成許多部位的問題。
- 負重時的足部關節背屈活動度與脛距關節在水平面上的排列、後／中足部的外翻活動度，以及腳趾的伸展等許多關節動作有關。
- 足部／足部關節負重時的背屈活動度，可透過好幾種徒手治療來改善。

前言

足部／足部關節是支撐人體的地基，足部關節背屈活動度在人體的活動中扮演很重要的角色。足部在負重時，必須同時發揮吸震緩衝（撓性）以及推動身體前進（剛性）這兩種相反的功能。正常的足部關節背屈活動度可在受到撞擊時提供緩衝，角色非常重要。以「行走」這項具代表性的負重運動為例，大約需要足部關節背屈10°；奔跑則需要30°左右的背屈[1]。上下樓梯、下蹲以及全蹲等動作，需要更大的足部關節背屈活動度。足部關節背屈正如前述，在日常生活或運動當中扮演很重要的角色。在足部關節背屈活動度受限的狀態下做出的動作，會產生足部或近端關節的代償，不僅會影響足部／足部關節周邊，也會造成許多部位的問題（圖1）。許多因素都可能造成足部關節在負重時的背屈活動度受限，因此必須先確實評估過各項因素後，才著手介入。本章節彙整了各關節在排列上、肌動學上與足部關節背屈活動度障礙有關的異常，並為讀者解說實際的評估與治療流程。

基本知識

➤概要

說到足部關節背屈，一般會認為是脛距關節的背屈活動度，但其實有許多骨頭與關節都跟負重時的足部關節背屈動作有關。負重時的足部關節背屈動作，首先是產生跟骨（距下關節）外翻與輕度外旋的動作。而相對於跟骨的外翻與外旋，相較之下屬於近端的距骨會產生內旋與輕度蹠屈，更為近端的小腿則產生內旋的動作。透過這些動作，距骨滑車與脛骨關節面的方向得以保持一致，而能做出正常的脛距關節背屈動作（圖2）[2]。另一方面，相對於跟骨的外翻以及距骨的蹠屈與內旋，相較於跟骨屬於遠端的中／前足部會產生橫跗關節的外翻動作。橫跗關節外翻使得舟狀骨、內側楔狀骨下沉，進而讓第一趾節的跗蹠關節產生背屈，因而產生正常的足部內側縱弓下沉的動作（圖3）[3,4]。足部關節在負重時的正常背屈動作需要足部內側縱弓適度地下沉。如果足弓無法下沉，足部就沒辦法發揮吸震緩衝的作用，因此導致足部／足部關節周邊的壓力增加。另外在背屈時，腳趾（MTP關節）的伸展活動度是否足夠也是影響內側縱弓下沉的重要因素。以下彙整了與負重時足部關節背屈有關的動作。

MTP關節：
metatarsophalangeal joint

➤小腿

小腿旋轉時的排列與活動度會對脛距關節的動作造成影響。水平面上的小腿旋轉排列與小腿旋轉、膝關節的旋轉，以及近端／遠端脛腓關節的腓骨排列有關。

圖1　負重時的足部關節背屈動作

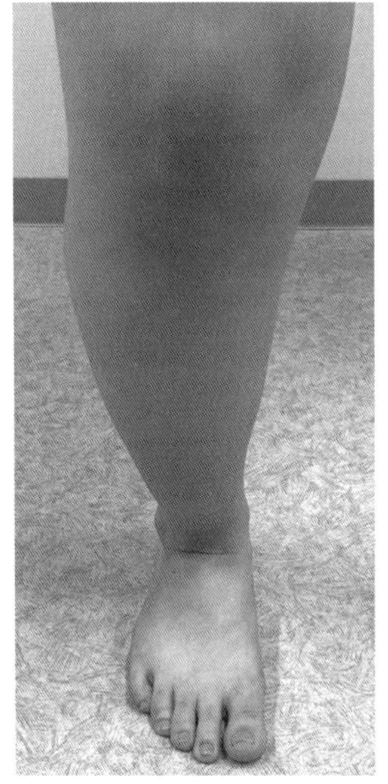

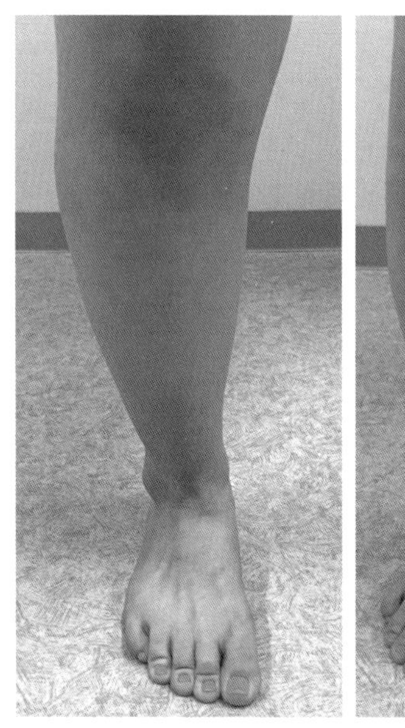

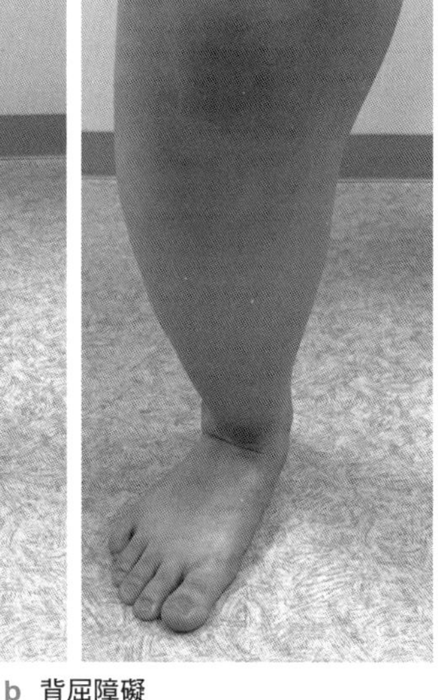

a　正常狀況

可觀察到平順的小腿前傾動作以及足部內側縱弓下沉。

b　背屈障礙

由於足部關節背屈活動度障礙，無法平順地將負重轉移至拇趾球，可觀察到腳趾屈曲。另一方面，只要將腳尖朝外，足部內側縱弓就會下沉，背屈活動度會增加。

圖2　與足部關節背屈動作有關的各個關節動作

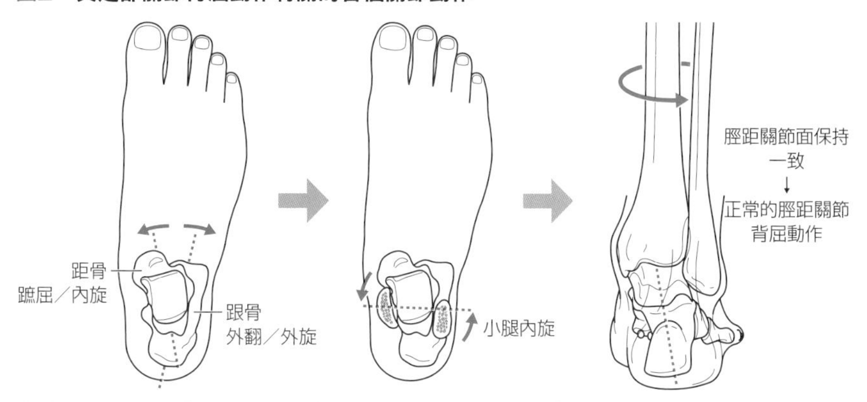

負重時的足部關節背屈動作，是透過距下關節和脛距關節的連動，使得脛距關節面保持一致，而能做出正常的脛距關節背屈動作。

與膝關節（脛股關節）旋轉時的排列有關的膝關節內旋肌主要有半腱肌、半膜肌以及膕肌等，外旋肌則有股二頭肌和髂脛束（**圖4**）。屈曲時的膝關節內外旋活動度比伸展時來得大；屈曲時的被動旋轉活動度為60～70°左右，外旋比內旋來得大[5)]。另外，膝關節伸展時，小腿為外旋；這個外旋角度大約在10°以內[6)]。

圖3　橫跗關節與跗蹠關節在足部關節背屈時的動作

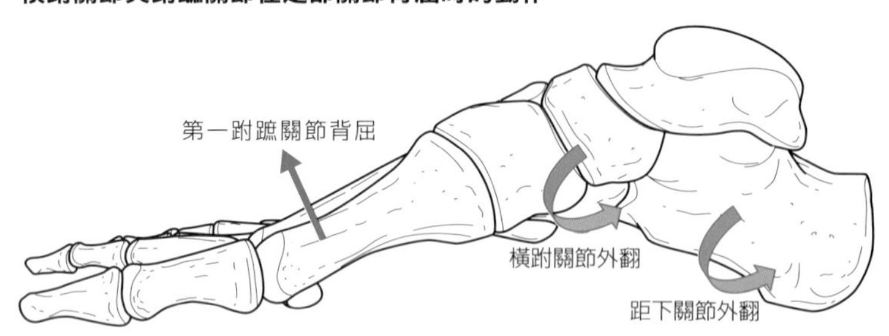

足部關節負重且背屈的時候，相對於跟骨的外翻、距骨的蹠屈／內旋，橫跗關節會產生外翻的動作，第一趾節的跗蹠關節則產生背屈動作。

圖4　膝關節的內外旋肌群

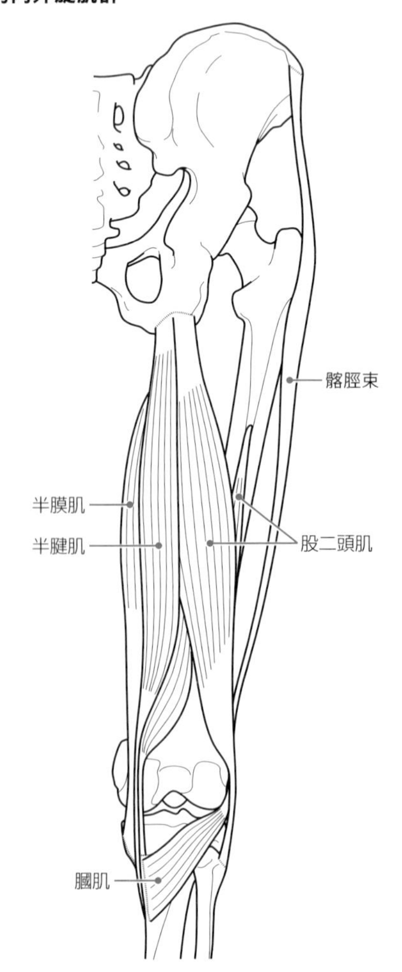

近端／遠端脛腓關節的活動度雖小，卻會對足部關節動作造成影響。脛距關節背屈時，近端脛腓關節的腓骨相對於脛骨往前上方滑動，遠端脛腓關節的腓骨則是往後上方並同時往外滑動（脛腓關節被拉開）（圖5）[7,8]。動作雖小，但是在骨折後等可能造成活動度受限的情況，就必須加以考量。

➤脛距關節、距下關節

後足部（脛距關節、距下關節）的動作，是負重時的足部關節背屈動作當中的重要部分。以成年人來說，距骨頭在水平面上的位置相對於矢狀面朝內傾斜30°左右[2]。沒有任何肌肉附著於距骨，但附著在距骨上的韌帶若是損傷，距骨在水平面上的排列與動作就可能會產生變化。

圖5　足部關節背屈時的脛腓關節動作

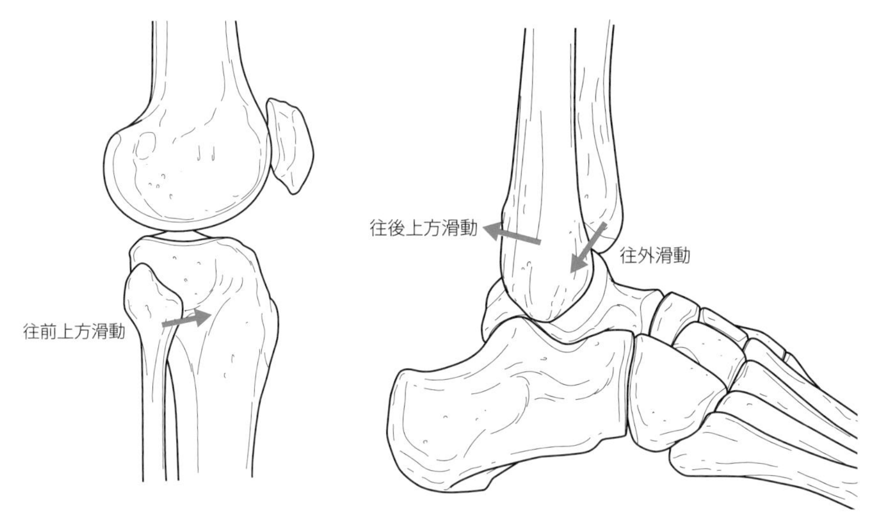

足部關節背屈時，近端脛腓關節的腓骨相對於脛骨往前上方滑動，遠端脛腓關節的腓骨則是往後上方並同時往外滑動（脛腓關節被拉開）。

Clinical Hint

前距腓韌帶損傷與距骨的排列

有好幾個研究指出，外側足踝扭傷造成的前距腓韌帶損傷會讓距骨的內旋增加。距骨的這個排列異常，可能會造成脛距關節面不一致，而造成足部關節背屈受限（圖6）[9]。

圖6　距骨在水平面上的排列（右腳）

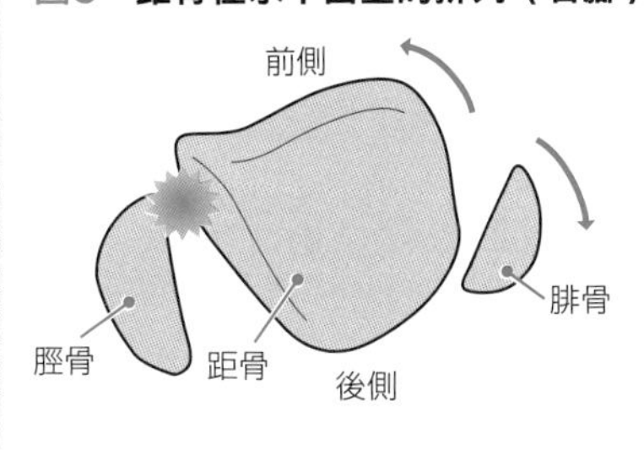

前距腓韌帶損傷造成距骨的內旋增加，並且因為脛距關節面不一致，而造成足部關節背屈受限。

距下關節主要負責額狀面上的內外翻動作。跟骨在足部關節背屈時外翻，因此可觀察到正常的足部內側縱弓下沉的現象。距下關節在未負重時為輕度內翻，負重時則為外翻。距下關節的外翻與小腿內旋有關；相反地，其內翻則與小腿外旋有關。進行主動運動時量到的內翻角度大約23°，外翻角度大約13°；內外翻角度比約為2：1[10]。另一方面，進行被動運動時量到的內外翻角度比大約是3：1[11]。距下關節的內翻角度比外翻來得大，因此外翻活動度受限就會造成負重時的足部關節背屈受限。

足部關節背屈時，脛距關節的距骨相對於小腿往後滑動。此時距骨下方的跟骨為背屈，附著於跟骨的阿基里斯腱、後側關節囊等組織會被拉長，以控制跟骨的背屈動作[2]。阿基里斯腱、後側關節囊等組織若是過短或過緊，就可能造成跟骨的背屈受限，妨礙距骨往後滑動。另外，繞過距骨後突的屈拇長肌肌腱的柔軟度不足，也可能會妨礙距骨往後滑動（**圖7**）。距骨往後滑動不足雖是造成足部關節背屈受限的重要因素之一，但也有可能是因為水平面上的距骨排列異常造成脛距關節面不一致的關係，所以評估前應先讓關節面保持一致。

圖7　距骨在足部關節負重時的背屈動作中往後滑動

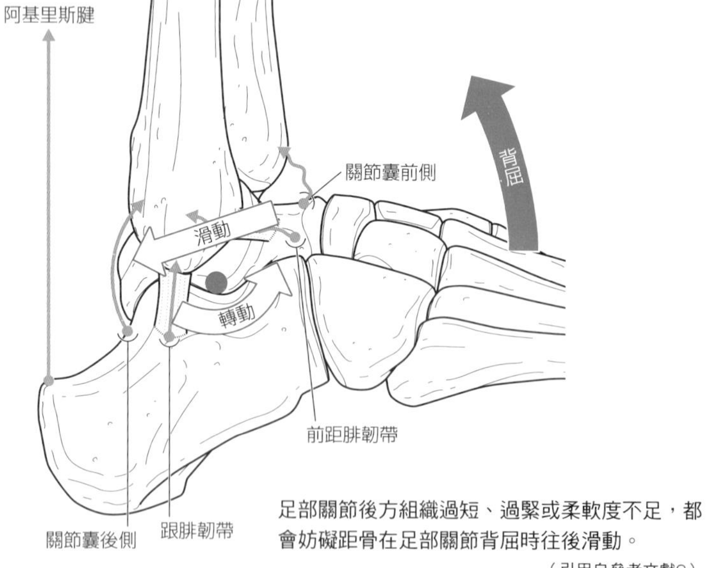

（引用自參考文獻2）

Memo　距下關節的排列

有學者以121名健康受試者（20～50歲）為對象來評估距下關節的排列，透過觸診距骨頭並使用量角器測量，找出距下關節的正中位置。研究結果顯示，距下關節正中位置的標準值在未負重時為內翻1°～外翻2°，負重時（RCSP）則為外翻7°[12]。

RCSP：
resting calcaneal stance position

➤橫跗關節

橫跗關節外翻可增加中足部的柔軟度，是有助於足部內側縱弓下沉的重要因素。橫跗關節的動作跟距下關節的內外翻動作連動。距下關節如為內翻，橫跗關節也會是內翻狀態。如此一來，構成橫跗關節的距舟關節軸和跟骰關節軸就會交叉，可提升中足部的剛性。另一方面，距下關節如為外翻，橫跗關節也會是外翻狀態。此時距舟關節軸與跟骰關節軸平行，可增加中足部的柔軟度（**圖8**）[3]。負重時，若是在距下關節外翻受限的狀態下做出背屈動作，足部的外翻主要是靠橫跗關節的代償性外翻動作產生，只要跟骨的外翻未受限，就能觀察到中／後足部連動的外翻動作造成足部內側縱弓下沉（**圖1**）。

距舟關節在水平面上的內外旋方向也有較大的活動度。因為距舟關節足底面有彈簧韌帶（蹠側跟舟韌帶），距舟關節才得以做出內收／外展的動作。不過，覆蓋距舟關節底部內側的彈簧韌帶會在負重時因為距骨蹠屈／內旋而被拉扯。過度被拉扯的彈簧韌帶會讓距骨過度蹠屈／內旋造成的足部內側縱弓塌陷更加嚴重，也是導致距舟關節外展角度增加的原因之一（**圖9**）。

圖8　距下關節與橫跗關節的運動軸

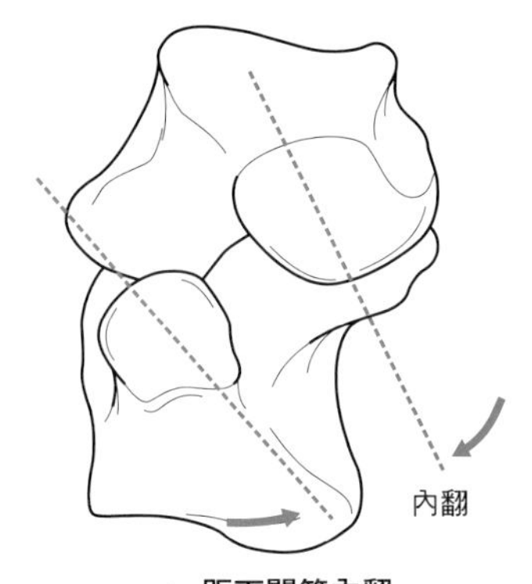

a　距下關節內翻
距舟關節軸與跟骰關節軸交叉，使得中足部的剛性提升。

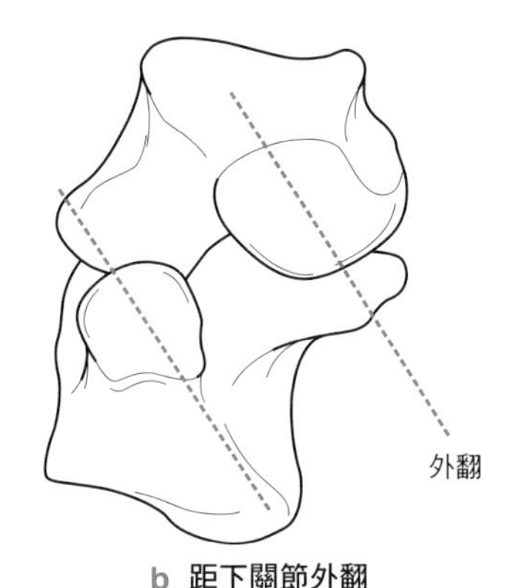

b　距下關節外翻
距舟關節軸與跟骰關節軸平行，使得中足部的柔軟度增加。

圖9　彈簧韌帶與足部內側縱弓

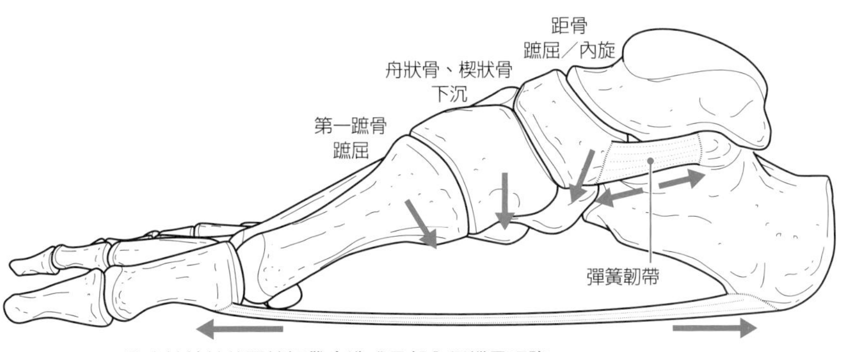

過度被拉扯的彈簧韌帶會造成足部內側縱弓塌陷

➤蹠趾關節、腳趾

第一蹠趾關節的活動度比第二～第五蹠趾關節來得大，第一蹠趾關節的動作幾乎都是矢狀面上的蹠背屈動作。行走時，第一蹠趾關節在矢狀面上的活動度為10°左右，直到足部關節需要做出背屈動作的站立中期為止大約會產生5°的背屈動作[4]。第一蹠趾關節活動度受限，是造成前足部的動作受限以及妨礙足部內側縱弓下沉的主要原因。

腳趾的伸展受限，大多是因為屈趾長肌、屈拇長肌以及足底筋膜的延展性不足造成。在日常生活當中，足部關節背屈時幾乎都不需要腳趾的伸展動作。不過，腳趾的伸展若是受限太多，就會妨礙足部內側縱弓下沉（**圖10**）。腳趾的被動伸展角度大約是65°，拇趾則能伸展到85°左右[13]。

足部關節背屈活動度障礙的評估

➤概要

臨床評估以未負重與負重時的正常足部關節背屈動作為基準。未負重時的足部關節背屈動作受到膝關節屈曲角度的影響，因此要在膝關節伸展時與屈曲時分別評估。膝關節伸展時的足部關節背屈會因為腓腸肌被拉緊而受限，但背屈10°以下則被認為是足部代償所造成的次發性排列異常的原因[14]。為了避免受到髖關節旋轉的影響，膝關節伸展時的評估應在仰臥且髕骨朝向天花板的狀態下進行。主動背屈時若是腳尖朝外，正常的足部關節背屈很可能會受到阻礙。像這樣的狀

圖10　腳趾伸展受限與足部內側縱弓的關連

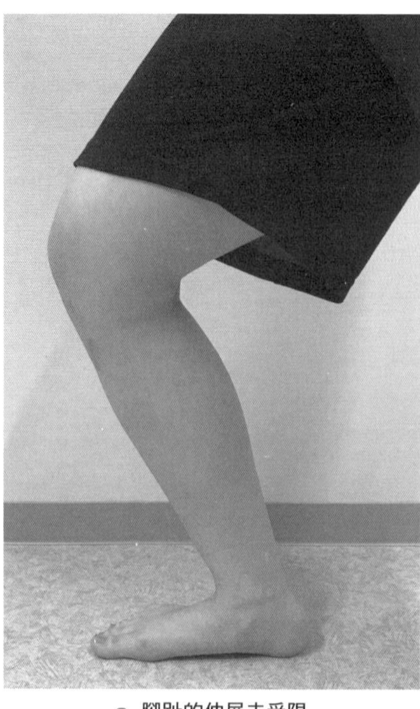

a　腳趾的伸展未受限

未觀察到腳趾屈曲，足部內側縱弓下沉。

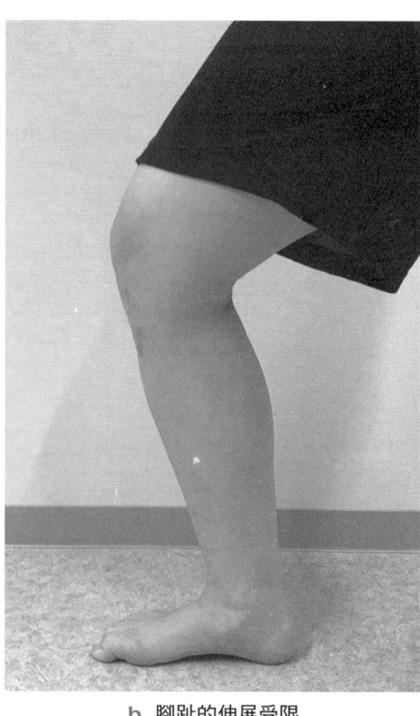

b　腳趾的伸展受限

腳趾屈曲造成足部內側縱弓下沉受限。

況，若是在腳尖朝向天花板的狀態下做出背屈動作，就會產生足部內翻，可能會因此而產生小腿外旋以及距下關節、橫跗關節的內翻動作（**圖11**）。在足部出現代償的狀態下測量關節活動度會影響再現性，因此應留意在測量前將足部擺在正中位置。

膝關節屈曲時的足部關節背屈角度參考值為20°，不過膝關節屈曲時的評估，也應該將足部擺在同樣的姿勢下進行[15]。從脛距關節的結構看來，足部關節背屈時，距骨若是能正常地往後滑動，脛距關節在結構上就會很穩定。但若是因為各種功能障礙造成距骨往後滑動受限，足部關節背屈時的脛距關節穩定度就會下降，此時可觀察到脛距關節在內外旋方向上的鬆動現象，這是正常狀況不會有的現象。可在腳趾與膝部方向一致的狀態下（脛距關節內外旋正中位置）檢查足部關節背屈時足部外展方向是否鬆動。正常的足部關節在背屈時，外展方向並不會鬆動，而且足底面為水平。若是因為某些原因導致足部關節的穩定度下降，足部會內翻且能觀察到外展方向上的鬆動（**圖12**）。脛距關節面在水平面上的不一致（過度的小腿外旋或距骨內旋）以及阿基里斯腱、關節囊後側或屈拇長肌等脛距關節後側組織過短或過緊，都有可能造成距骨在脛距關節處於內外旋正中位置時往後滑動受限。

許多關節動作都跟負重時的足部關節背屈活動度有關（**圖2**），其中任何一個沒有正常運作，就會造成足部關節背屈動作受限。負重時的足部關節背屈，應在腳趾與膝部方向一致的狀態下評估其活動度或穩定度。正常情況下，背屈時小腿會平順地前傾，脛距關節在結構上處於穩定狀態，隨著足弓下沉、負重轉移至拇

圖11　評估膝關節伸展時的足部關節背屈活動度

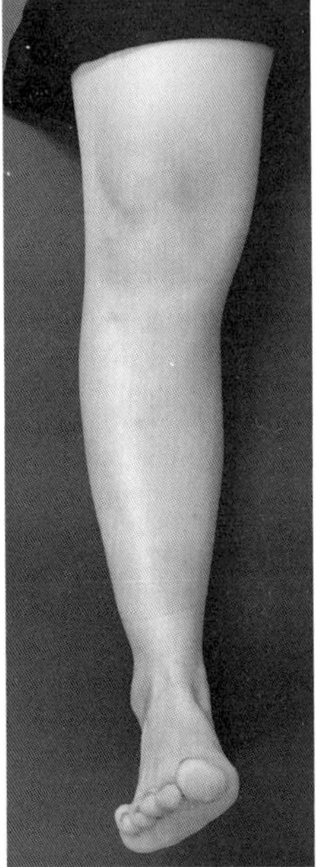

a
在足部內收／外展的正中位置做出背屈動作，就會產生足部內翻。

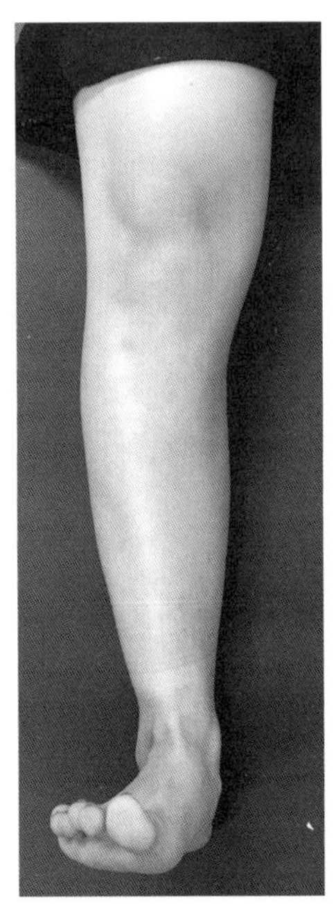

b
足部外展時，背屈活動度會增加，也不會產生足部內翻。

圖12　評估足部關節背屈時的穩定度

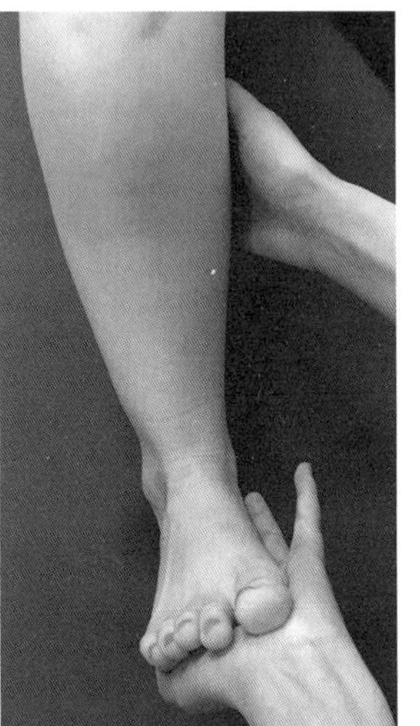

a

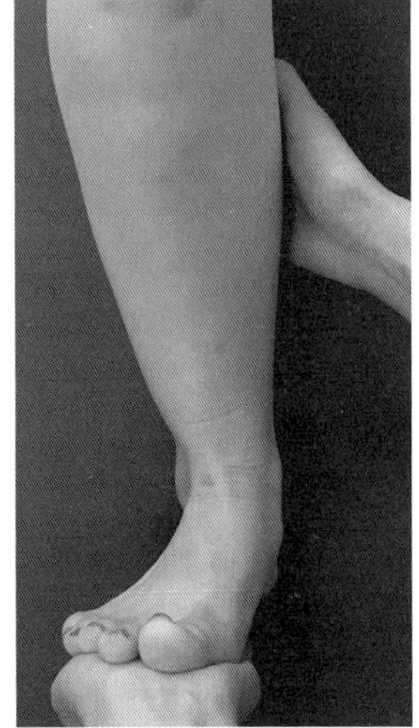

b

足部在內收／外展的正中位置做出背屈動作，就會產生足部內翻；此時脛距關節處於不穩定狀態（a）。若是讓足部外展，背屈活動度增加，脛距關節在結構上會變得很穩定（b）。理想的足部關節背屈，就是足部處於內收／外展的正中位置且脛距關節在結構上很穩定的狀態。

趾球，整個足部／足部關節也處於穩定狀態。另一方面，若是因為某些原因導致背屈活動度受限，小腿前傾角度變小，無法平順地將負重轉移至拇趾球，足部／足部關節的穩定度也會下降。若試著左右搖動膝部以評估穩定度，背屈活動度受限的情況下可觀察到足部／足部關節的穩定度下降，且大多會看到患者用腳趾屈曲來代償（圖1）。像這樣的狀況，只要將腳尖朝外，背屈活動度與穩定度大多會增加（圖1）。由此可知，小腿內旋或中／後足部的外翻受限造成了足部關節背屈受限。以下從近端到遠端依序解說前述與足部關節背屈活動度相關的各關節於排列上、肌動學上的臨床評估方式。

➤各關節的功能評估

●小腿

小腿旋轉時的排列與活動度會因為膝關節的屈曲角度而產生變化，所以應該在膝關節伸展時與屈曲時分別評估。不過，小腿旋轉時的排列與活動度目前沒有特定的評估方式。小腿外旋角度的評估，常以脛骨粗隆為標記。膝部若過度外旋，脛骨粗隆就會往外偏移（圖13）。小腿的旋轉活動度，是透過股骨內外髁連線與內外踝連線的夾角以及脛骨粗隆的移動距離來評估（圖14）[16]。一般來說，被動的內外旋運動會因為軟組織被拉緊而受限，不過，此時針對End-Feel或阻力大小的主觀評估也很重要。小腿相對於大腿幾乎都會有過度外旋或內旋受限的問題，小腿內旋受限可能會造成足部關節負重時的背屈受限。

脛腓關節的活動度與腓骨排列目前沒有特定的評估方式，因此主要是根據左右差異來評估排列，而活動度則是主觀的評估。腓骨的活動度，主要是在前後／上下方向相對於脛骨的滑動，活動度不足會造成排列異常。近端脛腓關節以腓骨頭為標記，遠端脛腓關節則是以外踝為標記。除了檢視這些標記在前後／上下方向相對於脛骨的排列有無異常，也要評估其活動度（圖15）。

圖13　評估膝部外旋時的排列

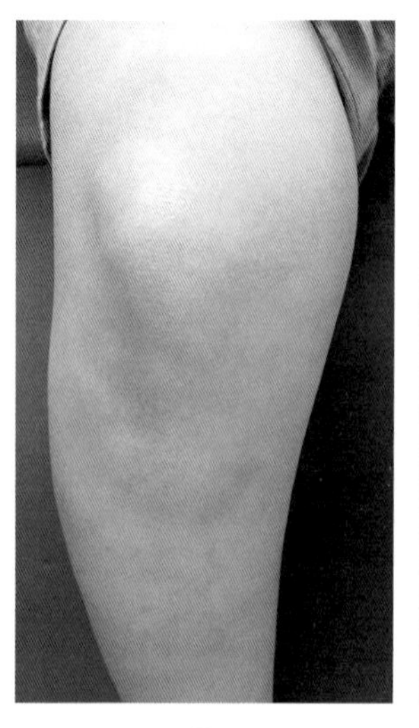

a

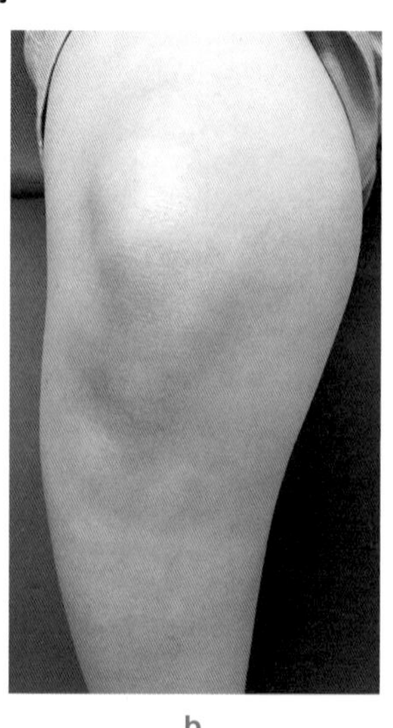

b

膝關節處的小腿若是過度外旋（圖b），脛骨粗隆就會往外偏移。

圖14　評估小腿的旋轉活動度

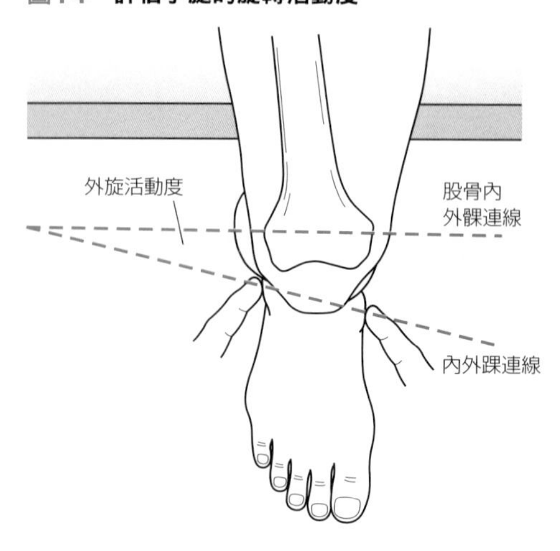

在小腿內外旋的時候，透過股骨內外髁連線與內外踝連線的夾角來評估旋轉活動度。

NCSP：
neutral calcaneal stance position

●脛距關節、距下關節

關於距骨頭的排列並沒有量化的評估指標，主要是透過在仰臥與站立時觸診距骨頭來進行評估。在足部關節輕度背屈的狀態下握住距骨頭，被動地將足部內外翻，找出距骨頭在內外側都不特別突出的位置；這個位置被定義為距骨頭的正中位置[16]。距骨內外旋排列的評估方式，是分別在負重與未負重時，在放鬆位置（RCSP）觸診距骨頭。距骨如為內旋，距骨頭的外側摸起來會比較突出。另一方面，被動地將距骨頭調整為正中位置（NCSP）時，也可以檢查一下後／前足部的排列（圖16）[17]。被動地將距骨頭調整為正中位置時，足部若是過度內翻，那麼距骨頭在放鬆位置應該會內旋，內側縱弓塌陷。

評估距下關節的排列，一般用的是leg-heel alignment。這項評估是在負重與未負重時測量小腿長軸與跟骨長軸在額狀面上的夾角。有學者以健康受試者為對象進行研究，結果發現這個夾角的平均值在未負重時為輕度內翻狀態（1～8°），負重時（RCSP）則為輕度外翻狀態（約為3～7°）（圖17）[12,16,18]。臨床上主要是檢查未負重時有無過度內翻，以及負重時有無過度外翻。但也有研究指出，跟骨二等分線的測量誤差為6°左右，測量時需多加注意[19]。至於內外翻活動度的評估，可在固定住小腿的狀態下，檢視跟骨相對於小腿的活動度（圖18）。距下關節的外翻活動度不足，會造成足部關節負重時的背屈動作受限。

圖15 評估遠端脛腓關節的活動度

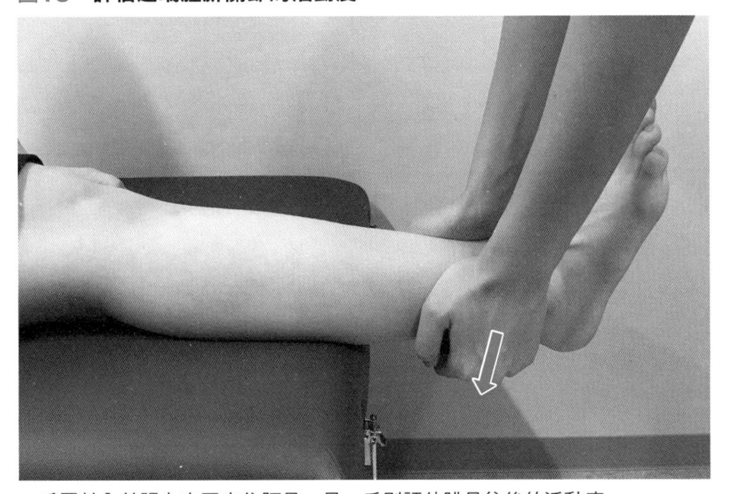

一手置於內外踝上方固定住脛骨，另一手則評估腓骨往後的活動度。

圖16 評估距骨在RCSP位置的排列

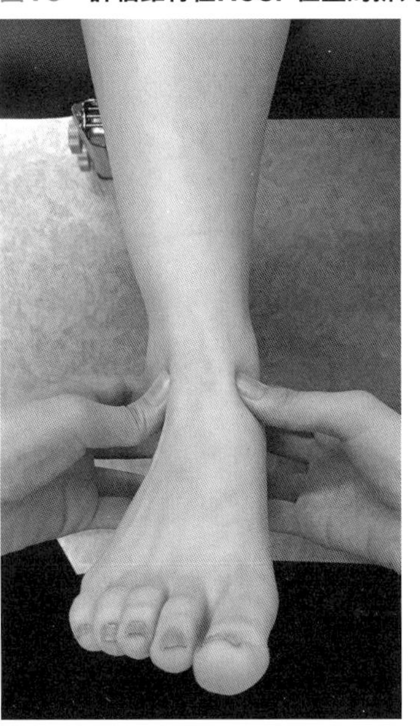

用兩手的拇指握住距骨頭內外側，以評估距骨在水平面上的排列。

●橫跗關節

評估前足部的排列，一般是在距下關節的正中位置檢視第一～第五蹠骨頭的底面（前足部）相對於跟骨底面（後足部）的夾角。前足部排列的標準值為內翻6～8°左右（圖19）[12]。前足部的內翻動作，推測主要是橫跗關節所產生，不過跗蹠關節過度蹠背屈也會帶來影響。評估橫跗關節的外翻活動度時，應將距下關節固定在正中位置，並在握住舟狀骨與骰骨的狀態下進行（圖20）。橫跗關節的外翻活動度不足，會造成足部關節負重時的背屈動作受限。

橫跗關節也有水平面上的動作（內收／外展），但並沒有量化的評估方法可用來評估內收／外展時的排列與關節活動度。評估橫跗關節的內收／外展排列時，應將距下關節固定於正中位置。將距下關節固定於正中位置時，可根據第一趾節的排列（舟狀骨結節的突出程度）將其分為正中位置、外展狀態或內收狀態。另外，評估外展活動度時，應握住中足部（圖21）。如果是外展狀態或者外展活動度過大，就可能是足部內側縱弓在負重時塌陷（扁平足）的原因。另一方面，如果是內收狀態或者外展活動度不足，則會造成足部關節負重時的背屈動作受限。

圖17　leg-heel alignment

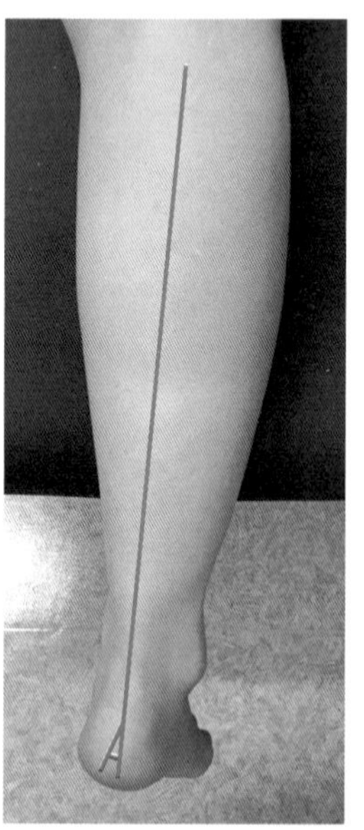

a　未負重時（俯臥）　　b　負重時

測量小腿長軸與跟骨長軸在額狀面上的夾角。

圖18　評估距下關節的外翻活動度

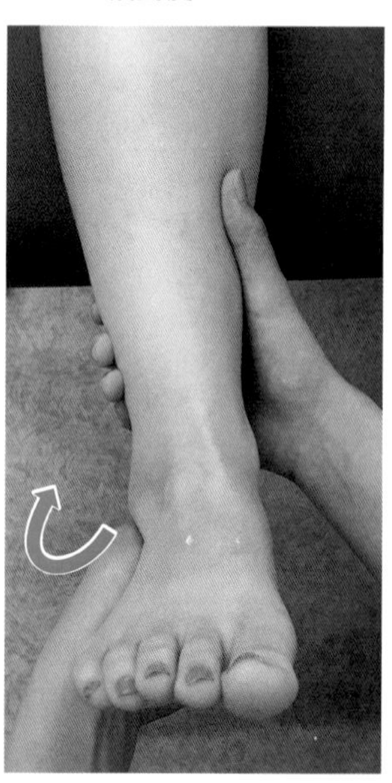

在足部關節蹠背屈正中位置握住跟骨。在固定住小腿的狀態下將跟骨外翻，評估距下關節的外翻活動度。

●跗蹠關節、腳趾

負重時的足部關節背屈動作所伴隨的足部內側縱弓下沉，與跗蹠關節的背屈有關。跗蹠關節中活動度最大的是第一跗蹠關節，其背屈動作是在固定住內側楔狀骨的狀態下評估（圖22）。第一跗蹠關節的背屈會伴隨著輕度的旋後[20]。

足底筋膜緊繃不僅會讓足部內側縱弓下沉受限，也會阻礙腳趾MTP關節的伸展。另外，具備足部關節蹠屈作用的屈趾長肌與屈拇長肌若是過短，也會妨礙腳趾MTP關節的伸展，並使得負重時的足部關節背屈動作受限。腳趾的伸展活動度，是在固定住蹠骨的狀態下評估。

圖19 評估前足部的排列

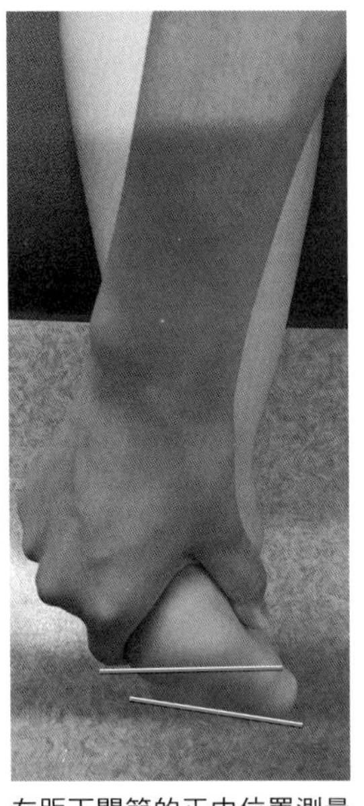

在距下關節的正中位置測量第一～第五蹠骨頭的底面（前足部）相對於跟骨底面（後足部）的夾角。

圖20 評估橫跗關節的外翻活動度

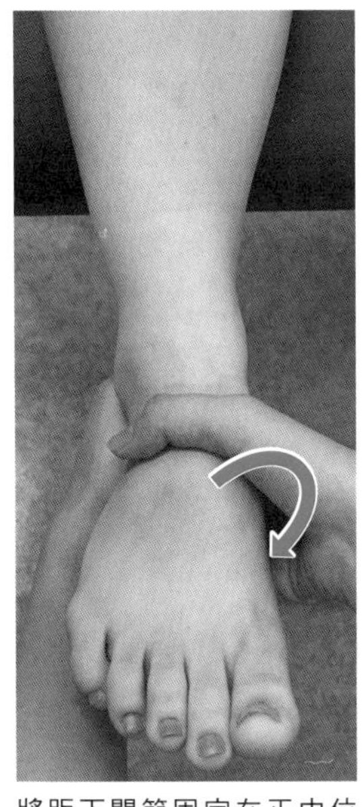

將距下關節固定在正中位置，握住中足部。檢視舟狀骨往下的活動度以及骰骨往上的活動度，以評估橫跗關節的外翻活動度。

圖21 評估橫跗關節的外展活動度

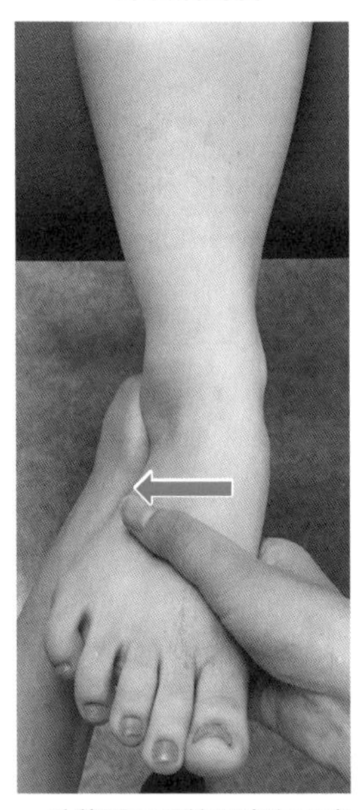

一手將距下關節固定在正中位置，另一手握住中足部。將足部水平推往外側，以評估橫跗關節的外展活動度。

圖22 評估第一跗蹠關節的背屈活動度

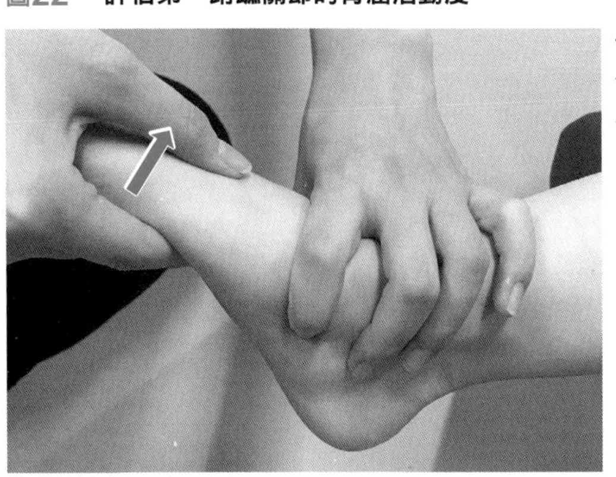

一手握住舟狀骨與內側楔狀骨，另一手握住第一蹠骨。將第一蹠骨推往背屈方向，以評估其活動度。

運動鏈的影響

以上列出了足部關節背屈活動度障礙的基本評估流程，不過，足部關節背屈受限的問題，有時是出在膝／髖關節等近端關節的排列或活動度異常。舉例來說，髖關節過度內旋（股骨相對於骨盆的內旋）使得小腿內旋、足部外翻，因此造成足部內側縱弓塌陷（扁平足）。另一方面，髖關節過度外旋（股骨相對於骨盆的外旋）則會導致小腿外旋、足部內翻，因而造成高弓足[21]。這樣的狀況會造成脛距關節的關節面不一致、距下關節外翻受限，使得足部關節背屈活動度受限。另外，像這樣的狀況，大多會為了增加站立時的負重面積，而將腳尖朝內（toe-in）或朝外（toe-out）（**圖23**）。雖然這些都是足部關節背屈的代償策略之一，然而長期下來，這樣的異常排列可能會造成壓力集中於特定組織，必須加以改正（**圖24**）[21]。髖關節的內外旋也常因為骨盆前後傾而引發，因此重要的是，評估時也要考量下肢近端關節以及身體的影響，然後才著手治療。

圖23　髖關節排列與足部關節背曲活動度

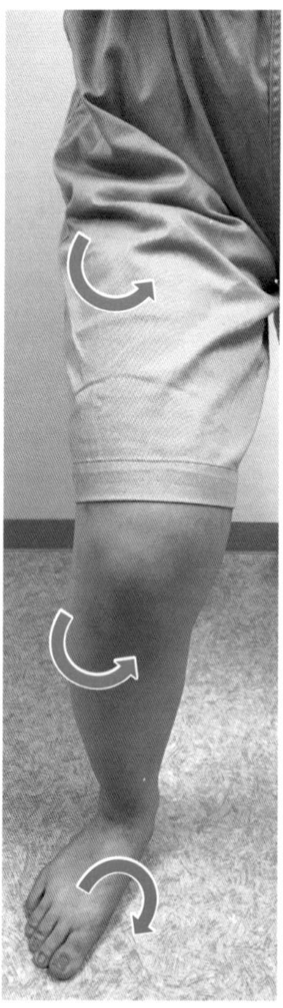

a　髖關節過度內旋

髖關節過度內旋導致小腿內旋、足部外翻，因而形成扁平足。

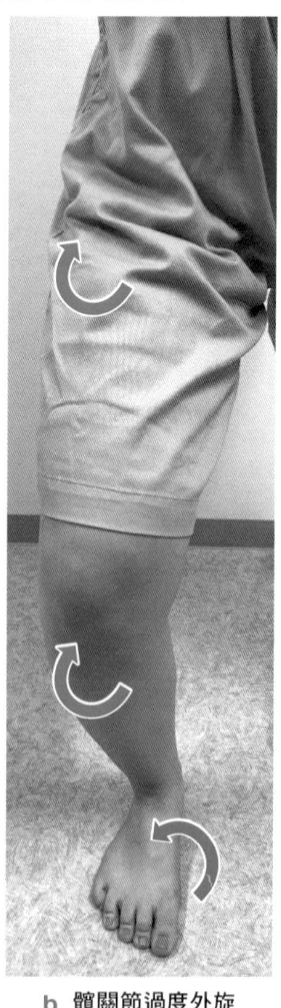

b　髖關節過度外旋

髖關節過度外旋導致小腿外旋、足部內翻，因而形成高弓足。

圖24　運動鏈異常導致壓力集中

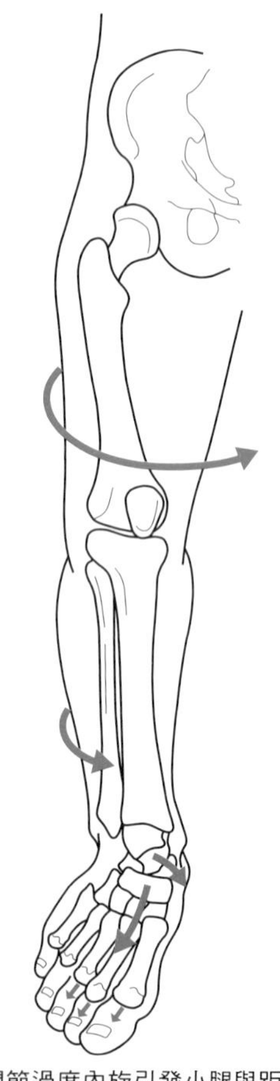

髖關節過度內旋引發小腿與距骨過度內旋、橫跗關節外展，因而形成扁平足。

足部關節背屈活動度障礙的治療

➤概要

足部關節背屈活動度障礙的治療目標，是讓患者在未負重與負重時都有正常的足部關節背屈活動度。基本上是針對在各關節的功能評估中發現異常的部位來治療，但也要考量患者的受傷狀況、現在病史以及過去病史等，決定優先順序才著手治療。另外還要考量有無急性期發炎症狀、能否負重等，依照其症狀分期來調整治療方針與進程──有關這一點，請參考Ⅱ章（p28～）。以下從近端到遠依序列出針對各關節功能的治療。

➤針對各關節功能障礙的治療

●小腿

小腿的內旋活動度回復之後，為了讓水平面上的脛距關節面契合，必須改善可能造成小腿內旋受限的軟組織的柔軟度。膝關節外旋肌──髂脛束、股二頭肌，以及可能在小腿內旋時妨礙腓骨往前滑動的腓骨長／短肌、屈拇長肌，以及腓腸肌外側頭等，都必須具備柔軟度。另外，鵝足滑囊粘連可能造成膝關節內旋肌──內側膕旁肌群的功能下降，也會使腓腸肌內側頭的柔軟度降低，需多加留意（**圖25**）。小腿的旋轉動作也能有效改善活動度。從協助式主動運動逐漸改為主動運動，習慣了之後也能在運動時改變膝關節的屈曲角度（**圖26**）。

有幾項徒手治療可用來改善近端與遠端脛腓關節的活動度（**圖27**）。這些徒手治療主要是針對沒有骨折的輕／中度足踝扭傷的患者。有學者利用這些方法再搭配其他徒手治療與運動治療，成功地讓75%（64/85名）的患者見到成效[22]。另外，配合足部關節的背屈動作徒手將外踝往上推，也是有效的做法（**圖28**）。

●脛距關節、距下關節

好幾個研究都指出，在未負重與負重時執行以改善距骨往後滑動狀態為目的的徒手治療，可有效改善足部關節的背屈活動度[23,24]。在仰臥或站立時，將足部固定於背屈狀態，並施力讓距骨往後滑動（**圖29**）。這些治療手法都是為了讓距骨往後滑動，應該在脛距關節的關節面一致的狀態下執行。小腿、距下關節以及橫跗關節的活動度都會影響距骨的排列，所以改善了這些部位的活動度後才來執行這些治療手法，我想會更有效果。

想要改善距下關節的外翻活動度，就必須改善會對其造成影響的肌肉與內踝周邊組織的柔軟度以及跟骨的動作，不過目前並沒有研究可證明運動治療或徒手治療對距下關節外翻活動度的改善效果。另一方面，有好幾項徒手治療是以改善距下關節的活動度為目的。讓患者側躺，一手固定住遠端脛腓關節與距骨，另一手則讓跟骨往外滑動（**圖30**）[22]。另外，透過徒手治療改善脛骨內側附近的皮下組織和屈肌支持帶周邊組織的滑動狀態，可有效改善距下關節的外翻活動度（**圖31**）。

圖25　按壓膝關節周邊肌肉

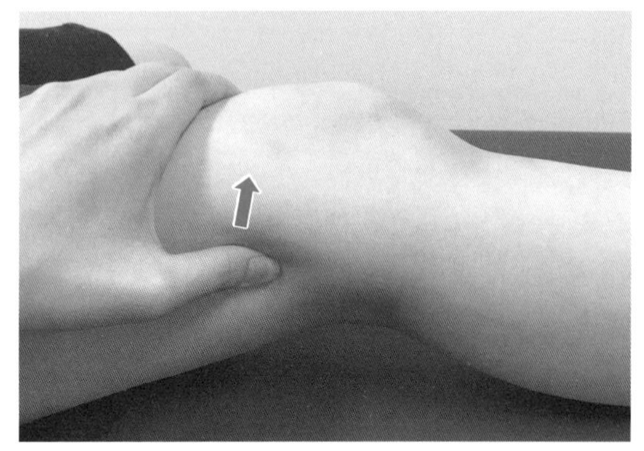

a 髂脛束

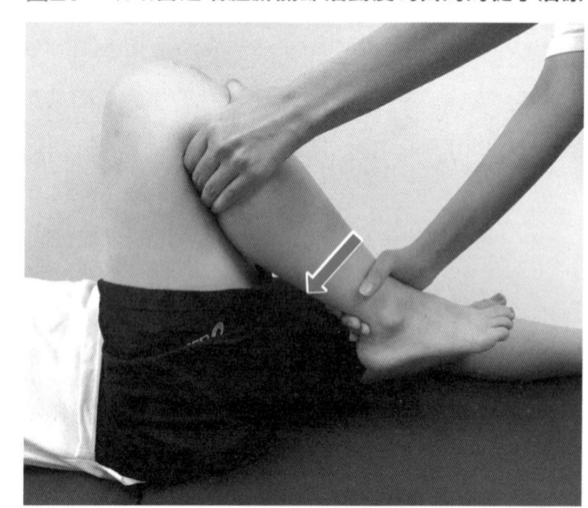

b 鵝足肌腱

圖26　以改善小腿內旋活動度為目的的運動

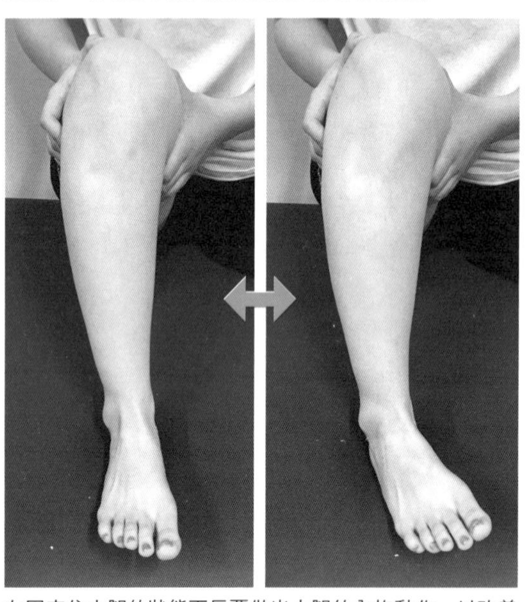

在固定住大腿的狀態下反覆做出小腿的內旋動作，以改善其活動度。

圖27　以改善近端脛腓關節活動度為目的的徒手治療

一手置於小腿近端外側，將食指的MP關節擺在腓骨頭後方。另一手握住小腿遠端，將膝關節屈曲，直到感覺到腓骨後方的阻力為止。

圖28　以改善外踝活動度為目的的徒手治療

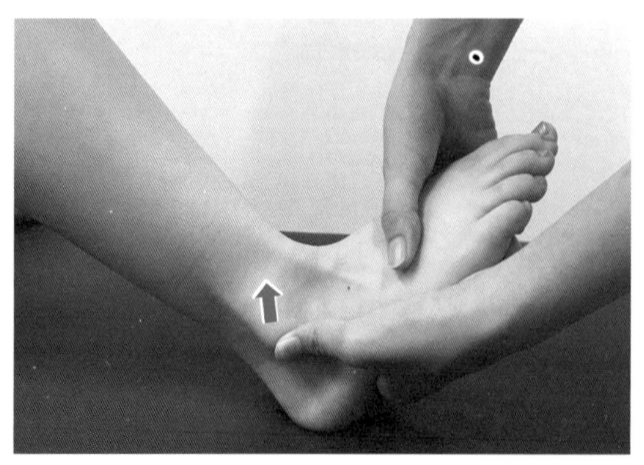

將拇指擺在外踝後下方，配合足部關節背屈往前上方施力，以改善其活動度。

圖29　以改善距骨往後滑動狀態為目的的徒手治療

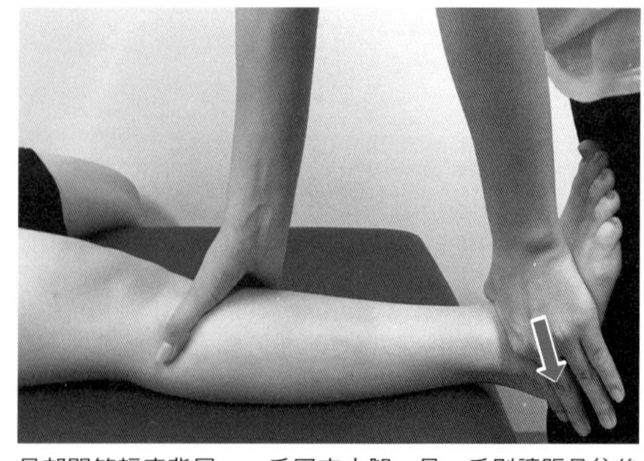

足部關節輕度背屈，一手固定小腿，另一手則讓距骨往後滑動，以改善其活動度。

●橫跗關節

有好幾項徒手治療是以改善橫跗關節的外翻活動度為目的。**圖32**中的治療手法是讓患者仰臥，用手包覆住中足部，足部關節保持背屈、外翻，接著將足部拉往足底方向，直到感覺到阻力為止[22)]。另外，利用徒手治療來改善可能造成中足部外翻受限的楔舟關節與第一跗蹠關節的活動度，也是有效的做法（**圖33**）。

橫跗關節的外展活動度不足，大多與脛後肌、外展拇肌的柔軟度不足等原因有關。距下關節的外翻活動度獲得改善後，這些肌肉的柔軟度也大多會改善──如果沒有任何變化，就必須治療。像這樣的狀況，可透過按壓肌腹等部位來改善柔軟度（**圖34**）。另外，足部外展方向的主動運動（腓骨短肌運動）也能有效改善活動度（**圖35**）。

圖30　以改善距下關節活動度為目的的徒手治療

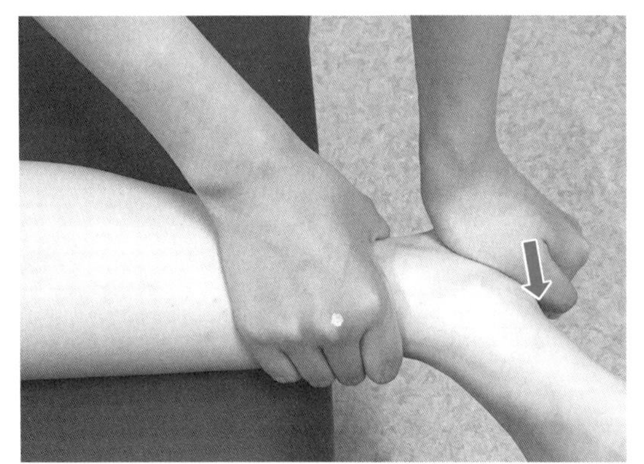

足部關節輕度背屈，從上方握住內外踝，在固定住脛距關節的狀態下讓跟骨往外滑動，以改善其活動度。

圖31　按壓屈肌支持帶的周邊組織

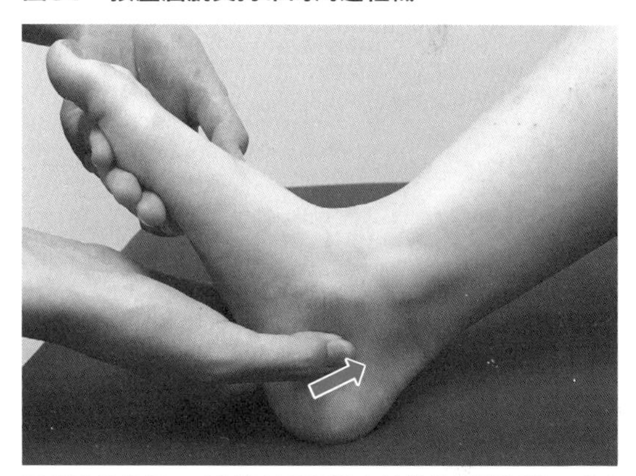

足部關節背屈，以拇指按壓屈肌支持帶的周邊組織，以改善其活動度。

圖32　以改善橫跗關節活動度為目的的徒手治療

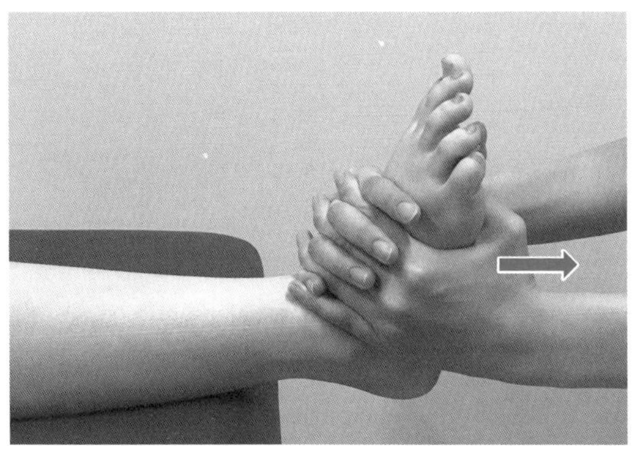

兩手握住足部，讓足部／足部關節保持背屈、外翻，接著將足部拉往足底方向。

圖33　以改善楔舟關節與第一跗蹠關節活動度為目的的徒手治療

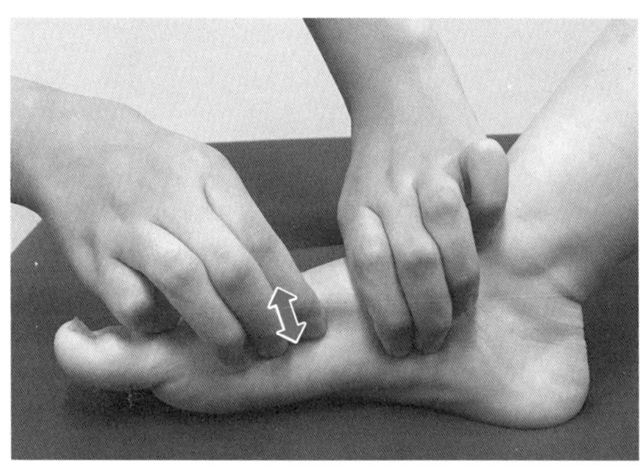

一手握住內側楔狀骨，另一手握住第一蹠骨並推往上下方，以改善其活動度。

●蹠趾關節、腳趾

第一蹠趾關節的背屈活動度，大多會利用徒手治療來改善。握住內側楔狀骨，接著將蹠骨推往蹠背屈方向，以改善其活動度。

腳趾的伸展，可透過被動運動或主動運動來改善其活動度（圖36）。尤其是拇趾外翻，近端趾骨相對於蹠骨處於外翻、旋前，所以在改善其活動度時，必須注意讓拇趾內翻、旋後，使關節面保持一致。

圖34　按壓外展拇肌

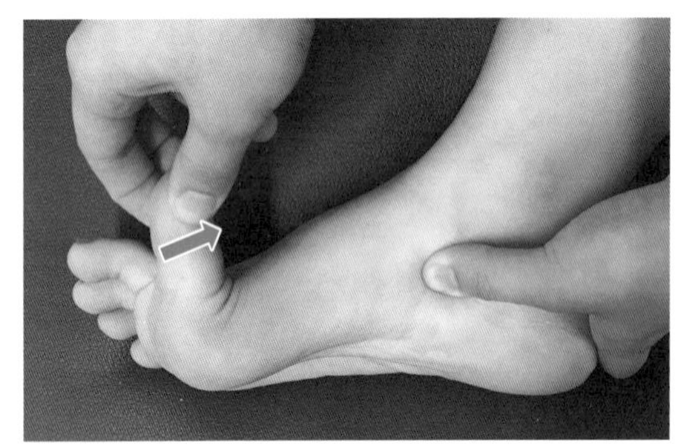

按壓外展拇肌並同時伸展拇趾，以改善柔軟度。

圖35　以改善橫跗關節外展活動度為目的的腓骨短肌運動

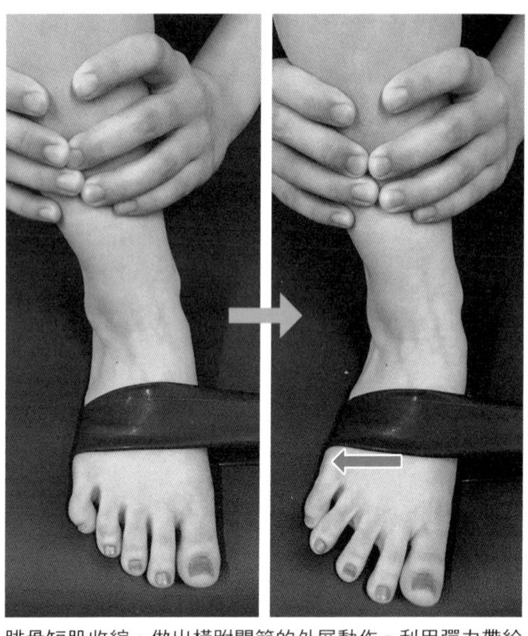

腓骨短肌收縮，做出橫跗關節的外展動作。利用彈力帶給予足部外展方向的阻力（提醒患者不要移動腳跟）。

圖36　腳趾伸展運動

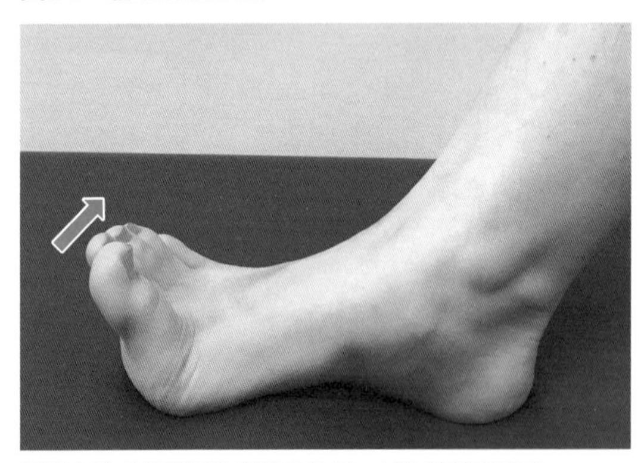

透過主動或被動運動讓腳趾伸展，以改善其活動度。

文獻

1) Novacheck TF : The biomechanics of running. Gait Posture, 7(1) : 77-95, 1998.
2) Neumann DA : 足関節と足部. 筋骨格系のキネシオロジー, 原著第2版(嶋田智明, ほか監訳), p629-687, 医歯薬出版, 2012.
3) Blackwood CB, et al : The midtarsal joint locking mechanism. Foot Ankle Int, 26(12) : 1074-1080, 2005.
4) Cornwall MW, et al : Motion of the calcaneus, navicular, and first metatarsal during the stance phase of walking. J Am Podiatr Med Assoc, 92(2) : 67-76, 2002.
5) Almquist PO, et al : Knee rotation in healthy individuals related to age and gender. J Orthop Res, 31(1) : 23-28, 2013.
6) Koga Y : Three-dimensional knee motion analysis for the pathogenesis knee osteoarthrosis. Biomed Mater Eng, 8(3-4) : 197-205, 1998.
7) Soavi R, et al : The mobility of the proximal tibio-fibular joint. A Roentgen Stereophotogrammetric Analysis on six cadaver specimens. Foot Ankle Int, 21(4) : 336-342, 2000.
8) Beumer A, et al : Effects of ligament sectioning on the kinematics of the distal tibiofibular syndesmosis : a radiostereometric study of 10 cadaveric specimens based on presumed trauma mechanisms with suggestions for treatment. Acta Orthop, 77(3) : 531-540, 2006.
9) Kobayashi T, et al : In vivo kinematics of the talocrural and subtalar joints during weightbearing ankle rotation in chronic ankle instability. Foot Ankle Spec, 7(1) : 13-19, 2014.
10) Grimston SK, et al : Differences in ankle joint complex range of motion as a function of age. Foot Ankle, 14 (4) : 215-222, 1993.
11) Youberg LD, et al : The amount of rearfoot motion used during the stance phase of walking. J Am Podiatr Med Assoc, 95(4) : 376-382, 2005.
12) Aström M, et al : Alignment and joint motion in the normal foot. J Orthop Sports Phys Ther, 22(5) : 216-222, 1995.
13) Van Gheluwe B, et al : Effects of hallux limitus on plantar foot pressure and foot kinematics during walking. J Am Podiatr Med Assoc, 96(5) : 428-436, 2006.
14) Sahmann SA, et al : 足部と足関節の運動系症候群. 続 運動機能障害症候群のマネジメント −頸椎・胸椎・肘・手・膝・足−(竹井　仁, ほか監訳), p511-590, 医歯薬出版, 2013.
15) 日本整形外科学会 : 関節可動域表示ならびに測定法. 日整会誌, 69 : 240-250, 1995.
16) Magee DJ : 下腿, 足関節, 足部. 運動器リハビリテーションの機能評価II, 原著第4版(陶山哲夫, ほか訳), p277-353, エルゼビア・ジャパン, 2006.
17) Menz HB : Clinical hindfoot measurement : a critical review of the literature. The Foot, 5(2) : 57-64, 1995.
18) McPoil T, et al : Relationship between neutral subtalar joint position and pattern of rearfoot motion during walking. Foot Ankle Int, 15(3) : 141-145, 1994.
19) LaPointe SJ, et al : The reliability of clinical and caliper-based calcaneal bisection measurements. J Am Podiatr Med Assoc, 91(3) : 121-126, 2001.
20) Glasoe WM, et al : Anatomy and biomechanics of the first ray. Phys Ther, 79(9) : 854-859, 1999.
21) Michaud TC : 歩行周期における異常運動. 臨床足装具学 −生体工学的アプローチ−(加倉井周一 訳), p51-83, 医歯薬出版, 2005.
22) Whitman JM, et al : Predicting short-term response to thrust and nonthrust manipulation and exercise in patients post inversion ankle sprain. J Orthop Sports Phys Ther, 39(3) : 188-200, 2009.
23) Reid A, et al : Efficacy of mobilization with movement for patients with limited dorsiflexion after ankle sprain : a crossover trial. Physiother Can, 59(3) : 166-172, 2007.
24) Vicenzino B, et al : Initial changes in posterior talar glide and dorsiflexion of the ankle after mobilization with movement in individuals with recurrent ankle sprain. J Orthop Sports Phys Ther, 36(7) : 464-471, 2006.

2 足部關節蹠屈活動度障礙

Abstract

- 正常的足部關節蹠屈活動度對於能否產生推進力影響甚大。足部關節蹠屈活動度受限不僅會影響足部／足部關節周邊，也會造成許多部位的問題。
- 未負重時的足部關節蹠屈活動度與小腿內旋、後／中足部的外翻活動度，以及腳趾的屈曲等許多關節動作有關。
- 負重時的足部關節蹠屈活動度受限會降低足部的剛性，並造成動作時的不穩定。

前言

足部在負重時必須推動身體前進，具備正常的蹠屈活動度與否對足部能否發揮此功能影響甚大。足部關節在正常行走時需要20°左右的蹠屈角度[1)]，奔跑或跳躍等活動需要更向前或向上的推進力，因此需要更大的足部關節蹠屈動作。另外，想要產生推進力，必須要有足夠的足部關節蹠屈肌力，而從發揮肌肉力量的觀點看來，具備正常的活動度與否也很重要。在足部關節蹠屈活動度受限的狀態下做出的動作，會因為腳趾屈肌肌群過度收縮，導致腳趾伸展受限或者近端關節產生代償。這麼一來，不僅會影響足部／足部關節周邊，也會造成許多部位的問題。許多因素都可能造成足部關節蹠屈活動度受限，因此必須先確實評估過各項因素後，才著手介入。本章節彙整了各關節在排列上、肌動學上與足部關節蹠屈活動度的障礙有關的異常，並為讀者解說實際的評估與治療流程。

基本知識

➤概要

說到足部關節的蹠屈，一般會認為是脛距關節的蹠屈活動度，但其實有好幾個關節動作都跟足部關節的最大蹠屈有關。另外，未負重與負重時跟足部關節蹠屈有關的關節動作略有不同。未負重時的足部關節蹠屈，雖然會產生跟骨蹠屈、距骨往前滑動的動作，但是在最大蹠屈時，需要小腿內旋以及中／後足部（橫跗關節、距下關節）的外翻動作。而且腳趾屈曲受限，也會讓足部關節無法達到最大蹠屈。本章節所提到的足部關節最大蹠屈，是指第一趾節的蹠屈未受限的狀態，即圖1所示。如同「Ⅲ章第一節　足部關節背屈活動度障礙」（p36）所述，小腿內旋與距下關節外翻的活動度不足，會使橫跗關節的外翻受限，並造成足部關節蹠屈受限。

另一方面，以「行走」這項具代表性的負重運動為例，足部關節蹠屈動作主要發生於站立末期。距下關節、橫跗關節從站立前期到站立中期都是外翻，到了站立末期轉為內翻，足部剛性因而提升，並產生推進力[1]，因此也需要跟未負重時不同動作方向的活動度。再加上需要足部關節做出最大蹠屈的跳躍、奔跑等動作，是透過拇趾球將力量傳至地面，所以除了未負重時的足部關節最大蹠屈（小腿內旋、橫跗關節外翻）之外，也需要腳趾充分伸展，透過絞盤機制（Windlass Mechanism）提升足部剛性（**圖2**）。以下彙整了這些與足部關節蹠屈有關的動作。

➤小腿

小腿內旋時的排列與活動度相關功能解剖，請參考「Ⅲ章第一節　足部關節背屈活動度障礙」的內容（p36）。足部關節蹠屈時，近端與遠端脛腓關節跟背屈時一樣會有些許動作產生。脛距關節蹠屈時，近端脛腓關節的腓骨相對於脛骨往後下方滑動，遠端脛腓關節的腓骨則是往內側滑動（**圖3**）[2,3]。動作雖小，但是在骨折後等可能造成活動度受限的情況，就必須加以考量。

圖1　未負重時的足部關節蹠屈動作

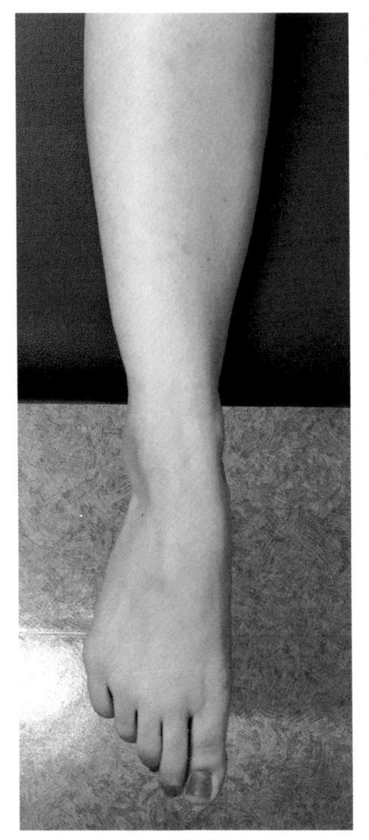

a　正常狀況

足部關節蹠屈時，並未伴隨著足部內翻與內收。

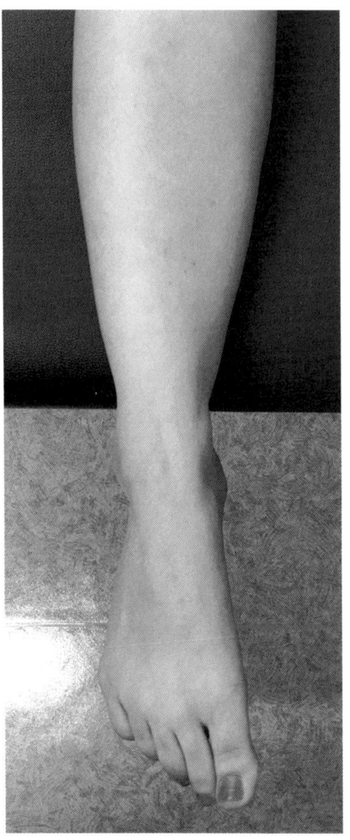

b　足部關節蹠屈活動度障礙

蹠屈動作伴隨著足部內翻與內收，第一趾節未出現蹠屈。

圖2　負重時的足部關節最大蹠屈動作

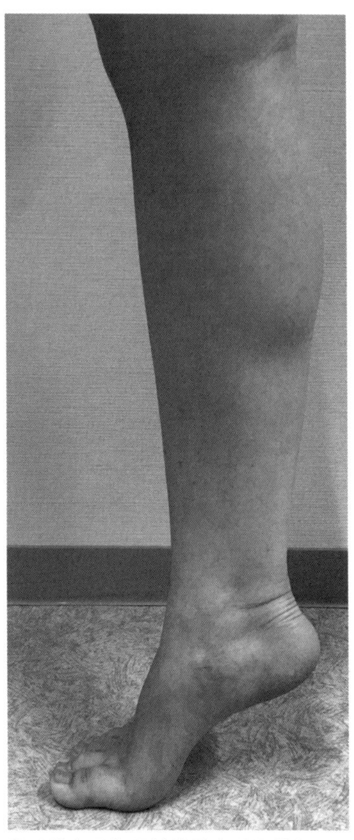

想要做出足部關節的最大蹠屈動作，除了未負重時的小腿內旋與橫跗關節外翻的活動度之外，還需要腳趾充分伸展。

圖3　足部關節蹠屈時的脛腓關節動作

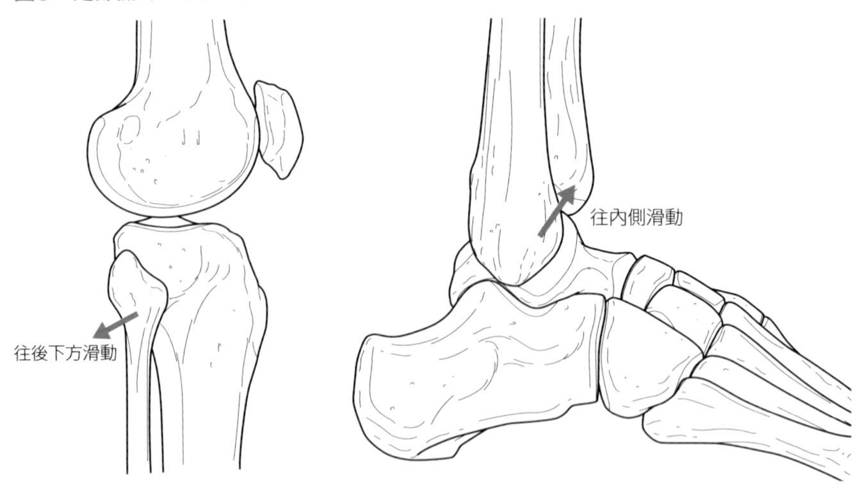

足部關節蹠屈時，近端脛腓關節的腓骨相對於脛骨往後下方滑動，遠端脛腓關節的腓骨則是往內側滑動。

➤脛距關節、距下關節

後足部（脛距關節、距下關節）的動作，是足部關節蹠屈動作中的重要部分之一。距下關節主要負責額狀面上的內外翻動作，並在足部關節蹠屈時產生內翻。負重時的足部關節蹠屈動作必須抵抗重力，因此蹠屈肌群的肌力很重要（詳細內容請參考「Ⅲ章第三節　足部關節蹠屈機構（足跟腱）的問題」（p67））。許多肌肉都具有足部關節的蹠屈作用，這些肌肉控制了距下關節在足部關節蹠屈時的排列。繞過內踝後方的脛後肌、屈拇長肌等肌肉具備距下關節的內翻作用，腓骨長肌、腓骨短肌則有外翻作用（**圖4**）[4]。因此，這些肌肉之間的平衡一旦被打破，距下關節在足部關節蹠屈時的排列就會出現異常。

足部關節蹠屈時，脛距關節的距骨相對於小腿往前滑動。此時距骨下方的跟骨為蹠屈，附著於跟骨的阿基里斯腱與其前方脂肪組織（Kager脂肪墊）的動作狀態會對蹠屈動作造成影響。若是因發炎或粘連等問題，造成這些組織滑動不良，正常的跟骨蹠屈就會受限[5]。另一方面，外側足踝扭傷等問題造成的前距腓韌帶以及跟腓韌帶的損傷，會讓距骨往前滑動得更多，所以要注意距骨的往前滑動，是否有關節活動度過大的問題[6,7]。有關韌帶損傷等問題造成不穩定所帶來的功能障礙，請參考「Ⅲ章第四節　足踝不穩定」的內容（p83）。

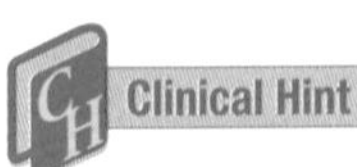

Kager脂肪墊的結構

針對Kager脂肪墊結構的研究結果顯示，Kager脂肪墊可分成阿基里斯腱區域、屈拇長肌區域，以及跟骨滑液囊楔形區域這三部分。從矢狀面來看，足部關節背屈時呈現J字形的屈拇長肌區域，在足部關節蹠屈時變成L字形，因此跟骨滑液囊楔形區域得以滑入阿基里斯腱與跟骨之間，而能做出平順的跟骨蹠屈動作[5]（請參考Ⅲ章第三節的**圖6**（p72））。

圖4　距下關節的內外翻力矩

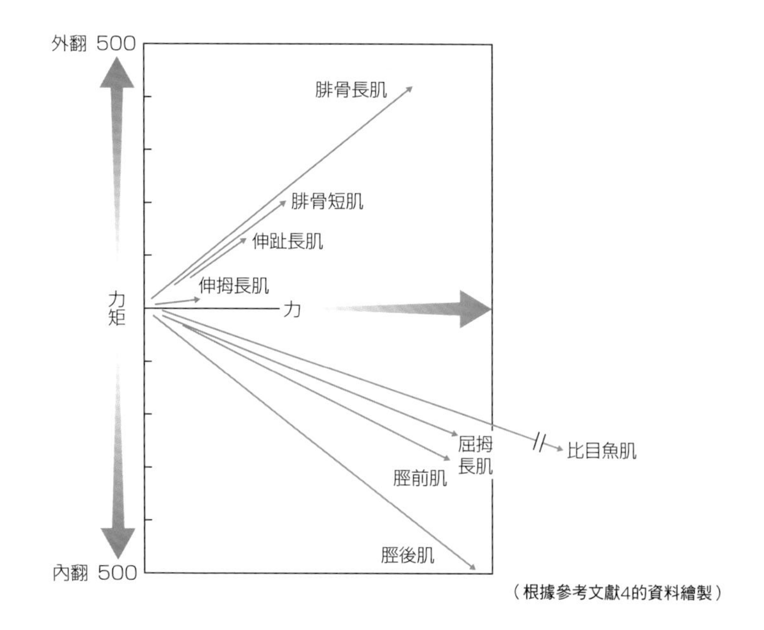

（根據參考文獻4的資料繪製）

➤橫跗關節

橫跗關節的外翻活動度相關功能解剖，請參考「Ⅲ章第一節　足部關節背屈活動度障礙」的內容（p36）。橫跗關節的內翻與內收，可提升中足部的剛性。橫跗關節的動作與距下關節的內外翻連動。距下關節如為內翻，橫跗關節也會是內翻。如此一來，構成橫跗關節的距舟關節軸與跟骰關節軸就會交叉，可提升中足部的剛性[8]（請參考Ⅲ章第一節的**圖8**（p41））。橫跗關節的內翻活動度不足與足部內側縱弓下沉有關，也是導致扁平足的原因。另外，橫跗關節若是在水平面上過度外展，內收活動度就會不足。橫跗關節的內收活動度，也是提升足部剛性的重要因素之一。

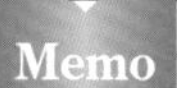

步態站立末期的足部動作

足部關節的蹠屈維持到步態週期的站立末期，而前足部的負重也會隨之增加。為了讓足部穩定，此時距下關節會從外翻轉為輕度內翻，以提升橫跗關節的穩定度。這個藉由距下關節內翻來固定橫跗關節的過程，一般認為主要是靠比目魚肌發揮作用[4]。

➤跗蹠關節、腳趾

腳趾屈曲是足部關節最大蹠屈不可或缺的因素之一，跗蹠關節的蹠屈與此有關。另外，跗蹠關節的蹠屈可使足部內側縱弓上抬，也能提升足部剛性。跗蹠關節的活動度以第一跗蹠關節為最大。行走時，第一跗蹠關節在矢狀面上的活動度為10°左右，站立末期則需要大約5°的蹠屈[9]。腳趾屈曲受限大多是因為伸趾長肌、伸拇長肌或足背皮膚等軟組織的延展性不足所造成。腳趾的被動屈曲角度大約為30～40°[10]。

足部關節蹠屈活動度障礙的評估

➤概要

臨床評估以未負重與負重時的正常足部關節蹠屈動作為基準。未負重時的評估，應在膝關節伸展時進行。為了避免受到髖關節旋轉的影響，此時應在仰臥且髕骨朝向天花板的狀態下進行。如果足部關節主動蹠屈時產生足部內翻，正常的足部關節蹠屈很可能會受到阻礙。像這樣的狀況，若是為了避免足部產生內翻，而在握住第一趾節後才做出足部關節蹠屈的話，大多會產生膝關節屈曲、髖關節內旋的動作。這被視為是橫跗關節外翻以及小腿內旋的活動度不足所引起的代償動作（**圖5**）。足部關節蹠屈角度的參考值為45°[11]。未負重的時候，膝關節伸展時的足部關節蹠屈活動度會比屈曲時來得小，這在許多案例中都能觀察到（**圖6**）。這應該是膝關節伸展時旋轉活動度不足的緣故。膝關節伸展時小腿內旋活

圖5　足部關節蹠屈活動度障礙的代償動作

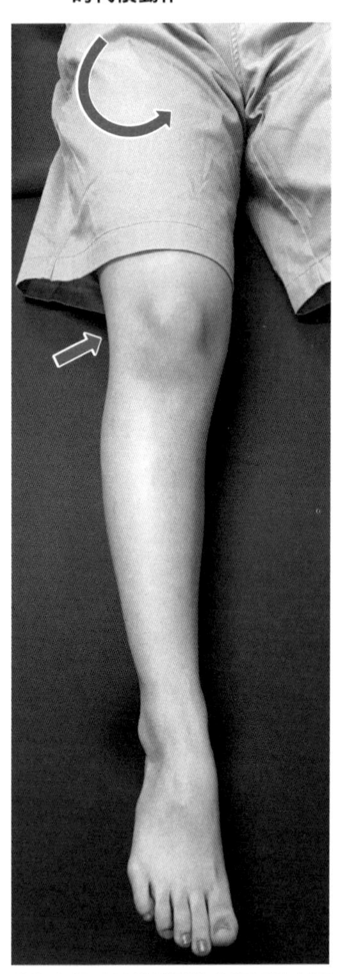

小腿內旋以及橫跗關節外翻活動度不足的患者在足部關節最大蹠屈時，可觀察到膝關節屈曲與髖關節內旋的代償動作。

圖6　膝關節角度與足部關節蹠屈角度

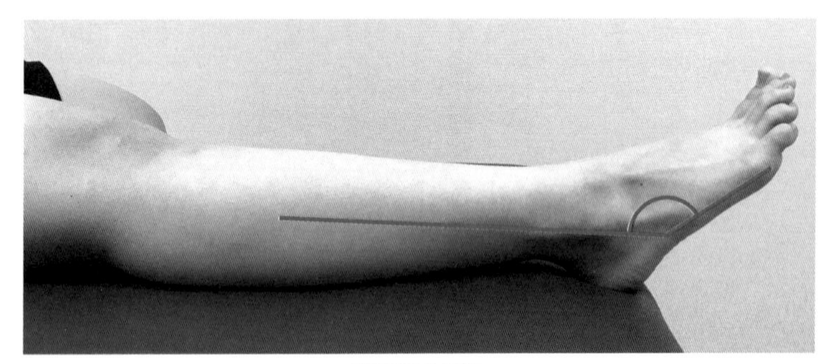

a　膝關節伸展時

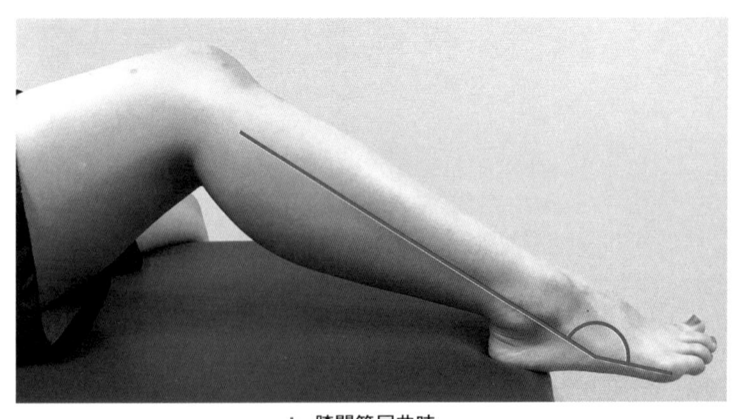

b　膝關節屈曲時

許多案例都能觀察到屈曲時（**b**）的足部關節蹠屈角度比伸展時（**a**）來得大。

動度受限的案例，其橫跗關節外翻受限，因而造成足部關節蹠屈受限[12]。像這樣在足部出現代償的狀態下測量角度會影響再現性，因此測量角度時需留意應在足部的正中位置測量。

負重時的足部關節蹠屈，應在腳趾與膝部方向一致的狀態下評估其活動度或穩定度。另外，負重時的評估，應該跟未負重時一樣在膝關節伸展時進行。足部具備正常的活動度與充分的肌力因而相當穩定時，隨著足部外翻、負重轉移至拇趾球，足部關節就能做出最大蹠屈。另一方面，若是因為某些原因導致蹠屈受限，跟骨上抬的高度減少，無法平順地改由拇趾球負重，足部／足部關節的穩定度也會下降（**圖7**）。如果為了評估穩定與否而將跟骨往下壓，在蹠屈活動度受限或蹠屈肌群肌力不足的情況下，患者無法將跟骨維持在同樣的高度。若是同樣給予內翻方向的阻力，在橫跗關節的外翻活動度受限的情況下，負重會移至外側，因此容易造成足部內翻（**圖7**）。像這樣的情況，往往能看到患者用腳趾屈曲來代償，以維持其活動度／穩定度，需多加注意（**圖8**）。以下從近端到遠端依序解說前述與足部關節蹠屈活動度相關的各關節於排列上、肌動學上的臨床評估方法。

圖7　評估負重時的足部關節最大蹠屈動作的穩定度

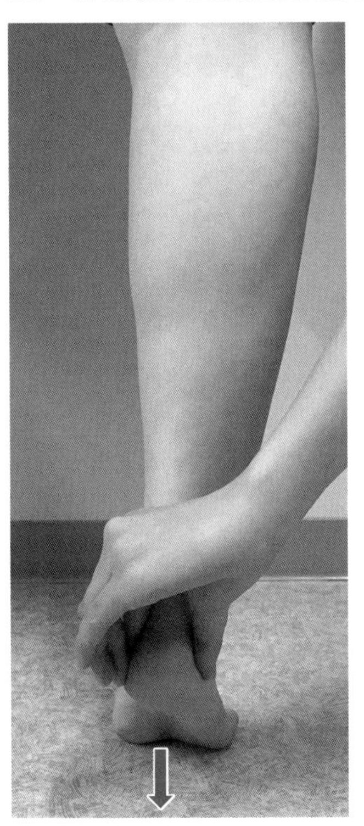

a

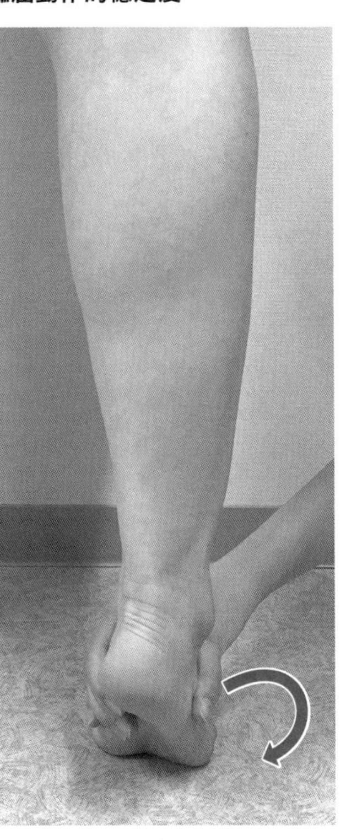

b

a：握住跟骨往下壓以評估其穩定度。
b：握住足部往外翻方向施壓以評估其穩定度。

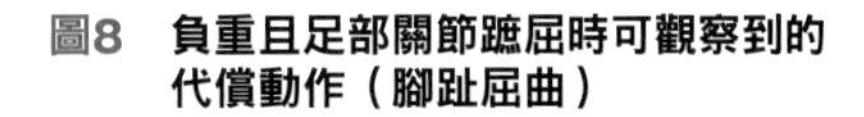

圖8　負重且足部關節蹠屈時可觀察到的代償動作（腳趾屈曲）

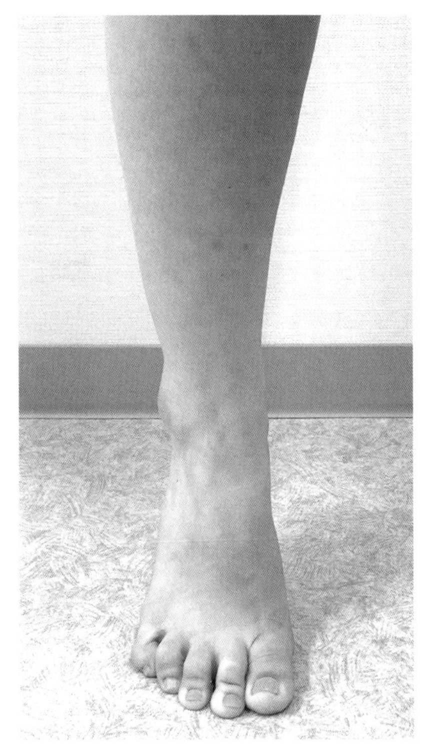

➤各關節的功能評估

●小腿

小腿旋轉時的排列與活動度會因為膝關節屈曲角度而產生變化，所以應該在膝關節伸展時與屈曲時分別評估。脛腓關節的活動度與腓骨排列目前沒有特定的評估方式，主要是根據左右差異進行主觀的評估。有關脛腓關節的排列與活動度評估的詳細內容，請參考「Ⅲ章第一節　足部關節背屈活動度障礙」（p36）。

●脛距關節、距下關節

一般會用leg-heel alignment來評估距下關節的排列，這項評估是測量小腿長軸與跟骨長軸在額狀面上的夾角[13]（請參考Ⅲ章第一節的**圖17**（p46））。至於內外翻活動度的評估，可在固定住小腿的狀態下，檢視跟骨相對於小腿的內外翻活動度。距下關節的外翻活動度不足，會造成橫跗關節的外翻受限；距下關節的內翻活動度不足，會造成負重時足部剛性不足。有關距下關節排列與活動度評估的詳細內容，請參考「Ⅲ章第一節　足部關節背屈活動度障礙」（p36）。

目前並沒有與跟骨蹠屈以及距骨往前滑動相關的量化評估方法。跟骨蹠屈活動度的評估，是在固定住小腿的狀態下，主觀地評估跟骨蹠屈時的活動度與End-Feel（**圖9**）。跟骨蹠屈時，正常情況下不會感覺到阻力，但是Kager脂肪墊等阿基里斯腱周邊組織如果有粘連等狀況，蹠屈時大多會感覺有阻力或是卡卡的。另外，距骨往前滑動程度的評估方式和跟骨蹠屈一樣，也是握住距骨頭來評估（**圖9**）。

圖9　評估跟骨的蹠屈活動度

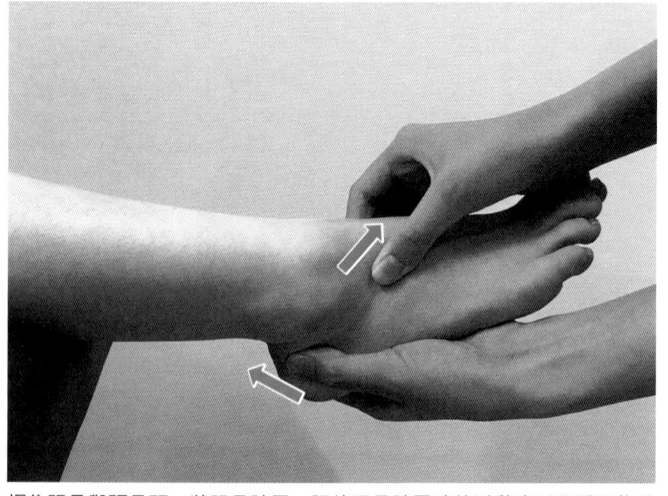

握住跟骨與距骨頭，將跟骨蹠屈。評估跟骨蹠屈時的活動度以及距骨往前滑動的程度。

● 橫跗關節

前足部的排列，一般是在距下關節的正中位置，檢視第一～第五蹠骨頭的底面（前足部），相對於跟骨底面（後足部）的夾角來評估（請參考「Ⅲ章第一節」的圖19（p47））。前足部排列的標準值為內翻6～8°左右[13]。前足部的內翻動作，推測主要是橫跗關節所產生。評估橫跗關節的內翻活動度，是跟評估外翻活動度時一樣，將距下關節固定在正中位置，並在握住舟狀骨與骰骨的狀態下進行（圖10）。橫跗關節的內翻活動度不足，與足部內側縱弓在負重時下沉有關。

● 跗蹠關節、腳趾

跗蹠關節的蹠屈活動度不足，可能會造成足部內側縱弓下沉、足部剛性不足，並形成扁平足。跗蹠關節中活動度最大為第一跗蹠關節，其蹠屈活動度是在固定住內側楔狀骨的狀態下評估（圖11）。另外，第一跗蹠關節的蹠屈會伴隨著輕度的旋前[14]。腳趾的屈曲受限，是足部關節未負重時最大蹠屈受限的主要原因。腳趾MTP關節的伸展，主要是具備腳趾伸展作用的伸趾長肌與伸拇長肌收縮而產生，而外傷或術後足部腫脹導致足背皮膚等軟組織的延展性不足，可能造成腳趾MTP關節的伸展受限。腳趾的伸展活動度，是在固定住蹠骨的狀態下評估。

圖10　評估橫跗關節的內翻活動度

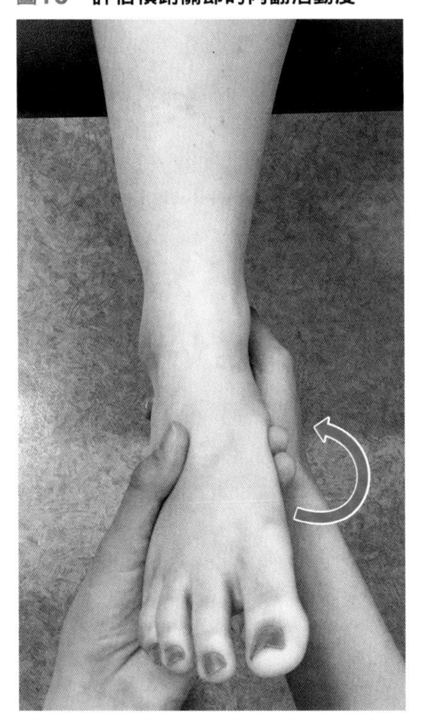

將距下關節固定在正中位置，握住中足部。檢視舟狀骨往上的活動度以及骰骨往下的活動度，以評估橫跗關節的內翻活動度。

圖11　評估跗蹠關節的蹠屈活動度

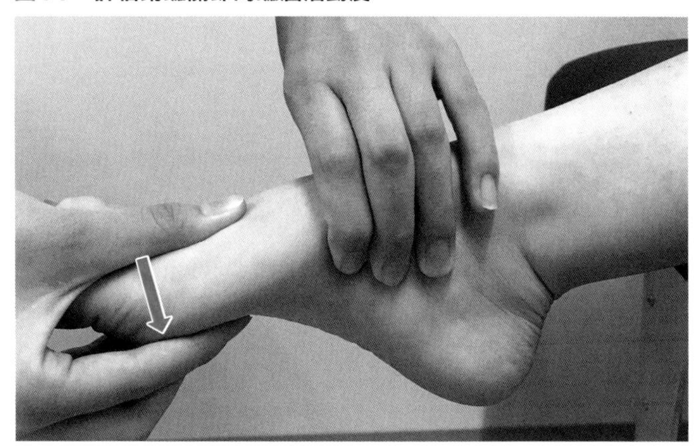

一手握住舟狀骨與內側楔狀骨，另一手握住第一蹠骨。將第一蹠骨推往蹠屈方向，以評估其活動度。

運動鏈的影響

以上列出足部關節蹠屈活動度障礙的基本評估流程，不過足部關節蹠屈受限的問題，有時是出在膝／髖關節等近端關節的排列或活動度異常。舉例來說，髖關節過度外旋（股骨相對於骨盆的外旋）使得小腿外旋、足部內翻，因此造成足部關節的最大蹠屈受限[12]（請參考「Ⅲ章第一節」的**圖23b**（p48））。另外，膝關節伸展受限的情況，大多會有膝關節伸展範圍內小腿內旋活動度不足的問題，這同樣可能造成足部關節蹠屈活動度受限。像這樣的狀況，可透過髖關節內外旋與膝關節屈曲角度觀察到足部關節蹠屈活動度的變化（**圖12**）。髖關節的內外旋也常因為骨盆前後傾而引發，因此重要的是，評估時也要考量下肢近端關節以及身體的影響，然後才著手治療。

足部關節蹠屈活動度障礙的治療

➤概要

足部關節蹠屈活動度障礙的治療目標，是讓患者在未負重與負重時都有正常的足部關節蹠屈活動度。就跟足部關節背屈活動度障礙的治療一樣，應該針對在各關節功能評估中發現異常的部位來治療，但也要考量患者的受傷狀況、現在病史

圖12　運動鏈異常造成足部關節蹠屈活動度受限

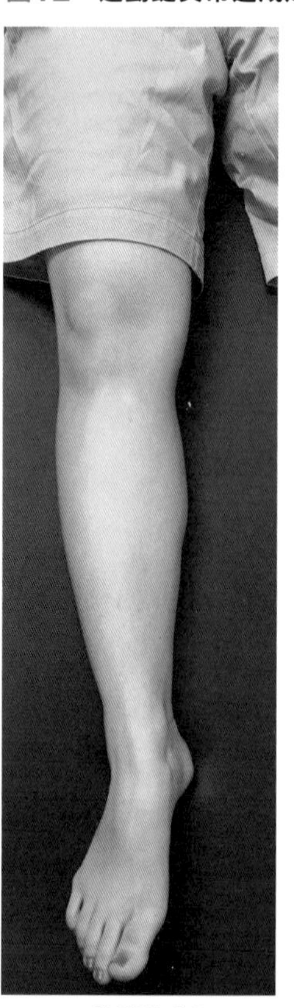

a　髖關節外旋

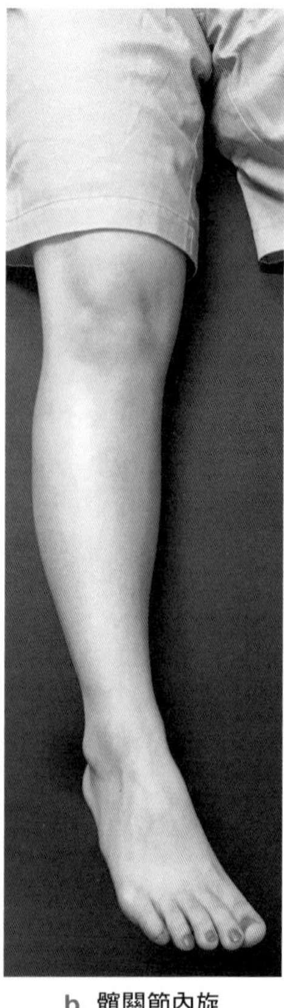

b　髖關節內旋

相較於髖關節外旋（a），髖關節內旋（b）時可觀察到足部關節蹠屈活動度受限。

以及過去病史等，決定優先順序才著手治療。另外，足部關節蹠屈活動度障礙的患者，也大多會有足部關節背屈活動度的障礙。臨床上是依照患者的主訴與動作需求來決定優先順序，不過筆者認為先改善足部關節的背屈活動度之後，再來改善蹠屈活動度的做法，會讓療程更加順利。以下從近端到遠端，依序列出針對足部關節蹠屈活動度障礙中特定功能障礙的治療方式。但要先提醒各位讀者，目前沒有任何徒手治療或運動治療已被證明可有效改善足部關節的蹠屈活動度。

➤針對各關節功能障礙的治療

●小腿

有關回復小腿內旋活動度的治療方式，請參考「Ⅲ章第一節　足部關節背屈活動度障礙」的內容（p36）。就跟足部關節背屈活動度障礙的狀況一樣，許多患者在足部關節蹠屈時，也有遠端脛腓關節外踝動作受限的問題。像這樣的狀況發生時，配合足部關節的蹠屈動作，徒手將外踝往上或往前推的做法，是有效的治療（**圖13**）。

●脛距關節、距下關節

有關改善距下關節活動度的徒手治療，請參考「Ⅲ章第一節　足部關節背屈活動度障礙」的內容（p36）[15]。距下關節的內翻也是支撐足部內側縱弓、提升足部剛性的重要因素。距下關節如果是在負重時過度外翻，針對脛後肌、屈趾長肌以及屈拇長肌等具備內翻作用的肌肉進行訓練，可有效改善這樣的狀況（**圖14**）。

想要改善跟骨的蹠屈活動度，就必須改善阿基里斯腱周邊組織的滑動狀態。配合足部關節蹠屈讓Kager脂肪墊滑入阿基里斯腱與跟骨之間，筆者認為是有效的做法。一手握住跟骨使其蹠屈，接著將Kager脂肪墊（屈拇長肌區域）推往跟骨的方向，跟骨蹠屈時就不再會感覺卡卡的，也能改善其活動度（**圖15**）[5]。

圖13　以改善外踝活動度為目的的徒手治療

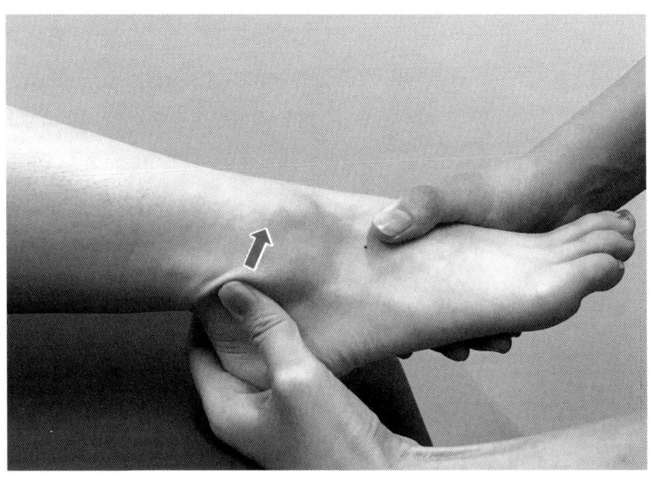

將拇指置於外踝後方，配合足部關節蹠屈往前施力，以改善其活動度。

● 橫跗關節

有關改善橫跗關節外翻活動度的治療方法，請參考「Ⅲ章第一節　足部關節背屈活動度障礙」的內容（p36）。另一方面，想為負重時足部內側縱弓提供支撐，並提升足部關節蹠屈運動時的足部剛性，橫跗關節內翻與內收的活動度不可或缺。橫跗關節的內翻活動度不足，大多與脛前肌這條主要的足內翻肌肌力不足有關，因此可藉脛前肌運動來改善活動度，並為足部內側縱弓提供支撐（圖16）。

圖14　以改善距下關節內翻活動度為目的的脛後肌／腳趾屈肌肌群的運動

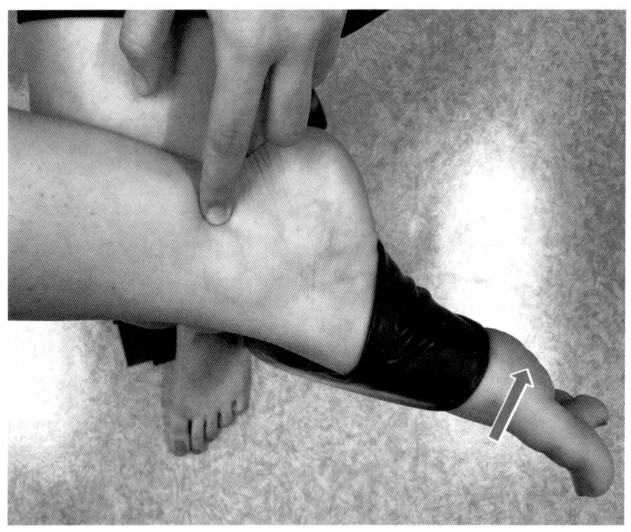

a　脛後肌運動

將彈力帶等纏繞於足部。在足部關節蹠屈的狀態下做出足部內收的動作，以促使脛後肌收縮。

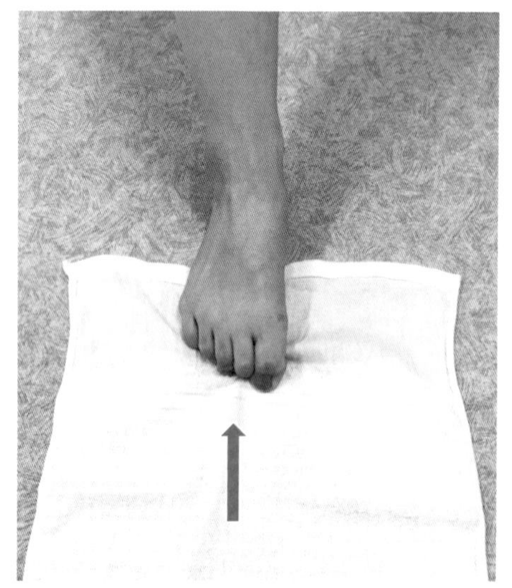

b　抓毛巾運動

在足部關節蹠屈的狀態下屈曲腳趾，將毛巾拉近，以促使腳趾屈肌肌群收縮。

圖15　以改善Kager脂肪墊滑動狀態為目的的徒手治療

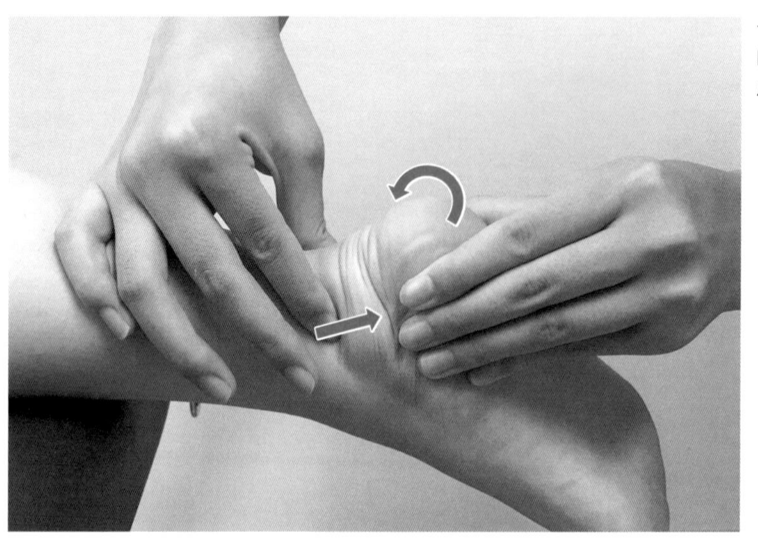

一手握住跟骨使其蹠屈，並引導Kager脂肪墊滑入阿基里斯腱與跟骨之間。

橫跗關節的內收活動度不足，大多與腓骨短肌的柔軟度不足或跟骰關節周邊組織粘連等問題有關。像這樣的狀況，可透過按壓腓骨短肌和骰骨周邊組織來改善其柔軟度（圖17）。另外，進行主動的足部內收運動（脛後肌運動）也能有效改善其活動度（圖14a、圖18）。

圖16　以改善橫跗關節內翻活動度為目的的脛前肌運動

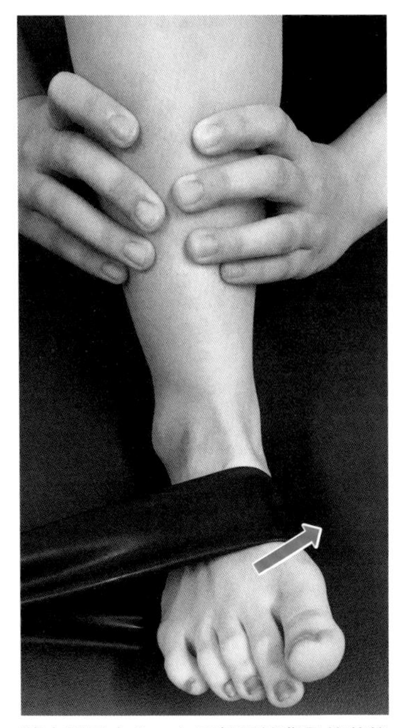

將小腿固定住，在足部關節背屈的狀態下做出足部內翻的動作，以促使脛前肌收縮。

圖17　以改善橫跗關節內收活動度為目的的徒手治療

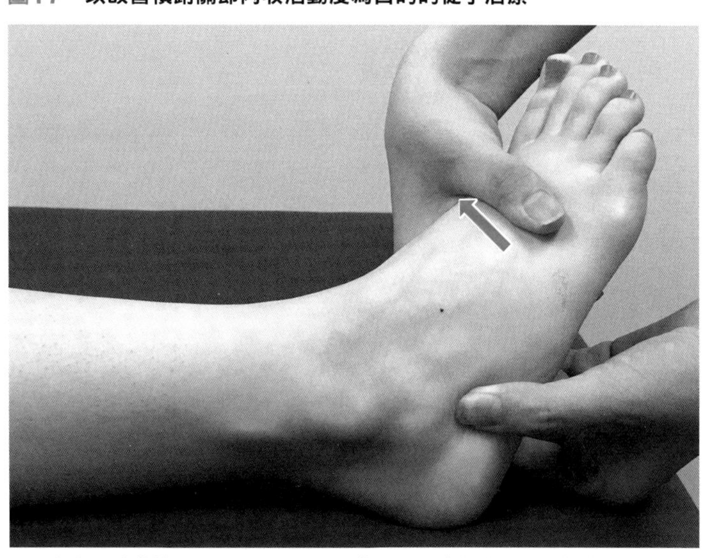

在足部內收的狀態下按壓腓骨短肌肌腱等骰骨周邊組織，以改善其柔軟度。

圖18　以改善橫跗關節內收活動度為目的的脛後肌運動

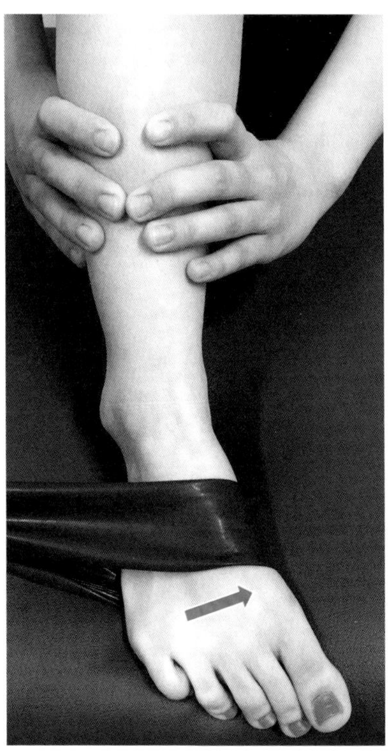

將小腿固定住，在足部關節蹠屈的狀態下做出足部內收的動作，以促使脛後肌收縮並改善橫跗關節的內收活動度。

●蹠趾關節、腳趾

第一蹠趾關節的蹠屈活動度，大多會利用徒手治療來改善。握住內側楔狀骨，接著將蹠骨推往蹠背屈方向，以改善其活動度。另外，腳趾的屈曲，則可透過抓毛巾運動等主動運動來改善其活動度（**圖14b**）。就跟腳趾的伸展運動一樣，如果有拇趾外翻的問題，運動時就必須注意關節面的方向。

文獻

1) Neumann DA：足関節と足部. 筋骨格系のキネシオロジー, 原著第2版(嶋田智明, ほか監訳), p629-687, 医歯薬出版, 2012.
2) Soavi R, et al：The mobility of the proximal tibio-fibular joint. A Roentgen Stereophotogrammetric Analysis on six cadaver specimens. Foot Ankle Int, 21(4)：336-342, 2000.
3) Beumer A, et al：Effects of ligament sectioning on the kinematics of the distal tibiofibular syndesmosis：a radiostereometric study of 10 cadaveric specimens based on presumed trauma mechanisms with suggestions for treatment. Acta Orthop, 77(3)：531-540, 2006.
4) Perry, J：足関節-足部複合体. ペリー 歩行分析 正常歩行と異常歩行, 原著第2版(武田 功, ほか監訳), p30-50, 医歯薬出版, 2007.
5) Theobald P, et al：The functional anatomy of Kager's fat pad in relation to retrocalcaneal problems and other hindfoot disorders. J Anat, 208(1)：91-97, 2006.
6) Caputo AM, et al：In vivo kinematics of the tibiotalar joint after lateral ankle instability. Am J Sports Med, 37(11)：2241-2248, 2009.
7) Kobayashi T, et al：In vivo kinematics of the talocrural and subtalar joints during weightbearing ankle rotation in chronic ankle instability. Foot Ankle Spec, 7(1)：13-19, 2014.
8) Blackwood CB, et al：The midtarsal joint locking mechanism. Foot Ankle Int, 26(12)：1074-1080, 2005.
9) Cornwall MW, et al：Motion of the calcaneus, navicular, and first metatarsal during the stance phase of walking. J Am Podiatr Med Assoc, 92(2)：67-76, 2002.
10) Van Gheluwe B, et al：Effects of hallux limitus on plantar foot pressure and foot kinematics during walking. J Am Podiatr Med Assoc, 96(5)：428-436, 2006.
11) 日本整形外科学会：関節可動域表示ならびに測定法. 日整会誌, 69：240-250, 1995.
12) Michaud, TC：歩行周期における異常運動. 臨床足装具学 ー生体工学的アプローチー(加倉井周一 訳), p51-83, 医歯薬出版, 2005.
13) Aström M, et al：Alignment and joint motion in the normal foot. J Orthop Sports Phys Ther, 22(5)：216-222, 1995.
14) Grimston SK, et al：Differences in ankle joint complex range of motion as a function of age. Foot Ankle, 14(4)：215-222, 1993.
15) Whitman JM, et al：Predicting short-term response to thrust and nonthrust manipulation and exercise in patients post inversion ankle sprain. J Orthop Sports Phys Ther, 39(3)：188-200, 2009.

3 足部關節蹠屈機構（足跟腱）的問題

Abstract

■ 足部關節蹠屈機構（足跟腱）由小腿三頭肌、阿基里斯腱、跟骨以及足底筋膜組成。這些組織都很有形態學上的特色，而且跟足部關節蹠屈功能障礙密切相關，因此充分理解各組織的形態學特徵是很重要的。

■ 足跟腱的問題，以改善肌腱複合體（小腿三頭肌－阿基里斯腱）的力學特性、延展性與滑動狀態以及小腿三頭肌（比目魚肌）的功能失調最為重要。

前言

足跟腱（heel cord）由小腿三頭肌、阿基里斯腱、跟骨以及足底筋膜組成，這些組織的構造都很有形態學上的特色。小腿三頭肌與阿基里斯腱是複雜的3D結構，彼此密切相關，因此被視為肌腱複合體。這個肌腱複合體透過跟骨與足底筋膜相連，關係緊密。行走或奔跑時，阿基里斯腱與足底筋膜所承受的負擔是體重的好幾倍，因此其力學特性（剛性）、延展性以及滑動狀態非常重要。另外，為了讓後足部（跟骨）維持動態穩定，足部關節蹠屈肌群的功能也很重要。尤其是小腿三頭肌（比目魚肌），具備強大的足部關節蹠屈功能。另一方面，繞過跟骨內側的脛後肌、腳趾屈肌肌群，以及繞過跟骨外側的腓骨長肌、腓骨短肌等其他足部關節蹠屈肌群，則靠著彼此相互配合來控制後足部在足部關節蹠屈時的內外翻動作。另外，為了發揮絞盤機制的效果，腳趾充分伸展以及足底筋膜的延展性也不可或缺。本章節主要彙整了與足跟腱問題有關的各組織功能障礙，為讀者解說評估與治療流程。

基本知識

➤概要

足跟腱除了其各個組成成分的形態學特徵與功能失調之外，各組織彼此之間的關係也跟阿基里斯肌腱炎、足底筋膜炎等問題密切相關。以下彙整了與這些組織的功能障礙有關的解剖學、肌動學以及生物力學資訊。

➤小腿三頭肌

小腿三頭肌是肌纖維與腱膜重疊交錯而成的複雜3D結構（**圖1**）。腓腸肌的起始端腱膜覆蓋肌腹表面（皮膚側），終止端則覆蓋肌腹內面（骨骼側）。腓腸肌內側頭的肌腹比外側頭來得大；內側頭為半羽狀結構，外側頭為羽狀結構。內側頭、外側頭以及比目魚肌的終止端相互交錯並合併為阿基里斯腱[1]（**圖2**）。因此小腿三頭肌與阿基里斯腱被視為肌腱複合體。

圖1　小腿三頭肌的結構（右腳）

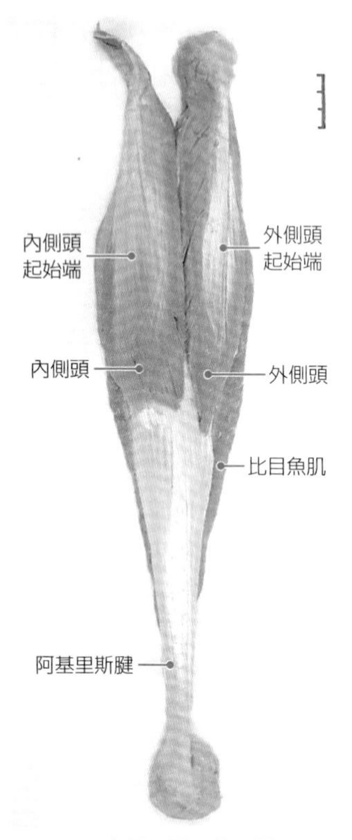

a 小腿三頭肌後視圖

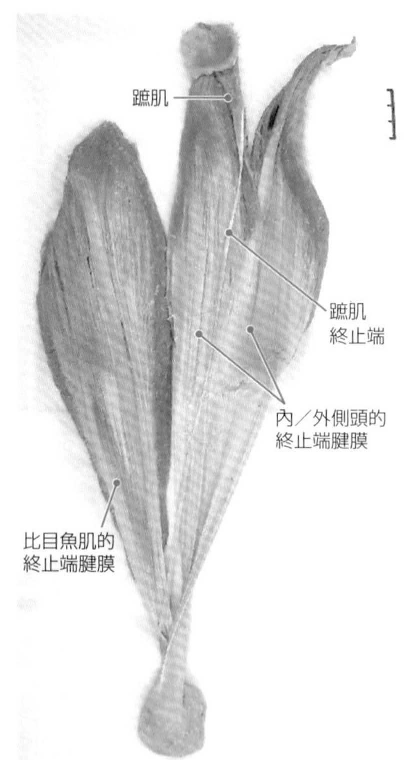

b 將腓腸肌翻面後的照片

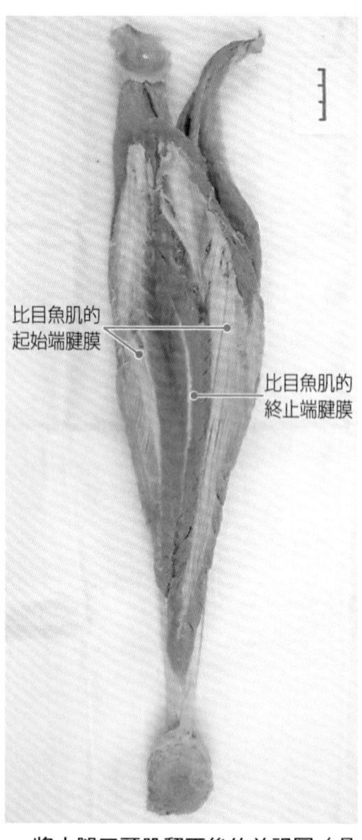

c 將小腿三頭肌翻面後的前視圖（骨骼附著面）

圖2　阿基里斯腱的扭轉結構（右腳）

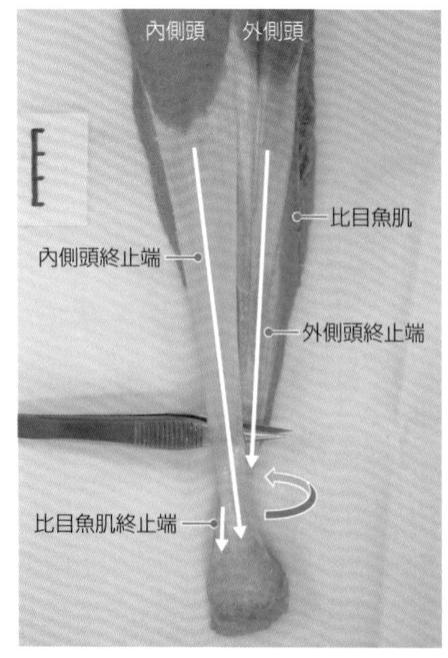

a 小腿三頭肌後視圖

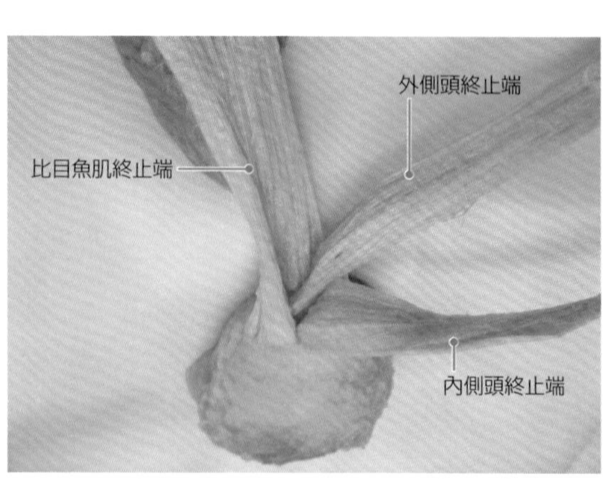

b 將各條肌肉的終止端細分為2～3mm的終止端腱束

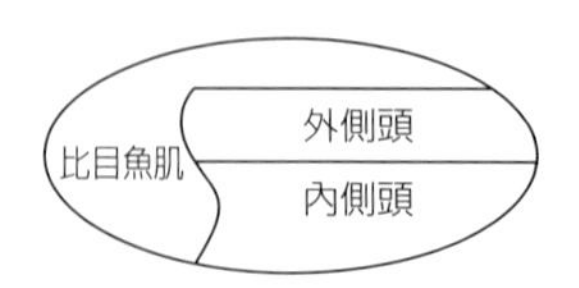

c 跟骨粗隆附著處附近的阿基里斯腱橫狀面示意圖

腓腸肌大多為type Ⅱb纖維，可在奔跑或跳躍等時候產生推進力。另一方面，比目魚肌大多為type Ⅰ纖維，可維持身體的姿勢[2)]。足部關節蹠屈肌群雖由7條肌肉組成，然而其蹠屈力矩約有93%來自於小腿三頭肌，其餘5條肌肉（脛後肌、腓骨長肌、腓骨短肌、屈拇長肌、屈趾長肌）所產生的蹠屈力矩僅有7%[3)]。小腿三頭肌當中以比目魚肌的肌肉重量與截面積為最大[4)]。而且在把腳跟上抬到最高的動作當中，可觀察到比目魚肌的肌肉活動比腓腸肌來得多，因此在小腿三頭肌當中，比目魚肌的肌肉活動尤其重要[3)]。

比目魚肌在形態學上可分成三個部分（marginal, posterior, anterior）[5)]（**圖3**）。雖然這三部分並沒有明確的功能差異，但因為肌束長度或羽狀角等會影響到肌肉作用的形態學特徵差異頗大，即使是同一條肌肉，部位不同，其所具備的功能也可能不一樣。一般是從肌電圖學、表面解剖學的觀點，將容易掌握到比目魚肌收縮的部位視為marginal部分。由此可知，我們對比目魚肌的肌肉活動只有部分了解而已。

腓腸肌為雙關節肌，主要的作用是在膝關節伸展時讓足部關節蹠屈。腓腸肌內側頭的終止端附著於跟骨粗隆外側，因此可使後足部外翻。另一方面，比目魚肌為單關節肌，主要的作用是在膝關節屈曲時讓足部關節蹠屈。比目魚肌的終止端附著於跟骨粗隆內側，因此可使後足部內翻[3, 6)]。

圖3　比目魚肌的結構

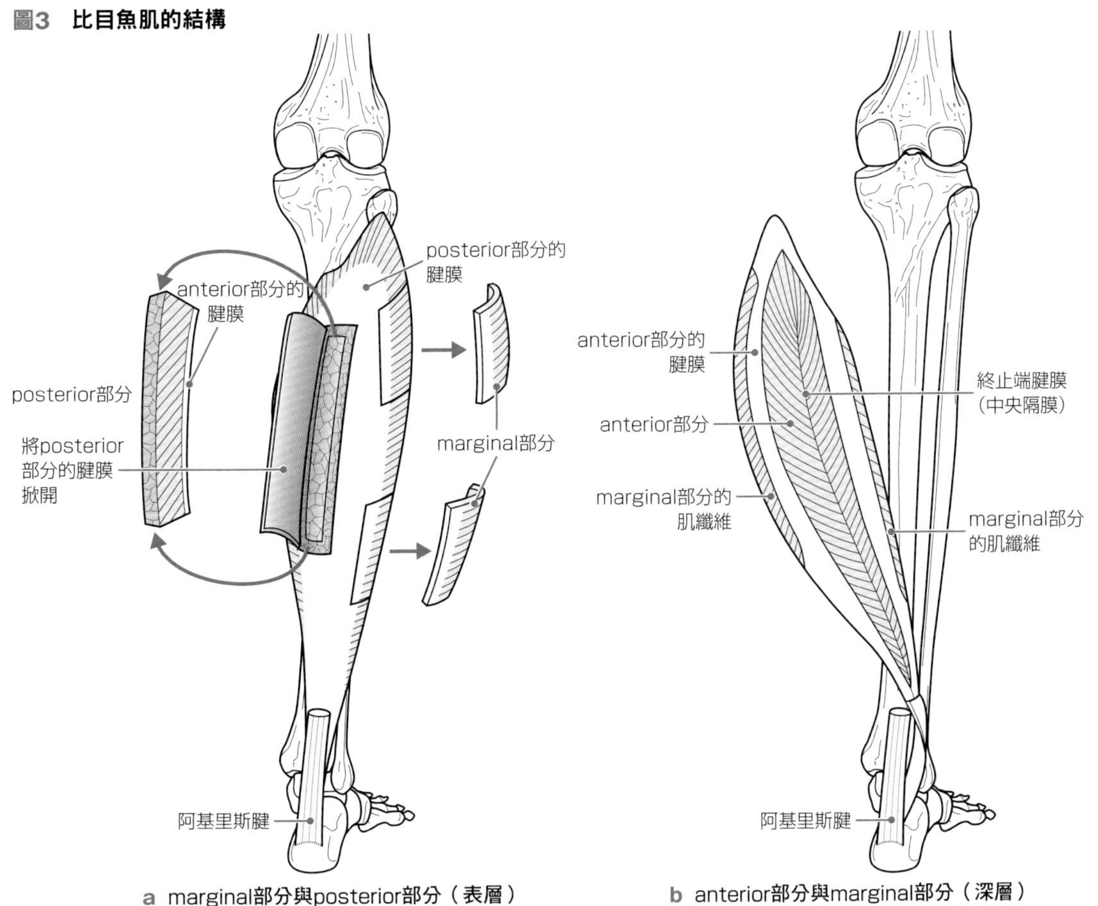

a marginal部分與posterior部分（表層）　**b** anterior部分與marginal部分（深層）

（引用自參考文獻5）

Memo

比目魚肌的3D結構

有學者利用五具大體來重建比目魚肌的3D結構，並測量肌束長度和羽狀角。該研究將比目魚肌從形態學上分成三個部分（marginal, posterior, anterior），且認為每個部分可能各有不同的功能。該篇論文的結論是，marginal部分可讓比目魚肌的終止端腱膜緊繃，posterior部分負責快速的關節動作，anterior部分的外側具備足部關節蹠屈作用，內側則被認為或許跟足部關節的穩定度有關[5]。

➤阿基里斯腱

阿基里斯腱為人體最大的肌腱組織，行走時承受的重量約為體重的4倍[7]，奔跑時則承受大約體重12.5倍的重量[8]。阿基里斯腱附著於跟骨。行走時，跟骨在3D方向上有很大的活動度[9]。正如前述，阿基里斯腱在日常生活中或運動時需具備充分的吸震緩衝能力，也必須應付很大的活動度。

阿基里斯腱既要負責吸震緩衝，又得應付很大的活動度，因此有其形態學上與力學上的特色。阿基里斯腱獨特的形態學特色，即為其扭轉結構。扭轉結構在關節動作時，能讓不同的肌群在同一範圍內有效率地發揮作用。另外，扭轉結構也是減少肌腱內的不同應變（變形量）並讓肌肉有效發揮力量的重要結構[10]。而且就是因為扭轉，才有辦法應付後足部在3D方向上的活動度[6]。

阿基里斯腱毫不例外是扭轉結構，而且扭轉的方向一致（從近端看來，右側阿基里斯腱的扭轉方向為逆時針方向，左側阿基里斯腱則為順時針方向）。近年來，解剖學方面的大規模研究顯示，阿基里斯腱的扭轉結構可分為輕度扭轉（24%）、中度扭轉（67%）以及重度扭轉（9%）這三種類型[11]（**圖4**）。另外也有研究顯示，足部關節進行被動運動或小腿三頭肌收縮時，每一條組成阿基里斯腱的肌肉終止端會產生不同的應變（變形量）[12-15]。因此在考量阿基里斯腱的問題時，必須將其視為腓腸肌內側頭／外側頭以及比目魚肌這三條肌肉終止端的複合體來考量，而非只是一條肌腱。阿基里斯腱的延展性（頭尾方向、內外側方向、水平方向）與滑動狀態，對於能否活用這個扭轉功能影響甚大。

剛性（N/mm）是肌腱力學特性的指標。剛性為拉力（N）除以長度變化（mm）所得數值，用於標示肌腱的硬度。適度的剛性很重要，不僅能讓肌肉與肌腱之間的相互作用更有效率，也能把動作時的能量消耗降到最低[16]。另外，阿基里斯腱的剛性降低，也會對其他足跟腱造成不好的影響。

阿基里斯腱的周邊組織當中，會對阿基里斯腱造成影響的有腱旁組織（paratenon）（**圖5**）與Kager脂肪墊（**圖6**）。腱旁組織是有許多血管與神經分布其中的結締組織被膜。阿基里斯腱沒有腱鞘，而是仰賴腱旁組織內的血管來供給養分[17]。另外，腱旁組織若是拉長2～3cm，阿基里斯腱就能平順地滑動[18]。因此，腱旁組織的延展性會對阿基里斯腱的滑動狀態與養分供應造成影響。

圖4　阿基里斯腱扭轉結構的分類

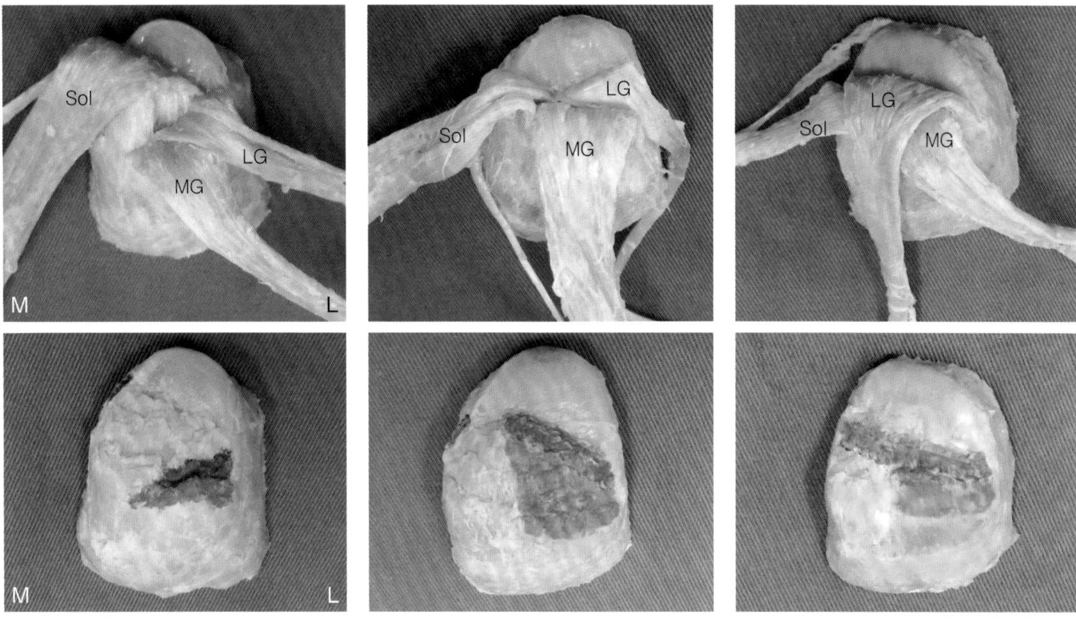

類型 I（輕度扭轉）
只有比目魚肌的終止端附著於跟骨粗隆深層

類型 II（中度扭轉）
腓腸肌外側頭與比目魚肌的終止端附著於跟骨粗隆深層

類型 III（重度扭轉）
只有腓腸肌外側頭的終止端附著於跟骨粗隆深層

M：內側　L：外側　MG：腓腸肌內側頭的終止端　LG：腓腸肌外側頭的終止端　Sol：比目魚肌的終止端

（取得參考文獻11的許可後刊載）

圖5　小腿後方的組織（從表層到深層）

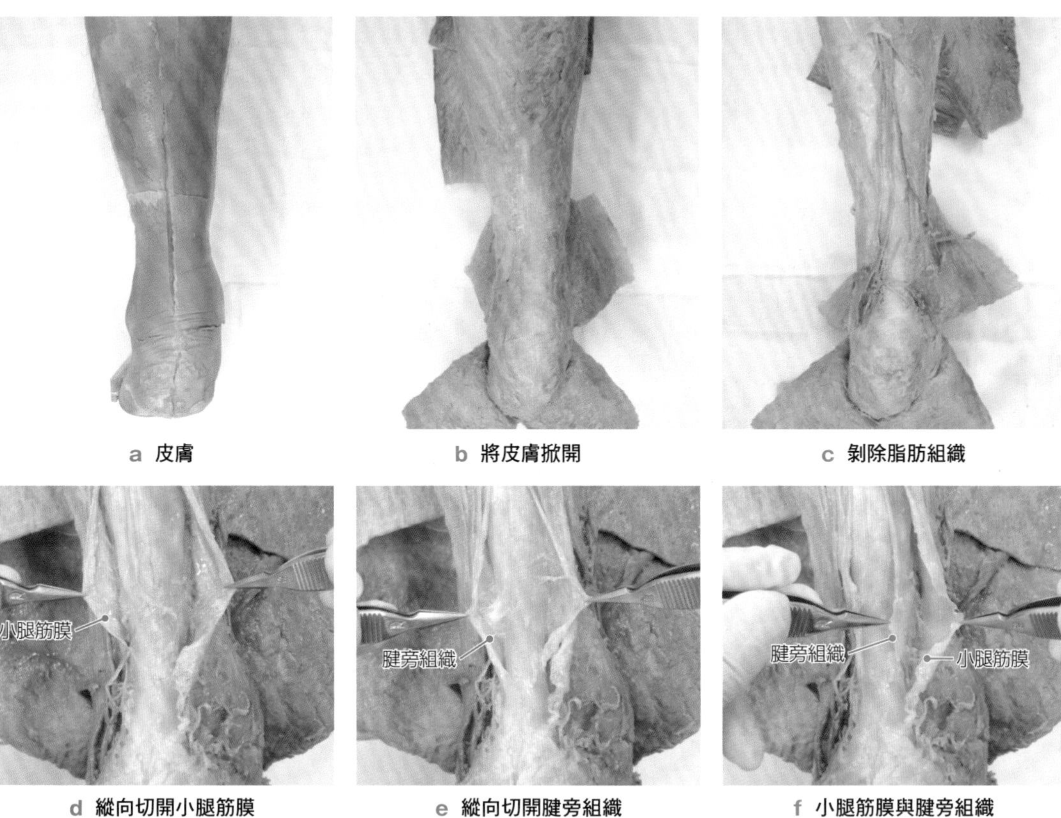

a 皮膚　b 將皮膚掀開　c 剝除脂肪組織

d 縱向切開小腿筋膜　e 縱向切開腱旁組織　f 小腿筋膜與腱旁組織

圖6 Kager脂肪墊的結構

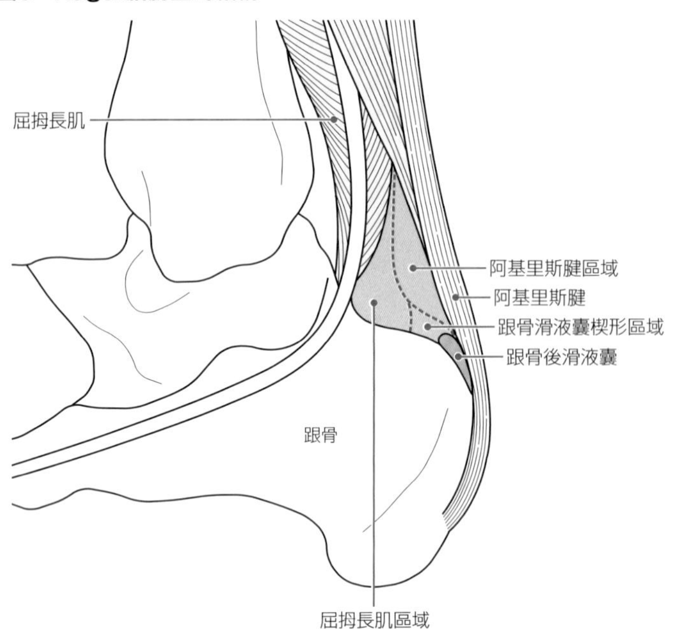

可分成阿基里斯腱區域、屈拇長肌區域以及跟骨滑液囊楔形區域這三個部分。

Kager脂肪墊為脂肪組織，位於阿基里斯腱、屈拇長肌肌腱以及跟骨所形成的三角形區域內。這個脂肪組織可分為①阿基里斯腱區域、②屈拇長肌區域，以及③跟骨滑液囊楔形區域這三個部分[19]。每個區域都有不同的功能，不僅能改善阿基里斯腱在足部關節蹠背屈時的滑動狀態，亦可減輕接骨點器官（enthesis organ，肌腱附著處附近的組織，可保護肌腱附著處免於損傷。包含滑液囊、滑膜性脂肪組織、纖維軟骨以及骨組織等多種組織在內）所受到的壓迫[19,20]。

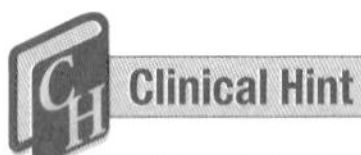

阿基里斯腱的力學特性

有學者在一項回溯性研究中比較阿基里斯腱的力學特性（剛性、彈性模數）。研究對象分成阿基里斯肌腱炎患者與對照組這兩個組別，研究顯示，阿基里斯肌腱炎患者的力學特性明顯較差[16]。這項研究結果告訴我們，阿基里斯肌腱炎的治療和預防重點在於改善其力學特性。在肌腱過度使用後的修復過程中，與力學特性有關的第一型膠原蛋白從增生期到重建期很容易有合成不足的問題[21]。另外，決定剛性的是形狀特性（肌腱長度與截面積）和材料特性（彈性模數）[16]。阿基里斯腱發炎後，因為彈性模數（此為材料特性）降低，導致剛性下降。至於彈性模數降低的主要原因，推測是因為膠原纖維變性或者排列不整齊、第一型膠原蛋白減少，以及第三型膠原蛋白增加的緣故[22]。因此，能夠改變材料特性並改善剛性的運動治療是必要的。

➤足底筋膜

足底筋膜從跟骨粗隆往遠端延伸，分成五束，覆蓋附著於各腳趾近端趾骨的足底肌群。足底筋膜可分成強韌的中央部分（central component）、單薄的內側部分（medial component）以及外側部分（lateral component）這三個部分。強韌的中央部分的筋膜兩側，分別有縱向的內側足底中隔與外側足底中隔，這些中隔將足底肌群分成三個區域。另外，前足部還有蹠淺橫韌帶、橫向纖維束以及縱向纖維束等，結構相當複雜[23, 24]。

足底筋膜在步態站立末期因為絞盤機制──腳趾背屈使得筋膜張力被動地增加並上抬──而能使內側縱弓上抬、足部剛性提升，並在腳趾離地（toe off）時產生推進力[25]。此時足底筋膜承受的拉力為最大[26]，小腿三頭肌與阿基里斯腱使其得以產生推進力[27]。另外，足底筋膜在站立前期的腳跟著地（heel strike）時承受很大的壓力，而此時足底筋膜也發揮了吸震緩衝的功能[28]。

從這些功能解剖學上的特徵看來，足底筋膜在腳跟著地時擔負吸震緩衝的角色，而且跟站立期的足部穩定和推進力密切相關。由此可以推斷在行走、奔跑或跳躍等動作時，足底筋膜的跟骨附著處除了得承受拉力之外，也會因為負重反覆受到壓迫。

足底筋膜透過跟骨與肌腱複合體（小腿三頭肌－阿基里斯腱）相連。肌腱複合體的張力可透過跟骨影響足底筋膜，而足底筋膜的張力也能透過跟骨影響肌腱複合體（**圖7**）。大體解剖學方面的研究顯示，腓腸肌內側頭的終止端與足底筋膜的纖維有8～25%相關[29, 30]。另外也有研究指出，足底筋膜炎的患者接受腓腸肌內側頭的筋膜切開術之後，恢復狀況良好[31]。因此，在小腿三頭肌當中，腓腸肌內側頭（內側頭的終止端）過度緊繃或者其延展性，都會對足底筋膜的延展性造成影響。

III

圖7　肌腱複合體與足底筋膜的關係

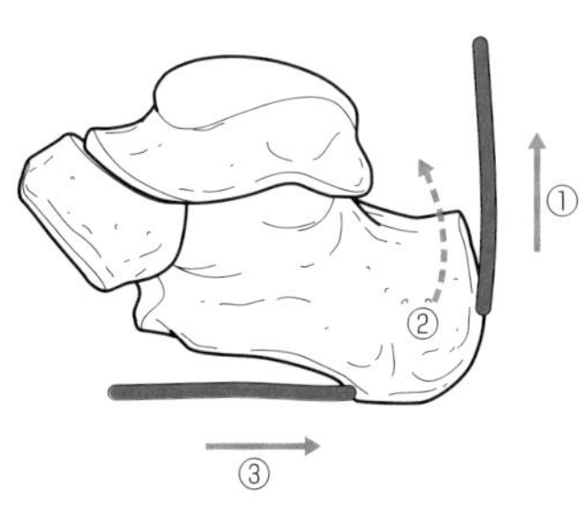

a　肌腱複合體的張力

肌腱複合體（①）的張力會造成跟骨（②）蹠屈，並且將足底筋膜（③）拉長。

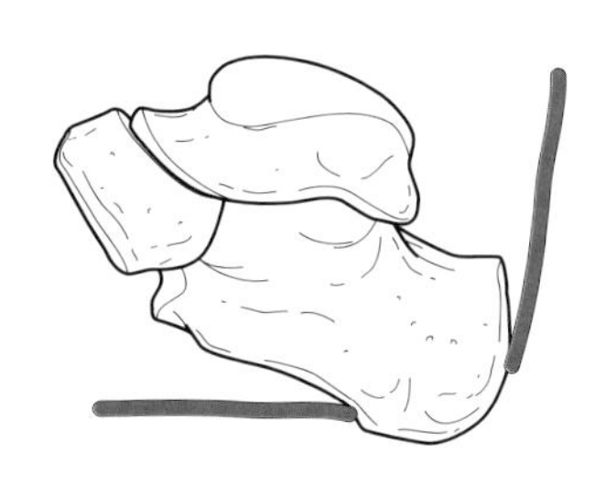

b　正中位置

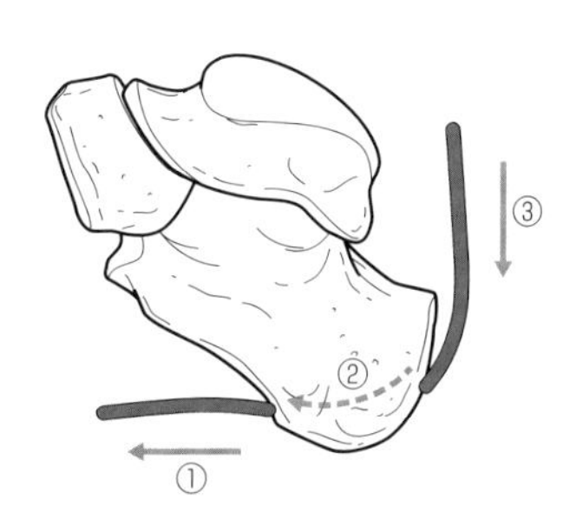

c　足底筋膜的張力

足底筋膜（①）的張力會造成跟骨（②）背屈，並且將肌腱複合體（③）拉長。

足跟腱問題的評估

➤概要

足跟腱的問題以小腿三頭肌－阿基里斯腱所組成的肌腱複合體以及小腿三頭肌的功能失調最為重要。尤其肌腱複合體的剛性下降、延展性／滑動狀態變差，以及小腿三頭肌的肌力不足是最常見問題。另外，這些部位的功能失調與扁平足或高弓足等排列異常也互有關係，同時也是足底筋膜承受過多拉力或壓力的原因所在。

➤各個結構的功能評估

●肌腱複合體的力學特性（剛性與應變）

足部關節蹠屈力矩（Nm）、肌腱長度變化（肌肉肌腱交界處的移動量）（mm）以及肌腱的截面積（mm²）可利用超音波診斷裝置（以下簡稱超音波）與BIODEX等肌力檢測儀器來測量。根據測得的數值可算出肌腱張力（N）[32，33]（**圖8**），也能靠著肌腱的長度張力曲線算出剛性大小（N／mm）[34]（**圖9**）。另外，應變（%）可用肌腱長度變化除以阿基里斯腱長度算出，應力（MPa）也能用肌腱張力除以阿基里斯腱的截面積算出。應力應變曲線的迴歸直線斜率，則可將其視為彈性模數（MPa）算出[16]（**圖10**）。這些數值都沒有一般的標準值，因此必須考量到左右差異或者隨著時間推移的變化。

圖8　肌腱張力的計算方式

$$肌腱張力[N] = \frac{TQ[Nm]}{MA[m]}$$

TQ：足部關節蹠屈的等長收縮力矩
MA：阿基里斯腱的力臂

阿基里斯腱的力臂用的是足部關節背屈0°時的力臂[m]，利用肌腱複合體的長度變化量ΔL[m]/足部關節背屈角度Δθ[rad]算出[33]。

（引用自參考文獻16，32）

圖9　剛性的計算方式

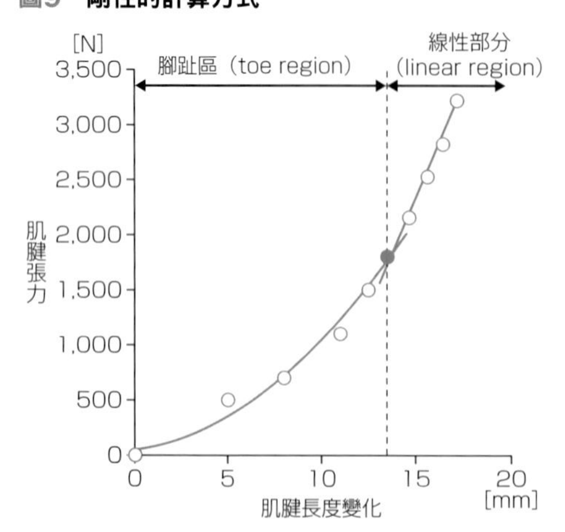

剛性（肌腱硬度指標）是用超音波裝置測量受試者每10%最大自主收縮（MVC）的肌腱長度變化（腓腸肌內側頭肌肉肌腱交界處的移動量），並算出受試者的肌腱長度張力曲線。迴歸直線的斜率（近似於線性部分中的肌腱長度張力關係）被視為剛性[16，34]。

圖10　彈性模數（肌腱硬度指標）的計算方式

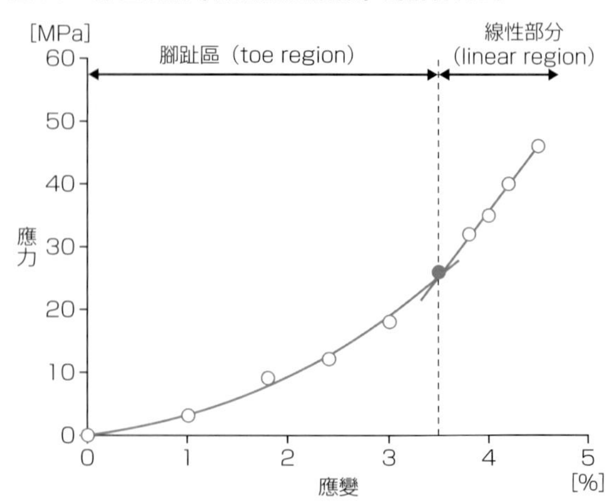

算出阿基里斯腱的應變（%）、應力（MPa），並將應力應變關係中線性部分的迴歸直線斜率視為彈性模數[16，34]。

●肌腱複合體的延展性與滑動狀態

利用超音波來評估，可算出肌腱複合體（小腿三頭肌－阿基里斯腱）、阿基里斯腱的長度變化量，以及肌束長度的變化量。從足部關節蹠背屈正中位置到最大背屈狀態，肌腱複合體大約會被拉長2cm，阿基里斯腱與肌束長度則分別被拉長1cm左右[35]。足部關節背屈活動度的測量，也是量化的評估方法之一。腓腸肌為雙關節肌，膝關節伸展時被拉長的量比膝關節屈曲時來得多。因此，腓腸肌的延展性可透過比較膝關節伸展時與屈曲時的足部關節背屈角度來評估。比目魚肌為單關節肌，所以當膝關節與腳趾的姿勢變化並不影響足部關節背屈角度時，想要知道比目魚肌（比目魚肌的終止端）的延展性，只要在膝關節屈曲、後足部外翻的狀態下測量足部關節背屈活動度即可。

內外側方向與水平方向的延展性，並沒有量化的評估方式，因此要透過觸摸來檢視。各肌肉的終止端比較容易從皮膚表面分辨（**圖11**）。內外側方向的延展性，可從內外側方向按壓阿基里斯腱來檢視（**圖12**）。水平方向的延展性與滑動狀態，則是將後足部內外翻來檢視（**圖13**）。

圖11　組成阿基里斯腱的各肌肉終止端

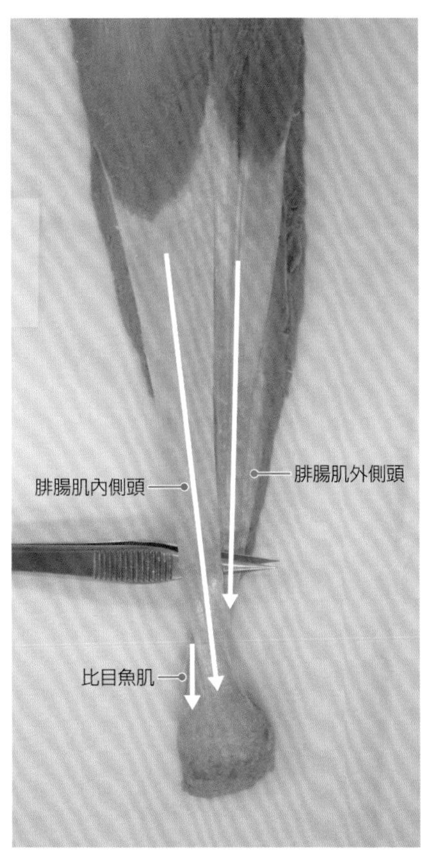

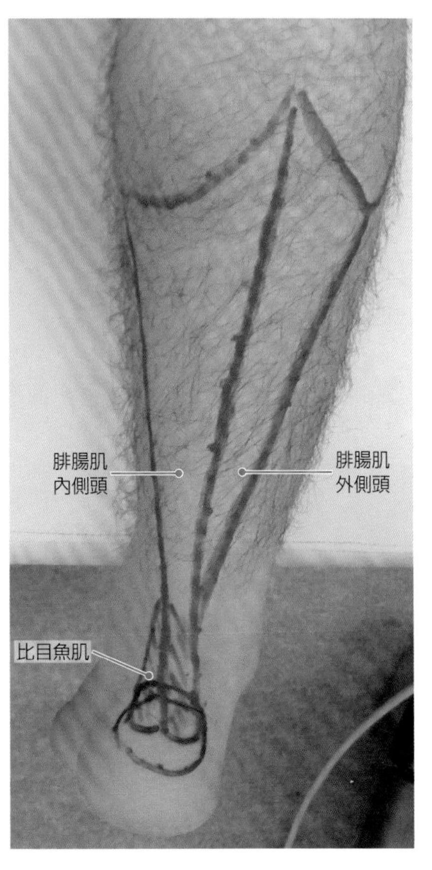

圖12　阿基里斯腱內外側方向的延展性

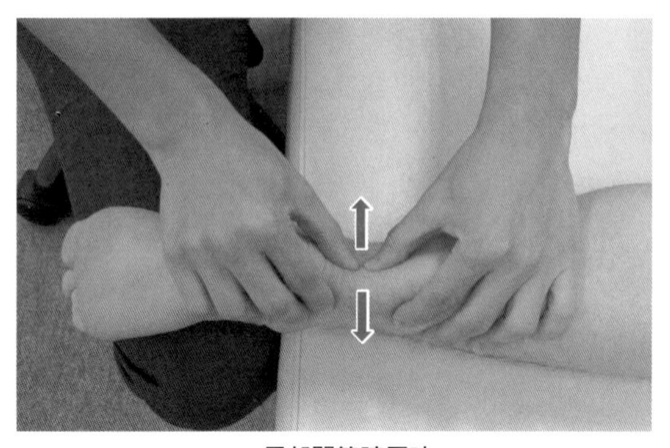

a　足部關節蹠屈時

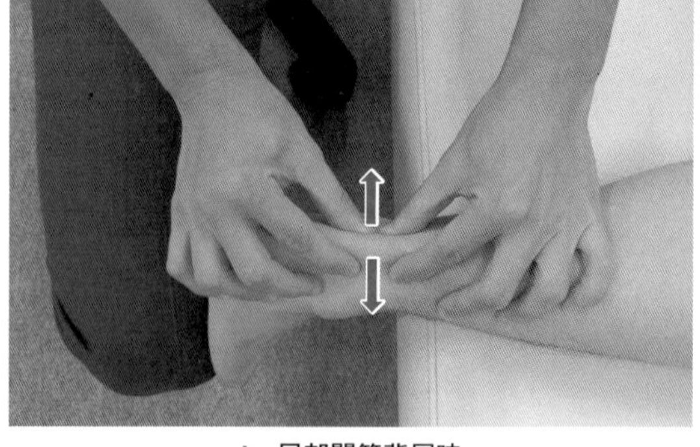

b　足部關節背屈時

在足部關節蹠屈（a）與背屈（b）時檢視阿基里斯腱內外側方向的延展性。在跟骨粗隆的近端15cm左右到跟骨粗隆附著處的範圍內，檢視不同部位的差異與左右差異。

圖13　評估阿基里斯腱水平方向的延展性以及各肌肉終止端的滑動狀態

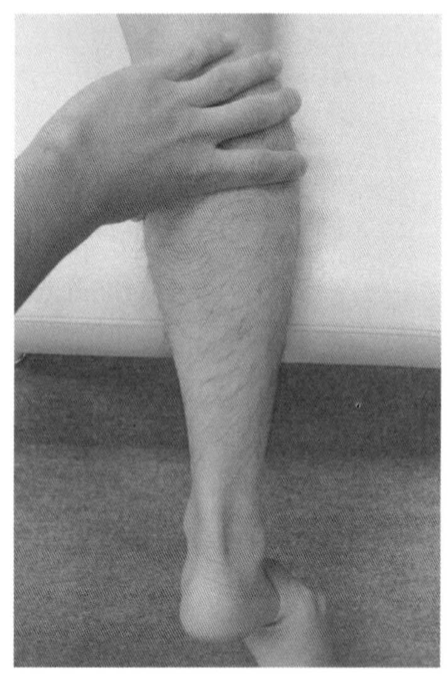

a　正中位置

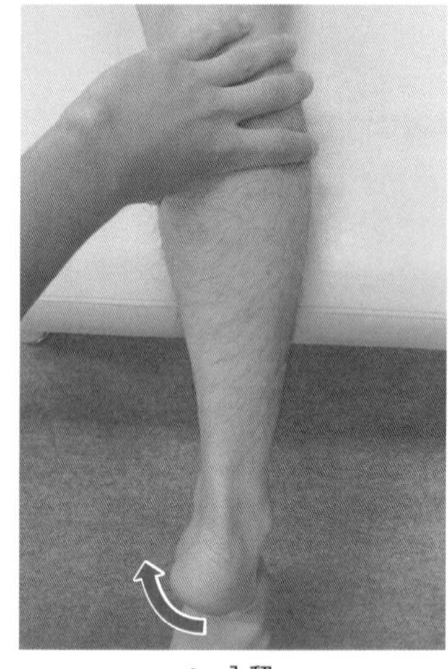

b　內翻

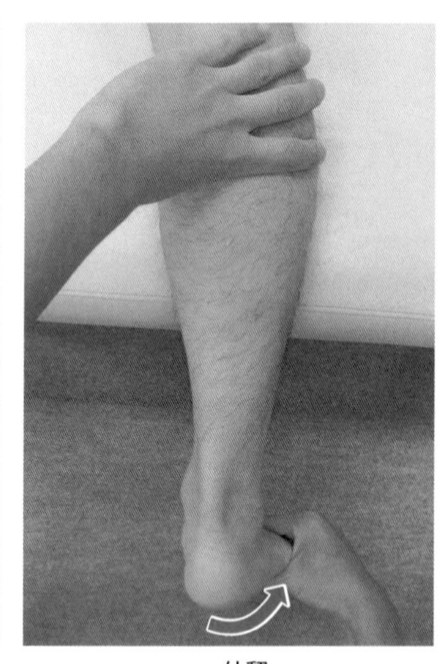

c　外翻

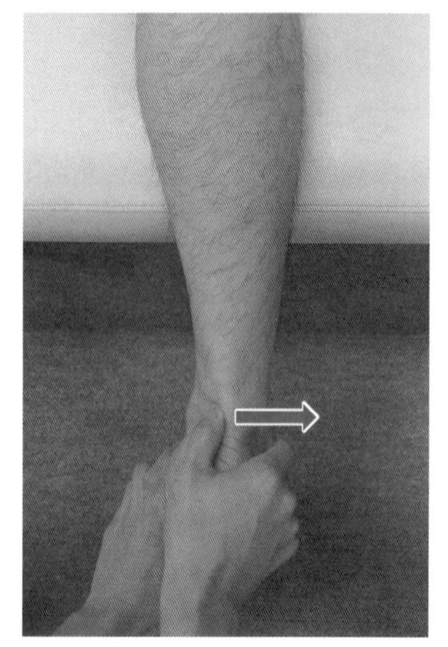

d　往外側按壓

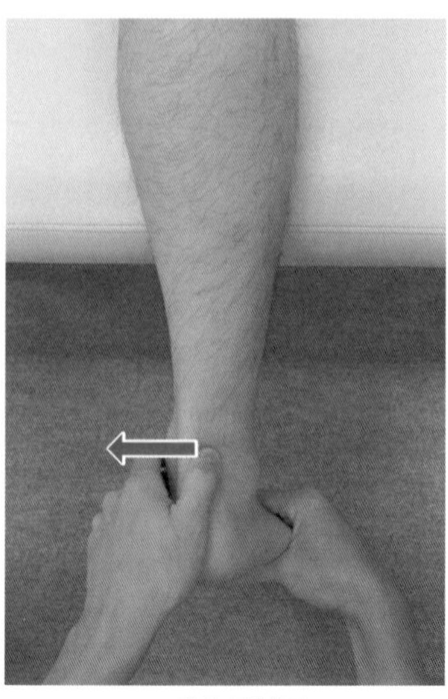

e　往內側按壓

首先將後足部從正中位置（a）推往內翻（b）、外翻（c）方向（被動運動），以檢視阿基里斯腱水平方向的延展性以及各肌肉終止端的滑動狀態。接著在內翻狀態下往外側按壓阿基里斯腱（d）、在外翻狀態下往內側按壓阿基里斯腱（e）以檢視其延展性。腓腸肌內側頭的終止端在內翻狀態下會被拉長，比目魚肌的終止端則是在外翻狀態下會被拉長。

● 阿基里斯腱周邊組織（腱旁組織、Kager脂肪墊）的延展性與柔軟度

關於腱旁組織的延展性，目前並沒有量化的評估方法，因此要透過觸摸來檢視。握住阿基里斯腱，將小腿筋膜與腱旁組織推往頭尾方向、內外側方向，以檢視腱旁組織的延展性，以及腱旁組織與阿基里斯腱之間的滑動狀態（**圖14**）。

Kager脂肪墊可透過超音波檢視其動態，然而其柔軟度並沒有量化的評估方式，因此要透過觸摸並使其往內外側移動，以檢視其柔軟度。握住阿基里斯腱深部，往內外側方向按壓，以檢視Kager脂肪墊的柔軟度（**圖15**）。

● 足底筋膜的延展性

關於足底筋膜的延展性，目前並沒有量化的評估方法。不過，用於評估足底筋膜炎的windlass test，也就是在足部關節蹠背屈正中位置讓腳趾伸展，如果因此而誘發足底筋膜附著處的疼痛即為陽性的測試方式，雖然一般是用來評估足底筋膜炎，不過也可以透過腳趾的伸展活動度與End-Feel，來評估足底筋膜的延展性（**圖16**）。

圖14　評估腱旁組織的延展性與滑動狀態

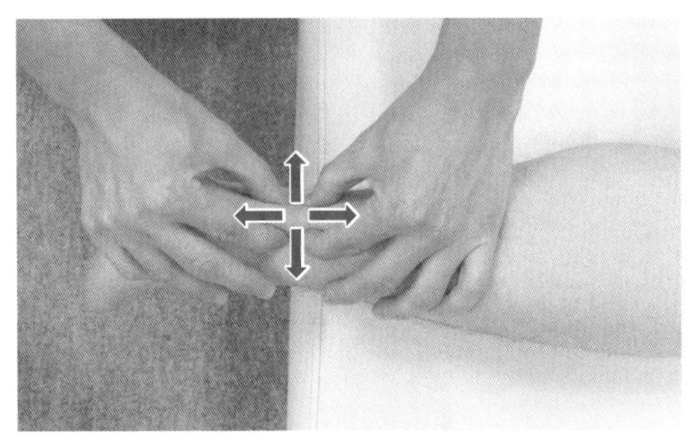

握住阿基里斯腱，將小腿筋膜與腱旁組織推往頭尾方向、內外側方向，以檢視腱旁組織的延展性，以及腱旁組織與阿基里斯腱之間的滑動狀態。比較不同部位的差異與左右差異。

圖15　評估Kager脂肪墊的柔軟度

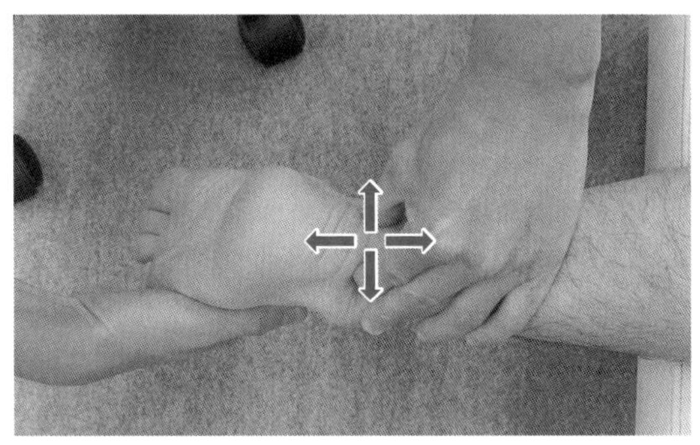

握住阿基里斯腱深部，往內外側方向按壓，以檢視Kager脂肪墊的柔軟度。另外，將足部關節蹠背屈，也同時檢視頭尾方向的柔軟度。

圖16　評估足底筋膜的延展性

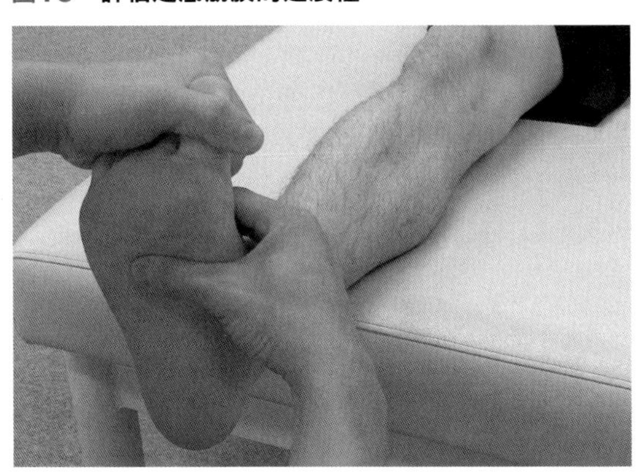

a 評估蹠骨頭部

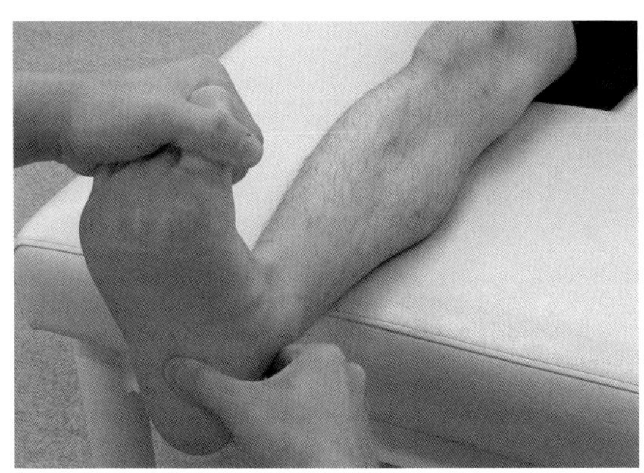

b 評估跟骨粗隆附近

檢視蹠骨頭部與跟骨粗隆附近足底筋膜的延展性（緊繃狀態）。

● 小腿三頭肌功能失調

MMT：
manual muscle testing

一般是用徒手肌力測試（MMT）中的小腿上提（calf raise）動作來評估[36]。小腿上提這個動作不僅可用於評估小腿三頭肌，也能用來評估蹠屈肌群對後足部動態穩定的影響。MMT當中對蹠屈肌肌力的評估為「在單腳站立的情況下，可將腳跟上抬25次就得5分」。正常行走時約需用到最大肌力的25%，相當於重複做出小腿上提動作5～10次左右（MMT分數為4分）。如果腳跟上抬次數只能到這個程度，每走一步都必須用上最大肌力，很難持續做出正常的行走動作[3]。相較於腓腸肌，小腿上提這個動作更需要比目魚肌的肌肉活動，因此在膝關節屈曲的狀態下執行，更能用於檢視比目魚肌是否肌力不足。質性評估方面，要評估患者能否在保持拇趾球負重的狀態下平順地做出動作並達到最大蹠屈，以及評估其腳跟上抬高度的左右差異等。另外，也要檢視患者能否將動作停在不同的角度，以及在變換速度時，往內外翻方向移動時的穩定度（圖17）。

運動鏈的影響

具代表性的例子是，足部外翻造成小腿內旋、髖關節內旋以及骨盆前傾[37]（請參考「Ⅲ章第一節」的圖23a（p48））。關節運動鏈就像這樣，接觸地面的足部（遠端）會對骨盆（近端）造成影響。足部外翻大多是將足部視為剛體來考量，但如果把足部想成是由後足部、中足部、前足部這三個部分組成，後足部外翻與中足部外翻（內側縱弓下沉）就顯得密切相關[38, 39]。因此後足部過度外翻，會造成中足部過度外翻（內側縱弓下沉）並形成扁平足。後足部過度外翻會

圖17　利用小腿上提動作評估蹠屈肌群的肌肉功能

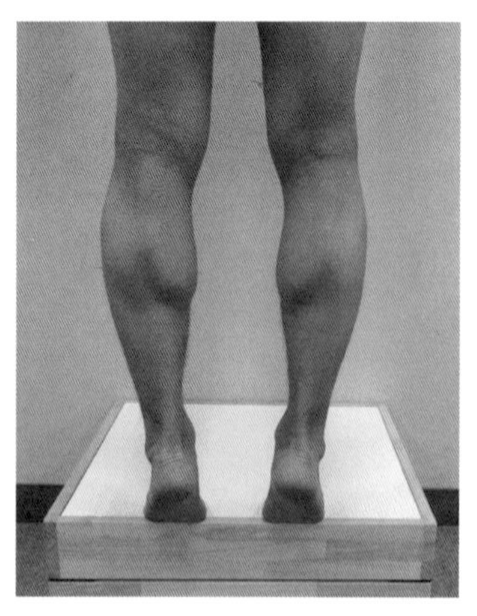
a

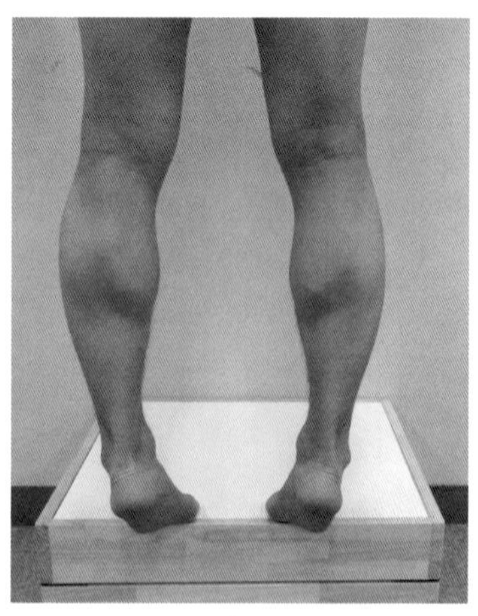
b

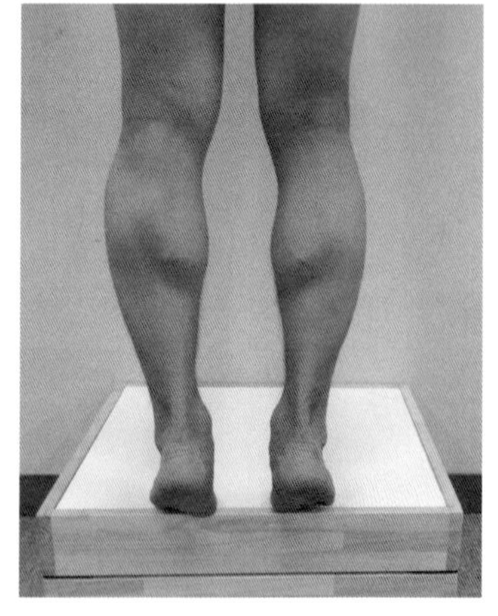
c

評估患者能否在拇趾球負重狀態下做出動作並達到最大蹠屈（a），以及動作是否平順。另外也要檢視患者能否將動作停在不同角度，或加快速度時能否控制得好。接著是在足部關節蹠屈狀態（a）往內翻（b）、外翻（c）方向移動時（主動運動），能否在保持蹠屈、前足部著地的情況下停住動作。如果患者能將後足部控制得很好，評估人員可將跟骨往下壓或者握住中足部往內翻方向施壓，以評估其穩定度（請參考「Ⅲ章第二節」的圖7（p59））。由於難度頗高，可以慢慢地、在小活動範圍中執行。如果雙腳做起來沒問題，可改採單腳。

在阿基里斯腱產生whipping action（鞭打動作），使其承受過度的應力[40]。另外，後足部外翻角度很大且內側縱弓下沉的扁平足，會增加足底筋膜的張力[41]。

足跟腱問題的治療

➤概要

足跟腱問題的治療目標，是改善肌腱複合體的力學特性、肌腱複合體與周邊組織的延展性／滑動狀態，以及小腿三頭肌的功能。由於治療方針會隨著各個疾病的特徵、症狀分期，以及患者的日常活動等而改變，詳細內容請參考Ⅱ章（p28～）。

➤針對各種功能障礙的治療

●改善肌腱複合體的力學特性（剛性與應變）

近年來，有許多研究指出離心收縮訓練對阿基里斯肌腱炎的治療效果[42]。雖然詳細機轉並不明確，但是在執行離心收縮訓練之後，透過超音波影像可觀察到膠原纖維排列變得正常、新生血管消失。雖然不知道肌腱的剛性是否因為離心收縮訓練獲得改善，但既然對膠原纖維的排列等造成了影響，可能也改善了肌腱的材料特性（彈性模數），因此離心收縮訓練被認為可有效改善肌腱的剛性。關於訓練次數與訓練頻率，以Alfredson等學者提出的建議最廣為人知[43]。亦即在不痛的範圍內，分別在膝關節伸展時與屈曲時進行3回合的訓練（15下x3回合），2次／天，7天／週，共執行12週（**圖18**）。

圖18　離心收縮訓練

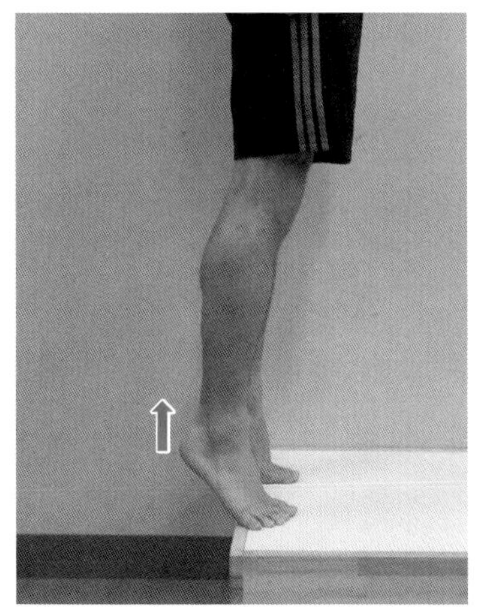
a

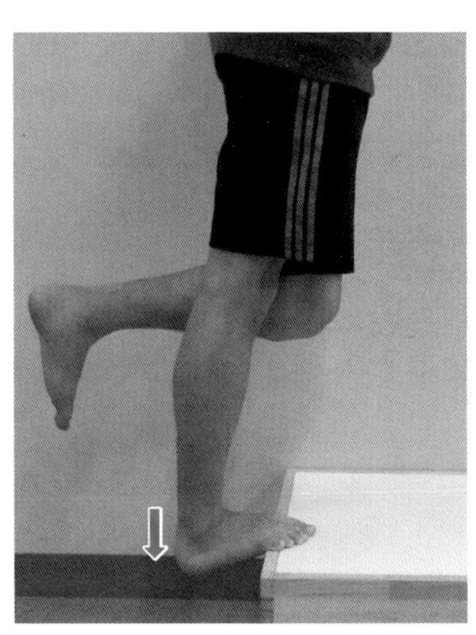
b

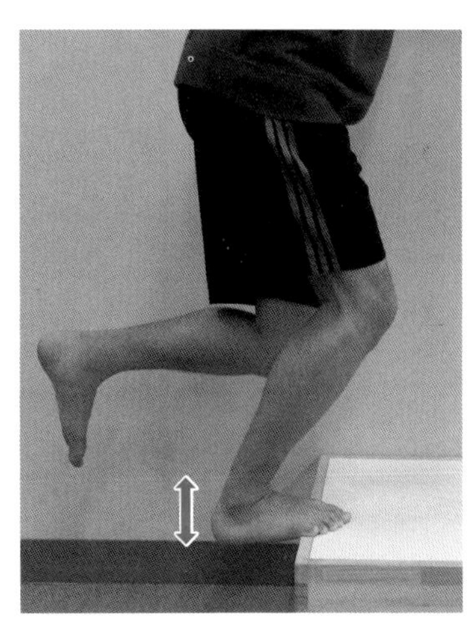
c

將兩側的腳跟上抬至最大蹠屈（a），接著改用單腳來控制，將腳跟降低至背屈狀態（b）。在不痛的範圍內執行，另外也在膝關節屈曲（c）時執行同樣的訓練。

SS：
static stretching

●肌腱複合體（小腿三頭肌－阿基里斯腱）的延展性

靜態伸展（SS）可有效改善肌腱複合體的延展性。研究指出，靜態伸展可增加關節活動度，並減少肌腱複合體與肌肉的剛性[35,44,45]。拉筋的時間與頻率雖因部位而異，但想要改善肌腱複合體的延展性，2分鐘以上的靜態伸展是必要的。不過，拉筋的效果並不會長久持續。即使拉筋時間超過4分鐘，效果也只會持續10分鐘左右[46]，因此必須搭配其他運動治療等。

●阿基里斯腱周邊組織（腱旁組織、Kager脂肪墊）的延展性與柔軟度

腱旁組織、Kager脂肪墊的延展性與柔軟度，可透過與其評估方式相同的做法，徒手加以改善（**圖14**、**15**）。

●足底筋膜的延展性

研究指出，足底筋膜與阿基里斯腱的伸展運動，都能有效改善足底筋膜炎，而且足底筋膜伸展運動的效果更好（**圖19**）[47]。不過，該項研究將疼痛等主觀評估項目的改善視為治療成果，至於拉筋能否改善足底筋膜的延展性則不明確。

●改善小腿三頭肌的肌肉功能

小腿上提的動作除了可用來評估小腿三頭肌功能失調，也能用於治療。患者能在膝關節伸展時與屈曲時伸展腳趾、以拇趾球負重並將腳跟上抬到最高位置，是很重要的一件事。執行此項運動時，可逐步從雙腳改為單腳。另外，不同的目標動作，應該用不同的方式來訓練。例如在保持蹠屈時下蹲，或者結合小腿上提與下蹲動作的運動（combination calf raise）等訓練方式[48]。

圖19　足底筋膜的伸展運動

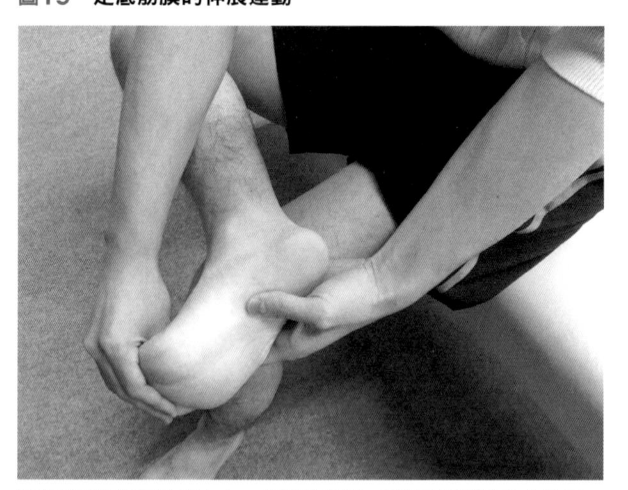

將足部置於對側肢體上方。將腳趾伸展，讓足底筋膜被充分拉長。
在不痛的範圍內執行，10秒x10回合，3次／天，共執行8週。

● 謝辭

本章節所用的標本是基於屍體解剖保存法與大體捐贈法、以教育和研究為目的而捐贈給日本牙科大學新潟生命牙科學院的大體。謹此致謝日本牙科大學新潟生命牙科學院解剖學第一研究室的影山幾男教授，以及大體捐贈機構白菊會於執筆期間提供諸多協助。

文獻

1) Edama M, et al : Effective and selective stretching of the medial head of the gastrocnemius. Scand J Med Sci Sports, 25(2) : 242-250, 2015.
2) Schepsis AA, et al : Achilles tendon disorders in athletes. Am J Sports Med, 30(2) : 287-305, 2002.
3) Perry J, ほか : Gait Analysis : ペリー 歩行分析正常歩行と異常歩行, 原著第2版(武田 功, ほか監訳), p32-56, 医歯薬出版, 2012.
4) Samuel CS, et al : The effect of relaxin on collagen metabolism in the nonpregnant rat pubic symphysis : the influence of estrogen and progesterone in regulating relaxin activity. Endocrinology, 137(9) : 3884-3890, 1996.
5) Agur AM, et al : Documentation and three-dimensional modelling of human soleus muscle architecture. Clin Anat, 16(4) : 285-293, 2003.
6) Edama M, et al : Differences in the degree of stretching applied to Achilles tendon fibers when the calcaneus is pronated or supinated. Foot Ankle Online J, 9(3) : 5, 2016.
7) Giddings VL, et al : Calcaneal loading during walking and running. Med Sci Sports Exerc, 32(3) : 627-634, 2000.
8) Komi PV : Relevance of in vivo force measurements to human biomechanics. J Biomech, 23(1) : 23-34, 1990.
9) Lundgren P, et al : Invasive in vivo measurement of rear-, mid- and forefoot motion during walking. Gait Posture, 28(1) : 93-100, 2008.
10) Dean MN, et al : Uniform strain in broad muscles : active and passive effects of the twisted tendon of the spotted ratfish Hydrolagus colliei. J Exp Biol, 210(Pt 19) : 3395-3406, 2007.
11) Edama M, et al : Structure of the Achilles tendon at the insertion on the calcaneal tuberosity. J Anat, 229(5) : 610-614, 2016.
12) Wren TA, et al : Effects of creep and cyclic loading on the mechanical properties and failure of human Achilles tendons. Ann Biomed Eng, 31(6) : 710-717, 2003.
13) Lyman J, et al : Strain behavior of the distal achilles tendon : implications for insertional achilles tendinopathy. Am J Sports Med, 32(2) : 457-461, 2004.
14) Defrate LE, et al : The measurement of the variation in the surface strains of Achilles tendon grafts using imaging techniques. J Biomech, 39(3) : 399-405, 2006.
15) Edama M, et al : Gender differences of muscle and crural fascia origins in relation to the occurrence of medial tibial stress syndrome. Scand J Med Sci Sports, 27(2) : 203-208, 2017.
16) Arya S, et al : Tendinopathy alters mechanical and material properties of the Achilles tendon. J Appl Physiol (1985), 108(3) : 670-675, 2010.
17) Carr AJ, et al : The blood supply of the calcaneal tendon. J Bone Joint Surg Br, 71(1) : 100-101, 1989.
18) Myerson MS, et al : Disorders of the Achilles tendon insertion and Achilles tendinitis. Instr Course Lect, 48 : 211-218, 1999.
19) Theobald P, et al : The functional anatomy of Kager's fat pad in relation to retrocalcaneal problems and other hindfoot disorders. J Anat, 208(1) : 91-97, 2006.
20) Ghazzawi A, et al : Quantifying the motion of Kager's fat pad. J Orthop Res, 27(11) : 1457-1460, 2009.
21) 片山一雄 : 繰り返し引っ張り刺激に対する靭帯損傷とその修復について. 金沢大学十全医学会雑誌, 106(4-5) : 494-504, 1997.
22) Paavola M, et al : Achilles tendinopathy. J Bone Joint Surg Am, 84-A(11) : 2062-2076, 2002.
23) Hedrick MR : The plantar aponeurosis. Foot Ankle Int, 17(10) : 646-649, 1996.
24) Bojsen-Moller F, et al : Plantar aponeurosis and internal architecture of the ball of the foot. J Anat, 121(Pt 3) : 599-611, 1976.
25) Hicks JH : The mechanics of the foot. II. The plantar aponeurosis and the arch. J Anat, 88(1) : 25-30, 1954.
26) Kibler WB, et al : Functional biomechanical deficits in running athletes with plantar fasciitis. Am J Sports Med, 19(1) : 66-71, 1991.
27). Nielsen RO, et al : Classifying running-related injuries based upon etiology, with emphasis on volume and pace. Int J Sports Phys Ther, 8(2) : 172-179, 2013.
28) Kwong PK, et al : Plantar fasciitis. Mechanics and pathomechanics of treatment. Clin Sports Med, 7(1) : 119-126, 1988.

29) Ballal MS, et al : The anatomical footprint of the Achilles tendon : a cadaveric study. Bone Joint J, 96-B (10) : 1344-1348, 2014.
30) Kim PJ, et al : The variability of the Achilles tendon insertion : a cadaveric examination. J Foot Ankle Surg, 49(5) : 417-420, 2010.
31) Abbassian A, et al : Proximal medial gastrocnemius release in the treatment of recalcitrant plantar fasciitis. Foot Ankle Int, 33(1) : 14-19, 2012.
32) Muraoka T, et al : Elastic properties of human Achilles tendon are correlated to muscle strength. J Appl Physiol(1985), 99(2) : 665-669, 2005.
33) Grieve DW, et al : Prediction of gastrocnemius length from knee and ankle joint posture. International series on biomechanics, 2A, p405-412, University Park Press, Baltimore, 1978.
34) 茂木 康, ほか：思春期男子におけるアキレス腱の形態学的・力学的特性. 体力科学, 62(4) : 303-313, 2013.
35) Morse CI, et al : The acute effect of stretching on the passive stiffness of the human gastrocnemius muscle tendon unit. J Physiol, 586(1) : 97-106, 2008.
36) Helen HJ, ほか：新・徒手筋力検査法, 原著第9版(津山直一, ほか訳), p253-259, 協同医書出版社, 2015.
37) Khamis S, et al : Effect of feet hyperpronation on pelvic alignment in a standing position. Gait Posture, 25(1) : 127-134, 2007.
38) Takabayashi T, et al : Coordination among the rearfoot, midfoot, and forefoot during walking. J Foot Ankle Res, 10 : 42, 2017.
39) Takabayashi T, et al : Quantifying coordination among the rearfoot, midfoot, and forefoot segments during running. Sports Biomech, 17(1) : 18-32, 2017.
40) Clement DB, et al : Achilles tendinitis and peritendinitis : etiology and treatment. Am J Sports Med, 12(3) : 179-184, 1984.
41) Lee SY, et al : Rearfoot eversion has indirect effects on plantar fascia tension by changing the amount of arch collapse. Foot(Edinb), 20(2-3) : 64-70, 2010.
42) Sussmilch-Leitch SP, et al : Physical therapies for Achilles tendinopathy : systematic review and meta-analysis. J Foot Ankle Res, 5(1) : 15, 2012.
43) Alfredson H, et al : A treatment algorithm for managing Achilles tendinopathy : new treatment options. Br J Sports Med, 41(4) : 211-216, 2007.
44) McHugh MP, et al : To stretch or not to stretch : the role of stretching in injury prevention and performance. Scand J Med Sci Sports, 20(2) : 169-181, 2010.
45) Herda TJ, et al : Effects of two modes of static stretching on muscle strength and stiffness. Med Sci Sports Exerc, 43(9) : 1777-1784, 2011.
46) Ryan ED, et al : The time course of musculotendinous stiffness responses following different durations of passive stretching. J Orthop Sports Phys Ther, 38(10) : 632-639, 2008.
47) Digiovanni BF, et al : Plantar fascia-specific stretching exercise improves outcomes in patients with chronic plantar fasciitis. A prospective clinical trial with two-year follow-up. J Bone Joint Surg Am, 88(8) : 1775-1781, 2006.
48) 川原　貴, ほか：スポーツ障害理学療法ガイド：考え方と疾患別アプローチ, p361-367, 文光堂, 2014.

4 足踝不穩定

Abstract

- 足踝不穩定大多起因於足踝扭傷，與韌帶等靜態穩定結構損傷的結構性問題，以及肌肉功能、姿勢平衡、本體感覺等功能性問題有關。
- 足踝不穩定的評估，以遠端脛腓關節、脛距關節與距下關節的結構性不穩定的評估、肌肉功能與姿勢平衡等評估，以及過去病史、患者主觀感覺不穩定等患者的主觀評估最為重要。
- 想要改善足踝不穩定的問題，就必須改善其活動度與排列異常、使用輔具，並改善肌肉功能與姿勢平衡等功能。

前言

CAI：chronic ankle instability

足部關節的穩定主要靠關節結構、韌帶、關節囊、肌肉以及肌腱來維繫。足踝不穩定最常見的原因是，外側足踝扭傷所造成的前距腓韌帶、跟腓韌帶的損傷，而且大多會發展為慢性足踝不穩定（CAI）[1]。慢性足踝不穩定的特徵是，足踝反覆扭傷以及患者主觀感覺足踝不穩定。慢性足踝不穩定不只是韌帶功能失調造成的結構性不穩定（mechanical instability），也跟功能障礙所造成的功能性不穩定（functional instability）以及患者主觀感覺不穩定（perceived instatbility）有關[2,3]。足踝不穩定造成肌動學方面的異常，也可能發展為軟骨損傷[4]，甚至連近端關節的功能都受到影響，有問題的就不只是足部關節而已了[5-7]。本章節將重點擺在常見的足踝外側韌帶損傷所造成的足踝不穩定，彙整了提供適當治療所不可或缺的病理知識與評估方法，並基於科學根據與病理機制，為讀者介紹其治療方式。

基本知識

➤概要

足踝不穩定大多發生於脛距關節的前外側，此外還有遠端脛腓韌帶聯合處損傷所造成的前下脛腓關節不穩定，以及距下關節的韌帶損傷所造成的距下關節不穩定。足踝不穩定不只是韌帶功能失調造成的結構性不穩定，也跟功能性不穩定與患者主觀感覺不穩定有關[2,3]。國際足踝協會（International Ankle Consortium）於2013年提出的CAI評估標準，主要包含過去病史是否有外側足踝扭傷、足部關節giving way以及透過問卷調查患者是否主觀感覺不穩定等項目，無論患者是否有結構性不穩定的問題（**表1**）[1]。足部關節的「giving way」並不只是軟腳，而是被定義為「定期發生難以控制且無法預測的後足部過度內翻（大多發生於行走或奔跑時的著地初期），但不至於造成急性的外側足踝扭傷」[1]。

換句話說，CAI的定義是患者主觀感覺不穩定與功能性不穩定的同義詞。本章節將各個足部關節的結構性不穩定與CAI分開來說明，但也要提醒一下讀者，有些患者同時具備結構性不穩定與CAI的問題。

表1　國際足踝協會所提出的CAI納入標準與排除標準

納入標準
1. 足踝至少曾經扭傷過1次 ・首次扭傷的時間必須早於研究開始前12個月 ・扭傷當時有疼痛、腫脹等發炎症狀 ・扭傷當時至少需要靜養1天 ・最近1次扭傷的時間必須早於研究開始前3個月 ・足踝扭傷的定義為「後足部過度內翻或足部蹠屈加上內旋所引發的足踝外側韌帶複合體的急性損傷」，通常一開始會影響到患者的些許功能或導致失能。
2. 以前受過傷的足踝有「giving way」、「反覆扭傷」以及「感覺不穩定」等問題 ・「giving way」的定義為「定期發生難以控制且無法預測的後足部過度內翻（大多發生於行走或奔跑時的著地初期），但不至於造成急性的外側足踝扭傷」。 - 具體來說，受試者在研究開始前6個月內至少發生過2次「giving way」。 ・「反覆扭傷」的定義為「同一側的足踝扭傷過2次以上」 ・「足踝感覺不穩定」的定義為「在日常生活中或運動時感覺足踝不穩定，且通常會覺得快要扭到腳」。 - 具體來說，足部關節是否感覺不穩定由受試者自評，因此應使用具有效度的足踝不穩定問卷以及其決斷分數（cut-off score）來佐證。目前建議使用的問卷有： · Ankle Instability Instrument (AII): 至少有5個yes/no問題的答案是yes（應包含問題1與其他四題在內） · Cumberland Ankle Instability Tool (CAIT): ≤ 24 · Identification of Functional Ankle Instability (IdFAI): ≥ 11
3. 一般由受試者自評的足部／足部關節功能問卷適用於描述一群人的失能程度，但只有當受試者自評的功能等級對研究問題來說很重要時，才應該將其視為納入標準。目前建議使用的問卷有： ・Foot and Ankle Ability Measure (FAAM): ADL subscale < 90%, Sports subscale < 80% ・Foot and Ankle Outcome Score (FAOS): 3個以上的項目得分都小於75%
排除標準
1. 下肢任一側有動過肌肉骨骼系統（骨頭、關節、神經等）方面的手術 ・臨床經驗與研究結果顯示，關節結構性缺損修復手術雖是為了使結構回復完整，卻可能對中樞與末梢神經系統造成影響。即使有進行適當的復健治療與後續追蹤，術後在神經肌肉與結構上的改變，會讓研究人員難以區分何者為CAI的影響。
2. 下肢任一側發生過骨折且需要復位 ・理由跟第一項排除標準一樣，骨骼組織的嚴重損傷會影響到選擇CAI研究母體時的內在效度。
3. 過去3個月內發生過其他下肢關節的急性肌肉骨骼損傷（扭傷、骨折等），影響到關節結構完整性與功能，至少需要靜養1天。

（引用自參考文獻1並加以翻譯）

➤結構性不穩定

●遠端脛腓關節

遠端脛腓關節仰賴前下脛腓韌帶、後下脛腓韌帶，以及骨間脛腓韌帶組成的韌帶聯合來維持穩定。足部關節從蹠屈到背屈的過程中，脛骨與腓骨之間會拉開1～2mm[8]，從正中位置到最大背屈則僅拉開0.09㎜的間距[9]。遠端脛腓韌帶的損傷一般是因為足部外旋或過度背屈造成（**圖1**），但也有可能起因於過度的外翻或內翻[10]。如果對切除前下脛腓韌帶的足部關節施加外旋力矩，脛骨與腓骨之間會被拉開，也能觀察到旋轉不穩定[11,12]。如果施加內翻力矩，脛骨與腓骨之間會被拉開，距骨內翻的傾斜角度也會增加[12]。這個脛骨與腓骨的間距，與腓骨相對於脛骨往外、往後滑動以及外旋有關（**圖2**），而切除前下脛腓韌帶，則是跟腓骨在外旋方向變得更不穩定有關[11]。

與健側相較之下，CAI側的腓骨究竟是前移[13,14]還是後移[15]並沒有共同的結論。另外，也有學者認為相較於健側，CAI側的腓骨相對於脛骨往外滑動[16]。這可能導致前下脛腓關節的間隙變大，並降低脛距關節中距骨的穩定度。

圖1　遠端脛腓韌帶聯合的損傷機制

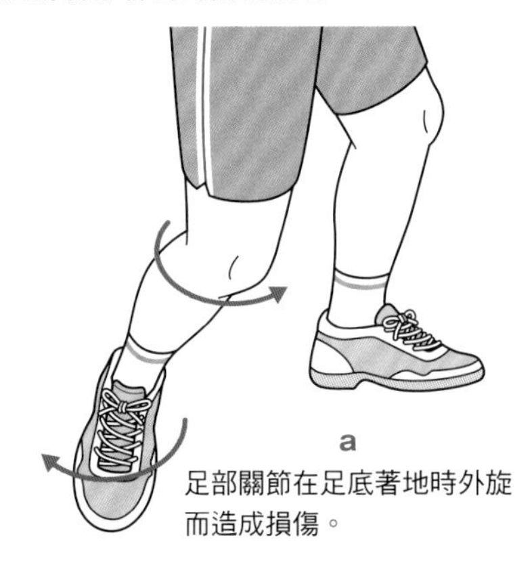

a
足部關節在足底著地時外旋而造成損傷。

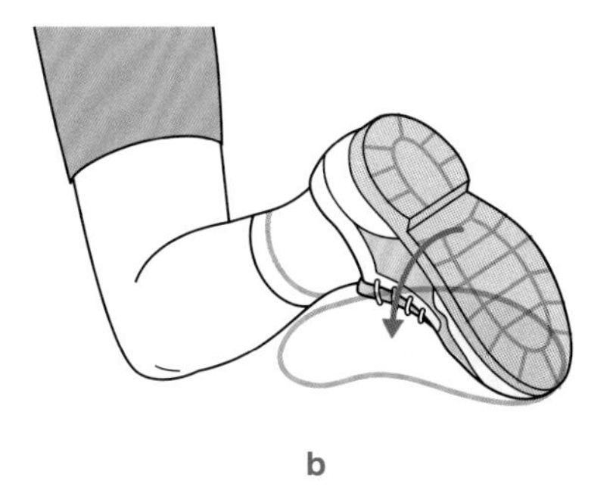

b
外力造成後足部倒向內側，使得足部關節外旋，因而造成損傷。

圖2　遠端脛腓關節中腓骨的外旋、外移以及後移

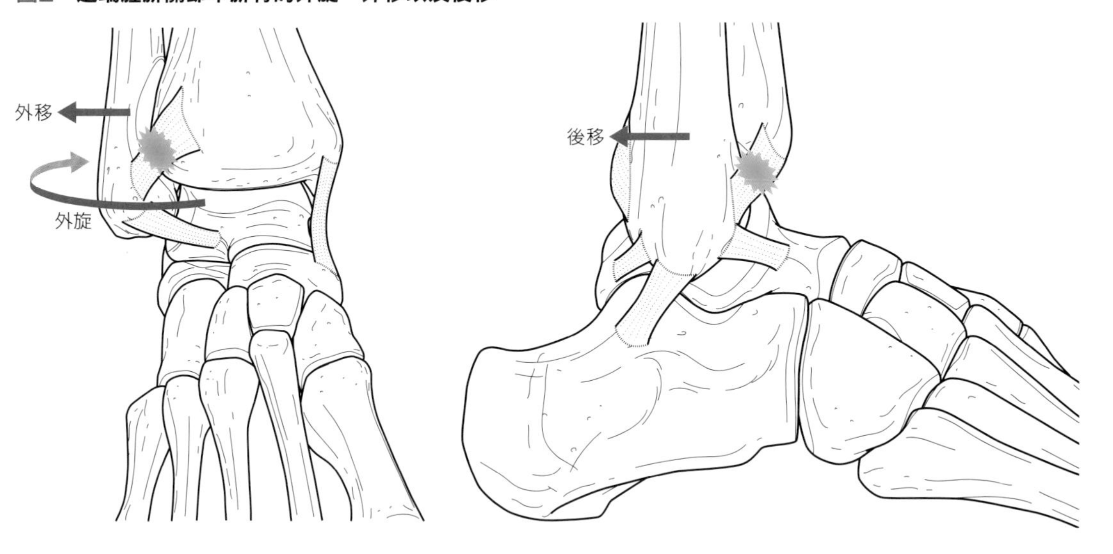

●脛距關節

脛距關節不穩定起因於足踝外側韌帶損傷，其中又以前距腓韌帶單一韌帶的損傷最為常見，其次為前距腓韌帶與跟腓韌帶的複合損傷[17]。前距腓韌帶一旦損傷，就會造成脛距關節前側不穩[18, 19]。跟腓韌帶的複合損傷雖然也會造成前側不穩[18]，但臨床上很難光靠前側不穩定的程度來分辨究竟是前距腓韌帶單獨損傷，還是前距腓韌帶與跟腓韌帶的複合損傷[19]。另外，前側不穩定的狀況，在蹠屈時會更加嚴重（**表2**）[18]。

脛距關節內翻不穩定大多可在跟腓韌帶複合損傷時觀察到，而非前距腓韌帶單獨損傷時[19, 20]。內翻不穩定的狀況，在蹠屈時會更加嚴重[20]。另一方面，脛距關節的內旋不穩定，可在前距腓韌帶單獨損傷時觀察到，但不會因為跟腓韌帶複合損傷而加劇[20]。內旋不穩定的狀況，在蹠背屈正中位置會更加嚴重（**表2**）[20]。前下脛腓韌帶損傷的患者，也會有內翻不穩定的現象[12]。上述內容是基於大體研究得到的結論，但是在足踝外側韌帶損傷的患者身上，也能觀察到同樣的傾向[21, 22]。這類肌動學方面的異常，可能會進一步造成距骨內側的軟骨出現問題（**圖3**）[21]。

與健側相較之下，CAI側的距骨相對於脛骨的位置平均大約前移1.0mm（**圖4**）[23]。這個距骨前移的狀況，可能是距骨在背屈時往後滑動受限的原因之一。

表2　足踝外側韌帶損傷與脛距關節前外側不穩定

	ATFL單獨損傷（相較於健側）	ATFL＋CFL的複合損傷（相較於ATFL單獨損傷）	不穩定的狀況會更加嚴重的肢體位置
前側不穩定	加劇	稍微加劇	蹠屈狀態
內翻不穩定	沒有變化	加劇	蹠屈狀態
內旋不穩定	加劇	沒有變化	正中位置

ATFL：前距腓韌帶，CFL：跟腓韌帶

（根據參考文獻18的資料製表）

圖3　距骨內旋造成距骨內上方的應力增加

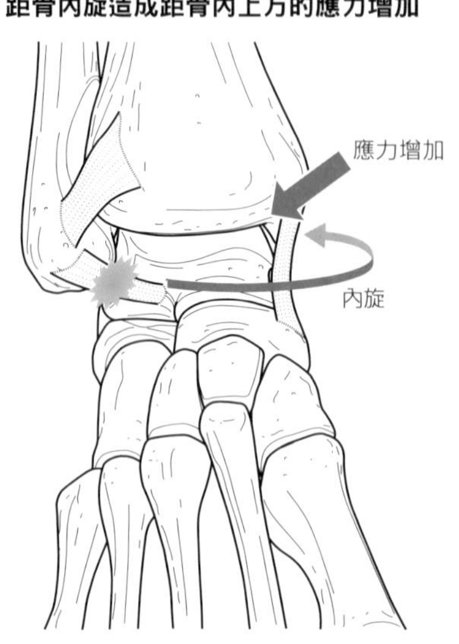

圖4　評估脛距關節中的距骨位置

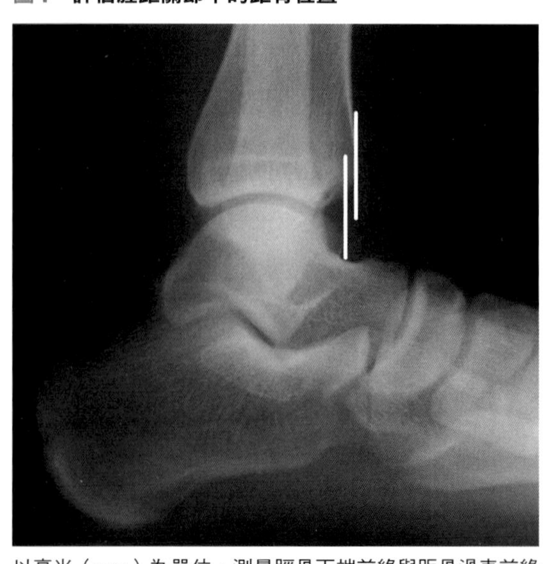

以毫米（mm）為單位，測量脛骨下端前緣與距骨滑車前緣在矢狀面上的距離（兩條白線的垂直距離）[23]。

● 距下關節

距下關節不穩定的問題，很難被診斷出來。雖然其定義並不明確，但在考量足踝不穩定的問題時不可忽略。可維持距下關節外側穩定的跟腓韌帶，會在外側足踝扭傷時遭受損傷。此外也有研究發現，半數以上的患者合併有頸韌帶、距跟骨間韌帶的損傷[24]。近年來研究發現，前距腓韌帶／跟腓韌帶複合損傷的患者，有28.8%有頸韌帶損傷[25]。尤其是頸韌帶、距跟骨間韌帶的損傷，也跟足部關節的「giving way」有關[24]。

跟腓韌帶有助於維持距下關節的穩定。若是將跟腓韌帶切除，距下關節的內翻不穩定尤其在背屈時會變得更嚴重[26, 27]，也會出現內外旋方向的不穩定[26-28]。另一方面，切除頸韌帶與距跟骨間韌帶，雖然也會造成距下關節不穩，但究竟哪個方向會不穩，卻沒有一致的見解[26-29]。上述內容是基於大體研究得到的結論，不過也有報告指出，外側足踝扭傷的後遺症，亦即CAI患者的身上也能觀察到距下關節的內旋角度變大[30]，所以距下關節不穩定極有可能跟CAI有關。

➤慢性足踝不穩定（CAI）

● CAI的定義

CAI是外側足踝扭傷的後遺症，可將其分為結構性不穩定、功能性不穩定，以及這兩種的結合（**圖5**）[2]。另外，也有學者將其分為結構性不穩定、患者主觀感覺不穩定、反覆扭傷以及這三種的結合等七種類型（**圖6**）[3]。近年來建議採用**表1**所列出的標準，不過，理解**圖5**、**6**的模式，也有助於掌握CAI功能障礙的狀況。

圖5　Hertel（2002）提出的CAI模式

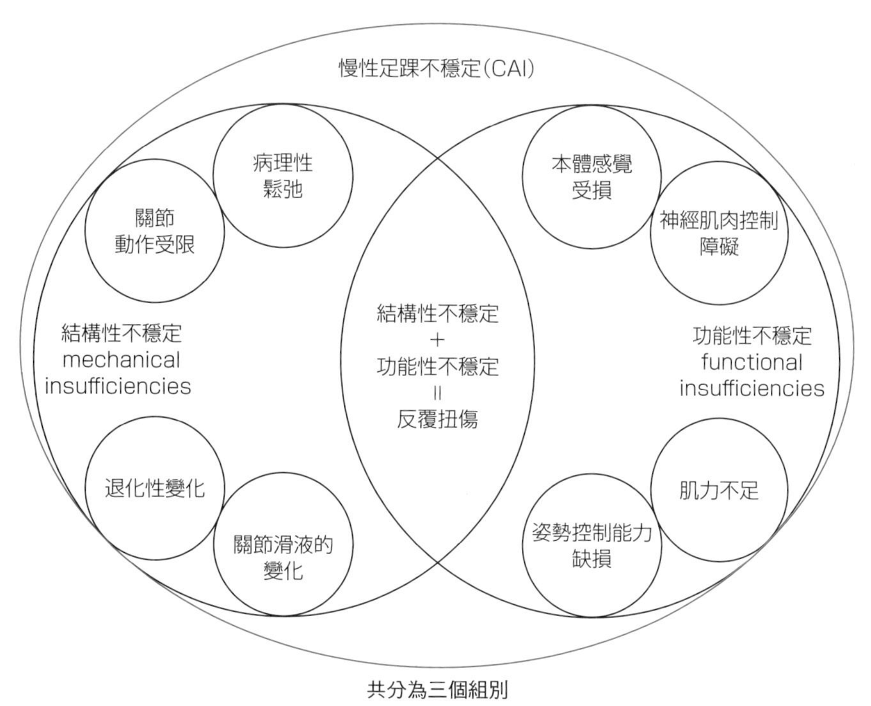

（引用自參考文獻2並加以翻譯）

圖6　Hiller等學者（2011）提出的CAI模式

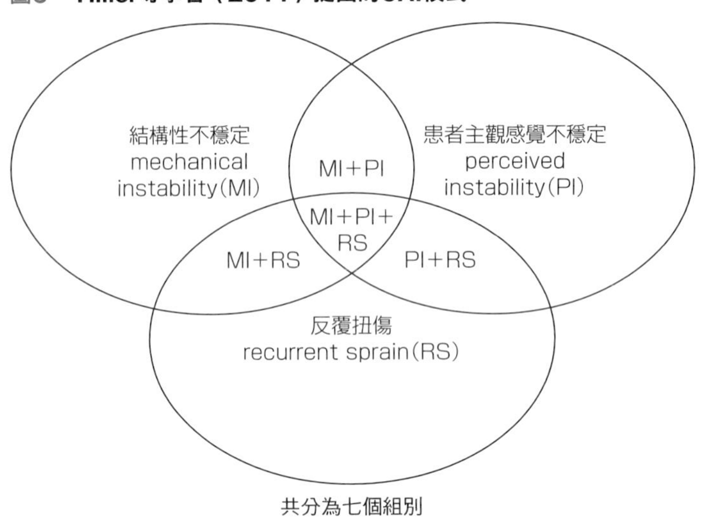

共分為七個組別

（引用自參考文獻3並加以翻譯）

●CAI的病因

研究指出，外側足踝初次扭傷時的嚴重程度如為中度（而非重度），那麼初次扭傷後，很容易就會再度扭傷[31]。另外，外側足踝初次扭傷時，若是在急性期①無法從40cm左右的高度單腳著地並做出drop vertical jump，受傷半年後②進行星狀平衡測試（star excursion balance test）（**圖14**）時，往後外側的延伸距離變小，且測試時髖／膝／踝關節的屈曲角度變小，以及③功能障礙的評估方法之一──FAAM量表（請參考p94）得分很低；符合以上這三點，就可能會演變成CAI[32]。因此在外側足踝扭傷後，從急性期就該留意髖／膝關節的狀況，以改善患者的動作模式與姿勢控制[32]。

FAAM：
foot and ankle ability measure

●CAI的病徵

■平衡功能障礙

CAI的患者有靜態與動態的平衡功能障礙[33-35]。急性外側足踝扭傷的患者，可觀察到其健側有平衡功能障礙， 但CAI患者的健側卻沒有平衡障礙[35]。不過，實際上有許多患者是兩側都有CAI的問題，因此在評估患側與健側的差異時，必須多加注意。CAI的平衡功能障礙相關因素有：①足踝外側韌帶與關節囊的感覺神經纖維損傷[36]，②足底感覺遲鈍[37]，③軀體感覺輸入障礙導致過度依賴視覺訊息[38]，④足部關節背屈活動度受限[37,39]以及⑤足部關節外翻肌力不足[37]。所以想要改善平衡能力，必須從許多因素來著手。另外，患者可能會靠著增加髖關節或身體的肌肉活動來代償[7]，利用髖關節策略進行姿勢控制。

■ 本體感覺失調

CAI患者的足部關節有本體感覺失調的問題[40，41]，尤其是足部關節蹠屈／內翻方向的關節位置覺不佳[40]。這在角速度很慢（<2°/s）且為主動運動時，會更加明顯[40]。實際上在做動作時，足部關節動作的角速度是很快的，因此需留意如何解讀在角速度很慢時關節位置覺失調的問題。

■ 肌肉功能障礙

研究指出，CAI患者在足部關節被迫內翻時，腓骨長肌的反應時間較長[42]。另外也有研究指出，腓骨長肌的肌肉活動在行走時會增加，以保護足部關節，避免內翻角度變大[43，44]。另一方面，也有學者認為腓骨長肌的活動在行走與著地時是減少的，沒有共同的結論。腓骨長肌的活動減少，或許跟足部關節的giving way有關[45，46]。

CAI患者有足部關節外翻的向心收縮肌力不足的問題[47]。另一方面，也有研究指出足部關節內翻的離心收縮肌力不足[48]，並將其視為外側足踝扭傷的危險因子之一[49]。小腿在負重時往外傾斜會將足底壓力中心外移，有可能因此引發足部關節突然而劇烈的內翻動作（**圖7**）[48]，而這個運動鏈必須靠足部關節內翻的離心收縮肌力來控制。另外，CAI患者也有髖關節外展／外旋肌力不足的問題[50，51]，因此也必須評估髖關節周邊肌肉的功能。

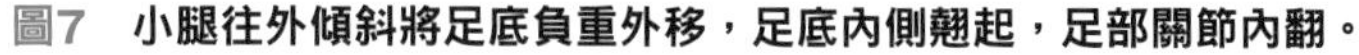

圖7　小腿往外傾斜將足底負重外移，足底內側翹起，足部關節內翻。

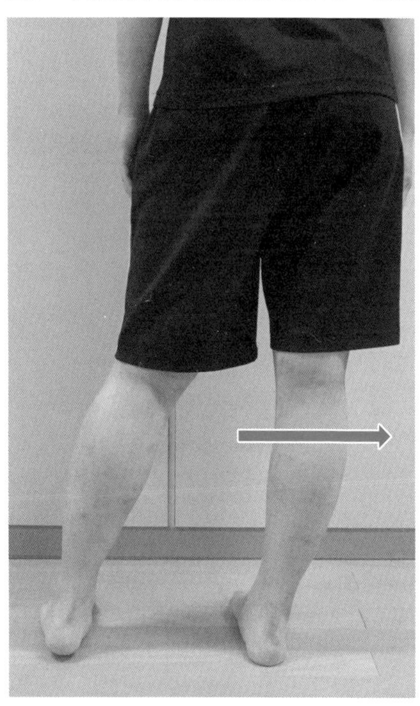

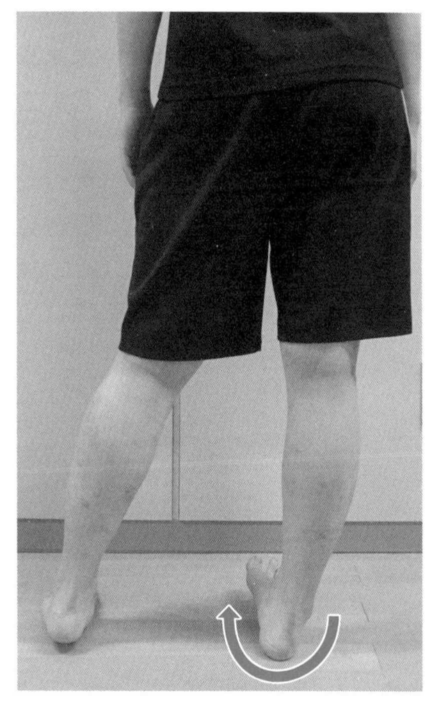

■ 肌動學上的異常

CAI患者的許多動作都有肌動學上的異常，因而造成足部關節的giving way跟反覆扭傷。觀察CAI患者的步行動作，會發現足部關節與前足部內翻、小腿外旋角度變大，以及足部關節背屈角度變小[44]。而在做其他運動動作時，也可以觀察到足部關節內翻角度變大等[5, 44, 45]。另外，行走與奔跑時足底壓力中心外移[44]，足踝可能會因此而容易內翻。而且髖關節也有肌動學上的異常。研究指出，CAI患者在做出煞車或轉向等動作時，髖關節的屈曲與外展角度會變大[5, 6, 52]。

足踝不穩定的評估

➤概要

足踝不穩定的評估有以下三種：①評估韌帶等靜態穩定結構的問題造成的結構性不穩定，②評估平衡能力、本體感覺、神經肌肉控制以及肌力等功能性問題造成的功能性不穩定，以及③根據過去病史或患者主觀感覺不穩定來進行患者的主觀評估。功能性不穩定的評估方式有許多種，應選擇簡單方便又有效的評估方法。另外，若懷疑是韌帶損傷造成的結構性不穩定，就需透過特定檢測來評估。以下彙整了各關節結構性不穩定的功能評估，並列出患者的主觀評估與功能性問題的評估方式。

➤各關節的功能評估

●遠端脛腓關節

遠端脛腓關節韌帶損傷的評估方法有壓痛範圍、external rotation test、squeeze test、dorsiflexion with compression test以及stabilization test等，這些方法都是透過有無疼痛來評估韌帶損傷（**圖8**）[53-55]。想要評估遠端脛腓關節的穩定度，可利用cotton test或fibular translation test。這兩項評估是分別將距骨／腓骨的動作比健側大的情況判定為陽性（**圖8**）[54, 55]。另外，被動地將足部引導為外旋與背屈時觸診腓骨的外旋與後移動作，也可能是有效的評估[11]。

伴隨足部關節外旋、過度背屈以及內翻的動作，會增加遠端脛腓韌帶的應力。脛距關節背屈受限時，負重時足部外旋會增加。另一方面，脛距關節蹠屈受限或蹠屈肌功能失調時，推進時的蹠屈動作會伴隨著內翻，使得遠端脛腓關節的應力增加。因此除了蹠背屈活動度外，也應該評估患者能否做出未伴隨內旋／外旋、內翻／外翻的蹠背屈動作（詳細內容請參考「Ⅲ章第一節　足部關節背屈活動度障礙」（p36），以及「Ⅲ章第二節　足部關節蹠屈活動度障礙」（p54））。

圖8　評估遠端脛腓關節的韌帶損傷與穩定度

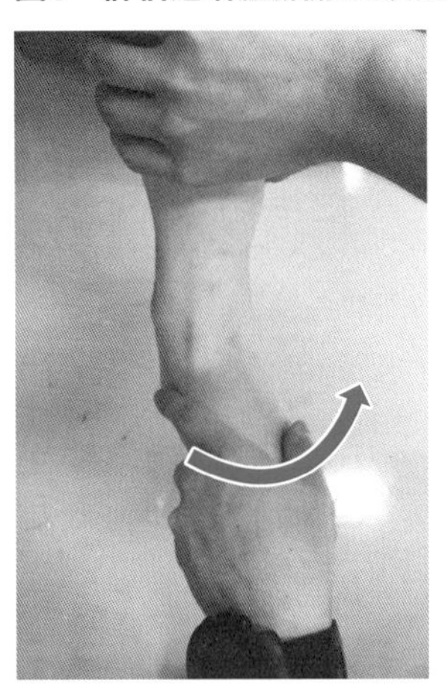

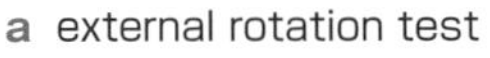

a external rotation test

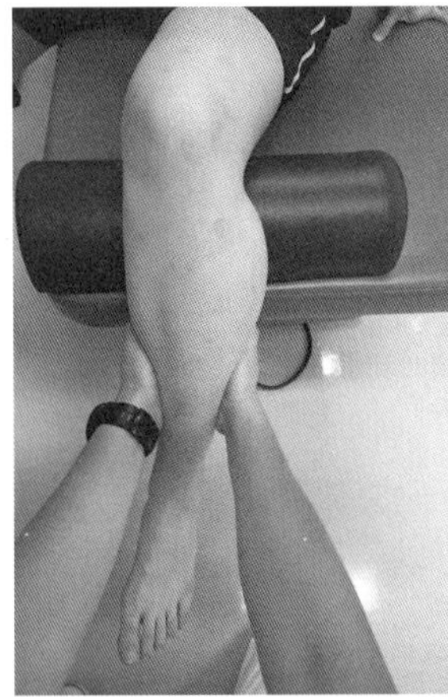

b squeeze test

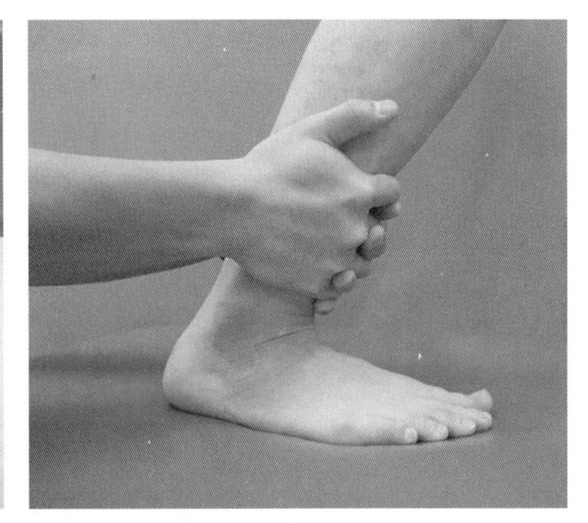

c dorsiflexion with compression test

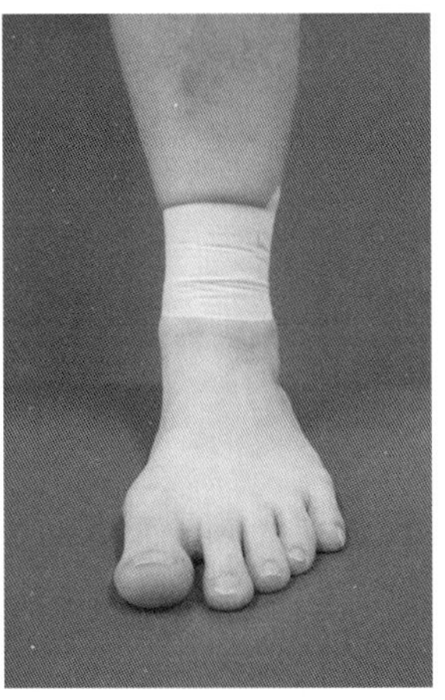

d stabilization test

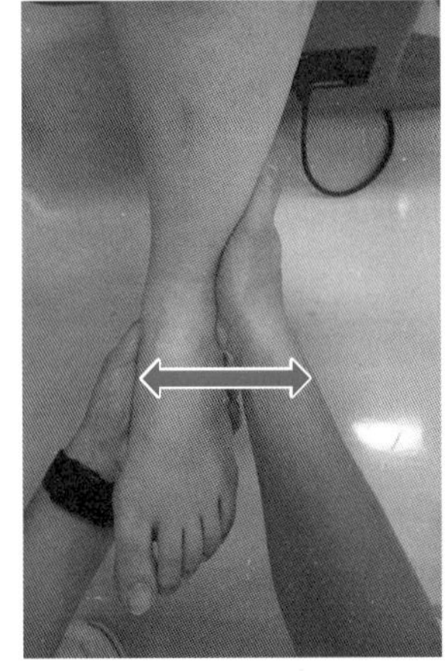

e cotton test

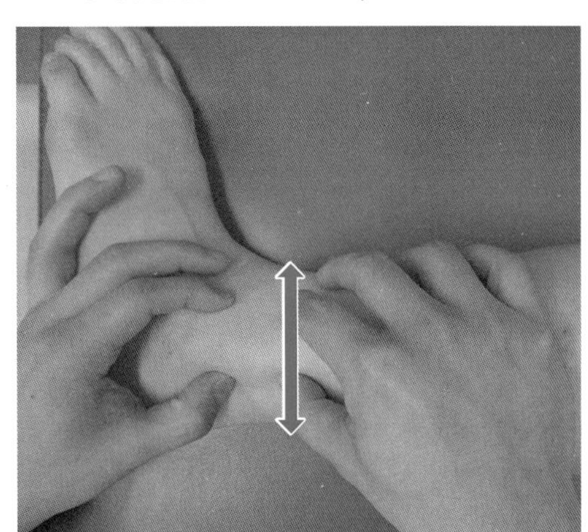

f fibular translation test

a：患者採短坐姿，膝關節屈曲90˚。在足部關節正中位置往足部的外旋方向施力，如感覺疼痛即為陽性。

b：患者採短坐姿。於小腿中央部位施力將腓骨壓向脛骨，如感覺疼痛即為陽性。

c：患者採站姿，足部關節背屈。評估人員徒手於內外踝施壓。若是其活動度比未施壓時來得大且疼痛減輕，即為陽性。

d：在遠端脛腓關節處貼紮以維持其穩定。若是在站立、行走、翹腳尖以及跳躍等時候疼痛減輕，即為陽性。

e：將小腿固定住，接著施力將足部推往左右兩側。距骨的滑動量若是比對側來得大，即為陽性。

f：將腓骨往前後方向平移。腓骨的前後平移量若是比對側來得大，即為陽性。

●脛距關節

一般在評估脛距關節的穩定度時，會採用X光加壓攝影（x-ray stress）進行前拉測試或距骨傾斜測試。雖然關節穩定度在臨床上有簡單方便的徒手檢查方式，然而其信度並不高。以下彙整了脛距關節穩定度的徒手檢查方式。

徒手執行的前拉測試，是在將足部相對於脛骨／腓骨往前拉時，評估距骨前方的穩定度（**圖9a**）[56]。但必須注意的是，這項徒手檢查的信度跟敏感度都不高[57,58]。另外，也有學者建議採用將前拉測試做了部分調整的前外拉測試（**圖9b**）[59,60]。前距腓韌帶損傷也會造成距骨內旋方向的不穩定，而前外拉測試允許距骨內旋，所以距骨往前的滑動量會比前拉測試來得大，評估時能有較高的精確度[59, 60]。距骨傾斜測試，是將跟骨往內翻方向加壓時評估脛距關節的內翻穩定度；目的是檢測跟腓韌帶有無損傷（**圖10**）[57]。不過，這項測試對跟腓韌帶損傷的診斷準確度如何並不明確。

脛距關節背屈受限會造成脛距關節錯位，因此導致關節穩定度不足。另外，正常的蹠屈活動度受到妨礙，可能會讓足部關節蹠屈時的內翻角度變大，並進一步造成動作時不穩定。因此，從脛距關節穩定度的觀點看來，這些活動度的評估也很重要（詳細內容請參考「Ⅲ章第一節　足部關節背屈活動度障礙」（p36）以及「Ⅲ章第二節　足部關節蹠屈活動度障礙」（p54））。

圖9　前拉測試與前外拉測試

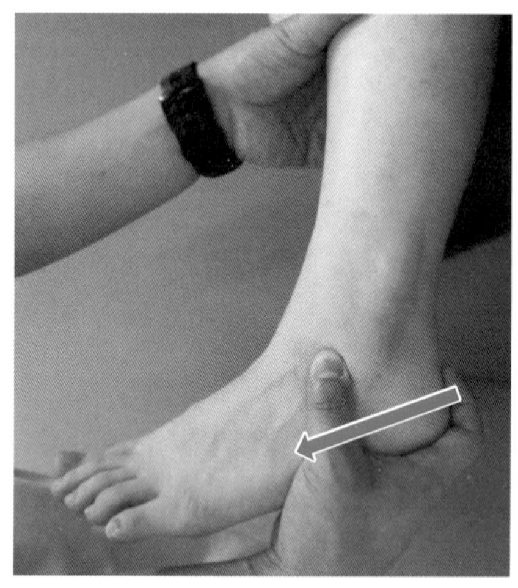

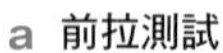

a 前拉測試

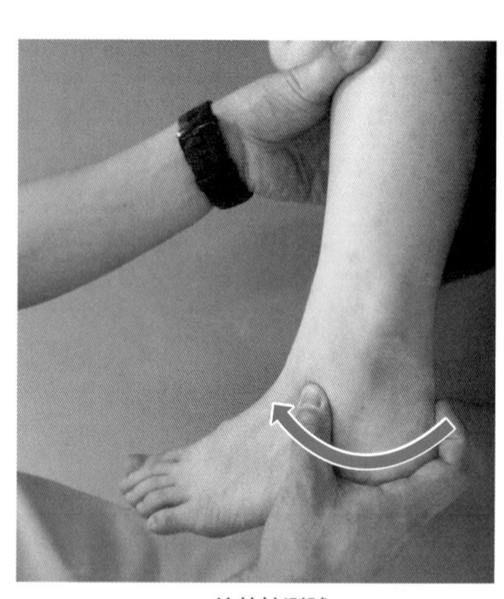

b 前外拉測試

a：足部關節蹠屈10～15°，從腳跟後方往前拉。

b：在同樣的姿勢下從腳跟後方往前拉，並同時將足部內旋。在膝關節屈曲的狀態下執行，比較不會受到阿基里斯腱緊繃的影響。

圖10　距骨傾斜測試

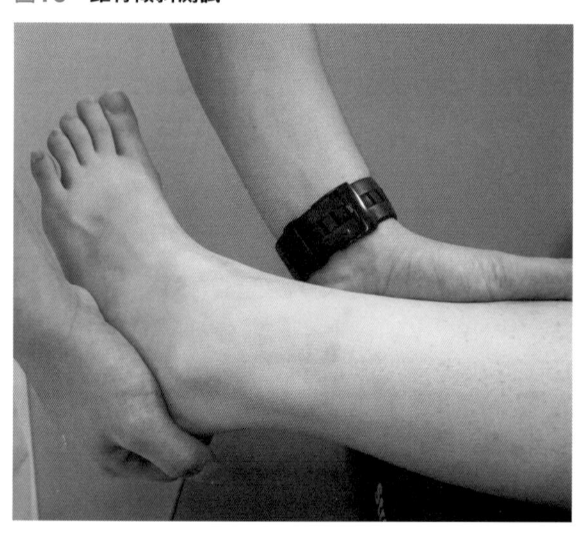

握住跟骨，往內翻方向加壓。

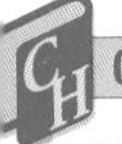
Clinical Hint

急性期的徒手穩定度檢查

外側足踝扭傷造成前距腓韌帶損傷後，若是在受傷後48小時內進行身體檢查（腫脹、血腫、壓痛、徒手進行前拉測試），其診斷準確度並不高（敏感度71%，偽陽性率67%），但是受傷5天過後再度進行身體檢查，則能提高診斷準確度（敏感度96%，偽陽性率16%）[61]。因此，急性期應留意結構性不穩定的徒手檢查結果是否準確。

●距下關節

想要分辨究竟是距下關節不穩定還是脛距關節不穩定，是很困難的一件事[62]，可作為參考的徒手檢查相關證據並不多。因此以下彙整了可在徒手檢查時作為參考的一般X光片檢查手法，以及來自於生物力學研究的檢查方法。

利用X光加壓攝影來評估距下關節穩定度的方法有以下三種：①徒手將足部往內翻方向加壓並同時前拉，以評估距骨的旋轉角度[25]，②將跟骨往內翻方向加壓，同時評估跟骨相對於距骨的傾斜角度[63]，③評估跟骨相對於距骨的前位移量[64]。然而，根據這些手法所做的徒手檢查，究竟是否能發現距下關節不穩定並不明確。有學者提出將足部關節固定於背屈10°，並且將跟骨往外旋與內翻方向加壓的徒手檢查方法（**圖11a**）[26]。如果透過這項檢查發現內翻角度過大，有可能是因為跟腓韌帶功能失調造成距下關節不穩定。另外，還有一項檢查叫做medial subtalar glide test [65]。這項檢查的目的是，評估跟骨相對於距骨是否過度內移（**圖11b**）。這項檢查分成毫無不穩定、輕度不穩定、中度不穩定，以及重度不穩定這四個等級。在這項檢查中被判定為陽性的患者，透過X光加壓攝影也幾乎都會被判定為距下關節不穩定[65]，但是這項檢查的信度與診斷準確度都不明確。

評估距下關節的排列，有助於掌握可能造成距下關節不穩定的因素。距下關節的排列，要在未負重與負重時由額狀面上的內外翻角度來評估（請參考「Ⅲ章第一節　足部關節背屈活動度障礙」（p36））。如果觀察到距下關節過度內翻，除了可能有內翻不穩定的問題之外，足部關節後內側的屈拇長肌、屈趾長肌以及脛後肌等軟組織也可能過短。

➤患者的主觀評估

●問診

透過問診可大致了解患者是否有CAI的問題。基本上是依照**表1**的內容來問診[1]。有關足踝扭傷的過去病史，可詢問患者扭傷當時何處疼痛、扭傷過幾次、第一次扭傷是什麼時候、最近一次扭傷是什麼時候、嚴重程度，以及足部關節是否發生過giving way等。另外，患者主觀感覺不穩定與否，則是用以下問卷來評估。

圖11　評估距下關節的穩定度

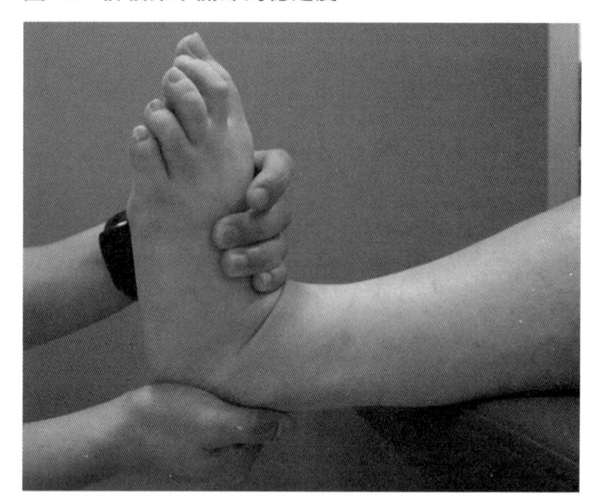

a

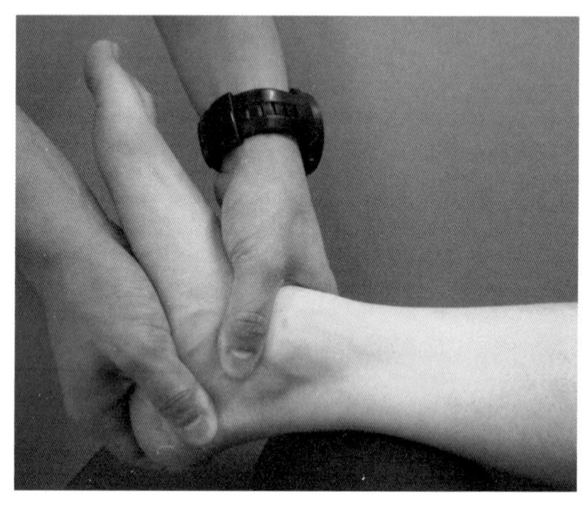

b

將足部關節固定於背屈10°，並且將跟骨往外旋／內翻方向加壓（**a**）。評估跟骨相對於距骨的內移程度的medial subtalar glide test（**b**）。

●問卷

CAIT：
Cumberland ankle instability tool

AII：
ankle instability index

IdFAI：
identification of functional ankle instability

為了將患者主觀感覺到的不穩定量化，必須透過問卷來評估。一般建議使用的問卷有CAIT、AII以及IdFAI[1]，只有CAIT有日文版（**表3**）[66]。判定為CAI的CAIT得分應低於24分[1]，或者在25分以下[66,67]。

由患者主觀評估的足部／足部關節功能障礙問卷有好幾種。其中建議使用的是FAAM的ADL scale與sport scale，或者foot and ankle outcome score。日本國內有日文版的FAAM可用（**表4**）[68,69]，這份問卷涵蓋了足部／足部關節相關的多種功能障礙。

表3　坎伯蘭踝關節不穩定量表（Cumberland ankle instability tool, CAIT）

請選出最符合你的足踝狀況的答案。

	左腳	右腳	得分
1. 以下何種狀況會讓你感覺足踝疼痛？			
從未疼痛	□	□	5
從事運動時	□	□	4
在不平坦的地面上跑步	□	□	3
在平坦的地面上跑步	□	□	2
在不平坦的地面上走路	□	□	1
在平坦的地面上走路	□	□	0
2. 以下何種狀況會讓你感覺足踝不穩定？			
從未感覺不穩定	□	□	4
運動時有時會感覺不穩定（並非每次）	□	□	3
運動時常會感覺不穩定（每次）	□	□	2
日常生活中有時會感覺不穩定	□	□	1
日常生活中常會感覺不穩定	□	□	0
3. 以下何種狀況會讓你在突然轉向時感覺足踝不穩定？			
從未感覺不穩定	□	□	3
跑步時突然轉向有時會感覺不穩定	□	□	2
跑步時突然轉向常會感覺不穩定	□	□	1
走路時突然轉向	□	□	0
4. 以下何種狀況會讓你在下樓時感覺足踝不穩定？			
從未感覺不穩定	□	□	3
趕著下樓的時候	□	□	2
偶爾會感覺不穩定	□	□	1
總是感覺不穩定	□	□	0
5. 以下何種狀況會讓你在單腳站的時候感覺足踝不穩定？			
從未感覺不穩定	□	□	2
踮腳尖站著的時候	□	□	1
腳底平貼著地板的時候	□	□	0
6. 以下何種狀況會讓你感覺足踝不穩定？			
從未感覺不穩定	□	□	3
單腳左右跳躍數次	□	□	2
單腳原地跳躍數次	□	□	1
單腳高高跳起後著地時	□	□	0
7. 以下何種狀況會讓你感覺足踝不穩定？			
從未感覺不穩定	□	□	4
在不平坦的地面上跑步	□	□	3
在不平坦的地面上慢跑	□	□	2
在不平坦的地面上走路	□	□	1
在平坦的地面上走路	□	□	0
8. 平常快扭到腳的時候，有辦法避免嗎？			
馬上就能避免	□	□	3
大多可以避免	□	□	2
有時可以避免	□	□	1
沒有辦法避免	□	□	0
從未扭傷過足踝	□	□	3
9. 足踝扭傷後，需要多久才能恢復正常？			
大多很快就恢復正常	□	□	3
一天之內	□	□	2
一到兩天	□	□	1
兩天以上	□	□	0
從未扭傷過足踝	□	□	3

給分標準記載於右側欄位，給受試者自行填寫的版本未列出給分標準。

（引用自參考文獻66）

表4 **foot and ankle ability measure, FAAM**

足踝功能量表

請選出最符合你最近一週狀況的選項。題目中提到的活動若是因為足部或足踝以外的部位而受限，請選擇不適用（N/A）。

日常生活方面

	毫無困難	有些困難	中等困難	非常困難	無法做到	不適用（N/A）
站著	□	□	□	□	□	□
走在平坦的地面上	□	□	□	□	□	□
不穿鞋走在平坦的地面上	□	□	□	□	□	□
走上斜坡	□	□	□	□	□	□
走下斜坡	□	□	□	□	□	□
爬上階梯	□	□	□	□	□	□
爬下階梯	□	□	□	□	□	□
走在不平坦的地面上	□	□	□	□	□	□
踩上路緣石再下來	□	□	□	□	□	□
蹲下	□	□	□	□	□	□
踮腳尖	□	□	□	□	□	□
跨步開始走	□	□	□	□	□	□
走不到5分鐘	□	□	□	□	□	□
大約走10分鐘	□	□	□	□	□	□
大約走15分鐘	□	□	□	□	□	□

從事以下活動時，是否因為足部或足踝的狀況而感覺困難？

	毫無困難	有些困難	中等困難	非常困難	無法做到	不適用（N/A）
家事	□	□	□	□	□	□
日常生活活動	□	□	□	□	□	□
自我照顧	□	□	□	□	□	□
輕度到中度活動（站立、行走）	□	□	□	□	□	□
重體力勞動（推／拉、爬高、搬重）	□	□	□	□	□	□
休閒活動	□	□	□	□	□	□

日常生活活動相關綜合功能評估

請用0到100的數值為目前足部／足踝在日常生活活動中的功能狀態評分。足部／足踝受傷前的功能狀態為100，無法執行一般日常活動的功能狀態為0。

______.0%

運動方面

從事以下活動時，是否因為足部或足踝的狀況而感覺困難？

	毫無困難	有些困難	中等困難	非常困難	無法做到	不適用（N/A）
奔跑	□	□	□	□	□	□
跳躍	□	□	□	□	□	□
著地	□	□	□	□	□	□
迅速移動或停下來	□	□	□	□	□	□
轉向、橫向移動	□	□	□	□	□	□
低衝擊運動	□	□	□	□	□	□
像平常一樣地運動	□	□	□	□	□	□
想運動多久，就能運動多久	□	□	□	□	□	□

運動相關綜合功能評估

請用0到100的數值為目前足部／足踝在運動時的功能狀態評分。足部／足踝受傷前的功能狀態為100，無法執行一般日常活動的功能狀態為0。

______.0%

整體來說，目前足部／足踝的功能狀態如何？

□跟平常一樣　□幾乎跟平常一樣　□跟平常不一樣　□跟平常差很多

（引用自參考文獻69）

➤功能障礙的評估

●平衡測試

靜態平衡能力大多是看單腳站立時是否搖晃來評估。利用測力板來分析足底壓力中心等做法雖然有幫助，但臨床上需要的是，無須用到特殊儀器的簡易測試。簡單方便且信度又高的靜態平衡測試有：平衡誤差計分系統（balance error scoring system，詳細內容請參考**圖12**）以及foot lift test等[33，70-72]。foot lift test是在閉眼、單腳站立的狀態下，用對側的腳去碰觸站立側的小腿肚，並計算

圖12　balance error scoring system評估時的姿勢

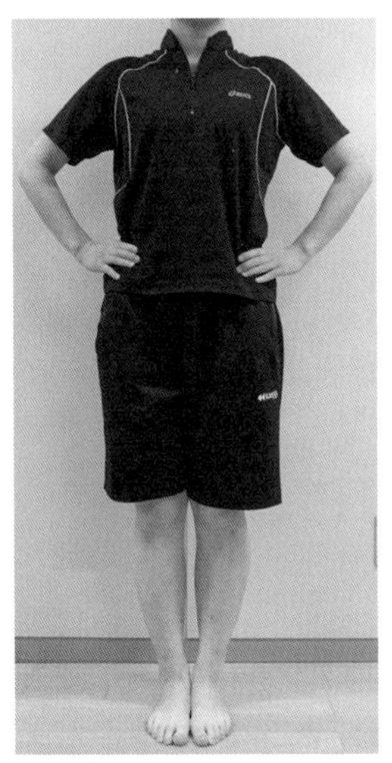

a　雙腳站在硬地板上

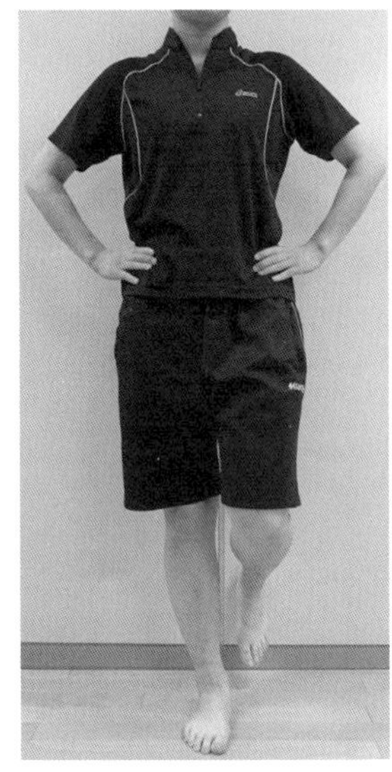

b　單腳站立

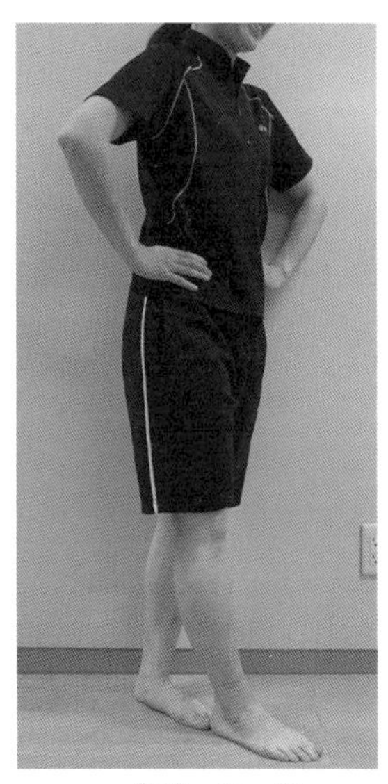

c　雙腳一前一後

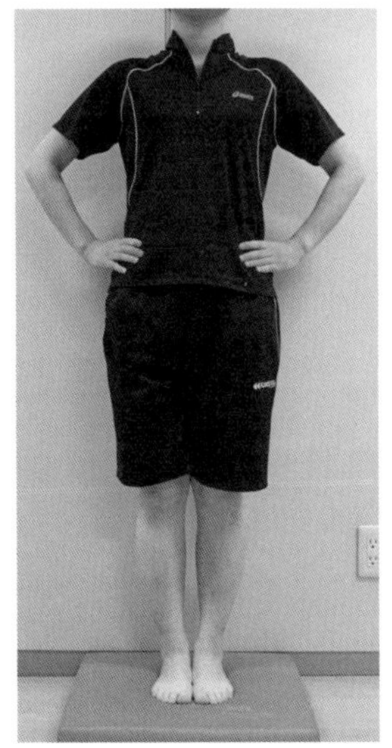

d　雙腳站在軟墊上

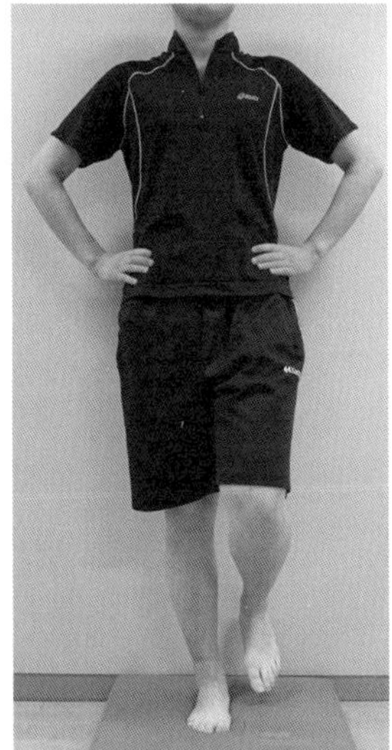

e　單腳站立

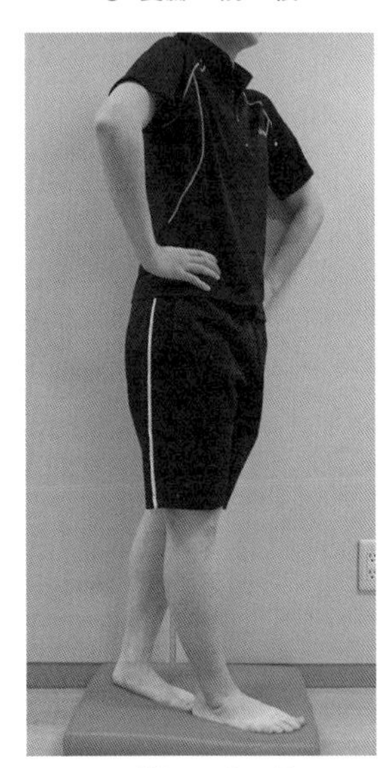

f　雙腳一前一後

所有的測試條件都是閉眼、雙手置於髂骨嵴，並盡可能維持同一姿勢20秒不動。觀察受試者在這20秒內出現過幾次以下狀況：①手沒放在髂骨嵴，②睜開眼睛，③跨步、搖晃或者跌倒，④髖關節屈曲或外展的動作在30°以上，⑤抬起前足部或腳跟，⑥無法維持評估姿勢的時間超過5秒。分別計算各個測試條件以及所有測試條件的違規次數，以作為分析之用。

站立側的腳底（腳趾、蹠骨頭部等）在30秒內抬離地板的次數。對側的腳若是踩到地板，也要算次數。如果對側的腳一直踩著地板，每隔1秒就要算1次[71]。

另外，從雙腳站改成單腳站也是有效的評估方式。CAI患者在做這個動作時，下肢的肌肉活動會比較慢才開始[73,74]，而且也能觀察到身體側彎與旋轉、髖關節內收（骨盆側移）以及小腿往外傾斜較多等現象（**圖13**）。

動態平衡能力，大多是透過單腳著地時的地面反作用力變數來評估[75,76]。臨床上可用的動態平衡評估，以星狀平衡測試（star excursion balance test）最具代表性[33]。這項測試是在單腳站立的狀態下，記錄對側下肢的最大延伸距離（除以下肢長度使其標準化）。以往都是往八個方向延伸，近年來則大多只做前側、後外側、後內側這三個方向（**圖14**）。CAI患者的足部關節背屈受限[37,39]、足底感覺異常[37]、足部關節外翻肌力不足[37]、閉眼單腳站立平衡能力不足[37]以及髖關節外展／外旋肌力不足[51]等問題，都跟延伸距離變小有關。

圖13　從雙腳站改成單腳站時的姿勢評估

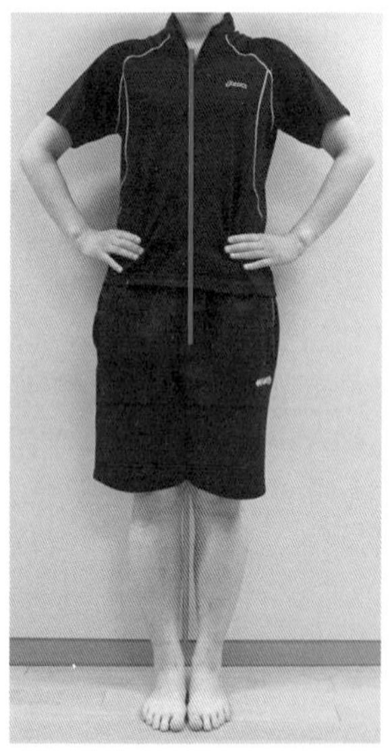

a　雙腳站立

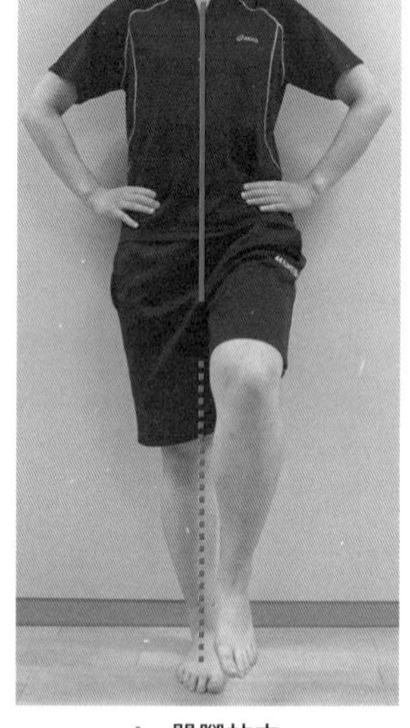

b　單腳站立

透過健側與患側的單腳站立動作，評估身體／骨盆中線（實線）與足部關節中心線（虛線）的相對位置。若是觀察到身體／骨盆外移（站立側）增加，需留意是否伴隨著小腿往外傾斜以及足底外側負重。

圖14　star excursion balance test

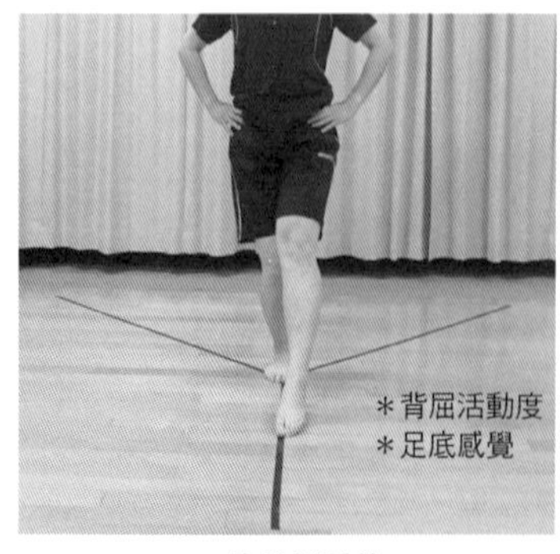

a　往前側延伸

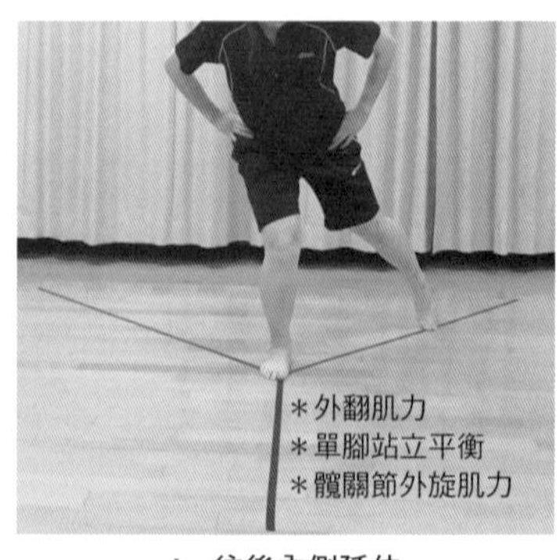

b　往後內側延伸

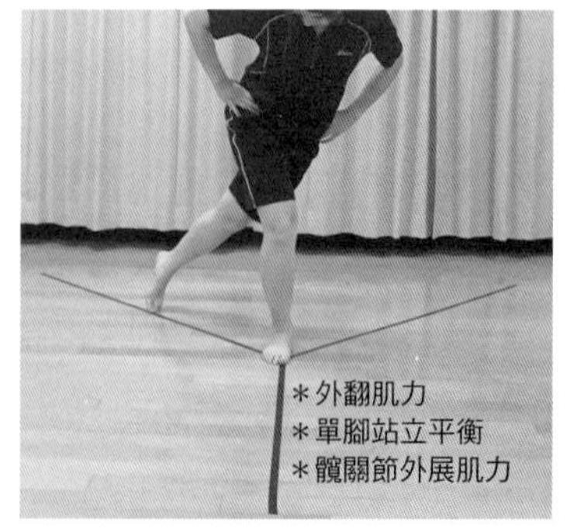

c　往後外側延伸

星狀平衡測試中的前側（a）、後內側（b）、後外側（c）延伸。圖中標上＊的是，過去研究發現與各方向的延伸距離顯著相關的各項因素[37,39,51]。

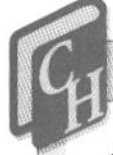
Clinical Hint

CAI的平衡測試

表格中列出了經統計學驗證過的各項平衡測試的閾值，以作為檢測患者有無CAI之用。這些閾值既是CAI的評估標準之一，將其設為治療目標應該也是有效的做法。

表5　用於檢測患者有無CAI的平衡測試的閾值、敏感度以及偽陽性率

測試方式	閾值	敏感度	偽陽性率
balance error scoring system			
六項測試條件的加總（次數）	14	0.47	0.12
單腳站在硬地板上（次數）	3	0.53	0.18
time-in-balance test（秒數）	25.89	0.82	0.35
foot-lift test（次數）	5	0.76	0.53
star excursion balance test 後內側方向	0.91	0.65	0.29

（根據參考文獻72的資料製表）

●肌肉功能評估

足部關節周邊肌肉擔負維持足部關節穩定的重要角色，因此必須進行全方位的肌力評估。首先應依照徒手肌力測試方式，評估足部關節的蹠屈、背屈、內翻及外翻方向的肌力[77]。可能的話，最好使用手握式測力器或等速肌力儀來評估。評估蹠屈肌的肌力，只要在小腿上提時徒手給予阻力，即可得知患側與健側的差異（請參考「Ⅲ章第二節　足部關節蹠屈活動度障礙」的內容（p54））。有時也必須看狀況來評估臀中肌與臀大肌等髖關節周邊肌肉的肌肉功能。

運動鏈

OKC：open kinetic chain
CKC：closed kinetic chain

運動鏈需分成足部未著地的開放式運動鏈（OKC）以及足部著地的閉鎖式運動鍊（CKC）來考量。以下彙整了可能導致足部關節過度內翻的運動鏈。從OKC的觀點看來，足部著地前容易因為髖關節內旋，使得大腿／小腿內旋、腳尖朝內（toe-in）。以這樣的姿勢著地，會增加足部關節的內翻角度與角速度，因此著地前應避免讓髖關節內旋（**圖15**）[78]。以這個例子來說，也必須考量到身體與骨盆的旋轉，可能造成髖關節內旋。從CKC的觀點看來，髖關節在足部著地時外旋，使得大腿／小腿外旋、足部關節內翻（**圖15**）。另外，身體／骨盆的側彎與外移造成重心外移，則會讓大腿／小腿往外傾斜，並使得足底壓力外移與足部關節內翻的程度變大。

圖15　OKC與CKC運動鏈

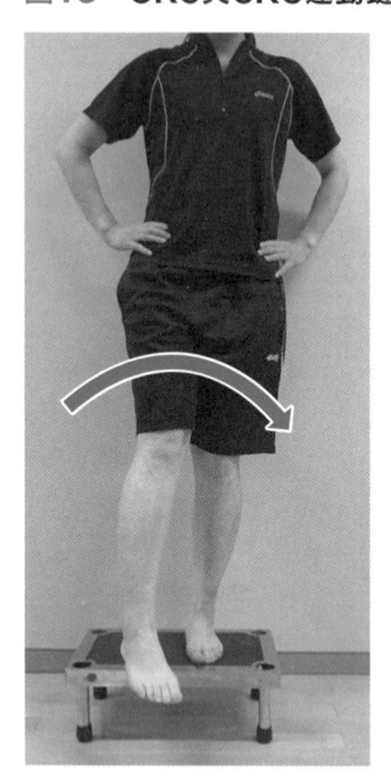

a

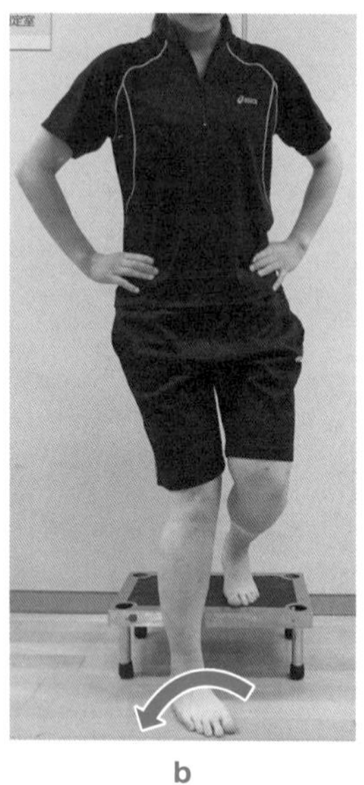

b

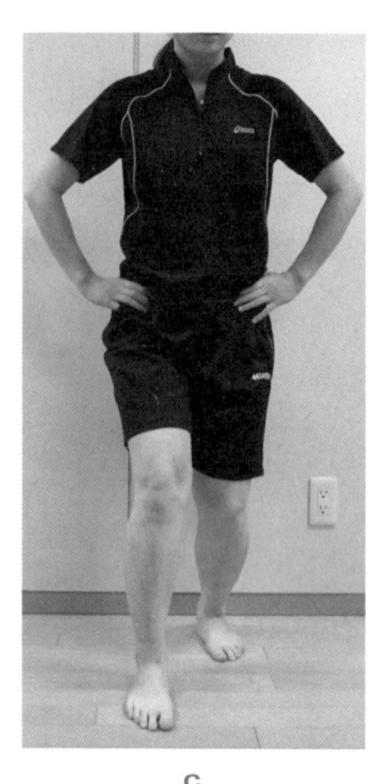

c

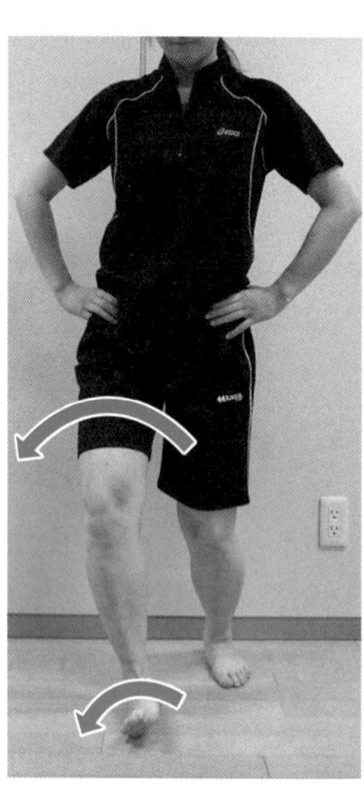

d

足部著地前，髖關節內旋角度增加（a）使得著地那一瞬間的內翻角度變大（b）。著地時（c）髖關節外旋，使得足部關節內翻角度變大（d）。

足踝不穩定的治療

➤概要

足踝不穩定的治療目標，是改善患者的主觀評估、預防足踝再度扭傷、預防giving way，並且讓患者安全地重返運動場。在足踝不穩定的問題當中，雖然韌帶等靜態穩定結構損傷造成的結構性不穩定很難改善，但藉由使用輔具，可部分改善其結構性不穩定的狀況。另外，排列異常或肌動學方面的問題，會讓結構性不穩定的狀況更加惡化，針對這些部分加以改善，就可能間接地改善其穩定度。另一方面，平衡能力訓練與肌力訓練已被證明可有效改善功能性不穩定的問題。本章節將各關節的治療分成結構性不穩定與功能障礙來解說。

➤針對各關節的治療

●遠端脛腓關節

沒有證據可證明物理治療對遠端脛腓關節不穩定的治療效果，但是用伸縮性較小的貼布在內外踝上方繞一圈　，大多能有效控制脛腓關節的間距大小（圖16）。貼紮方向應從腓骨後方往前延伸，以限制腓骨的外旋與後移。另外，以限制距骨的外旋與內翻為目的的貼紮，可望能減輕遠端脛腓韌帶的應力。

遠端脛腓韌帶損傷之後，由於足部關節外旋、過度背屈以及內翻，容易造成遠端脛腓關節處疼痛，因此必須使其回復正常的排列與關節動作。例如為了代償足部關節背屈受限，足部關節在行走時處於外旋狀態，或是在做小腿上提或者跳躍的動作時，足部關節的蹠屈伴隨著內翻等具代表性的排列異常，都必須加以改正（請參考「Ⅲ章第一節　足部關節背屈活動度障礙」（p36）以及「Ⅲ章第二節　足部關節蹠屈活動度障礙」（p54））。

圖16　針對遠端脛腓關節的貼紮

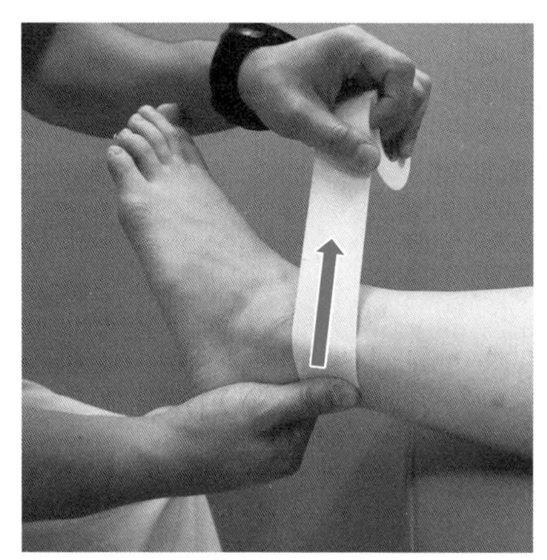
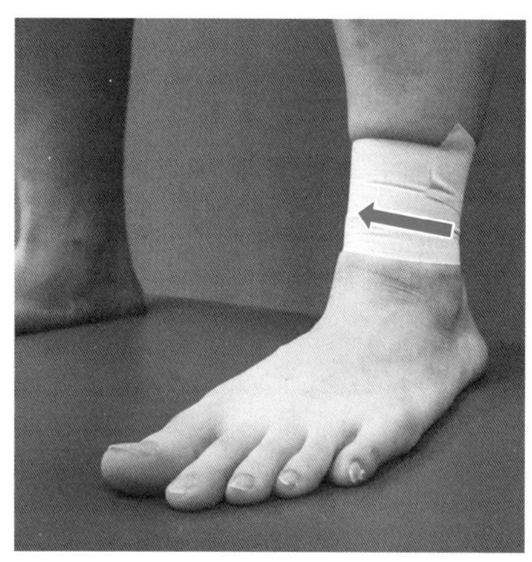

從腓骨後方往前貼紮，可防止遠端脛腓關節的間距變大，也能預防腓骨的外旋、後移角度變大。

●脛距關節

脛距關節的結構性不穩定雖可透過貼紮或裝具有效改善，但也不能一直仰賴這些輔具，因此必須改正可能會讓脛距關節的前外側更加不穩定的異常關節動作與排列，或是針對其功能障礙來治療。

有好幾種貼紮方式的目的，都是為了改善脛距關節的前外側不穩定。一般的做法是用非伸縮性貼布來固定關節（U字形（Stirrup）、馬蹄型（horse shoe）、八字形（Figure Eight）以及足跟固定型（Heel Lock）等），但因為足部關節蹠背屈動作等也會受限，不適合長時間或是劇烈運動時使用。研究指出，外側足踝扭傷時，未必會產生足部關節蹠屈[79，80]，而且足部關節背屈時，脛距關節反而更加契合。因此筆者認為，無須用貼紮硬是將蹠背屈限制住，而是應該限制內翻、內旋的動作。國外研究指出，subtalar sling tape的貼紮方式，可有效改善足部關節前外側不穩定的問題（**圖17**）[81]。日本國內的學者也建議使用具伸縮性的貼布，並提出多種貼紮方式。

外側足踝扭傷造成的脛距關節背屈受限，推測應該與距骨前移有關[23]。而這個背屈受限，會降低脛距關節結構上的穩定。足部關節背屈時也可能發生外側足踝扭傷[79，80]，因此讓脛距關節在背屈時保持穩定，是很重要的。針對距骨施行關節鬆動術，可有效改善背屈受限（**圖18a**）[82，83]。另外，也可以用彈力帶引導距骨往後滑動（**圖18b**）。阿基里斯腱與屈拇長肌肌腱等脛距關節後側的軟組織如有粘連或攣縮，也必須加以治療。關於脛距關節的治療，應該像這樣改正距骨的排列異常、改善背屈受限狀況，並且以回復未伴隨距骨內翻／外翻、內旋／外旋的完全背屈動作為目標。至於足部關節蹠屈，也應該以未伴隨內翻／內旋的完全蹠屈動作為目標，因為內翻、內旋會讓脛距關節前外側更加不穩定。

圖17　利用subtalar sling tape來控制足部關節的前外側不穩定

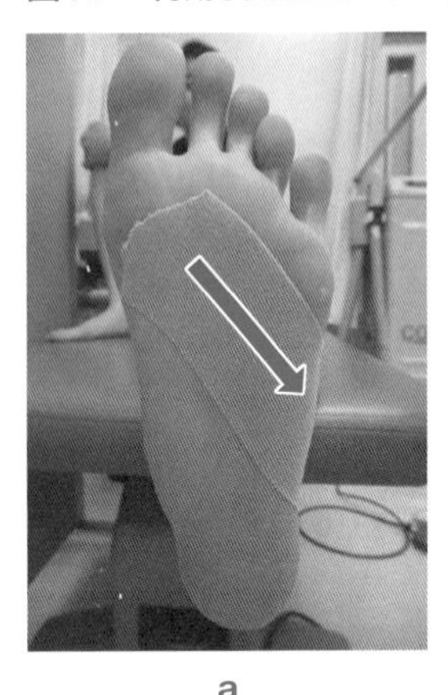
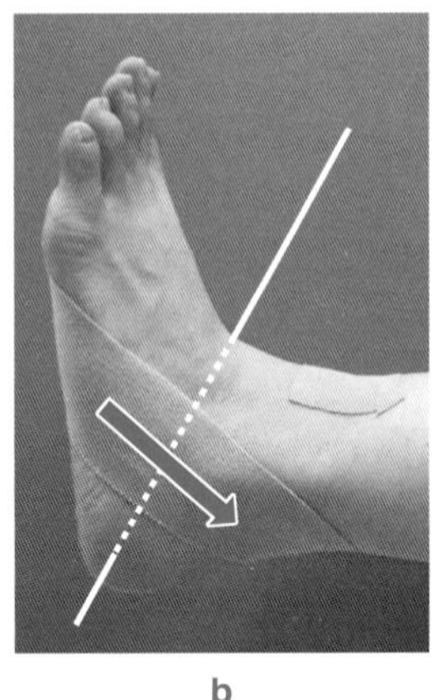
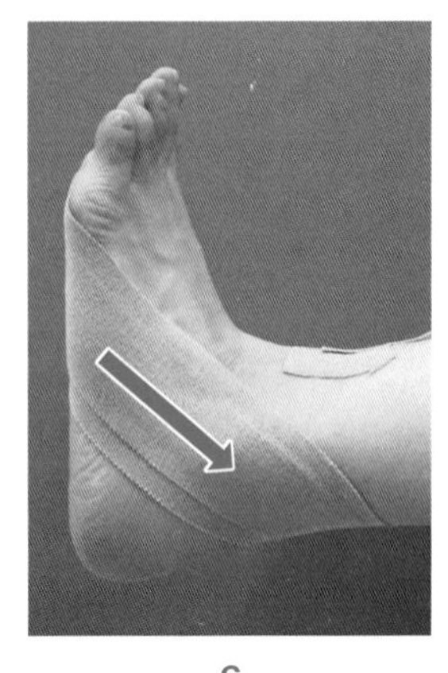
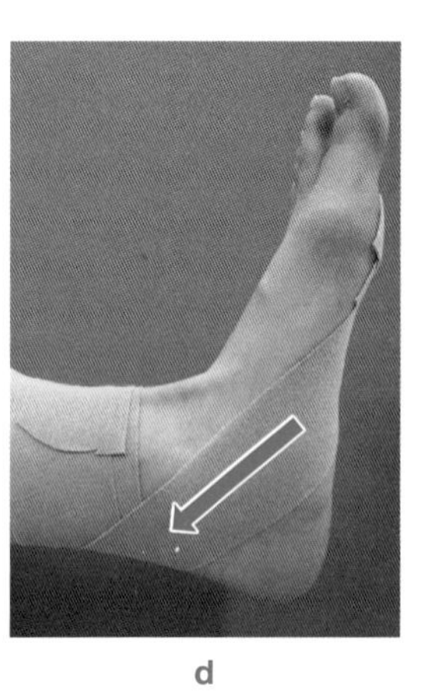

a　　b　　c　　d

白線為內翻動作的運動軸。從足底的第一蹠骨頭部往斜外側貼紮（a），以大約45度的方向貼附於外踝（b），接著貼附於小腿遠端內側。稍微挪開一點位置，以同樣的方向貼上第二條貼布（c），最後也將貼布貼附於內側（d）。

圖18　可改善距骨往後滑動狀態的治療

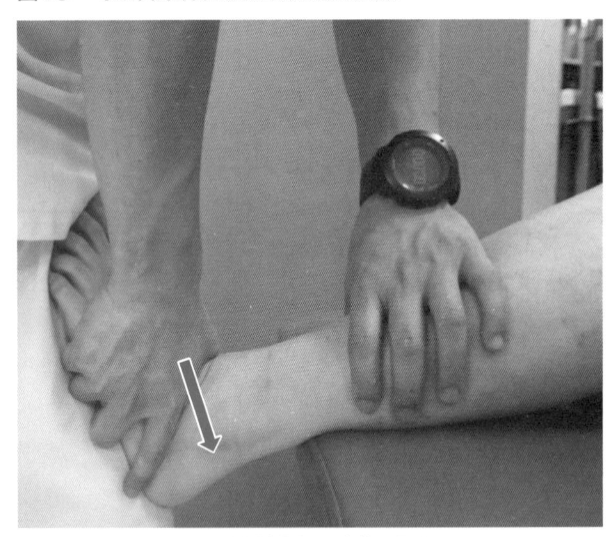
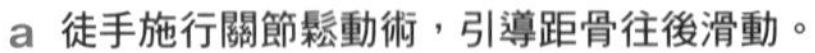

a 徒手施行關節鬆動術，引導距骨往後滑動。

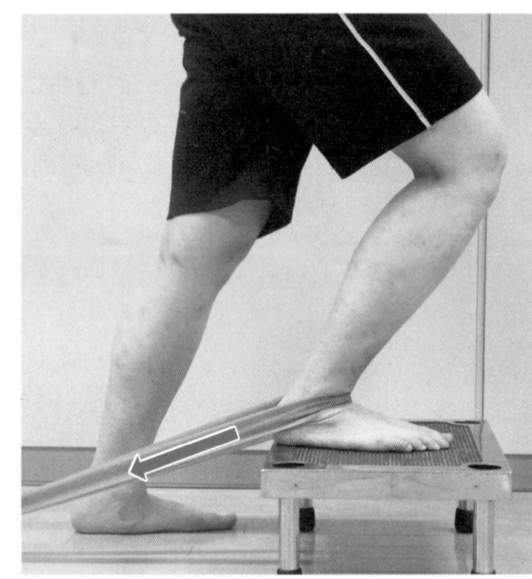

b 利用彈力帶促使距骨往後滑動

●距下關節

少有證據能證明距下關節不穩定的治療效果。脛距關節不穩定的患者大多合併有距下關節不穩定的問題，不過有時候必須針對距下關節進行特定治療。雖然使用裝具可讓距下關節的內翻不穩定獲得一定程度的控制，但是對旋轉不穩定的控制效果卻很有限[84,85]。另外，貼紮對旋轉不穩定的控制效果也是有限的[85]。

後足部的排列與活動度的異常，可能會讓距下關節更加不穩定。針對過度內翻的問題，可改善足部關節後內側的屈拇長肌、屈趾長肌以及脛後肌等軟組織的柔軟度，並且在跟骨施行外翻方向的關節鬆動術。距下關節不穩定的狀況，在足部關節背屈時尤其明顯[26]。足部關節外翻的時候，腓骨長肌在蹠屈狀態有較多肌肉活動，背屈狀態則較少；腓骨短肌則是無論蹠背屈角度如何，都有一定的高活動度[86]。由此可推測出，想要在背屈狀態維持穩定，除了訓練腓骨長肌之外，訓練腓骨短肌也是有效的做法。

➤針對功能障礙的治療

●平衡障礙的治療

平衡障礙可透過漸進式的動靜態平衡訓練有效改善[87]。尤其是想要改善與足踝不穩定有關的患者的主觀評估時，在各種治療方法當中，以平衡訓練最為有效[88]。舉例來說，平衡訓練可從單腳站在硬地板上的靜態訓練開始，漸進式地改成平衡墊、平衡板等不穩定表面上的平衡訓練。這些訓練也可以在閉著眼睛的狀態下進行。單腳跳起著地後立即維持穩定的hop to stabilization訓練，是有效的動態平衡訓練（圖19）[87]。訓練時，可單腳跳向前後左右或斜向、將跳躍距離拉長、規定雙手擺放位置（從不設限到手搭在腰上）、跳往受試者未預期的方向等，漸進式地增加難度。

進行平衡訓練時的指導方式，會影響平衡能力的改善效果。比起專注於身體內部的內在注意力焦點，引導患者專注於身體外部的外在注意力焦點，是更有效的方法[89,90]。例如站在平衡墊上維持單腳站立平衡時，指導患者將平衡墊的不穩定表面維持水平──此為外在注意力焦點。另一方面，指導患者保持身體平穩不搖晃，則屬於內在注意力焦點的引導（圖20）。

圖19　利用hop to stabilization進行動態平衡訓練

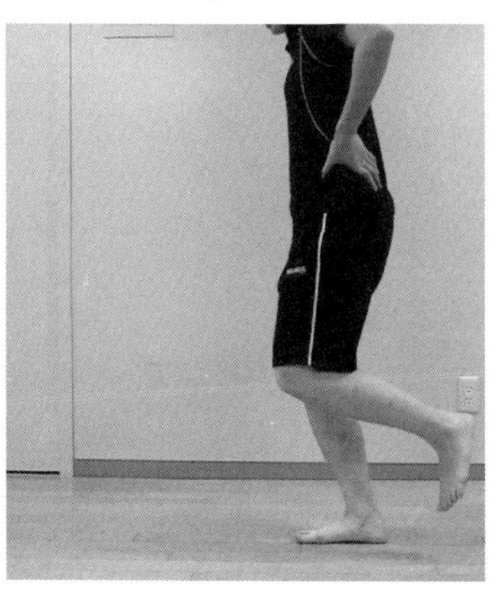
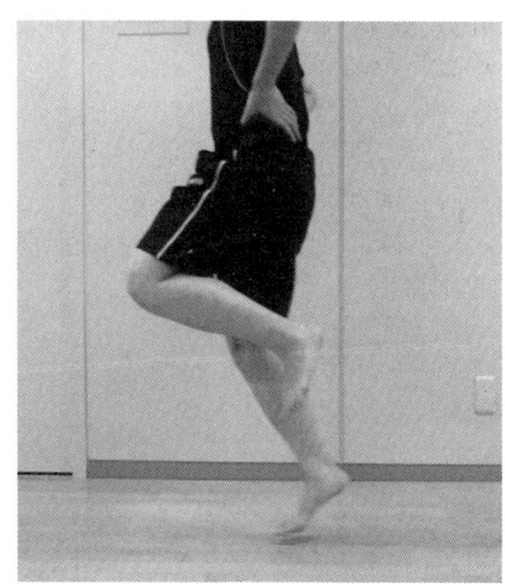
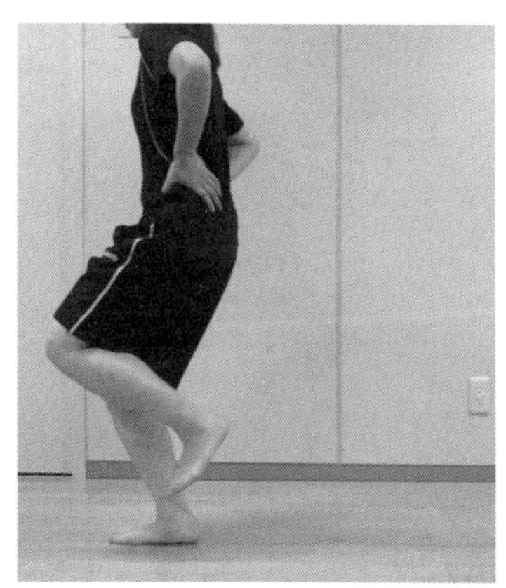

著地後立即穩住身體，維持3～5秒左右。可跳向前後左右或斜向等所有方向，或者將跳躍距離拉長等，逐漸增加難度。

III 功能障礙分類與處置

以增加足部／足部關節的皮膚、關節與肌腱的感覺輸入為目的的治療，也能有效改善平衡能力[91, 92]。其治療方式是在脛距關節施行關節鬆動術（**圖18**）、足底按摩，以及小腿三頭肌的伸展運動（**圖21**）[91, 92]。研究指出，這些治療可明顯改善CAI患者的單腳站立平衡能力[91]。尤其足底按摩對平衡能力的改善效果最好，這應該是給予足底感覺刺激所帶來的效果。另外，在脛距關節施行關節鬆動術的治療效果，則是因為對問題關節的力學感受器（mechanoreceptors）造成刺激，因此增加了關節與關節周邊感覺輸入的緣故。想要改善平衡障礙，除了平衡訓練之外，把重點放在足部／足部關節的局部治療也很有效果。

圖20　平衡訓練的外在注意力焦點指導實例

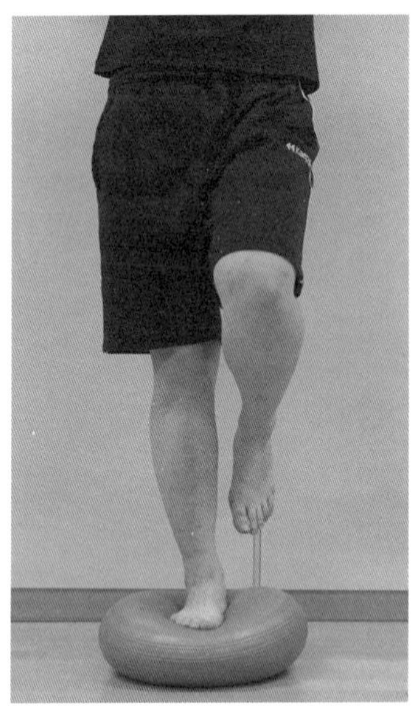

a

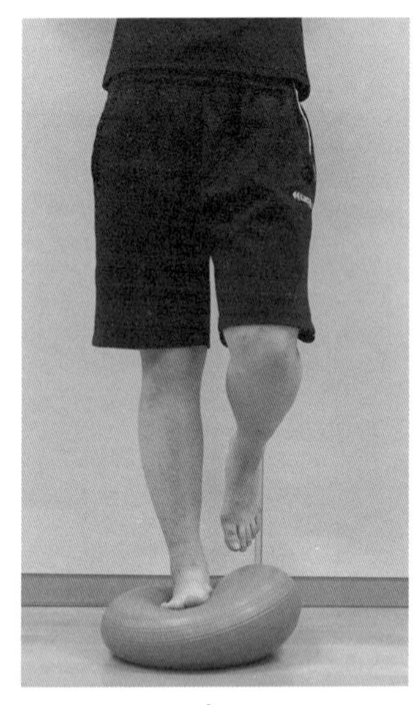

b

進行平衡訓練時，指導患者將不穩定表面維持水平（a）。不穩定的表面若是傾向一邊，就要中斷平衡訓練（b）。

圖21　足底按摩與小腿三頭肌的伸展運動

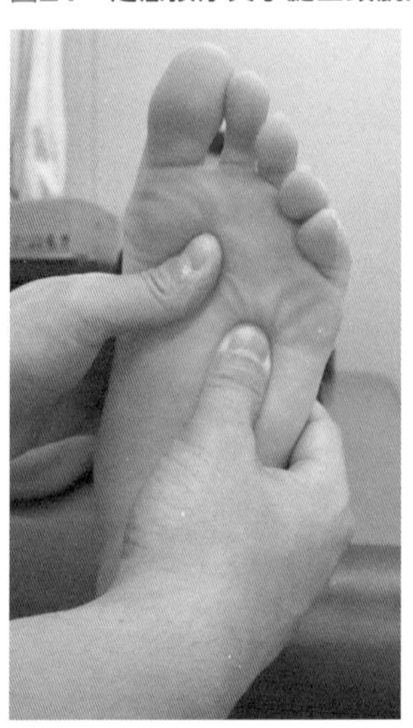

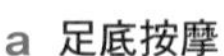

a　足底按摩

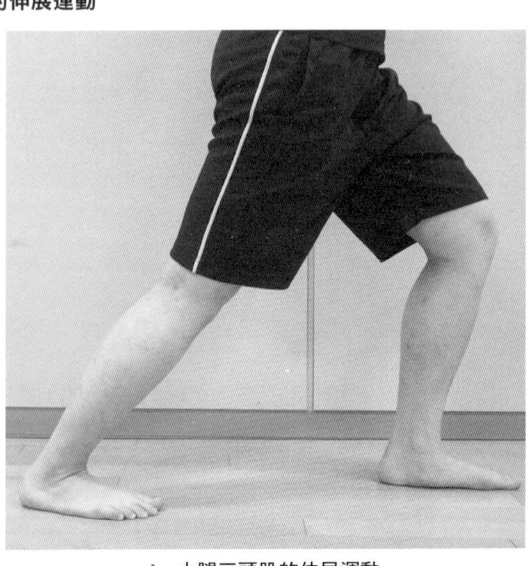

b　小腿三頭肌的伸展運動

●肌肉功能障礙的治療

CAI患者的足部關節外翻肌群反應時間較長且肌力不足[28, 47]，所以重要的是去改善可預防突然而劇烈的內翻動作發生的肌肉功能。另外，如果足部關節附近有水腫與腫脹，由於來自關節的肌肉活動受限，除了外翻以外的足部關節周邊肌肉也容易有肌力不足的問題[93, 94]，因此應優先改善其水腫與腫脹。一般會用彈力

Memo

為了讓CAI患者的平衡能力獲得改善的臨床預測規則

為了探討治療成功的預測因子，有學者以CAI患者為對象，進行為期兩週的sensory targeted ankle rehabilitation strategies治療介入[35]。若是將balance error scoring system（單腳站在硬地板上）中的平衡誤差次數的改善視為治療成功，那麼治療介入前的平衡誤差次數多於3次的患者，在施行脛距關節的關節鬆動術後，治療成功率可達73%。另外，在治療介入前，foot and ankle ability measure的左右差異小於16.07%且平衡誤差次數多於2.5次的患者，施行足底按摩後的治療成功率為99%。足踝扭傷多於11次的患者，藉由小腿三頭肌的伸展運動可達到94%的治療成功率。

帶來訓練足部關節周邊肌肉，但相較於地面反作用力是體重好幾倍的運動動作，彈力帶的訓練強度可能不夠，所以小腿上提等負重時的訓練也很重要。

想要在小腿上提時維持蹠屈動作的穩定，就必須改善小腿三頭肌的肌肉功能。除了一般的小腿上提動作之外，也必須要有考量到動作時的吸震緩衝的訓練（圖22）。另外，如果在做小腿上提的動作時，利用彈力帶從側邊給予阻力，可同時強化腓骨長肌與脛後肌，也很有效果（圖23）。這些訓練應該分別在膝關節伸展時與屈曲時進行。另外，訓練時的重點是避免外側過度負重，並留意由拇趾球負重。

圖22　以改善小腿三頭肌肌力與肌肉功能為目的的訓練實例

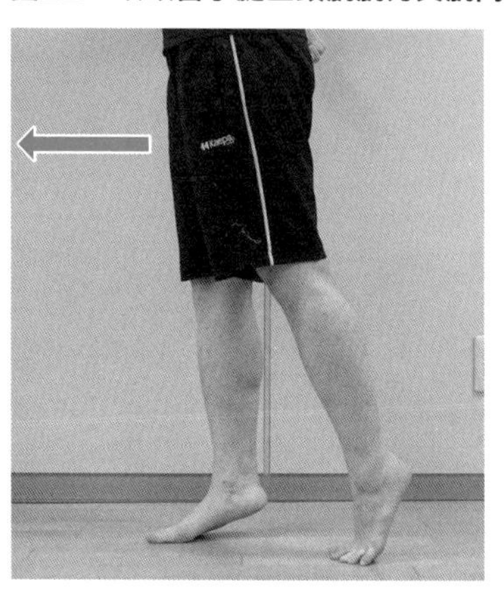

a　踮腳尖走路

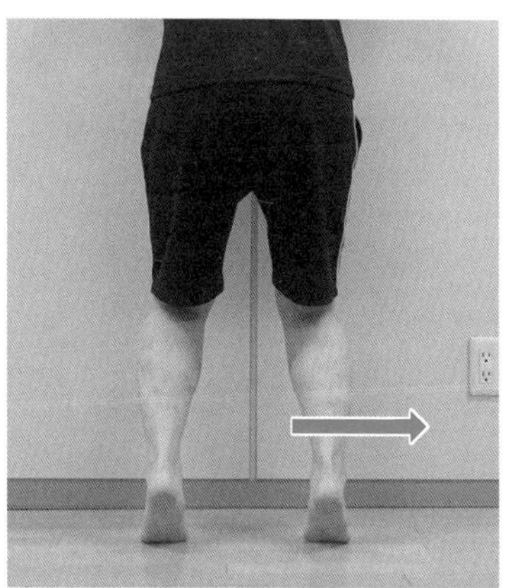

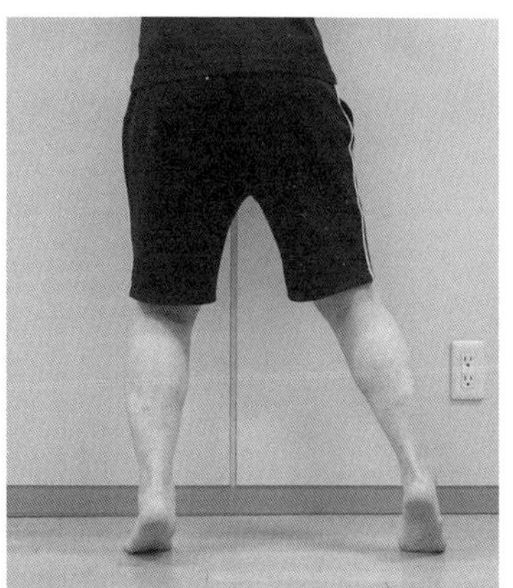

b　踮腳尖橫向跨步

進行訓練時應留意在前足部著地時，不能放下腳跟、搖晃不穩或是將足底負重外移。

髖關節周邊肌肉──尤其是臀中肌或臀大肌的肌力不足時，在未負重的狀態下進行訓練或者在行走時綁上彈力帶等做法，都能有效增加臀中肌與腓骨長肌的活動（**圖24**）[95]。

圖23　小腿上提時從側邊給予後足部阻力

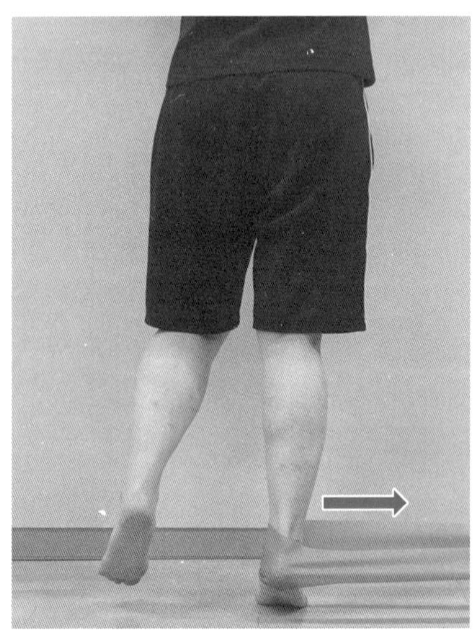

a

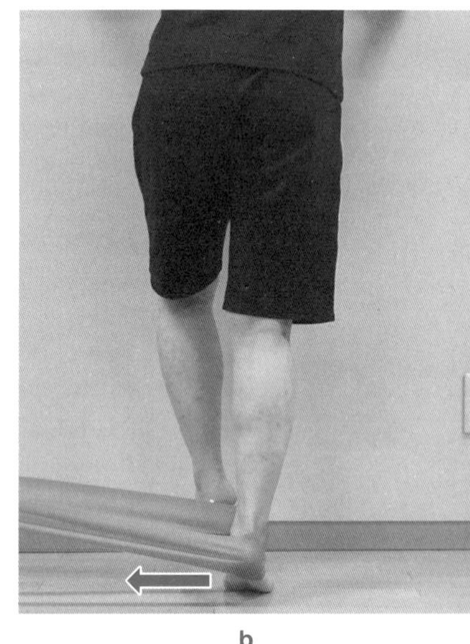

b

利用彈力帶從外側（a）或內側（b）給予阻力，並且在後足部維持正中位置的狀態下做出小腿上提的動作。利用這項訓練分別提升外翻肌群／內翻肌群的肌力與肌肉功能。

圖24　利用彈力帶從內側給予阻力的步行訓練

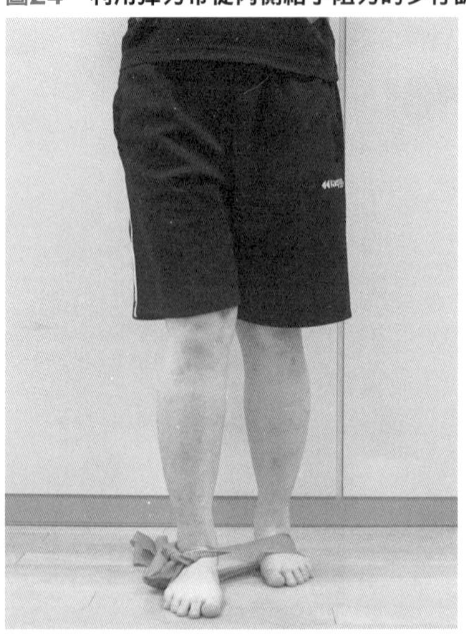

文獻

1) Gribble PA, et al : Selection criteria for patients with chronic ankle instability in controlled research : a position statement of the International Ankle Consortium. J Orthop Sports Phys Ther, 43(8) : 585-591, 2013.
2) Hertel J : Functional anatomy, pathomechanics, and pathophysiology of lateral ankle instability. J Athl Train, 37(4) : 364-375, 2002.
3) Hiller CE, et al : Chronic ankle instability : evolution of the model. J Athl Train, 46(2) : 133-141, 2011.
4) Gribble PA, et al : Evidence review for the 2016 International Ankle Consortium consensus statement on the prevalence, impact and long-term consequences of lateral ankle sprains. Br J Sports Med, 50(24) : 1496-1505, 2016.
5) Koshino Y, et al : Kinematics and muscle activities of the lower limb during a side-cutting task in subjects with chronic ankle instability. Knee Surg Sports Traumatol Arthrosc, 24(4) : 1071-1080, 2016.
6) Koshino Y, et al : Lower limb joint motion during a cross cutting movement differs in individuals with and without chronic ankle instability. Phys Ther Sport, 15(4) : 242-248, 2014.
7) Rios JL, et al : Individuals with chronic ankle instability compensate for their ankle deficits using proximal musculature to maintain reduced postural sway while kicking a ball. Hum Mov Sci, 43 : 33-44, 2015.
8) Norkus SA, et al : The anatomy and mechanisms of syndesmotic ankle sprains. J Athl Train, 36(1) : 68-73, 2001.
9) Bragonzoni L, et al : The distal tibiofibular syndesmosis during passive foot flexion. RSA-based study on intact, ligament injured and screw fixed cadaver specimens. Arch Orthop Trauma Surg, 126(5) : 304-308, 2006.
10) McCollum GA, et al : Syndesmosis and deltoid ligament injuries in the athlete. Knee Surg Sports Traumatol Arthrosc. 21(6) : 1328-1337, 2013.
11) Beumer A, et al : Effects of ligament sectioning on the kinematics of the distal tibiofibular syndesmosis : a radiostereometric study of 10 cadaveric specimens based on presumed trauma mechanisms with suggestions for treatment. Acta Orthop, 77(3) : 531-540, 2006.
12) Teramoto A, et al : Three-dimensional analysis of ankle instability after tibiofibular syndesmosis injuries : a biomechanical experimental study. Am J Sports Med, 36(2) : 348-352, 2008.
13) Hubbard TJ, et al : Anterior positional fault of the fibula after sub-acute lateral ankle sprains. Man Ther, 13(1) : 63-67, 2008.
14) Hubbard TJ, et al : Fibular position in individuals with self-reported chronic ankle instability. J Orthop Sports Phys Ther, 36(1) : 3-9, 2006.
15) Berkowitz MJ, et al : Fibular position in relation to lateral ankle instability. Foot Ankle Int, 25(5) : 318-321, 2004.
16) Kobayashi T, et al : Fibular malalignment in individuals with chronic ankle instability. J Orthop Sports Phys Ther, 44(11) : 872-878, 2014.
17) Swenson DM, et al : Epidemiology of U.S. high school sports-related ligamentous ankle injuries, 2005/06-2010/11. Clin J Sport Med, 23(3) : 190-196, 2013.
18) Kerkhoffs GM, et al : Anterior lateral ankle ligament damage and anterior talocrural-joint laxity : an overview of the in vitro reports in literature. Clin Biomech(Bristol, Avon), 16(8) : 635-643, 2001.
19) Kovaleski JE, et al : Joint stability characteristics of the ankle complex after lateral ligamentous injury, part I : a laboratory comparison using arthrometric measurement. J Athl Train, 49(2) : 192-197, 2014.
20) Fujii T, et al : Ankle stability in simulated lateral ankle ligament injuries. Foot Ankle Int, 31(6) : 531-537, 2010.
21) Caputo AM, et al : In vivo kinematics of the tibiotalar joint after lateral ankle instability. Am J Sports Med, 37(11) : 2241-2248, 2009.
22) Li HY, et al : MRI identification of the fibular and talus position in patients with mechanical ankle instability. Int J Sports Med, 38(7) : 546-550, 2017.
23) Wikstrom EA, et al : Talar positional fault in persons with chronic ankle instability. Arch Phys Med Rehabil, 91(8) : 1267-1271, 2010.
24) Tochigi Y, et al : Acute inversion injury of the ankle : magnetic resonance imaging and clinical outcomes. Foot Ankle Int, 19(11) : 730-734, 1998.
25) Lee BH, et al : Diagnostic validity of alternative manual stress radiographic technique detecting subtalar instability with concomitant ankle instability. Knee Surg Sports Traumatol Arthrosc, 24(4) : 1029-1039, 2016.
26) Pellegrini MJ, et al : Systematic quantification of stabilizing effects of subtalar joint soft-tissue constraints in a novel cadaveric model. J Bone Joint Surg Am, 98(10) : 842-848, 2016.
27) Weindel S, et al : Subtalar instability : a biomechanical cadaver study. Arch Orthop Trauma Surg, 130(3) : 313-319, 2010.
28) Kjaersgaard-Andersen P, et al : Effect of the calcaneofibular ligament on hindfoot rotation in amputation specimens. Acta Orthop Scand, 58(2) : 135-138, 1987.
29) Choisne J, et al : The effects of a semi-rigid ankle brace on a simulated isolated subtalar joint instability. J Orthop Res, 31(12) : 1869-1875, 2013.

30) Kobayashi T, et al : In vivo kinematics of the talocrural and subtalar joints during weightbearing ankle rotation in chronic ankle instability. Foot Ankle Spec, 7(1) : 13-19, 2014.
31) Pourkazemi F, et al : Predictors of chronic ankle instability after an index lateral ankle sprain : a systematic review. J Sci Med Sport, 17(6) : 568-573, 2014.
32) Doherty C, et al : Recovery from a first-time lateral ankle sprain and the predictors of chronic ankle instability : A prospective cohort analysis. Am J Sports Med, 44(4) : 995-1003, 2016.
33) Arnold BL, et al : Ankle instability is associated with balance impairments : a meta-analysis. Med Sci Sports Exerc, 41(5) : 1048-1062, 2009.
34) Evans T, et al : Bilateral deficits in postural control following lateral ankle sprain. Foot Ankle Int, 25(11) : 833-839, 2004.
35) Wikstrom EA, et al : Bilateral balance impairments after lateral ankle trauma : a systematic review and meta-analysis. Gait Posture, 31(4) : 407-414, 2010.
36) McKeon PO, et al : Lateral ankle ligament anesthesia significantly alters single limb postural control. Gait Posture, 32(3) : 374-377, 2010.
37) Gabriner ML, et al : Contributing factors to star excursion balance test performance in individuals with chronic ankle instability. Gait Posture, 41(4) : 912-916, 2015.
38) Song K, et al : Increased visual use in chronic ankle instability : A meta-analysis. Med Sci Sports Exerc, 48(10) : 2046-2056, 2016.
39) Terada M, et al : The influence of ankle dorsiflexion and self-reported patient outcomes on dynamic postural control in participants with chronic ankle instability. Gait Posture, 40(1) : 193-197, 2014.
40) McKeon JM, et al : Evaluation of joint position recognition measurement variables associated with chronic ankle instability : a meta-analysis. J Athl Train, 47(4) : 444-456, 2012.
41) Munn J, et al : Evidence of sensorimotor deficits in functional ankle instability : a systematic review with meta-analysis. J Sci Med Sport, 13(1) : 2-12, 2010.
42) Hoch MC, et al : Peroneal reaction time after ankle sprain : a systematic review and meta-analysis. Med Sci Sports Exerc, 46(3) : 546-556, 2014.
43) Delahunt E, et al : Altered neuromuscular control and ankle joint kinematics during walking in subjects with functional instability of the ankle joint. Am J Sports Med, 34(12) : 1970-1976, 2006.
44) Moisan G, et al : Effects of chronic ankle instability on kinetics, kinematics and muscle activity during walking and running : A systematic review. Gait Posture, 52 : 381-399, 2017.
45) Delahunt E, et al : Changes in lower limb kinematics, kinetics, and muscle activity in subjects with functional instability of the ankle joint during a single leg drop jump. J Orthop Res, 24(10) : 1991-2000, 2006.
46) Santilli V, et al : Peroneus longus muscle activation pattern during gait cycle in athletes affected by functional ankle instability : a surface electromyographic study. Am J Sports Med, 33(8) : 1183-1187, 2005.
47) Arnold BL, et al : Concentric evertor strength differences and functional ankle instability : a meta-analysis. J Athl Train, 44(6) : 653-662, 2009.
48) Munn J, et al : Eccentric muscle strength in functional ankle instability. Med Sci Sports Exerc, 35(2) : 245-250, 2003.
49) Kobayashi T, et al : Intrinsic risk factors of lateral ankle sprain : A systematic review and meta-analysis. Sports Health, 8(2) : 190-193, 2016.
50) Friel K, et al : Ipsilateral hip abductor weakness after inversion ankle sprain. J Athl Train, 41(1) : 74-8, 2006.
51) McCann RS, et al : Hip strength and star excursion balance test deficits of patients with chronic ankle instability. J Sci Med Sport, 20(11) : 992-996, 2017.
52) Brown CN, et al : Hip kinematics during a stop-jump task in patients with chronic ankle instability. J Athl Train, 46(5) : 461-467, 2011.
53) Nussbaum ED, et al : Prospective evaluation of syndesmotic ankle sprains without diastasis. Am J Sports Med, 29(1) : 31-35, 2001.
54) Sman AD, et al : Diagnostic accuracy of clinical tests for diagnosis of ankle syndesmosis injury : a systematic review. Br J Sports Med, 47(10) : 620-628, 2013.
55) Williams GN, et al : Syndesmotic ankle sprains in athletes. Am J Sports Med, 35(7) : 1197-1207, 2007.
56) Kovaleski JE, et al : Knee and ankle position, anterior drawer laxity, and stiffness of the ankle complex. J Athl Train, 43(3) : 242-248, 2008.
57) Fujii T, et al : The manual stress test may not be sufficient to differentiate ankle ligament injuries. Clin Biomech(Bristol, Avon), 15(8) : 619-623, 2000.
58) Wilkin EJ, et al : Manual testing for ankle instability. Man Ther, 17(6) : 593-596, 2012.
59) Miller AG, et al : Anterolateral drawer versus anterior drawer test for ankle instability : A biomechanical model. Foot Ankle Int, 37(4) : 407-410, 2016.
60) Phisitkul P, et al : Accuracy of anterolateral drawer test in lateral ankle instability : a cadaveric study. Foot Ankle Int, 30(7) : 690-695, 2009.
61) Van Dijk CN, et al : Diagnosis of ligament rupture of the ankle joint. Physical examination, arthrography, stress radiography and sonography compared in 160 patients after inversion trauma. Acta Orthop Scand, 67(6) : 566-570, 1996.
62) Michels F, et al : Searching for consensus in the approach to patients with chronic lateral ankle instability : ask the expert. Knee Surg Sports Traumatol Arthrosc, 2017.

63) Yamamoto H, et al : Subtalar instability following lateral ligament injuries of the ankle. Injury, 29(4) : 265-268, 1998.
64) Kato T : The diagnosis and treatment of instability of the subtalar joint. J Bone Joint Surg Br, 77(3) : 400-406, 1995.
65) Hertel J, et al : Talocrural and subtalar joint instability after lateral ankle sprain. Med Sci Sports Exerc, 31(11) : 1501-1508, 1999.
66) Kunugi S, et al : Cross-cultural adaptation, reliability, and validity of the Japanese version of the Cumberland ankle instability tool. Disabil Rehabil, 39(1) : 50-58, 2017.
67) Wright CJ, et al : Recalibration and validation of the Cumberland Ankle Instability Tool cutoff score for individuals with chronic ankle instability. Arch Phys Med Rehabil, 95(10) : 1853-1859, 2014.
68) Uematsu D, et al : Evidence of validity for the Japanese version of the foot and ankle ability measure. J Athl Train, 50(1) : 65-70, 2015.
69) Uematsu D : Patient-related assessment of acute ankle sprains among competitive college athletes. 博士学位論文. 早稲田大学, 2014.
70) Docherty CL, et al : Postural control deficits in participants with functional ankle instability as measured by the balance error scoring system. Clin J Sport Med, 16(3) : 203-208, 2006.
71) Hiller CE, et al : Balance and recovery from a perturbation are impaired in people with functional ankle instability. Clin J Sport Med, 17(4) : 269-275, 2007.
72) Linens SW, et al : Postural-stability tests that identify individuals with chronic ankle instability. J Athl Train, 49(1) : 15-23, 2014.
73) Levin O, et al : Sway activity and muscle recruitment order during transition from double to single-leg stance in subjects with chronic ankle instability. Gait Posture, 36(3) : 546-551, 2012.
74) Van Deun S, et al : Relationship of chronic ankle instability to muscle activation patterns during the transition from double-leg to single-leg stance. Am J Sports Med, 35(2) : 274-281, 2007.
75) Brown CN, et al : Dynamic postural stability in females with chronic ankle instability. Med Sci Sports Exerc. 42(12) : 2258-2263, 2010.
76) Ross SE, et al : Single-leg jump-landing stabilization times in subjects with functionally unstable ankles. J Athl Train, 40(4) : 298-304, 2005.
77) Helen J. Hislop, ほか : 新・徒手筋力検査法. 原著第7版(津山直一 訳), p228-244, 協同医書出版社, 2003.
78) Koshino Y, et al : Toe-in landing increases the ankle inversion angle and moment during single-leg landing : Implications in the prevention of lateral ankle sprains. J Sport Rehabil, 26(6) : 530-535, 2016.
79) Fong DT, et al : Biomechanics of supination ankle sprain : a case report of an accidental injury event in the laboratory. Am J Sports Med, 37(4) : 822-827, 2009.
80) Mok KM, et al : Kinematics analysis of ankle inversion ligamentous sprain injuries in sports : 2 cases during the 2008 Beijing Olympics. Am J Sports Med, 39(7) : 1548-1552, 2011.
81) Wilkerson GB, et al : Effects of the subtalar sling ankle taping technique on combined talocrural-subtalar joint motions. Foot Ankle Int, 26(3) : 239-246, 2005.
82) Hoch MC, et al : Joint mobilization improves spatiotemporal postural control and range of motion in those with chronic ankle instability. J Orthop Res, 29(3) : 326-332, 2011.
83) Vicenzino B, et al : Initial changes in posterior talar glide and dorsiflexion of the ankle after mobilization with movement in individuals with recurrent ankle sprain. J Orthop Sports Phys Ther, 36(7) : 464-471, 2006.
84) Kamiya T, et al : Mechanical stability of the subtalar joint after lateral ligament sectioning and ankle brace application : a biomechanical experimental study. Am J Sports Med, 37(12) : 2451-2458, 2009.
85) Kobayashi T, et al : The effects of a semi-rigid brace or taping on talocrural and subtalar kinematics in chronic ankle instability. Foot Ankle Spec, 7(6) : 471-477, 2014.
86) Donnelly L, et al : Eversion strength and surface electromyography measures with and without chronic ankle instability measured in 2 positions. Foot Ankle Int, 38(7) : 769-778, 2017.
87) McKeon PO, et al : Balance training improves function and postural control in those with chronic ankle instability, Med Sci Sports Exerc, 40(10) : 1810-1819, 2008.
88) Kosik KB, et al : Therapeutic interventions for improving self-reported function in patients with chronic ankle instability : a systematic review. Br J Sports Med, 51(2) : 105-112, 2017.
89) Laufer Y, et al : Effect of attention focus on acquisition and retention of postural control following ankle sprain. Arch Phys Med Rehabil, 88(1) : 105-108, 2007.
90) Rotem-Lehrer N, et al : Effect of focus of attention on transfer of a postural control task following an ankle sprain. J Orthop Sports Phys Ther, 37(9) : 564-569, 2007.
91) McKeon PO, et al : Sensory-Targeted Ankle Rehabilitation Strategies for Chronic Ankle Instability. Med Sci Sports Exerc, 48(5) : 776-784, 2016.
92) Wikstrom EA, et al : Predicting balance improvements following STARS treatments in chronic ankle instability participants. J Sci Med Sport, 20(4) : 356-361, 2017.
93) McVey ED, et al : Arthrogenic muscle inhibition in the leg muscles of subjects exhibiting functional ankle instability. Foot Ankle Int, 26(12) : 1055-1061, 2005.
94) Myers JB, et al : Effect of peripheral afferent alteration of the lateral ankle ligaments on dynamic stability. Am
95) Feger MA, et al : Surface electromyography and plantar pressure changes with novel gait training device in participants with chronic ankle instability. Clin Biomech(Bristol, Avon), 37 : 117-124, 2016.

5 足弓塌陷（扁平足）

Abstract

■ 足弓由許多組織共同支撐，尤其是足底筋膜、足底韌帶以及脛後肌等動靜態支撐結構，在足弓支撐方面扮演很重要的角色。

■ 足弓若是因為結構上或功能上出現問題而塌陷，亦即形成所謂的扁平足，就可能造成各種問題。

■ 從預防與治療足部問題的觀點看來，評估足部關節活動度與支撐足弓的肌肉功能並適當介入是很重要的。

前言

足底是人體站立時唯一接觸地面的部位。不過，足底負重時承受的壓力並不平均。跑步的時候，拇趾、拇趾球以及腳跟附近的壓力負荷很大，第一蹠骨底部、第一楔狀骨與舟狀骨附近的壓力卻很小[1]。壓力分布會有這樣的差異，與足弓結構有很大的關係。

足弓由內側縱弓、外側縱弓以及橫弓組成（**圖1**）。足弓結構仰賴骨骼排列與多條韌帶、關節囊、足底筋膜等組織提供靜態支撐，足部內在肌、小腿肌肉則提供動態支撐。有這麼多組織給予足弓支撐並賦予張力，足弓才能適當地發揮功能。足弓的重要功能，是在負重時負責吸震緩衝，並且讓推進期的力量傳遞得更有效率。負重時由於足弓具備彈性，可發揮吸震緩衝的作用。另一方面，行走或奔跑時，透過地面傳遞往前的推進力時，由於足弓上抬、足部剛性提升，力量會傳遞得更有效率。足弓的結構就像這樣可視狀況改變撓性與剛性，因此能發揮必要的功能。

圖1　足弓的結構

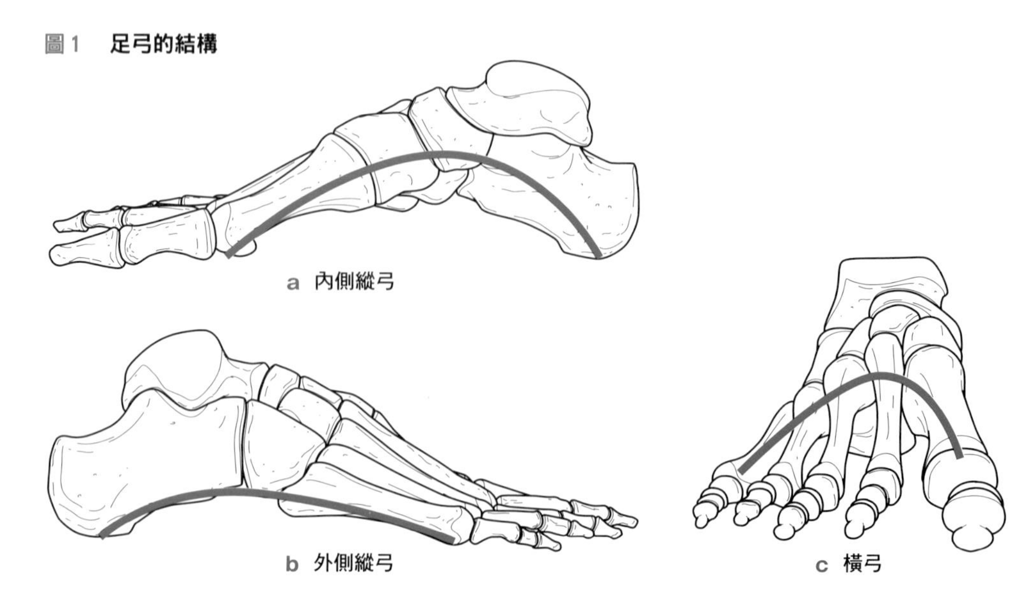

不過，如果有許多靜態支撐結構或肌肉功能出現問題，造成足弓塌陷，足弓結構就不再能發揮其複雜功能。因此，足弓塌陷可能造成許多下肢的問題。本章節為讀者解說足弓的肌動學相關知識，並彙整了功能異常的評估方法與臨床治療方式。

基本知識

➤概要

內側縱弓、外側縱弓以及橫弓這三個足弓結構分別由不同的骨骼構成，在足部功能上擔負著重要的角色。任何一個足弓下沉，都可能導致足部功能出現問題，尤其內側縱弓若是塌陷，就會形成所謂的扁平足。足部各部位的複合動作，都跟這個扁平足有關。扁平足的跟骨外翻，跟骨傾斜角變小，距骨為蹠屈，距骨跟骨夾角變大（圖2）[2]。另外，中足部外展／外翻，前足部則會代償性地處於內翻。因此，距骨與第一蹠骨的夾角會變大（圖2）。足部內側縱弓塌陷，可能引發脛前疼痛（shin splint）——亦即內脛壓力症候群（medial tibial stress syndrome）——或足底筋膜炎、副舟狀骨症候群等問題[3-6]。因此，為了避免足

圖 2　正常足與扁平足的俯視圖與側視圖

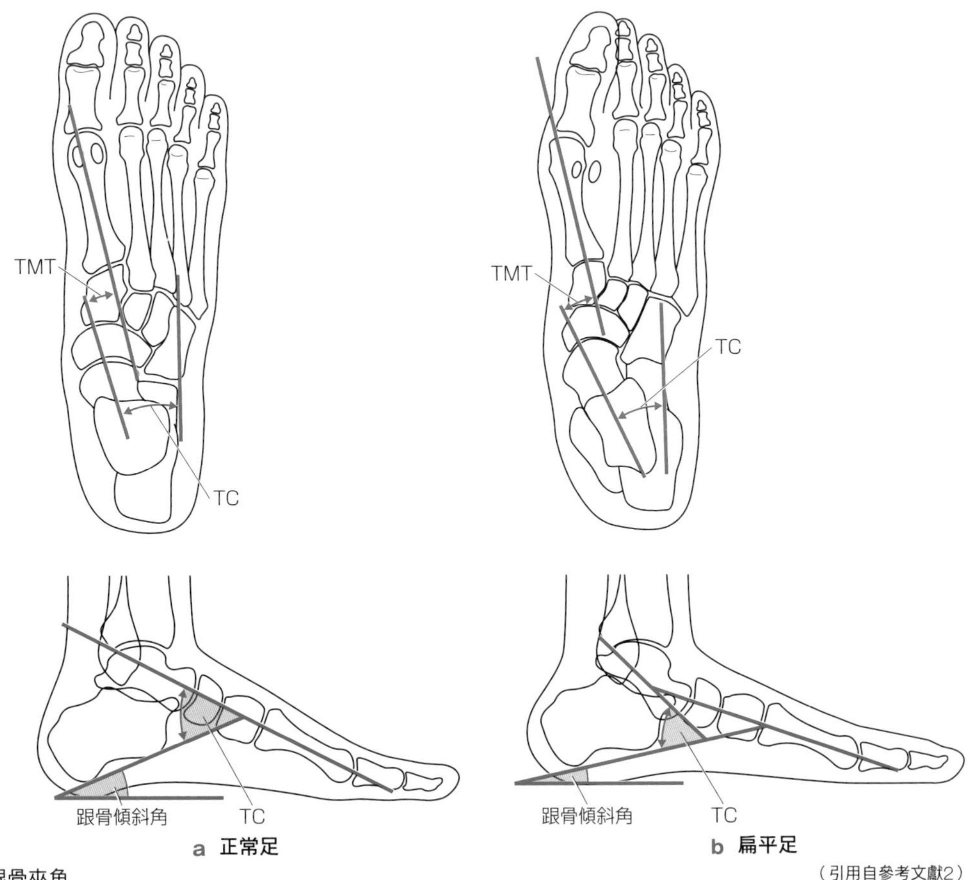

（引用自參考文獻2）

TC：距骨跟骨夾角
TMT：距骨與第一蹠骨的夾角

弓結構出現問題，許多組織為內側縱弓提供支撐。然而光靠這些靜態支撐結構，足弓並無法充分發揮功能。行走時，內側縱弓在著地時下沉，到了推進期後半則上抬[7]。針對行走時不同階段分期所需功能加以考量的話，著地時需要的是吸震緩衝。此時足弓下沉，可在著地時發揮吸震緩衝作用。另一方面，推進期為了將下肢的力量有效率地傳至地面，必須提升足部的剛性。此時足弓上抬，有助於提升足部剛性。像這樣在撓性與剛性之間的轉換，靠的不僅是靜態支撐結構，也跟許多肌肉活動與複雜機制有關。以下彙整了與足弓功能有關的靜態支撐組織與肌肉活動，以及剛性變化相關機制，為讀者解說足弓塌陷而形成扁平足的機制。

➤靜態支撐組織

足部內側縱弓由蹠骨、內側楔狀骨、舟狀骨以及跟骨構成，舟狀骨位於內側縱弓的頂點。足弓結構仰賴各關節的關節囊、許多的韌帶以及足底筋膜提供支撐。這些提供支撐的組織又以彈簧韌帶（蹠側跟舟韌帶）、足底長／短韌帶以及足底筋膜最為重要（**圖3**）。有學者用電腦模擬進行研究後發現，這三個組織對足弓支撐的貢獻率如下：彈簧韌帶為8.0%，足底長／短韌帶為12.5%，足底筋膜則為79.5%（**圖4**）[8]。彈簧韌帶（spring ligament）這個名稱會讓人以為這條韌帶不但具備延展性，還有彈簧般的彈性可支撐足弓。然而這條韌帶是由膠原纖維組成，延展性不佳[9]。彈簧韌帶由上內側纖維、內蹠側斜向纖維以及下蹠側纖維這三條纖維組成，其中以上內側纖維最寬，臨床上扮演了支撐足弓的重要角色。足底長／短韌帶的功能相互代償，附著於跟骨與骰骨，可限制這兩塊骨頭的旋轉位移[10]。另外，就支撐足弓的觀點看來，足底筋膜的角色最為重要。足底筋膜是連結跟骨結節內側與前足部、內外側肌間中隔的強韌筋膜。足底筋膜由三條纖維束組成，中央纖維束的角色最為重要（**圖5**）[4]。若是將足底筋膜切除，彈簧韌帶的張力會增加91%，足底長韌帶的張力會增加65%，足底短韌帶的張力則會增加47%[10]。除了這些直接為足弓提供支撐的組織之外，還有足踝內側韌帶（三角韌帶）靠著限制中／後足部的外翻，來避免足部變得扁平。

圖3　彈簧韌帶與足底長／短韌帶的解剖

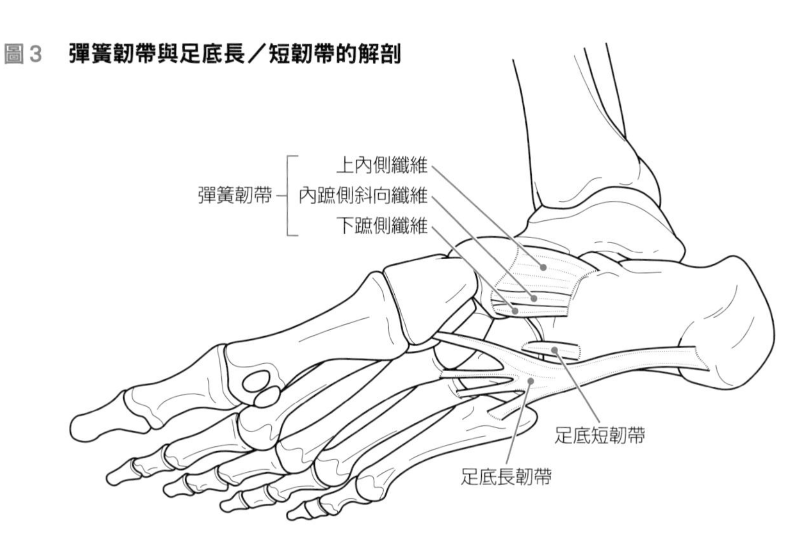

圖4　各組織對足弓支撐的貢獻率

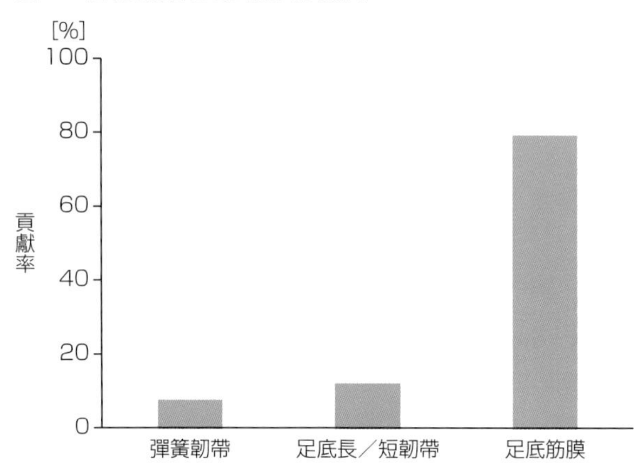

各條韌帶與足底筋膜對足弓支撐的貢獻率如下：彈簧韌帶為8.0%，足底長／短韌帶為12.5%，足底筋膜則為79.5%。

圖5　足底筋膜的解剖

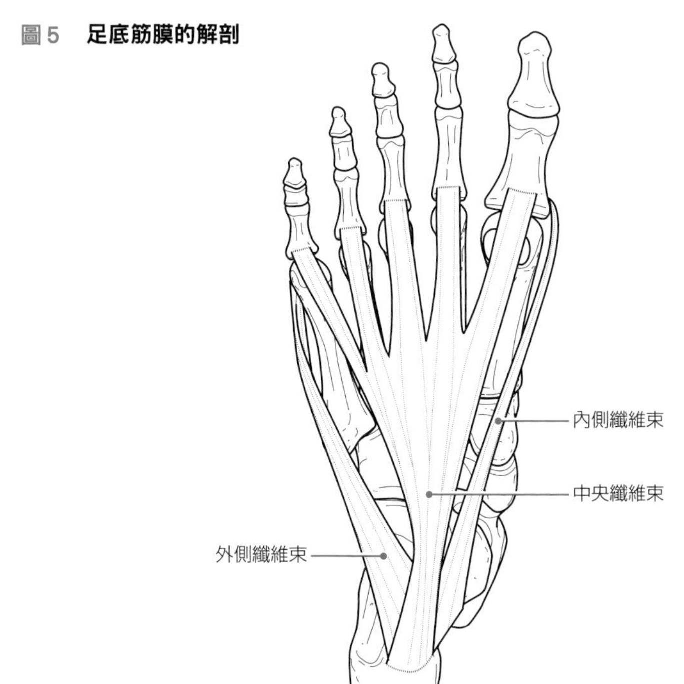

➤肌肉提供的動態支撐

足弓由足部內在肌與外在肌提供動態支撐，其中最重要的肌肉是脛後肌。脛後肌起始於脛骨後內側、骨間膜以及腓骨，從小腿遠端1/3處轉變為肌腱。脛後肌肌腱繞過內踝後方，附著於舟狀骨粗隆、楔狀骨，以及第二～四蹠骨。脛後肌就像這樣附著於足底好幾個部位，所以在負重的時候，脛後肌的收縮相對於負重有防止足部內側縱弓下沉的功能[11)]。觀察行走時的肌肉活動會發現，站立初期與推進期都呈現雙峰曲線（**圖6**）[12)]。站立初期的肌肉活動，是內翻方向的力臂最大的脛後肌為了控制腳跟著地時產生的距下關節外翻動作而產生[13, 14)]。另外，脛後肌在推進期讓距下關節內翻，並靠著midtarsal joint locking mechanism（詳見後述）卡住橫跗關節，以提升足部剛性，並讓力量傳遞得更有效率。如上所述，脛後肌不但跟負重時的足弓支撐有關，也能為足部動作提供動態控制，並調整足部剛性。

屈趾長肌也能為足弓提供支撐。研究指出，屈趾長肌可在行走等負重運動時，透過等長收縮來支撐足弓[15)]。筆者利用細絲針極肌電圖偵測自己在行走時的肌肉活動，結果顯示站立初期到中期維持一定的肌肉活動量，到了站立末期則大幅提

圖6　行走時的脛後肌活動模式

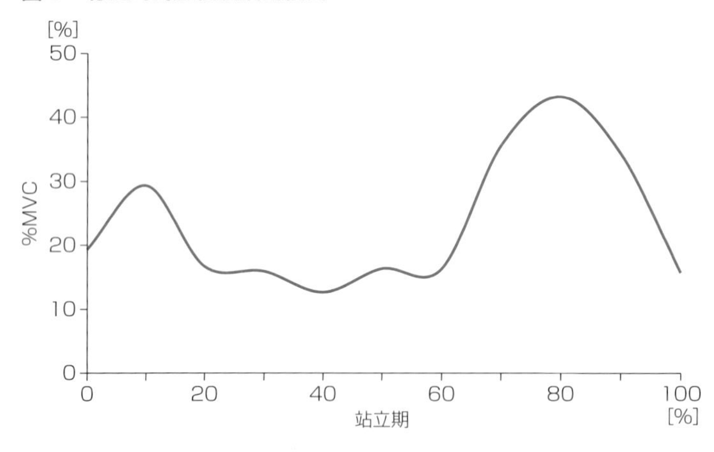

站立初期與站立末期的肌肉活動都呈現雙峰曲線（0%：腳跟著地，100%：腳趾離地）

圖7　行走時的屈趾長肌活動模式

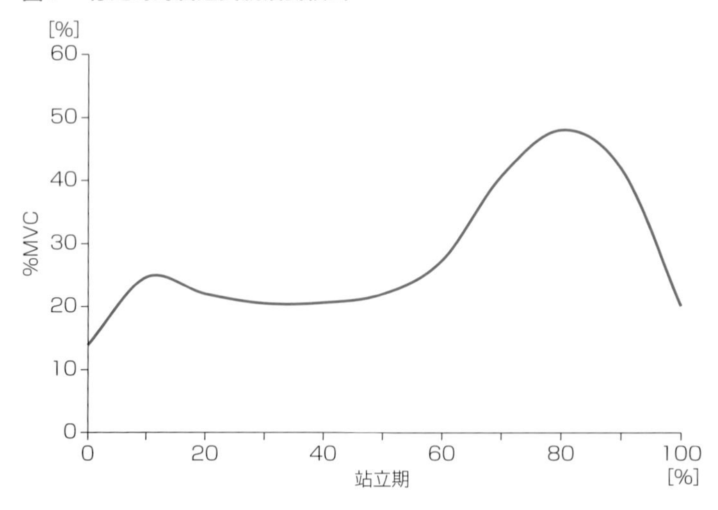

整個站立期都能觀察到大約為最大自主收縮時20%以上的肌肉活動。另外，站立末期的肌肉活動大幅提升。

升（**圖7**）。由此可知，足部關節蹠屈肌的肌肉活動並非只限於站立末期，從站立初期到中期也透過一定程度的等長收縮來支撐足弓。除了這些外在肌之外，足弓也仰賴外展拇肌、屈趾短肌等內在肌的活動提供動態支撐，因此才能充分發揮功能。

然而，這些肌肉的動態穩定作用若是不充分，就會難以支撐足弓而引起功能障礙。尤其是脛後肌功能失調，會造成足部功能的嚴重問題。脛後肌肌腱的狀態對脛後肌的功能影響甚大。脛後肌的肌腱從屈肌支持帶下方穿越跗骨隧道，到了內踝後方變得扁平。這個部分的肌腱富含纖維軟骨，但血液供應並不充分[16]。而且脛後肌肌腱從內踝後方幾乎轉了90度，才朝向舟狀骨而去（**圖8**）。血液供應不良以及肌腱走向的急遽變化，都跟肌腱的退化有關[17]。肌腱若是退化，脛後肌的肌肉張力沒辦法正常傳遞，就無法發揮支撐足弓的功能。這樣的狀態被定義為脛後肌肌腱功能失調，隨著脛後肌肌腱產生病理學變化、肌腱被拉長1cm，就不再能為足弓提供主要支撐了[17]。

➤絞盤機制（Windlass Mechanism）

MTP關節： metatarsophalangeal joint

行走或奔跑時，MTP關節從腳跟離地到腳趾離地都處於背屈狀態。由於足底筋膜附著於趾骨，此時足底筋膜會因為MTP關節的背屈動作而變得緊繃。變得緊繃的足底筋膜會把蹠骨和跟骨拉近，使得足弓上抬（**圖9**）[18]。這項作用被稱為絞盤機制，可使足底筋膜變得緊繃、足部剛性提升，並且讓推進期的力量傳遞更有效率。另外，小腿三頭肌在站立末期有較多活動。這個小腿三頭肌的肌肉活動，是施加於跟骨的蹠屈方向的力矩。跟骨蹠屈會造成足弓下沉，不過，因為足底筋膜的起始端和終止端的距離被拉長，足底筋膜也會變得更緊繃（**圖10**）[19]。另外，阿基里斯腱的腱旁組織（paratenon）與足底筋膜相連，因此小腿三頭肌收縮也可能直接造成足底筋膜緊繃[20]。雖然負重時會有力量造成足弓下沉，但因為上述這些作用讓足底筋膜變得緊繃，因而產生將足弓上抬的力量，而能防止足弓下沉。

圖8　脛後肌肌腱的走向

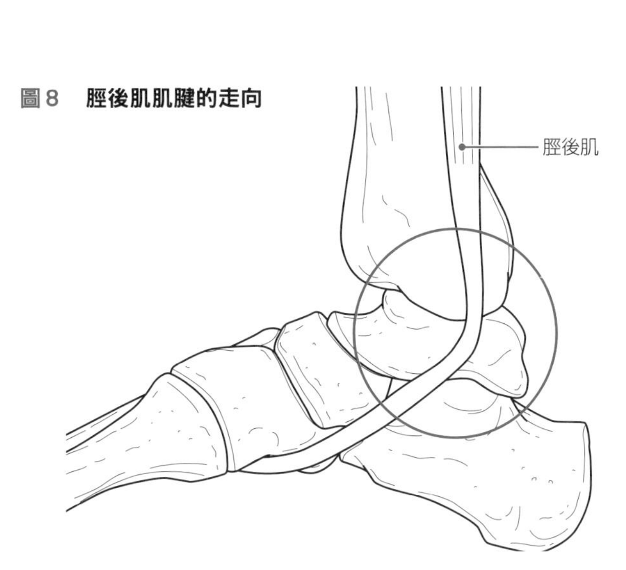

○圓圈內的部分，其血液供應並不充分，而且走向變化急遽。這個部分容易產生病理學變化。

圖9　絞盤機制

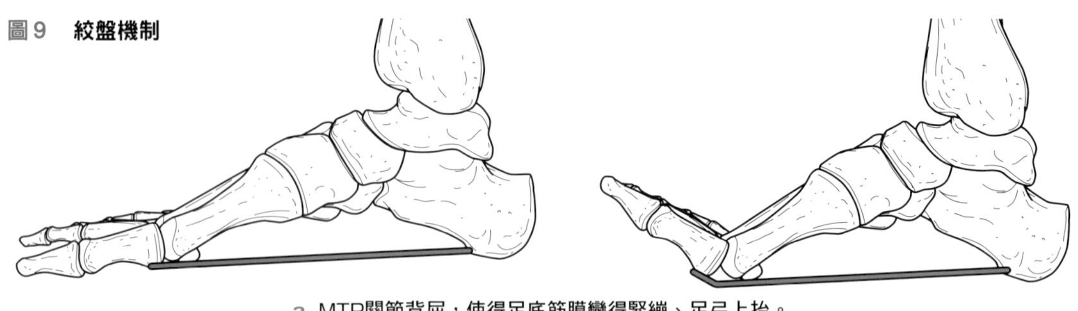

a MTP關節背屈，使得足底筋膜變得緊繃、足弓上抬。

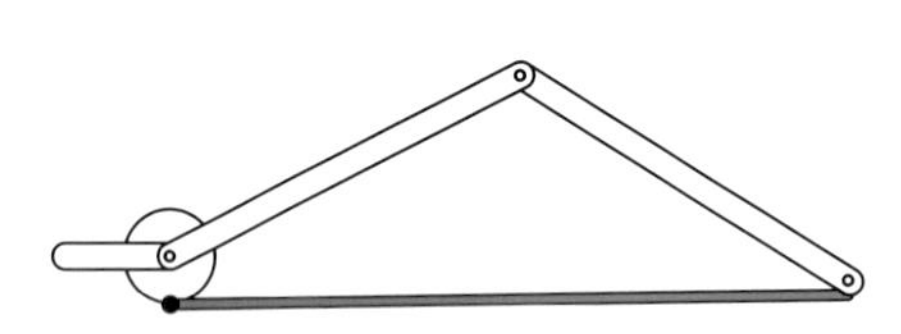

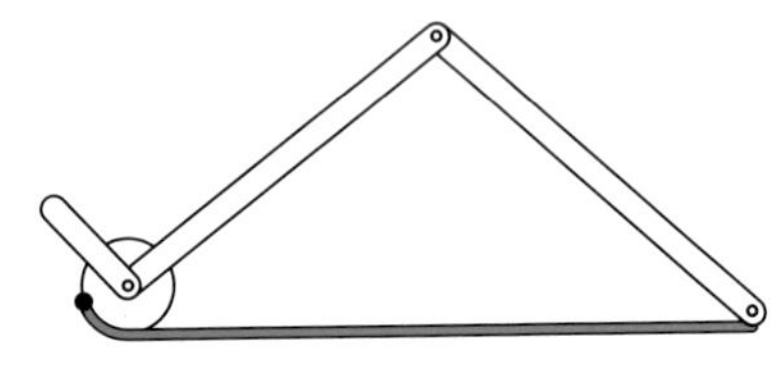

b 絞盤機制示意圖

圖10　腳趾背屈加上小腿三頭肌收縮，使得足弓上抬。

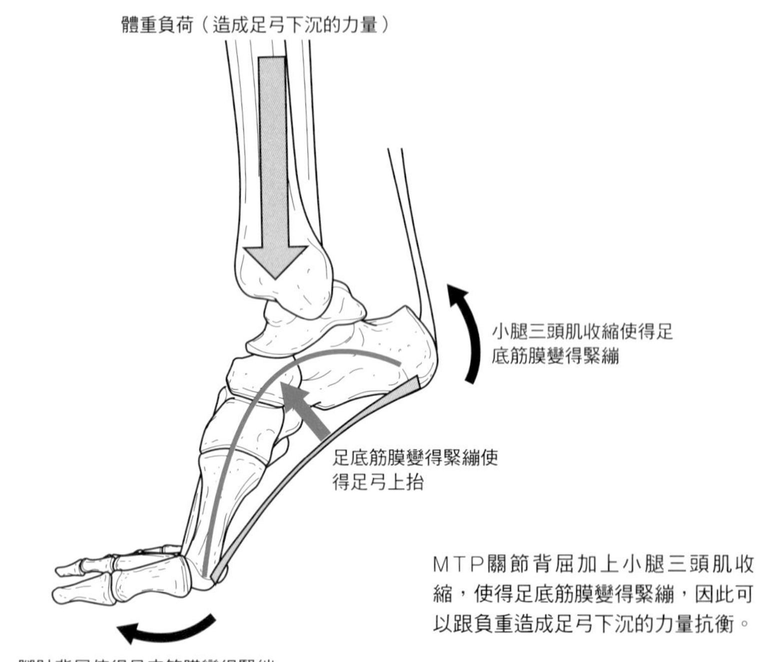

➤midtarsal joint locking mechanism

橫跗關節的動作對足部剛性影響甚大。橫跗關節由距舟關節與跟骰關節組成，足部剛性會因為這兩個關節的相對位置關係而產生變化。這項作用稱為midtarsal joint locking mechanism（請參考「Ⅲ章第一節」的**圖8**（p41））[21]。距下關節外翻使得距舟關節與跟骰關節的關節軸平行，動作自由度增加，如此可增加足部柔軟度。相反地，距下關節內翻則會讓跟骰關節移到距舟關節下方。因此距舟關節與跟骰關節的關節軸相對處於交叉的位置關係，動作自由度減少，使得足部剛性提升。距下關節的動作就像這樣，會影響到橫跗關節的相對位置關係，使得足部剛性產生變化。因此距下關節過度外翻，會造成足部剛性無法充分提升，可能導致足弓在負重時下沉。

➤足弓塌陷（扁平足）的發生機制

成人扁平足，亦即後天性扁平足的形成原因，以脛後肌肌腱的功能失調最為常見，大約占80%[22]。脛後肌肌腱的問題很少起因於外傷，而是由於高血壓、糖尿病導致血液循環不良或者反覆承受機械應力所造成[23，24]。如果因為這些原因造成脛後肌肌腱失能，行走時的站立初期對距下關節外翻的控制就不再能發揮作用。這麼一來，可在後足部外翻時維持穩定的靜態支撐結構──三角韌帶也得承受應力，於是發展為韌帶功能失調。另外，阿基里斯腱在後足部外翻時位於距下關節軸的外側，因此小腿三頭肌收縮，會造成距下關節外翻，使得足部變得扁平（**圖11**）[25]。正常情況下，後足部在行走時的推進期處於內翻，然而脛後肌肌腱失能的患者在推進期的內翻角度會變小[26]。內翻角度減少，使得足部剛性無法

圖11　小腿三頭肌收縮對距下關節的影響

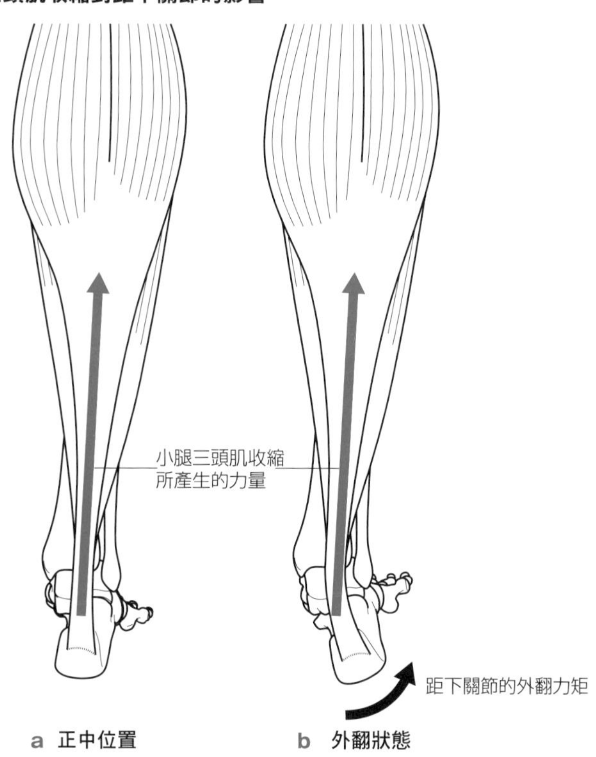

距下關節處於外翻，阿基里斯腱就會是在距下關節軸的外側，因此小腿三頭肌收縮，會讓距下關節產生外翻力矩。

充分提升。另外，小腿三頭肌收縮所產生的足部蹠屈力矩無法傳到前足部，主要作用於跟骨與距骨（**圖12**），因此導致橫跗關節的動作增加。如此一來，附著於跟骨與舟狀骨、為足弓提供支撐的彈簧韌帶就得承受較大負荷[22]。彈簧韌帶隨著負荷的增加而被拉長，足弓就會越往下沉。

圖12　小腿三頭肌在推進期收縮所產生的蹠屈動作

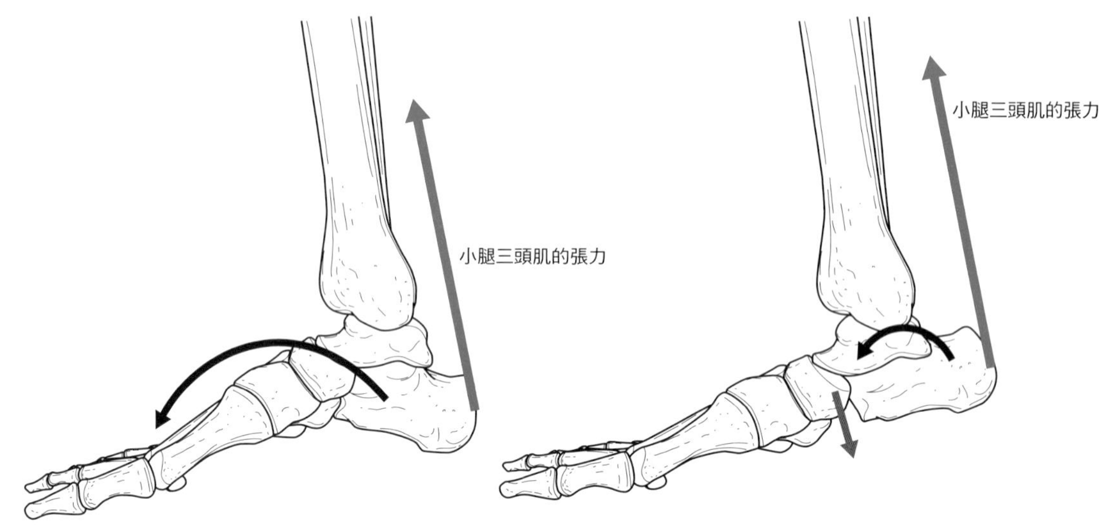

a　正常狀態

小腿三頭肌收縮時，以著地的MTP關節為支點讓整個足部蹠屈。

b　脛後肌肌腱失能

由於足部剛性不足，小腿三頭肌收縮僅能讓跟骨與距骨蹠屈，因而造成足弓下沉。

正常情況下，後足部在推進期處於內翻，足部剛性得以提升，因此小腿三頭肌收縮時，足部為一個剛體，可讓整個足部蹠屈。另一方面，脛後肌肌腱失能的患者，其後足部在推進期的內翻角度較小，足部剛性未能充分提升，因此小腿三頭肌收縮僅能讓跟骨與距骨蹠屈。

Memo　脛後肌肌腱失能患者的足部動作

有學者以11名脛後肌肌腱失能stage Ⅱ的患者、4名stage Ⅲ的患者，以及15名健康受試者為對象，針對行走時的足部動作進行3D動作分析。結果發現，後足部在推進期相對於小腿的內翻角度變化量如下：stage Ⅱ為4.7±3.1°，stage Ⅲ為4.0±2.4°，健康受試者則為6.7±1.5°。無論脛後肌肌腱失能患者的嚴重程度如何，與健康受試者相較之下，其角度變化量都明顯減少[26]。

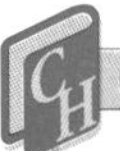
Clinical Hint

內脛壓力症候群與小腿的肌肉活動

研究指出，相較於健康受試者，內脛壓力症候群（脛前疼痛）患者的舟狀骨高度明顯較低[3]。另外，也有學者指出扁平足與脛後肌的高活動量之間的關係。起因於脛後肌肌腱失能的扁平足患者在行走時，其脛後肌的活動量較健康受試者來得高。一般認為，脛後肌的高活動量與內脛壓力症候群的發生機制之一──「traction-induced」有關。有學者認為，這項機制是因為附著於脛骨內側的脛後肌、屈趾長肌與比目魚肌的張力直接或者透過小腿筋膜拉扯到骨膜和皮質骨，才會造成內脛壓力症候群[27，28]。而且曾經罹患過內脛壓力症候群的患者，其脛後肌與屈趾長肌的肌肉硬度都很高。這些肌肉的緊繃，可能就是導致問題發生的原因[29]。

足弓塌陷的評估

➤概要

足弓塌陷是在負重時發生，所以檢視負重時的足弓，以及行走等動作時的形態變化，是很重要的。此時不僅要評估足弓高度在平面上的變化，評估時也要考量到各關節的3D複合動作。足弓下沉就如同前述，與跟骨外翻、距骨蹠屈以及中足部外翻／外展有關，所以也要評估關節在未負重時的活動度是否過大。另外，許多肌肉為足弓提供動態支撐，因此這些肌肉的功能評估也很重要。尤其是脛後肌，在足弓支撐方面扮演非常重要的角色，所以脛後肌的功能評估有其必要。以下彙整了足弓支撐相關足部形態的評估、肌肉功能評估、足部活動度評估，以及足弓支撐能力的評估方法。而在肌肉功能當中，尤其詳細記載了脛後肌與脛後肌肌腱的評估方式。

➤The Foot Posture Index©

The Foot Posture Index©是透過足部形態的視診與觸診，將足部區分為正常足、旋前（外翻）足以及旋後（內翻）足的評估方式。研究指出，這項評估的施測者內信度為$ICC_{1,K}$＝0.62～0.91，具備適當的信度[30]。另外在效度方面，根據The Foot Posture Index©的six-item version（FPI-6）得分，有41%步態站立中期的足部動作可被有效預測[30]。FPI-6是在自然站立狀態下進行六項足部評估，各項評估結果以2～-2的範圍來計分。在各項目當中，得分為0可能是正常足，得分為2可能是旋前足，得分為-2則可能是旋後足。六個項目合計得分為0～5是正常足，5～9是旋前足，10分以上則是很明顯的旋前足。另一方面，-1～-4為旋後足，-5以上則是很明顯的旋後足。其具體評估項目列於**表1**。

表1　FPI-6的評估方式

1・距骨頭的觸診		
觸摸並感覺距骨頭內外側的狀態 －2分：摸得到外側，但很難摸到內側 －1分：摸得到外側，但內側只摸得到一點點 0分：內外側都摸得到 1分：摸得到內側，但外側只摸得到一點點 2分：摸得到內側，但很難摸到外側	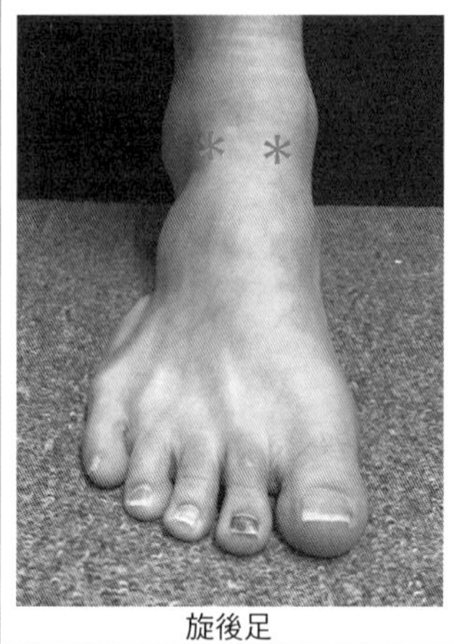 旋後足	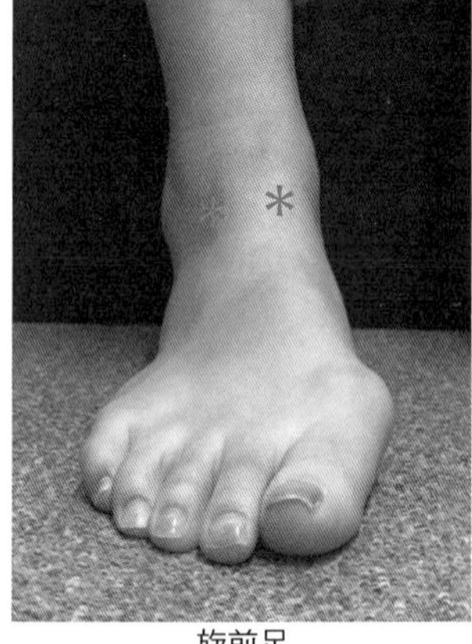 旋前足
2・外踝上下方曲線		
檢視外踝上下方的曲線 －2分：外踝下方平坦或者為凸形 －1分：外踝下方的曲線雖為凹形，但是比上方來得平坦／凹形較淺 0分：外踝上下方曲線幾乎是同樣的凹形 1分：外踝下方的曲線比上方來得凹 2分：外踝下方的曲線明顯比上方來得凹	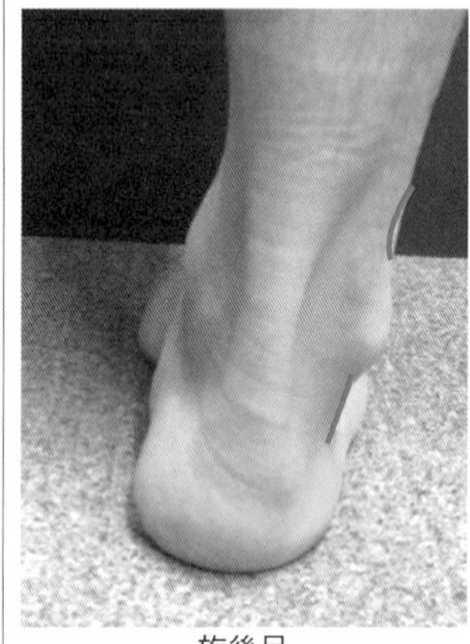 旋後足	旋前足
3・跟骨在額狀面上的位置		
檢視跟骨的內外側傾斜 －2分：跟骨大約有5°以上的內翻 －1分：跟骨的內翻角度大約在5°以內 0分：跟骨為垂直狀態 1分：跟骨的外翻角度大約在5°以內 2分：跟骨大約有5°以上的外翻	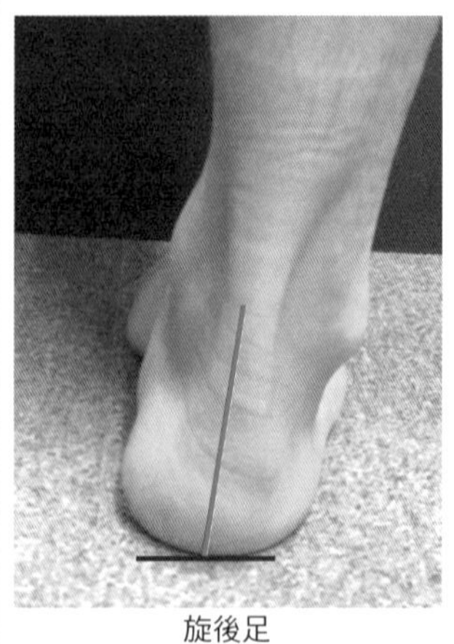  旋後足	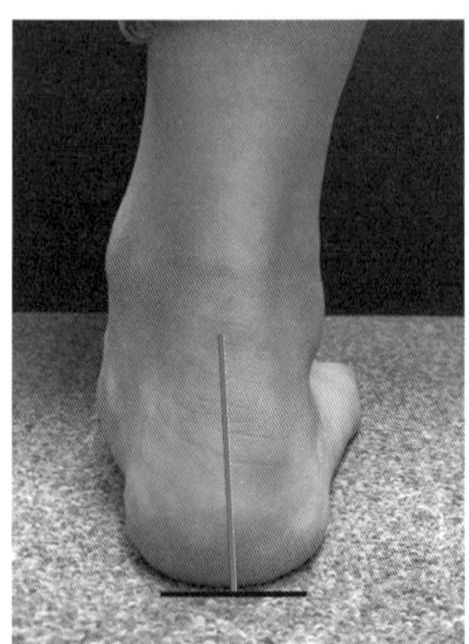 旋前足

4．距舟關節的凹凸狀態

檢視距舟關節處的凹凸狀態
- －2分：距舟關節處明顯為凹形
- －1分：雖然只有一點點，但距舟關節處的確是凹形
- 0分：距舟關節處是平的
- 1分：距舟關節處稍微有點凸起
- 2分：距舟關節處明顯為凸形

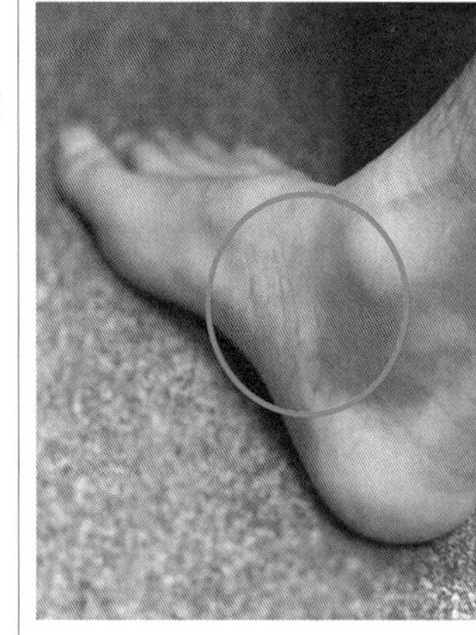

旋後足

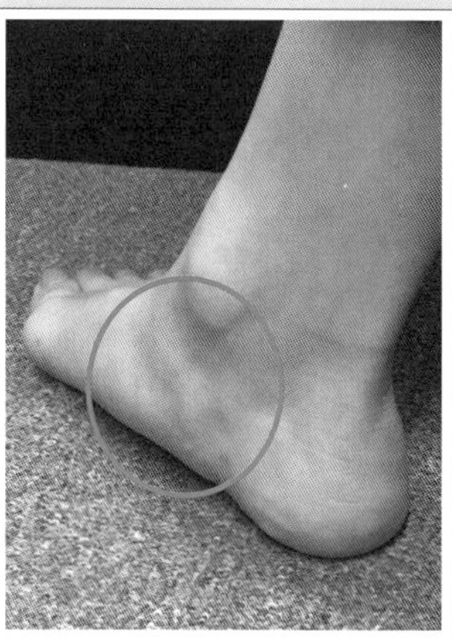

旋前足

5．內側縱弓的形態與貼合度

檢視足弓的高度與形態
- －2分：高弓足，後方斜度很陡
- －1分：足弓高度為中等，後方斜度略陡
- 0分：足弓高度一般，足弓前後的斜度一致
- 1分：低弓足，中間部分略平
- 2分：足弓很低，中間部分平得可碰到地板

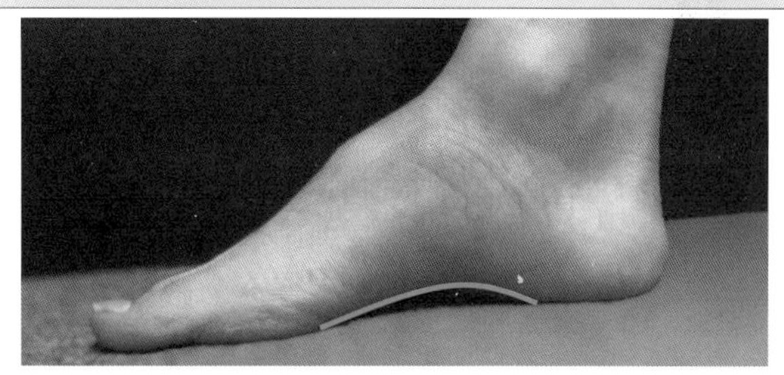

旋後足

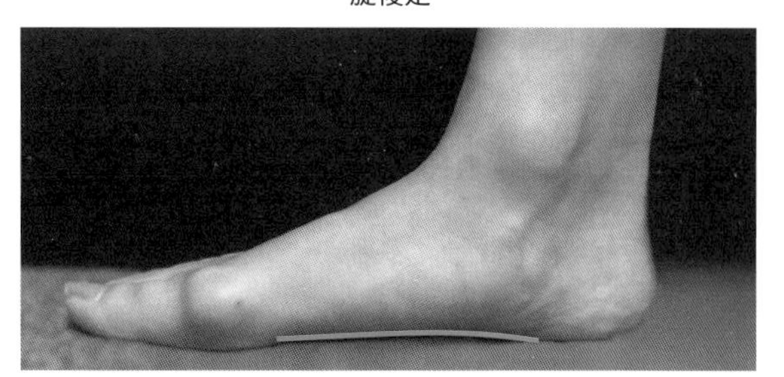

旋前足

6．前足部相對於後足部的內收／外展

從腳跟長軸（並非整個足部的長軸）的後方檢視前足部
- －2分：看不到外側腳趾，但可以明確看到內側腳趾
- －1分：內側腳趾比外側腳趾更清楚可見
- 0分：同樣都看得到內外側的腳趾
- 1分：外側腳趾比內側腳趾更清楚可見
- 2分：看不到內側腳趾，但可以明確看到外側腳趾

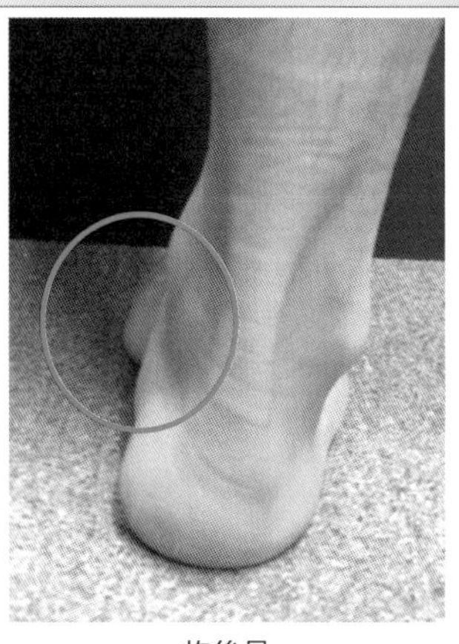

旋後足

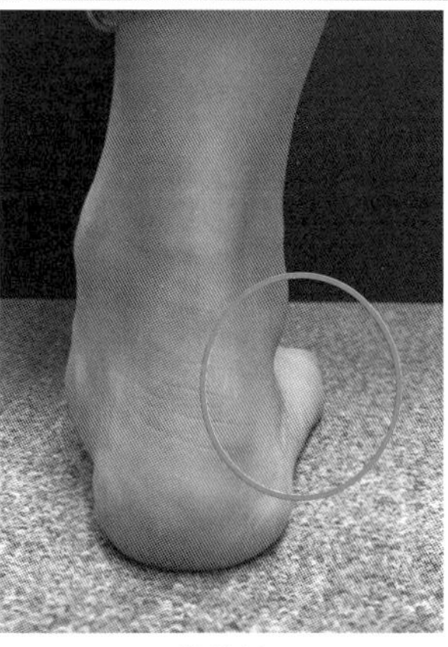

旋前足

➤arch height index

arch height index是從體表測量足弓高度的評估方法，以足高與足長（跟骨到蹠骨頭的長度）的比率來表示。研究指出，arch height index的施測者內信度為 $ICC_{1,1}$＝0.94～0.98，施測者間信度為 $ICC_{2,K}$＝0.81～0.85，以足弓高度的評估方式而言，信度相當高[31]。這項arch height index評估必須測量的項目為足長（腳跟到最長的腳趾頭前端）、跟骨到蹠骨頭的長度，以及足高（足長的50%之處）（**圖13**）[32]。arch height index為足高除以跟骨到蹠骨頭的長度所得數值，其算式如下。

arch height index＝ 足高（足長的50%之處） / 跟骨到蹠骨頭的長度

關於測量時的姿勢有好幾種。提議採用arch height index的論文有採取坐姿（負重10%），也有在單腳站立（負重90%）的狀態下測量的；其平均值分別為0.316±0.027與0.292±0.027。這些是以19歲到43歲的男女為對象的研究結果，被視為當代的評估標準來運用[32]。

➤拇趾伸展測試

拇趾伸展測試用於評估絞盤機制是否有發揮作用。患者採站姿，評估人員被動地將患者的拇趾MTP關節背屈（**圖14**）[33]，同時觀察內側縱弓的狀態。當拇趾MTP關節被動背屈時，若是能立即觀察到內側縱弓上抬，即為「intact」；稍有延遲但仍可見到內側縱弓上抬為「limited」，未能見到內側縱弓上抬則是「absent」。評估結果如為「limited」或「absent」就表示，即使足底筋膜因為拇趾MTP關節背屈而被拉長，足弓也不會上抬，絞盤機制可能效果不佳。檢視其與足部形態的關連就會發現，「limited」或「absent」患者的FPI-6的評估結果，有很高的比例是旋前足[33]。

圖13　arch height index的測量項目

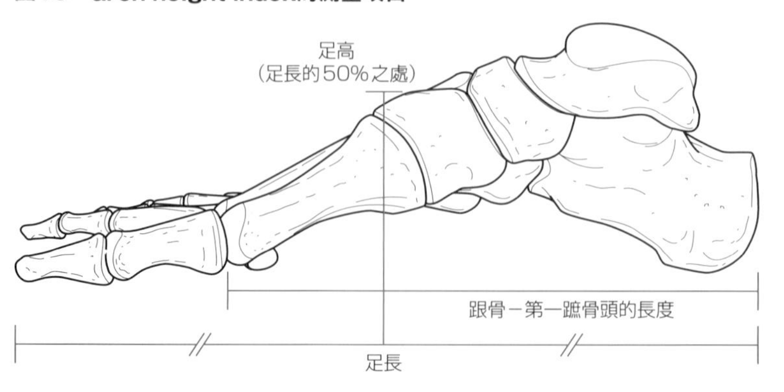

arch height index可用足高除以跟骨到第一蹠骨頭的長度算出。足高應在足長的50%之處測量。

圖14　拇趾伸展測試

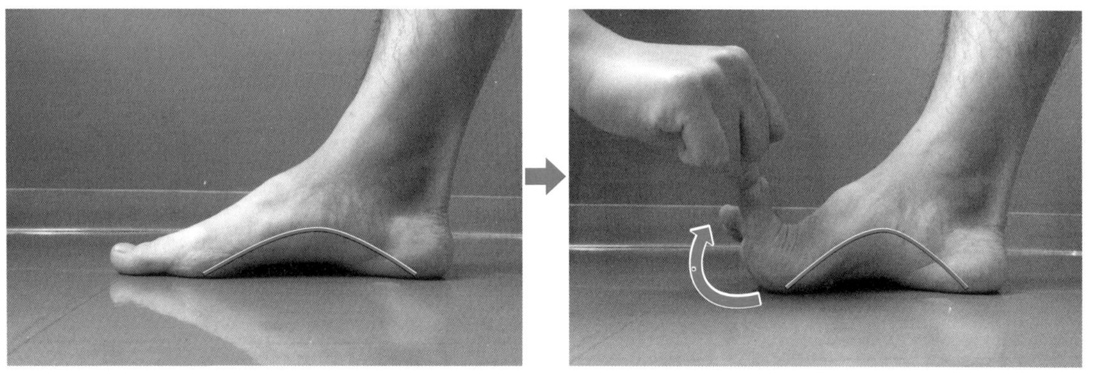

評估人員被動地將患者的拇趾MTP關節背屈。絞盤機制如有發揮作用，內側縱弓會隨著拇趾伸展而上抬。

➤脛後肌、脛後肌肌腱的功能評估

脛後肌在足弓支撐方面扮演很重要的角色，因此其功能評估具有臨床上的重要意義。說到脛後肌的功能障礙，從骨科的觀點看來，相較於肌肉功能的問題，肌腱退化所造成的脛後肌肌腱失能更是受到關注。脛後肌肌腱失能分為四期，stageⅡ又分為Ⅱa、Ⅱb，因此共有五種病狀（**表2**）[2,34]。脛後肌肌腱失能stageⅢ以上的患者大多需動手術，所以正確掌握患者的病況並給予適當治療是很重要的。

症狀分期與功能評估不可或缺的物理治療評估項目有疼痛部位、有無變形、能否徒手矯正變形、脛後肌肌力、heel raise test以及too many toes sign。stageⅡb以上的患者由於跟骨與腓骨之間產生夾擠，有時也會感覺足部外側疼痛[34]。另外，有無變形以及能否徒手矯正變形是重點所在。直到stageⅡa都只有後足部的外翻變形，但是到了stageⅡb階段，也會產生前中足部的外展變形。雖然stageⅡ有足部變形，不過足部仍具備柔軟度，可徒手矯正。然而stageⅢ以上的階段因為柔軟度不足，很難徒手矯正。

脛後肌是小腿肌肉當中內翻方向力臂最長的肌肉，所以可以在未負重的情況下徒手給予外翻方向的阻力，以評估單一方向的肌力（**圖15**）。此時髖關節容易產生內收與內旋的代償動作，因此必須指導患者保持髕骨朝上，不可移動。左右兩側都需執行肌力評估，且務必要比較左右差異。

too many toes sign與heel raise test用於評估負重時的脛後肌與脛後肌肌腱的功能[22]。too many toes sign的評估方式，是從患者的足部後方觀察腳趾的狀態。如果因為脛後肌、脛後肌肌腱功能失調，導致後足部外翻、中足部外展，能看得到的外側腳趾就會比健側來得多（**圖16**）。heel raise test的評估方式則是單腳抬起腳跟。正常情況下，距下關節會在抬起腳跟時內翻。但若是脛後肌、脛後肌肌腱有功能障礙，距下關節就不會內翻，而是維持外翻狀態（**圖17**）。執行heel raise test時，患者雖可手扶牆面等以保持平衡，但要提醒患者不可用上肢支撐太多體重。

表2　脛後肌肌腱失能的症狀分期

stage	肌腱的病理學變化	足部變形	臨床症狀
I	肌腱滑膜炎±退化	沒有足部變形或足弓下沉	沿著脛後肌肌腱走向的內側疼痛
	肌腱功能正常		可單腳抬起腳跟（heel raise）或稍感吃力
II a	肌腱被拉長＋退化	足弓下沉、後足部外翻（Valgus）	內側疼痛與腫脹
		中足部並無外展	很難單腳抬起腳跟
		變形可徒手矯正	too many toes sign為陽性
II b	肌腱被拉長＋退化	足弓下沉	內側±外側疼痛與腫脹
		後足部外翻＋中前足部外展	很難單腳抬起腳跟
		變形可徒手矯正	too many toes sign為陽性
III	肌腱被拉長＋退化	足弓下沉	內側±外側疼痛與腫脹
		後足部外翻＋前中足部外展	很難單腳抬起腳跟
		變形無法徒手矯正	too many toes sign為陽性
IV	肌腱被拉長＋退化	距骨外側傾斜	內側±外側疼痛與腫脹
		變形無法徒手矯正	很難單腳抬起腳跟 too many toes sign為陽性

圖15　評估脛後肌的肌力

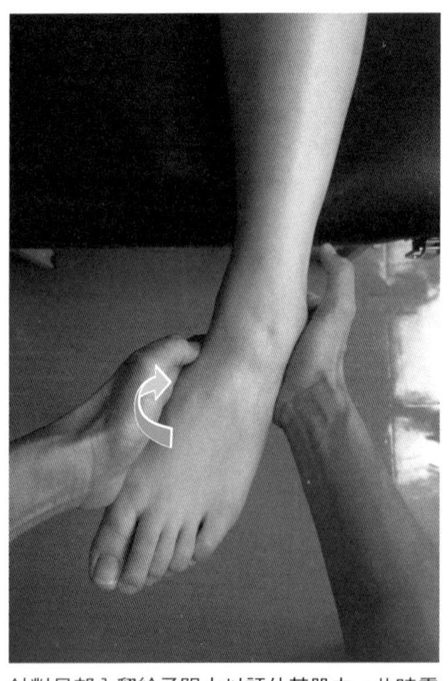

針對足部內翻給予阻力以評估其肌力。此時需提醒受試者不要做出髖關節內收與內旋等代償動作，且務必要比較左右差異。

圖16　too many toes sign（左腳）

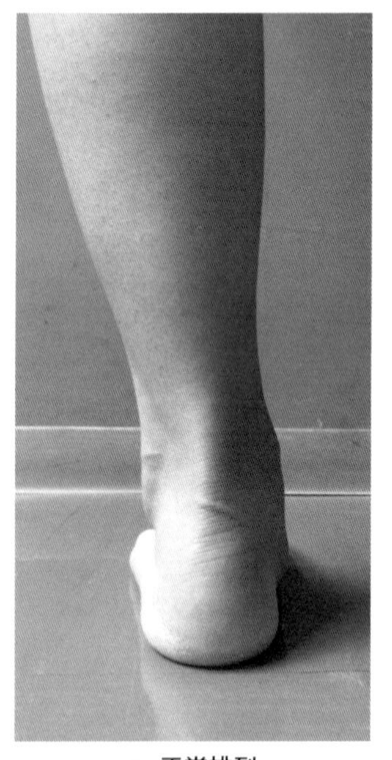

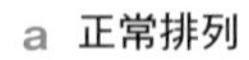

a 正常排列

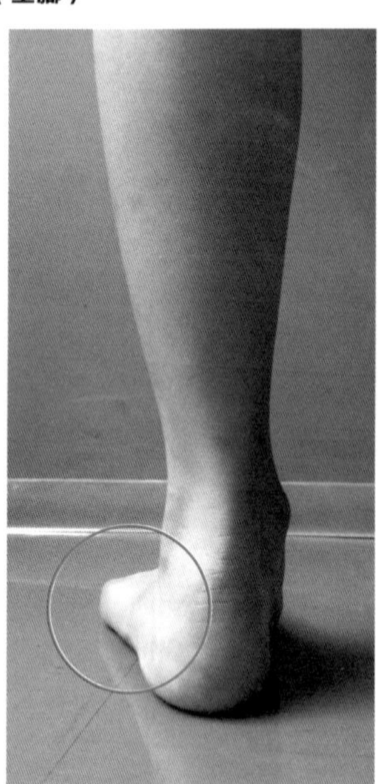

b 扁平足

從患者後方觀察足部，看看能否看得到腳趾。扁平足的患者由於中足部外展，從後方能看到外側腳趾。

圖17 heel raise test（左腳）

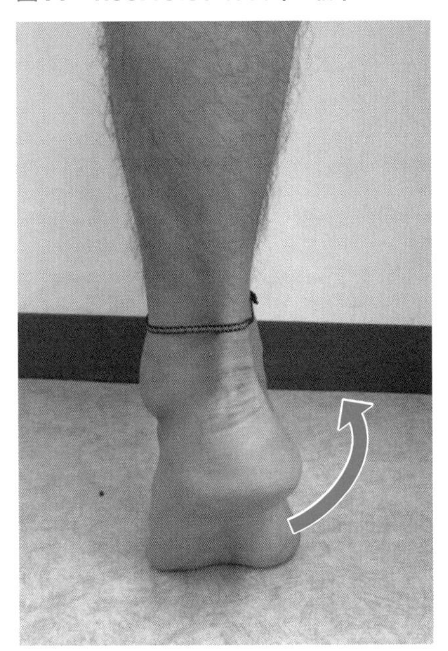

a 正常狀況

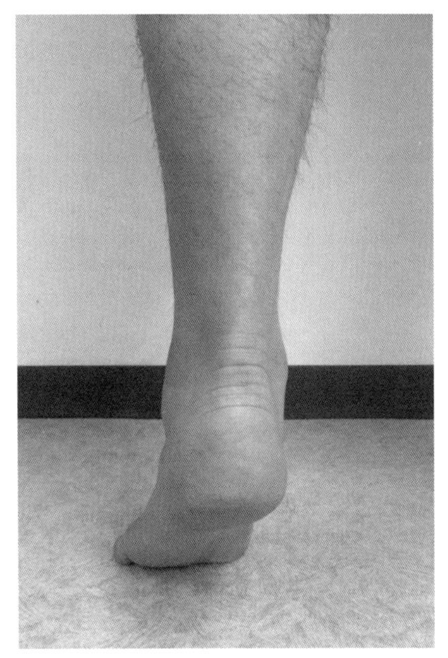

b 脛後肌肌腱失能

從後方觀察患者單腳抬起腳跟。正常情況下，後足部會因為脛後肌的作用而內翻。另一方面，如果脛後肌功能失調，後足部就會在上抬時維持外翻狀態。

➤足部活動度評估

評估與足弓下沉有關的活動度時，必須評估足部各個關節的活動度。此時需留意的是，鄰近關節的肢體位置會對關節活動度造成影響。因此，評估過活動度之後，再度進行評估時必須將鄰近關節擺在同樣的肢體位置。距下關節與橫跗關節的活動度因人而異，很難客觀測量，因此務必要比較左右差異，以維持評估結果的客觀性。

●脛距關節

隨著足弓下沉，距骨處於蹠屈，距骨跟骨夾角會跟著變大[2]。距骨總是處於蹠屈狀態，背屈活動度就會受限。背屈活動度受限會使站立期縮短，絞盤機制無法充分發揮功能，足弓就不容易上抬。另外，推進時會用下肢外旋、足部外展來代償背屈受限，因此更容易形成扁平足。

●距下關節

距下關節外翻變形，是脛後肌肌腱失能的患者最早發生的變形，所以是重要的評估項目。評估內翻方向的活動度時，評估人員應握住距骨而非小腿，並用另一手讓跟骨內翻（**圖18**）。此時可利用床面固定住小腿，以免出現旋轉動作。另

圖18　評估距下關節的內翻活動度

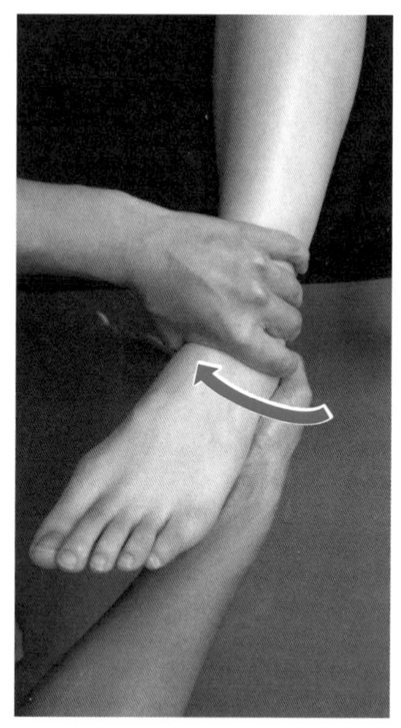

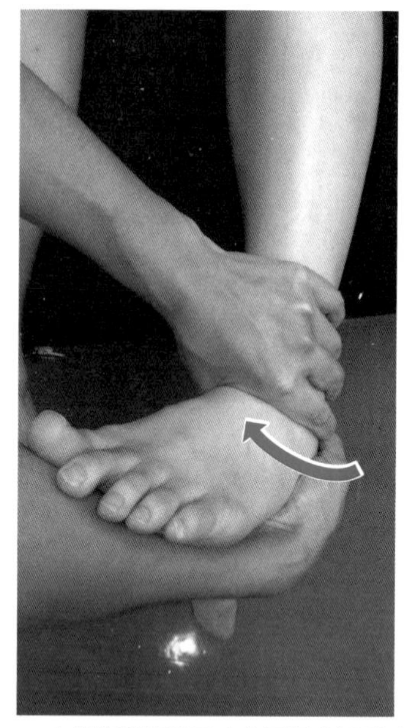

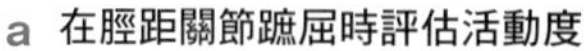

a 在脛距關節蹠屈時評估活動度

b 在脛距關節的正中位置評估活動度
用前臂支撐足底，讓脛距關節保持在正中位置。

利用床面固定住小腿，評估人員握住距骨。用另一手被動地將跟骨推往內翻方向，以評估其活動度。

外，距下關節的內外翻活動度受脛距關節位置的影響，背屈時的活動度會變小。而站立期的蹠背屈角度也會在行走過程中產生變化，因此在評估距下關節的活動度時，應該將脛距關節擺在不同的角度來評估。

●橫跗關節

足弓下沉會造成橫跗關節外翻、外展，因此必須評估內翻、內收方向是否有活動度。橫跗關節由距舟關節與跟骰關節構成，所以評估人員應先固定住跟骨與距骨，才來推動舟狀骨與骰骨。此時固定住跟骨／距骨的那隻手，應盡量靠近在舟狀骨／骰骨施力的另一隻手。想像橫跗關節的動作並往內翻、內收方向施力，以檢視其活動度（**圖19**）。

●跗蹠關節

由於距下關節外翻、橫跗關節外翻／外展使得足弓變得扁平時，前足部相對於中／後足部會產生內翻的代償動作[34]。足弓越是扁平，其內翻狀態就越難以徒手矯正。因此，評估跗蹠關節是否具備活動度是重點所在。評估跗蹠關節的活動度時，用一手固定住楔狀骨與骰骨，同時推動蹠骨，以檢視其活動度（**圖20**）。第一蹠骨與內側楔狀骨之間的活動度評估尤其重要。

圖19　評估橫跗關節的內翻、內收活動度

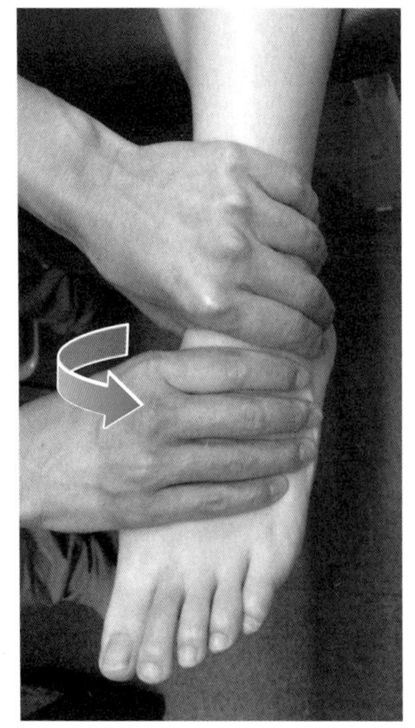

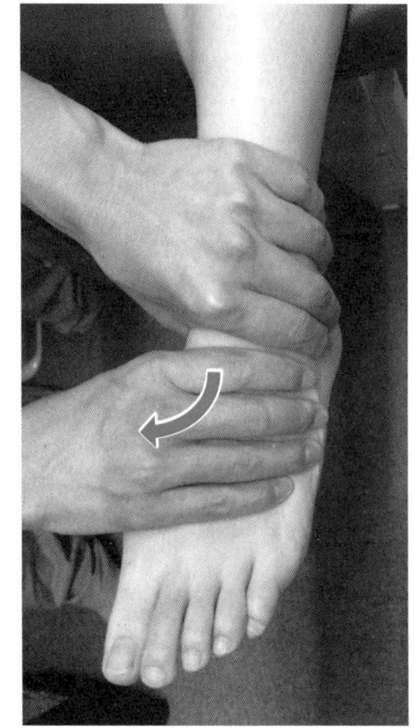

a　橫跗關節的內翻　　b　橫跗關節的內收

握住遠端部位（距骨、跟骨）與近端部位（舟狀骨、骰骨）並推往各方向。

圖20　評估跗蹠關節的活動度

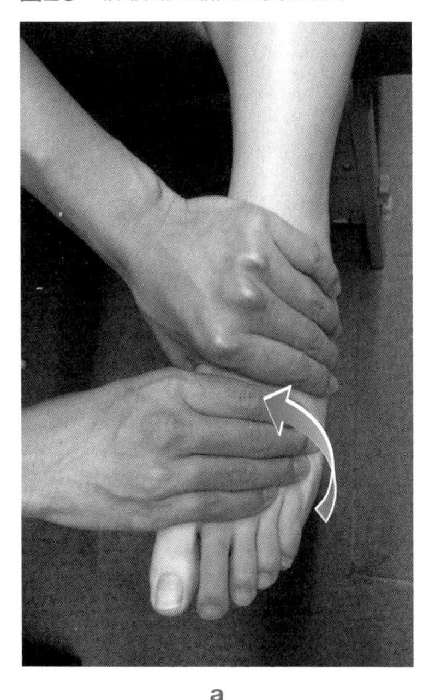

a

固定住楔狀骨與骰骨，另一手將蹠骨推往外翻方向，以評估其活動度。

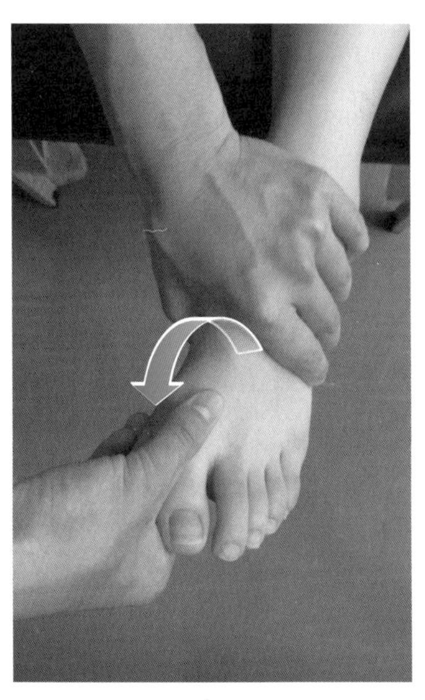

b

固定住內側楔狀骨，同時推動第一蹠骨，以檢視其活動度。

● MTP關節

MTP關節背屈時，足底筋膜會因為絞盤機制而變得緊繃，使得足弓上抬。因此，MTP關節的背屈一旦受限，足弓就無法充分上抬。

運動鏈

足部動作會受到近端關節的運動鏈以及重心位置的影響。例如骨盆前傾、髖關節內旋以及膝關節外旋等近端關節的運動鏈，會造成足部外翻。另外，當身體重心落在距下關節軸的內側時，也會為足部帶來外翻方向的力矩（**圖21**）。不過，如果身體和髖關節周邊肌肉有適度的肌肉活動，即使身體重心落在距下關節軸內側，也能控制好身體、不歪向對側，足部承受的外翻力矩就會減少。研究指出，髖關節外展肌若是處於疲勞狀態，足部著地後，內外側方向的足底壓力中心軌跡就會增加[35]。因此除了分析近端關節的不良動作是否和足弓下沉有關之外，評估髖關節與身體的肌肉功能並檢視其動作控制能力也很重要。

圖21　重心位置與足部所承受的力矩

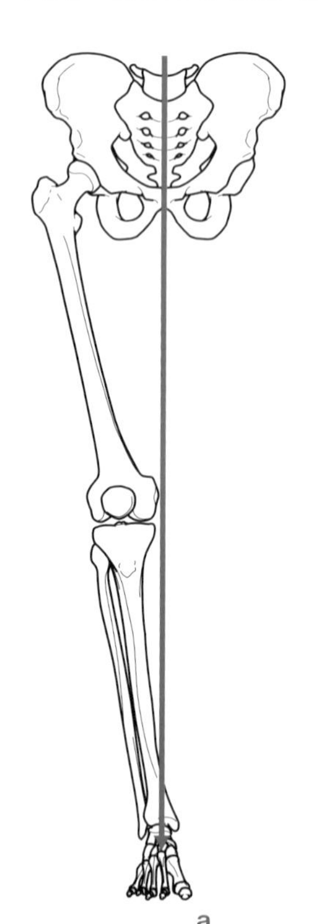

a

重心位置落在距下關節上方，足部不會產生內外翻方向的力矩。

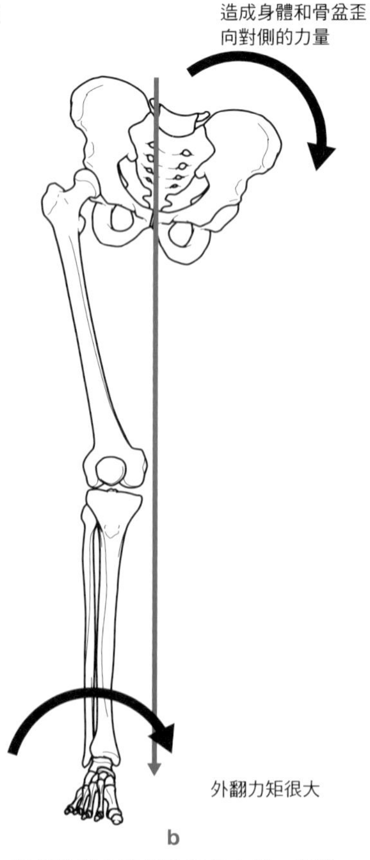

b

近端肌群未能提供充分支撐，身體和骨盆歪向對側，身體重心落在距下關節內側，因此足部產生很大的外翻力矩。

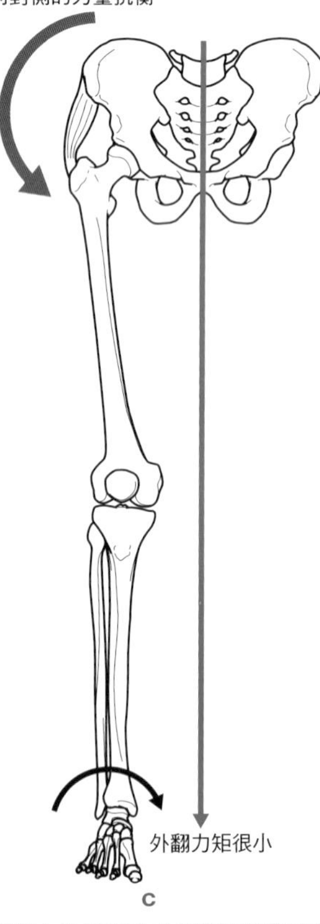

c

如果臀中肌能跟造成身體和骨盆歪向對側的力量抗衡，即使身體重心落在距下關節內側，足部產生的外翻力矩也會變小。

足弓塌陷的治療

➤概要

針對足弓塌陷的物理治療，以預防足弓下沉狀態下的關節攣縮、改善與足弓支撐有關的肌肉功能最為重要。關於關節攣縮的預防，建議可依照前述各項關節活動度的評估方法來改善活動度。以下彙整了針對脛後肌、屈趾長肌等足弓支撐相關肌肉的有效運動治療，以及鞋墊所帶來的效果。

➤為改善足弓支撐相關肌肉功能的運動治療

大多數的扁平足患者，都有脛後肌與脛後肌肌腱的功能障礙，所以脛後肌訓練是對足弓塌陷的有效治療方式。一項進行了12週運動介入的研究指出，使用鞋墊並搭配脛後肌訓練，更能減輕疼痛並改善功能[36)]。

想要促進脛後肌單獨收縮，足部內收運動最為有效[37)]。將彈力帶纏繞於前足部內側並從外側施加阻力，進行足部內收運動。如果外側沒有地方可以綁彈力帶，可將彈力帶纏繞在另一腳，以施加阻力（**圖22**）。如果是在膝關節伸展時執行這項動作，需留意髖關節不可出現內收、內旋的代償動作。另一方面，若是在膝關節屈曲時執行，則需留意髖關節外旋。此外，足部放鬆下垂的時候，脛距關節處於輕度蹠屈，脛後肌肌腱在內踝後方的角度變化變得不那麼急遽，肌肉張力會傳遞得更有效率。

脛後肌若是功能不良，運動介入的第一階段重點是，促進單一肌肉收縮的選擇性訓練。不過，脛後肌的主要肌肉作用是在負重時的動作，因此下一階段必須針對負重時與其他肌肉的協同動作來訓練。小腿上提（calf raise）是有效的負重訓練方式，尤其是足部30°內收時的小腿上提動作，脛後肌有高度的肌肉活動量（**圖23**、**24**）[38)]。在足部內收時執行小腿上提的動作，應盡可能讓小趾球負重，除了抬高腳跟之外，也要刻意讓足部內翻。這個動作很難保持平衡，所以要輕輕扶著牆壁或桌面等處以免跌倒，或者防止足部過度內翻。

屈趾長肌對足弓支撐也很重要。腳趾屈肌肌群的運動，臨床上以抓毛巾運動最為常見。抓毛巾的動作，可以讓腳趾的屈肌肌群選擇性地活動，不過，此時未必就有高度的肌肉活動量。筆者利用細絲針極肌電圖進行研究後發現，屈趾長肌在抓毛巾運動時的活動量，大約是最大自主收縮時的25%。因此，就跟脛後肌訓練一樣，必須進一步提升訓練強度，讓肌肉有更高的活動量。上述於足部內收時執行的小腿上提動作，屈趾長肌也有高度的肌肉活動量（**圖25**），因此筆者認為，刻意做出足部內翻的小腿上提動作，是有效的訓練方式。

圖22　利用彈力帶進行脛後肌訓練

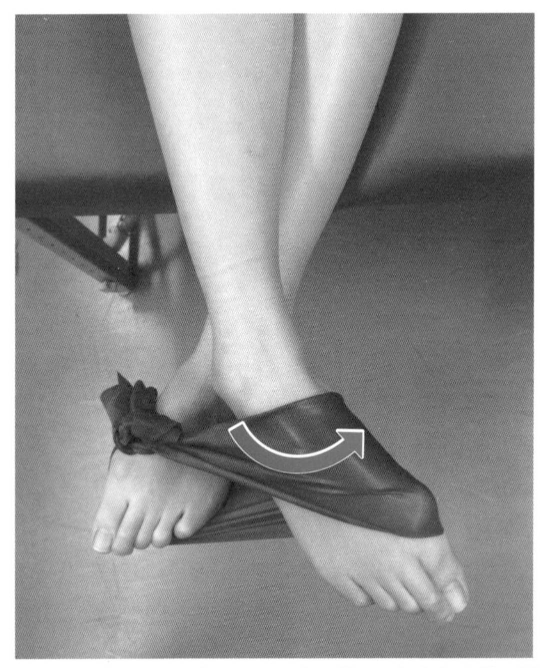

將彈力帶纏繞於前足部以施加阻力，進行足部內收運動。需留意髖關節不可出現代償動作。

圖23　三種不同姿勢的小腿上提動作

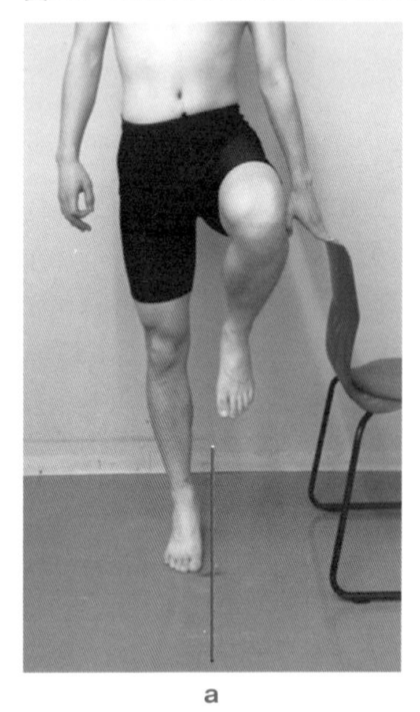

a

足部處於內收／外展的正中位置。

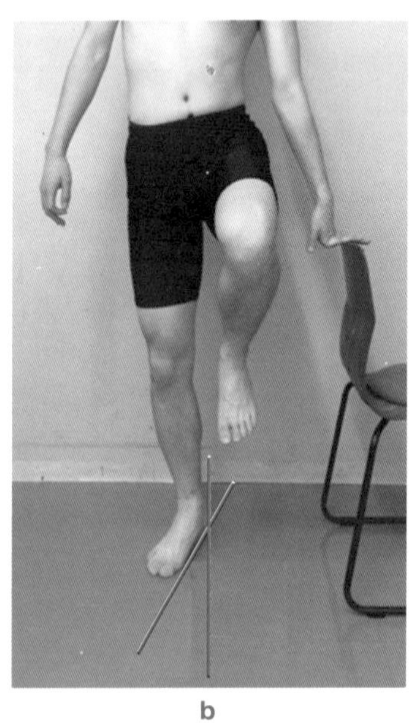

b

足部30°外展、保持拇趾球負重，並將腳跟抬高。

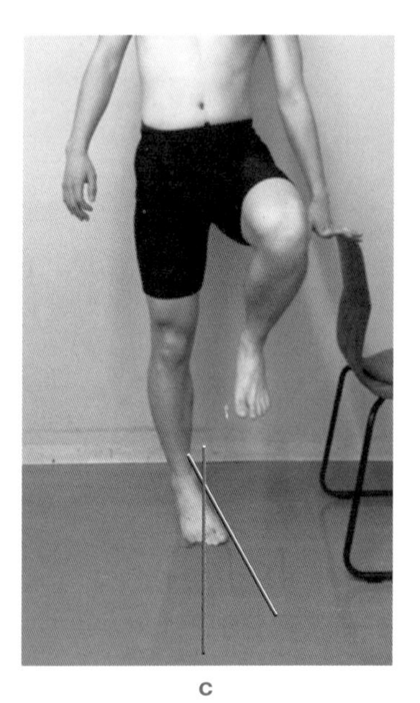

c

足部30°內收、保持小趾球負重，並將腳跟抬高。

圖24　在三種不同姿勢下執行小腿上提動作時的脛後肌活動量

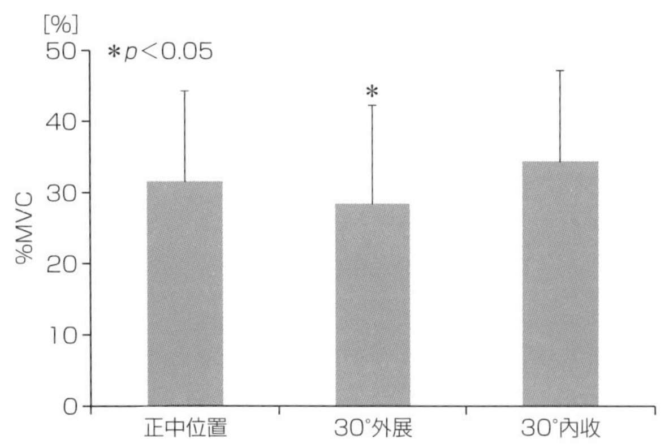

雖然重複量測變異數分析的結果顯示，三種小腿上提動作彼此之間有顯著差異，但事後檢測各組別之間卻沒有差異。不過，在內收時執行的小腿上提動作有最高度的肌肉活動量。

圖25　在三種不同姿勢下執行小腿上提動作時的屈趾長肌活動量

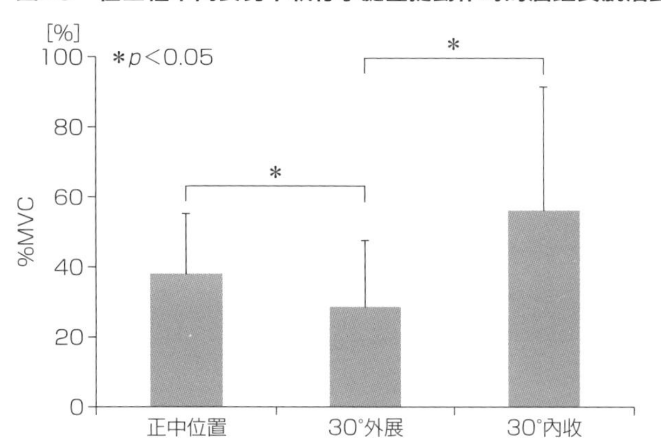

與外展時相較之下，正中位置與內收時的小腿上提動作，其肌肉活動量明顯較高。

Memo

針對脛後肌肌腱失能的運動治療

有學者以36名脛後肌肌腱失能stage Ⅰ、Ⅱ的患者為對象進行研究，將其分為鞋墊／拉筋組、鞋墊／拉筋／脛後肌向心收縮訓練組，以及鞋墊／拉筋／脛後肌離心收縮訓練組這三個組別，進行12週的介入並驗證其效果。脛後肌的訓練為足部內收運動。介入12週之後，所有組別的足部功能與疼痛狀況都獲得顯著改善。其中又以執行離心收縮訓練的組別改善最多[36]。

➤利用鞋墊來支撐足弓

針對足弓塌陷的問題，為了給予足弓物理學上的支撐，大多會讓患者使用鞋墊。鞋墊的使用效果受到客製化、足弓形狀以及有無楔形鞋墊等多種因素的影響。系統性文獻回顧結果顯示，跑步時使用的鞋墊如果有加上外側楔形鞋墊，平均可將足部最大外翻角度減少2.12°[39]。另一方面，使用鞋墊也會影響到肌肉活動。如果在行走時使用鞋墊，脛後肌的活動量會比打赤腳時明顯減少許多（**圖26**）[12，40]。這些研究結果顯示，如果因為脛後肌肌腱失能等問題，肌肉無法發揮支撐足弓的作用，可利用鞋墊來代償其功能。不過，何種形狀的鞋墊對足弓塌陷有效則尚無定論。

圖26　使用鞋墊行走時的脛後肌活動變化

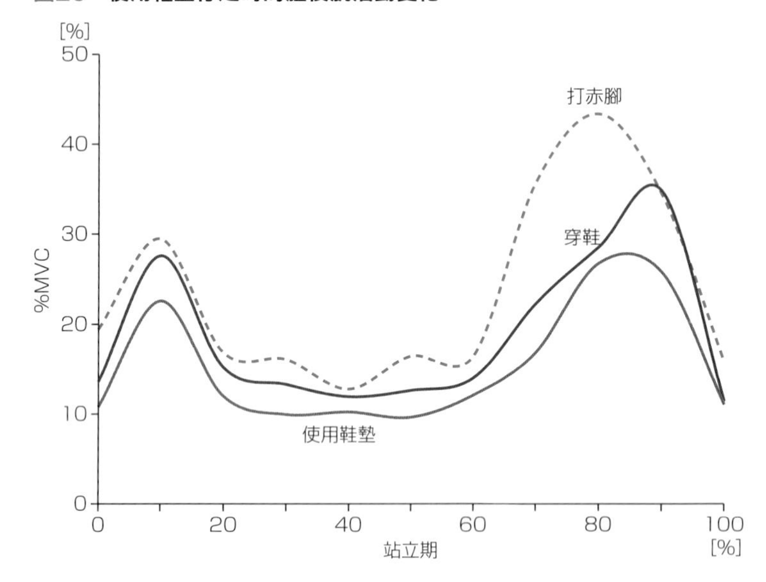

文獻

1) Eils E, et al : Characteristic plantar pressure distribution patterns during soccer-specific movements. Am J Sports Med, 32(1) : 140-145, 2004.
2) Gluck GS, et al : Tendon disorders of the foot and ankle, part 3: the posterior tibial tendon. Am J Sports Med, 38(10) : 2133-2144, 2010.
3) Hamstra-Wright KL, et al : Risk factors for medial tibial stress syndrome in physically active individuals such as runners and military personnel : a systematic review and meta-analysis. Br J Sports Med, 49(6) : 362-369, 2015.
4) Wearing SC, et al : The pathomechanics of plantar fasciitis. Sports Med, 36(7) : 585-611, 2006.
5) Schwartz EN, et al : Plantar fasciitis : a concise review. Perm J, 18(1) : e105-107, 2014.
6) Park H, et al : The Relationship Between Accessory Navicular and Flat Foot : A Radiologic Study. J Pediatr Orthop, 35(7) : 739-745, 2015.
7) Leardini A, et al : Rear-foot, mid-foot and fore-foot motion during the stance phase of gait. Gait Posture, 25(3) : 453-462, 2007.
8) Iaquinto JM, et al : Computational model of the lower leg and foot／ankle complex : application to arch stability. J Biomech Eng, 132(2) : 021009, 2010.

9) Mengiardi B, et al : Spring ligament complex and posterior tibial tendon : MR anatomy and findings in acquired adult flatfoot deformity. Semin Musculoskelet Radiol, 20(1) : 104-115, 2016.
10) Tao K, et al : Relative contributions of plantar fascia and ligaments on the arch static stability : a finite element study, Biomed Tech(Berl), 55(5) : 265-271, 2010.
11) Kamiya T, et al : Dynamic effect of the tibialis posterior muscle on the arch of the foot during cyclic axial loading. Clin Biomech(Bristol, Avon), 27(9) : 962-966, 2012.
12) Akuzawa H, et al : Calf muscle activity alteration with foot orthoses insertion during walking measured by fine-wire electromyography. J Phys Ther Sci, 28(12) : 3458-3462, 2016.
13) Murley GS, et al : Tibialis posterior EMG activity during barefoot walking in people with neutral foot posture. J Electromyogr Kinesiol, 19(2) : e69-77, 2009.
14) Klein P, et al : Moment arm length variations of selected muscles acting on talocrural and subtalar joints during movement : an in vitro study. J Biomech, 29(1) : 21-30, 1996.
15) Hofmann CL, et al : Experimental evidence supporting isometric functioning of the extrinsic toe flexors during gait. Clin Biomech(Bristol, Avon), 28(6) : 686-691, 2013.
16) Semple R, et al : Tibialis posterior in health and disease : a review of structure and function with specific reference to electromyographic studies, J Foot Ankle Res, 2 : 24, 2009.
17) Trnka HJ : Dysfunction of the tendon of tibialis posterior. J Bone Joint Surg Br, 86,(7) : 939-946, 2004.
18) Hicks JH : The mechanics of the foot. II . The plantar aponeurosis and the arch. J Anat, 88(1) : 25-30, 1954.
19) Pascual Huerta J : The effect of the gastrocnemius on the plantar fascia. Foot Ankle Clin, 19(4) : 701-718, 2014.
20) Stecco C, et al : Plantar fascia anatomy and its relationship with Achilles tendon and paratenon. J Anat, 223 (6) : 665-676, 2013.
21) Sammarco VJ : The talonavicular and calcaneocuboid joints : anatomy, biomechanics, and clinical management of the transverse tarsal joint. Foot Ankle Clin, 9(1) : 127-145, 2004.
22) Yao K, et al : Posterior Tibialis Tendon Dysfunction : Overview of Evaluation and Management. Orthopedics, 38,(6) : 385-391, 2015.
23) Kong A, et al : Imaging of tibialis posterior dysfunction. Br J Radiol, 81(970) : 826-836, 2008.
24) Holmes GB Jr, et al : Possible epidemiological factors associated with rupture of the posterior tibial tendon. Foot Ankle, 13(2) : 70-79, 1992.
25) Smyth NA, et al : Adult-acquired flatfoot deformity. Eur J Orthop Surg Traumatol, 27(4) : 433-439, 2017.
26) Van de Velde M, et al : Foot segmental motion and coupling in stage II and III tibialis posterior tendon dysfunction., Clin Biomech(Bristol, Avon), 45 : 38-42, 2017.
27) Bouché RT , et al : Medial tibial stress syndrome(tibial fasciitis) : a proposed pathomechanical model involving fascial traction. J Am Podiatr Med Assoc, 97(1) : 31-36, 2007.
28) Franklyn M, et al : Aetiology and mechanisms of injury in medial tibial stress syndrome : Current and future developments. World J Orthop, 6(8) : 577-589, 2015.
29) Saeki J, et al : Muscle stiffness of posterior lower leg in runners with a history of medial tibial stress syndrome. Scand J Med Sci Sports : 1-6, 2017.
30) Redmond AC, et al : Development and validation of a novel rating system for scoring standing foot posture : the Foot Posture Index. Clin Biomech(Bristol, Avon), 21(1) : 89-98, 2006.
31) Butler RJ, et al : Arch height index measurement system : establishment of reliability and normative values. J Am Podiatr Med Assoc, 98(2) : 102-106, 2008.
32) Williams DS, et al : Measurements used to characterize the foot and the medial longitudinal arch : reliability and validity. Phys Ther, 80(9) : 864-871, 2000.
33) Lucas R, et al : Influence of foot posture on the functioning of the windlass mechanism. Foot(Edinb), 30 : 38-42, 2017.
34) Myerson MS : Adult acquired flatfoot deformity : treatment of dysfunction of the posterior tibial tendon. Instr Course Lect, 46 : 393-405, 1997.
35) Lee SP, et al : Fatigue of the hip abductors results in increased medial-lateral center of pressure excursion and altered peroneus longus activation during a unipedal landing task. Clin Biomech(Bristol, Avon), 28(5) : 524-529, 2013.
36) Kulig K, et al : Nonsurgical management of posterior tibial tendon dysfunction with orthoses and resistive exercise : a randomized controlled trial. Phys Ther, 89(1) : 26-37, 2009.
37) Kulig K, et al : Selective activation of tibialis posterior : evaluation by magnetic resonance imaging. Med Sci Sports Exerc, 36(5) : 862-867, 2004.
38) Akuzawa H, et al : The influence of foot position on lower leg muscle activity during a heel raise exercise measured with fine-wire and surface EMG. Phys Ther Sport, 28 : 23-28, 2017.
39) Mills K, et al : Foot orthoses and gait : a systematic review and meta-analysis of literature pertaining to potential mechanisms. Br J Sports Med, 44(14) : 1035-1046, 2010.
40) Murley GS, et al : Do foot orthoses change lower limb muscle activity in flat-arched feet towards a pattern observed in normal-arched feet?. Clin Biomech(Bristol, Avon), 25(7) : 728-736, 2010.

6 足弓過高（高弓足）

Abstract

- 足弓過高（高弓足）是因為內側縱弓上抬或者外側縱弓下沉而產生，與各足弓的動靜態支撐結構功能不良有關。
- 足弓過高（高弓足）的評估主要是在負重狀態下進行，但也要參考未負重時的活動度與肌肉功能來找出原因。
- 足弓過高（高弓足）的治療，是透過改善排列與肌肉功能，讓足弓回復正常，進而改善負重時的吸震緩衝作用，以減輕足部與鄰近關節的負擔。

前言

足弓與許多負重動作有關。足弓不但具備吸震緩衝功能，也在行走時負責推進，角色相當重要。足弓過高（高弓足）的話，由於吸震緩衝功能不良，應力會集中在足部／足部關節等特定部位。這個機械應力的增加，會產生疼痛與變形。想要改善足弓過高（高弓足）的問題，除了足部／足部關節的結構性／功能性異常之外，也必須考量到近端關節的運動鏈與先天性異常等多種因素，並加以介入。本章節彙整了足弓功能與足弓過高（高弓足）相關基本知識，並為讀者介紹其評估與治療方式。

基本知識

足弓過高（高弓足）患者的外觀特徵是，足部內側縱弓上抬而外側縱弓下沉。雖然有些病例起因於遺傳性運動感覺神經病變（Charcot-Marie-Tooth disease）等神經肌肉疾病與遺傳因素[1]，但大多數患者是因為足部／足部關節的許多部位功能不良而造成[2]。本章節主要針對足部與近端關節功能失調造成的足弓過高（高弓足），將其分成「足部內側縱弓上抬」與「足部外側縱弓下沉」這兩方面來探討。

➤足部內側縱弓上抬的發生機制

與足部內側縱弓的結構有關的基本知識，請參考「Ⅲ章第五節　足弓塌陷（扁平足）」（p110）。

足部內側縱弓上抬，主要是因為距下關節內翻、橫跗關節內翻／內收，以及第一蹠趾關節蹠屈而產生[3]（**圖1**）。內側縱弓異常上抬的主要原因是，韌帶與肌肉等動靜態支撐結構過短、過緊或粘連等，因而造成延展性不佳與功能失調。

圖1　內側縱弓上抬

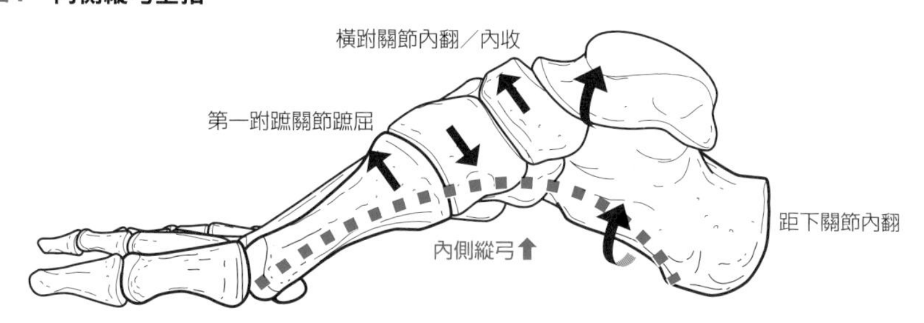

足部內側縱弓上抬是因為距下關節內翻、橫跗關節內翻／內收、第一跗蹠關節蹠屈而產生。

支撐足部內側縱弓的靜態組織有足踝內側副韌帶（三角韌帶）、彈簧韌帶（蹠側跟舟韌帶）以及足底長／短韌帶等。三角韌帶大致可分為脛舟部分、脛跟部分以及脛距部分等三條纖維束。脛舟部分附著於舟狀骨粗隆，脛跟部分附著於跟骨載距突，脛距部分則附著於距骨內側結節的側面[4]。三角韌帶主要的功能是限制距下關節外翻[4]。彈簧韌帶連接跟骨與舟狀骨，跟三角韌帶一樣能限制距下關節的外翻動作[4]。這些韌帶若是因為過短或粘連，導致延展性不佳，距下關節的外翻動作就會受限，而妨礙足部內側縱弓下沉。

動態支撐組織有脛前肌、脛後肌、屈趾長肌、小腿三頭肌以及足底筋膜，這些組織都跟足部內側縱弓上抬有關。脛前肌起始於脛骨遠端、終止於舟狀骨，可讓距舟關節內翻、內收[4]。脛後肌繞過跟骨與距骨，附著於內側／中間／外側楔狀骨，因此收縮時會卡住橫跗關節，使得足部剛性提升[5]。行走時，屈趾長肌可維持一定程度的等長收縮，以支撐足部內側縱弓[6]。足底筋膜是從跟骨結節內側延伸至前足部的強韌筋膜，負重時形成足底面以支撐足弓。足底筋膜是小腿三頭肌與肌腱組織的部分延伸，小腿三頭肌的延展性不佳，足底筋膜也會變得緊繃[7]，所以小腿三頭肌過短或過緊，會造成足部內側縱弓上抬[8]。有學者利用大體來研究高弓足，研究結果顯示脛前肌、脛後肌、屈趾長肌以及小腿三頭肌的過度拉扯，會造成足弓上抬[9]。這些足部外在肌的過度收縮，是在足部內在肌的功能不良時，為了提升MTP關節的穩定度而產生的代償[10]。另外，小腿三頭肌延展性不足而造成足部關節背屈受限時，腓骨長肌會比脛前肌更具優勢，因此腓骨長肌的收縮動作，會把第一蹠骨強力拉往蹠屈方向，使得足部內側縱弓容易上抬[2,11]（**圖2**）。

MTP關節： metatarsophalangeal joint

➤足部外側縱弓下沉的發生機制

●足部外側縱弓概要

足部外側縱弓在負重時負責吸震緩衝，並推動身體前進。足部外側縱弓由跟骨、骰骨以及第四、第五蹠骨構成，並且形成距下關節、跟骰關節以及外側跗蹠關節[12]（**圖3**）。距下關節的主要動作為內翻、外翻，仰賴跟腓韌帶、三角韌帶（脛跟部）、骨間韌帶以及頸韌帶維持穩定[4]。骨間韌帶與頸韌帶可限制內外翻

圖2　小腿三頭肌延展性不足所造成的影響

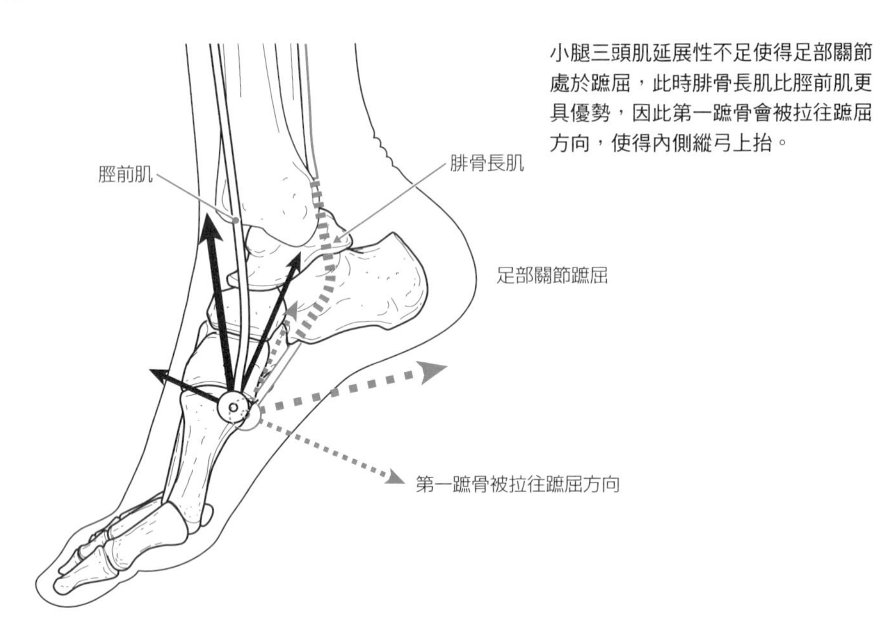

小腿三頭肌延展性不足使得足部關節處於蹠屈，此時腓骨長肌比脛前肌更具優勢，因此第一蹠骨會被拉往蹠屈方向，使得內側縱弓上抬。

圖3　構成外側縱弓的骨骼與關節

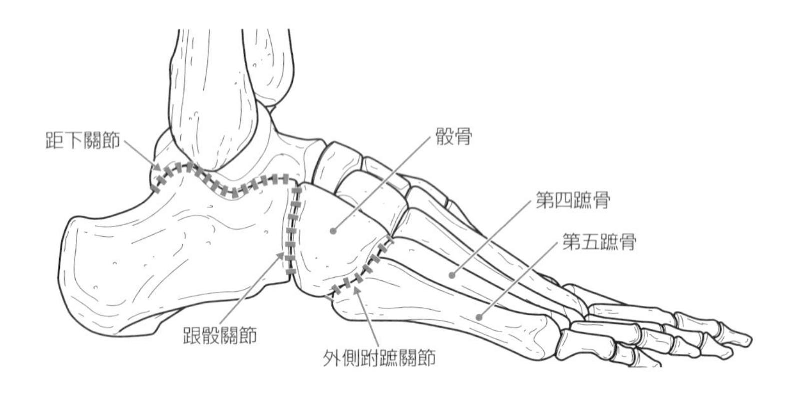

方向的動作[4]。距下關節會影響到橫跗關節的相對位置，因此構成外側縱弓的跟骰關節的活動度，會隨著距下關節的位置狀態而改變（請參考「Ⅲ章第五節　足弓塌陷（扁平足）」的midtarsal joint locking mechanism（p116））。跟骰關節是橫跗關節的外側部分，跟骨與骰骨的關節面有些微凹凸，結構上具備防滑效果，因此活動度不佳[4]。跟骰關節的動作仰賴背側跟骰韌帶、分歧韌帶，以及足底長／短韌帶來維持穩定。這些韌帶主要可限制骰骨的內翻動作。跟骰關節的動作與距下關節的動作連動；跟骨外翻時關節鬆弛，跟骨內翻時，關節則會被固定住[13]（**圖4**）。外側跗蹠關節由骰骨遠端那一面與第四、第五蹠骨基部構成，仰賴背側／蹠側蹠骨韌帶維持穩定[4]。其蹠背屈方向的活動度比第二、第三蹠骨來得大[4]，負責吸震緩衝並且將負重從後足部傳至前足部[14]。

●足部外側縱弓下沉的發生機制

足部外側縱弓下沉，主要是因為距下關節與橫跗關節內翻、外側跗蹠關節背屈而產生[3)]（圖5）。距下關節過度內翻，會讓距下關節的關節軸轉為垂直方向，腳趾相對於足部長軸接近平行，因而產生橫跗關節內翻[15)]（圖6）。

圖4　距下關節與跟骰關節的特性（水平面背面觀）

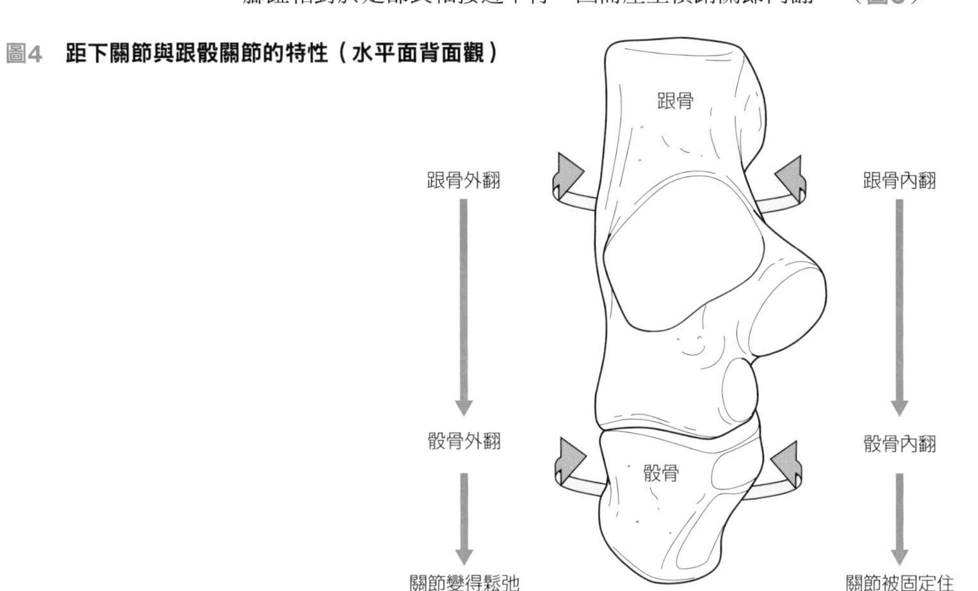

跟骨內翻，骰骨也會跟著內翻，關節被固定住。跟骨外翻，骰骨也會跟著外翻，關節鬆弛。

圖5　外側縱弓下沉

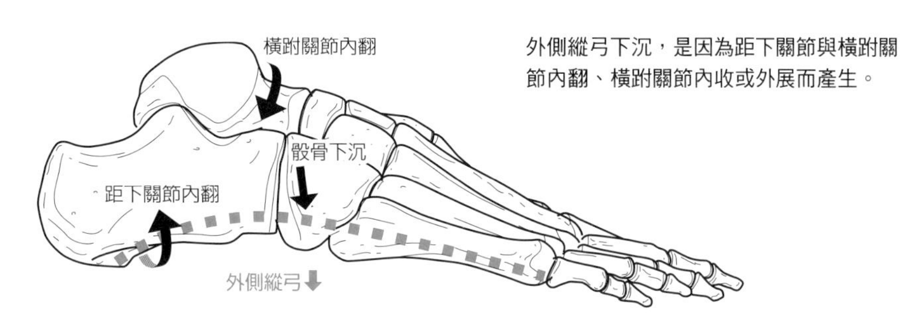

外側縱弓下沉，是因為距下關節與橫跗關節內翻、橫跗關節內收或外展而產生。

圖6　距下關節內翻使得關節軸產生變化、橫跗關節內收

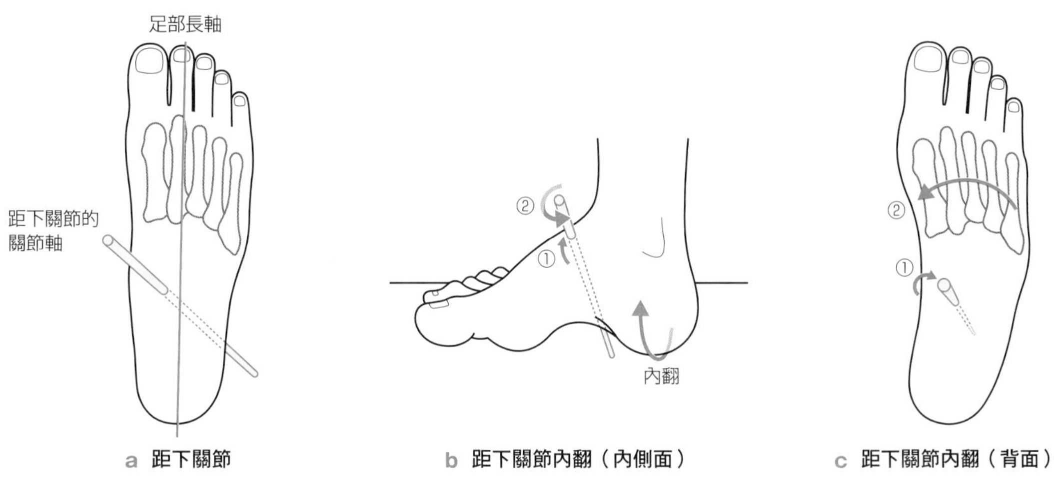

a　距下關節　**b　距下關節內翻（內側面）**　**c　距下關節內翻（背面）**

距下關節過度內翻，會讓距下關節的關節軸轉為垂直方向（箭頭①）。這個關節軸的變化，會讓腳趾相對於足部長軸接近平行，因而產生橫跗關節內翻。另外，橫跗關節在水平面上也會變得容易內收（箭頭②）。

足部外側縱弓的靜態支撐組織，主要有前距腓韌帶、跟腓韌帶、分歧韌帶、背側跟骰韌帶以及足底長／短韌帶等。前距腓韌帶從外踝前緣往前內側延伸，附著於距骨頸。跟腓韌帶起始於外踝，附著於跟骨外側。這兩條韌帶可以限制脛距關節、距下關節等踝關節複合體（ankle joint complex）的內翻動作；這些韌帶一旦損傷，內翻角度就會變大[14,16]。分歧韌帶為Y形束狀組織，附著於跟骨與跟骰關節邊緣的背外側。分歧韌帶分為內外側纖維束，外側纖維束可在跟骰關節處限制骰骨的內翻動作[4]（**圖7**）。背側跟骰韌帶位於跟骰關節的背側，主要能限制跟骰關節的外翻動作[4]（**圖8**）。足底長韌帶起始於跟骨粗隆，附著於第二～第五蹠骨基底。足底短韌帶的起始點在足底長韌帶前方，位置也較深，附著於骰骨底面（**圖9**）。足底長／短韌帶與跟骰關節面垂直，因此在結構上可有效提升足部外側縱弓的穩定度[4]。另外，大體研究的結果顯示，切除背側跟骰韌帶、足底長／短韌帶，會讓跟骰關節在足部關節內翻時變得不穩定[14,17]。因此這些韌帶若遭受損傷，尤其在負重的時候，距下關節與跟骰關節會產生過度內翻，使得足部外側縱弓下沉。

足部外側縱弓的動態支撐組織，以腓骨長肌、腓骨短肌等足部外在肌與外展小趾肌的作用最為重要[3,13]。腓骨長肌起始於腓骨頭，並在覆蓋腓骨短肌的上半部之後，穿過骰骨的腓骨肌腱溝，附著於第一、第二蹠骨基底與內側楔狀骨。腓骨長肌收縮可使第一、第二蹠骨與內側楔狀骨內翻，並提升中足部的剛性[18]。另外，腓骨長肌在步態站立中期將距下關節拉往外翻方向，使得足部柔軟度提升，有助於吸震緩衝。腓骨短肌從腓骨遠端外側往腓骨長肌下方延伸，附著於第五蹠骨基部。腓骨短肌與腓骨長肌同樣能在步態站立中期讓距下關節外翻，不過腓骨

圖7　分歧韌帶的內外側纖維以及背側跟骰韌帶

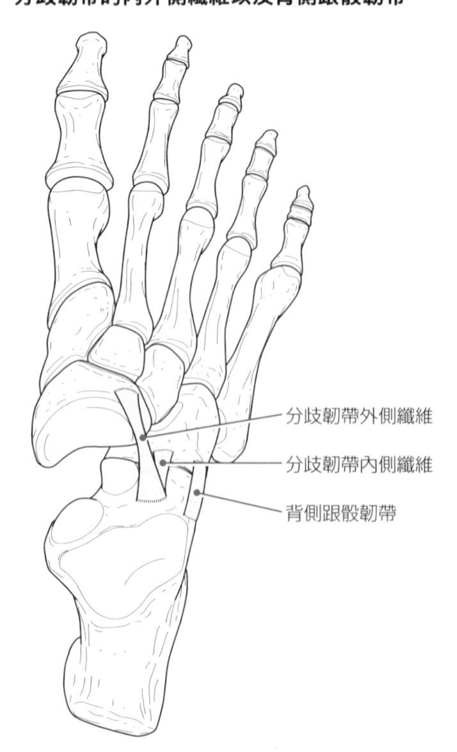

圖8　背側跟骰韌帶（水平面背面觀）

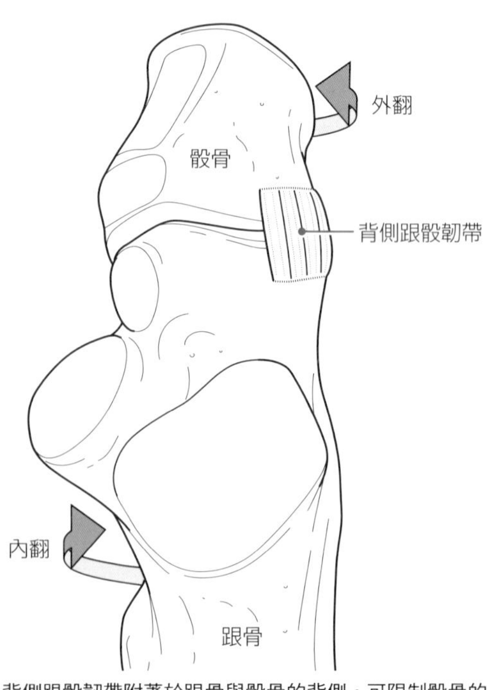

背側跟骰韌帶附著於跟骨與骰骨的背側，可限制骰骨的外翻動作。

圖9 足底長／短韌帶

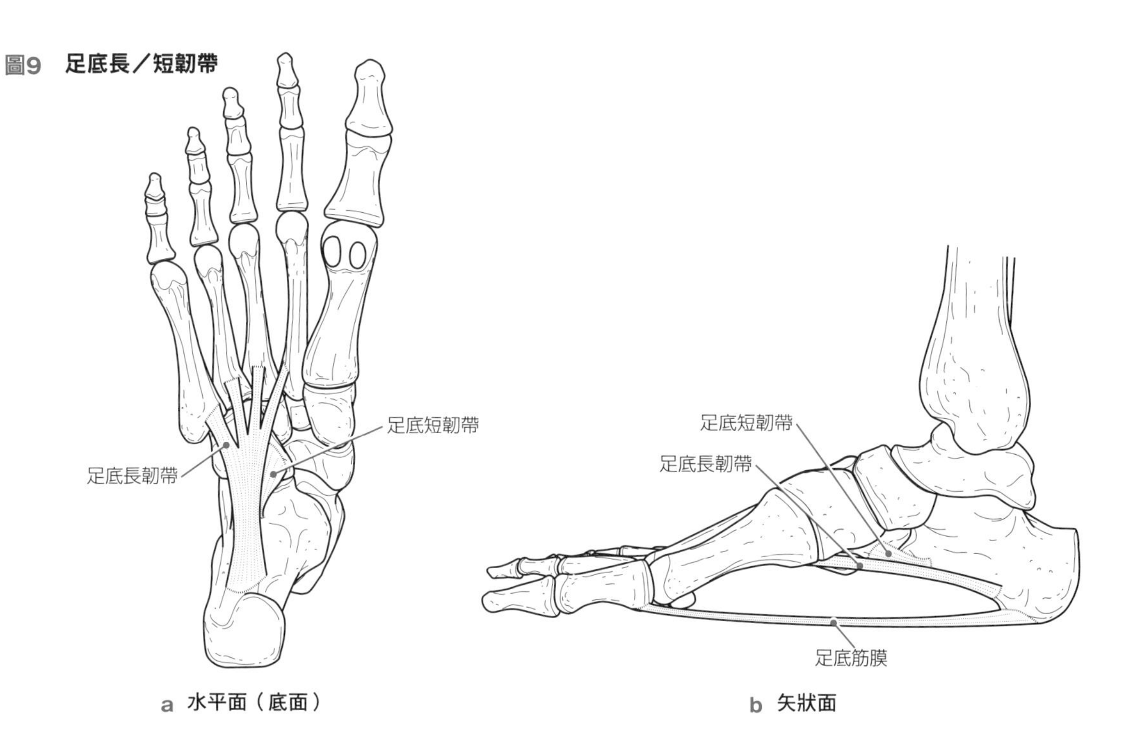

a 水平面（底面）　　b 矢狀面

短肌的作用比腓骨長肌更大，更能為外側縱弓提供穩定[4,19]。腓骨長／短肌功能失調，會造成距下關節在步態站立中期的外翻減少，使外側縱弓變得容易下沉。外展小趾肌起始於跟骨粗隆，終止於第五近端趾骨基部外側，有助於外側縱弓上抬[4,13]。

Clinical Hint

桁架機制（truss mechanism）

桁架機制被定義為足部在負重時的吸震緩衝作用。從矢狀面觀察足部會發現，由足部骨骼與足底筋膜構成的三角形上方是堅硬的骨骼結構，下方則是足底筋膜的柔軟結構。因此足底筋膜在負重時會被拉長，以發揮吸震緩衝的作用[13,20]（圖10）。桁架機制在步態站立中期尤其重要。距下關節與橫跗關節在站立中期外翻，跗蹠關節則是背屈。由於運動鏈的影響，足底筋膜更是會被拉長，於是，桁架機制所扮演的重要角色─吸震緩衝作用得以發揮最大功效（請參考「Ⅲ章第五節　足弓塌陷（扁平足）」的midtarsal joint locking mechanism（p116））。

圖10 桁架機制的作用

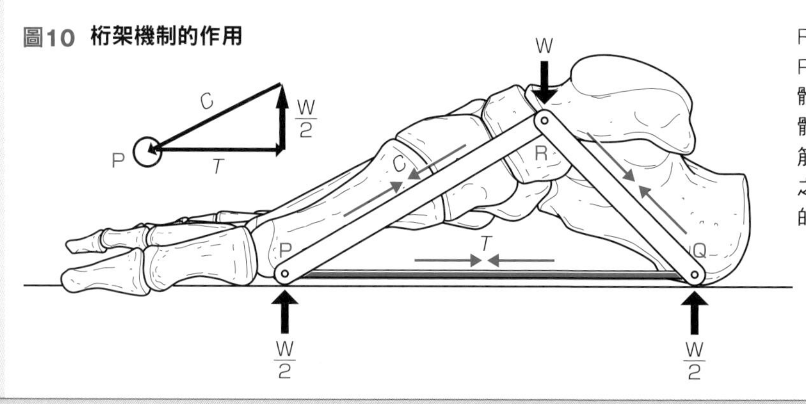

R點承受的重量為體重W，P、Q點則分別承受一半的體重。P-R、Q-R之間為骨骼支撐，P-Q之間則是足底筋膜的柔軟結構，因此P-Q之間在負重時具備吸震緩衝的作用。

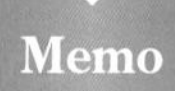

足弓過高（高弓足）所造成的各種影響

足弓過高（高弓足）與各種外傷和問題有關，其影響範圍從足部到近端關節，可能造成足踝外側韌帶損傷、第五蹠骨疲勞性骨折、足底筋膜炎、髕股關節疼痛症候群，以及髂脛束症候群等問題[2，11]。一般認為，這些問題是因為足弓下沉受到妨礙，造成吸震緩衝作用不足，因此負重部位與近端關節得承受較大應力而產生。

足弓過高（高弓足）的評估

足弓過高（高弓足）的特徵在負重時較為明顯，所以主要在負重時進行評估。不過，比較負重與未負重時的差異也很重要，因此相關關節的排列與活動度評估也不可或缺。有學者認為，除了透過一般X光影像評估負重時的站姿之外，也要評估站立時的足部排列[2，11]。另外，考量到近端關節運動鏈的影響，膝關節與髖關節的旋轉排列的評估也有其必要。關節活動度的評估除了脛距關節、距下關節之外，也必須評估跟骰關節、橫跗關節以及第一跗蹠關節等。小腿三頭肌、腓骨長肌以及脛後肌的延展性與足弓過高（高弓足）有直接的關連，所以也要評估[8]。

➤評估負重時的排列

●一般X光影像的評估（負重時）[21]

透過負重時的一般X光影像，可客觀評估內側縱弓上抬或外側縱弓下沉的狀況。

• 跟骨傾斜角

在側面X光片當中，跟骨下緣切線與第五蹠骨頭連線的夾角[21]。跟骨傾斜角變大意味著足部內側縱弓上抬（**圖11a**）。

• 距骨與第一蹠骨的夾角（側面照，lateral Meary's angle）

在側面X光片當中，距骨長軸與第一蹠骨長軸的夾角[21，22]。lateral Meary's angle變大意味著足部內側縱弓上抬（**圖11b**）。

• 距骨與第一蹠骨的夾角（前後照，AP Meary's angle）

在正面X光片當中，距骨長軸與第一蹠骨長軸的夾角[21，22]。AP Meary's angle變大意味著足部內側縱弓上抬（**圖11c**）。

●站立排列評估

• 自然站立評估

自然站立評估是不可或缺的臨床指標。the 'peek-a-boo' heel sign是足弓過高（高弓足）患者的特徵，也就是在患者自然站立的情況下，從前方就能看到跟骨內側[2]（**圖12**）。當這項評估的結果為陽性時，極有可能是距下關節內翻與橫跗

圖11　透過一般X光影像評估負重時的排列

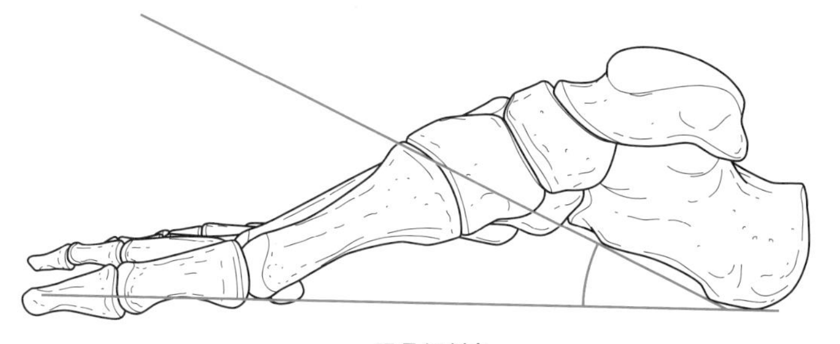

a 跟骨傾斜角

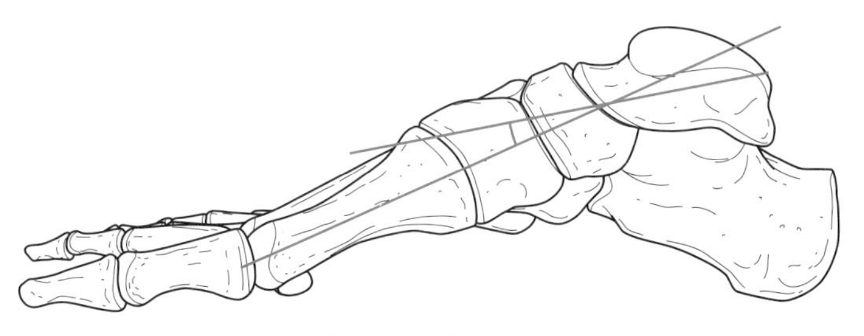

b 距骨與第一蹠骨的夾角（側面照，lateral Meary's angle）

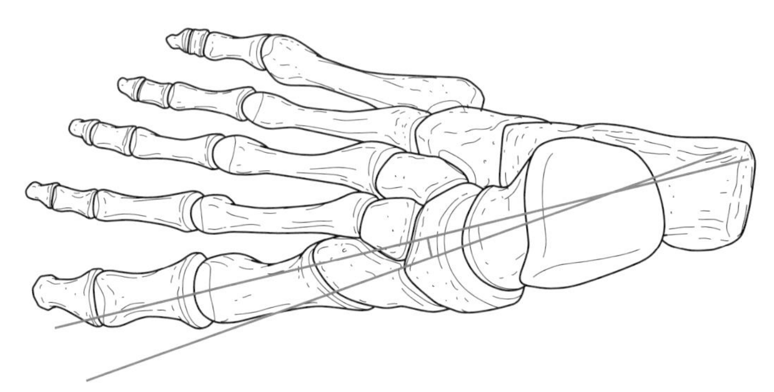

c 距骨與第一蹠骨的夾角（前後照，AP Meary's angle）

關節內翻／內收的狀態。「Ⅲ章第五節　足弓塌陷（扁平足）」當中的The Foot Posture Index©（p119），也是自然站立時用於評估後足部的有效方式。

• Coleman block test

透過自然站立評估發現可能為足弓過高（高弓足）的患者時，可利用僅讓前／中足部負重的做法，來評估足弓的柔軟度與活動度。這項Coleman block test的評估方式，是讓第四、第五蹠骨（前足部外側）踩在大約1cm高的墊子上；評估時為站姿（**圖13**）。足弓若具備柔軟度，此時距下關節與橫跗關節會外翻，第一跗蹠關節則會產生背屈，因此可觀察到內側縱弓下沉（**圖13a**）。另一方面，進行這項評估時，如未觀察到足弓的變化，中／後足部就可能有攣縮（**圖13b**）[2,11]。

圖12　自然站立評估（the 'peek-a-boo' heel sign）

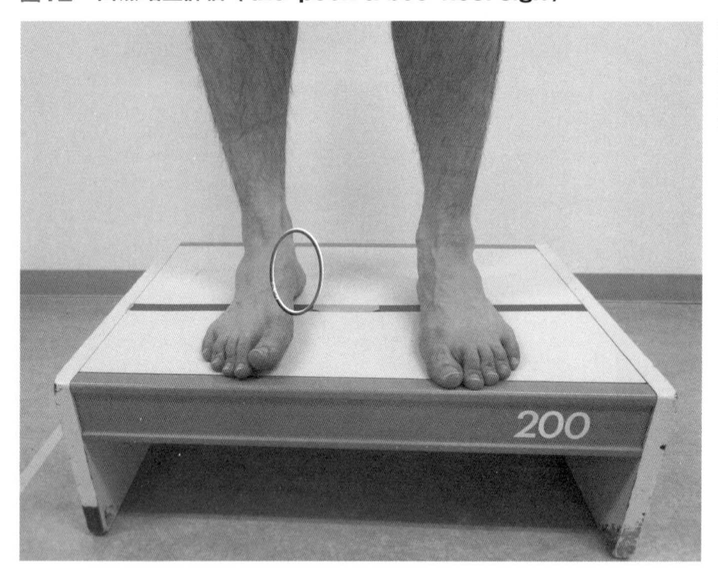

可觀察到右足部的腳跟內側。距下關節內翻造成的足弓過高（高弓足）具備此項排列上的特徵。站立時可觀察到腳跟內側，the 'peek-a-boo' heel sign即為陽性。

圖13　Coleman block test

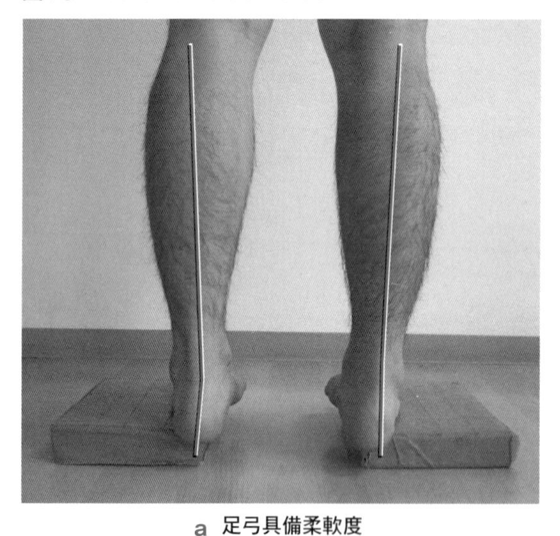

a　足弓具備柔軟度

讓第四、第五蹠骨踩在墊子上，距下關節外翻且中足部也外翻的話，就表示足弓具備可逆性。

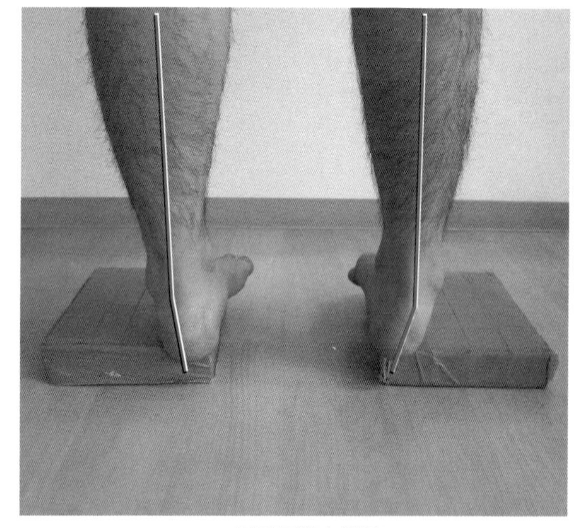

b　足弓可能有攣縮

如果距下關節仍然是內翻，中／後足部就可能有攣縮。

• 足印觀察法

足印觀察法是在腳底塗上油墨，並在左右均勻承重的狀態下踩在紙上，根據足印來判斷足部排列的評估方法。arch index是足印觀察法的客觀指標之一（**圖14**）。將足印樣本的跟骨後緣中央到第二蹠骨頭的距離分成三等分（A～C），arch index即為B區占總面積的比例。足弓過高（高弓足）患者的B區面積會變小，所以arch index也會變小（**圖15**）[2]。

圖14　arch index

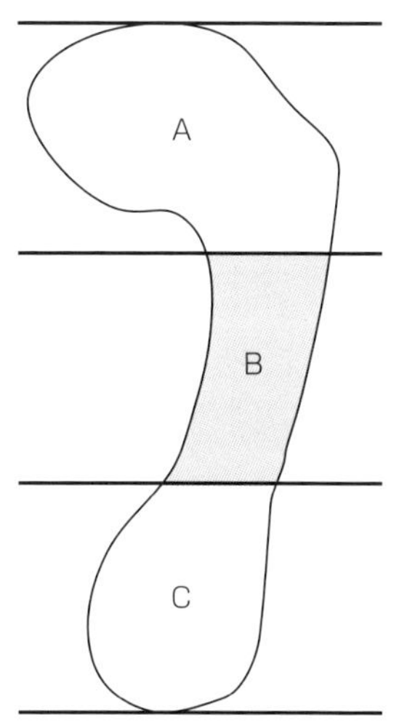

將足印樣本的跟骨後緣中央到第二蹠骨頭的距離分成三等分。B區占總面積（A、B、C加總）的比例即為arch index。

圖15　足弓過高（高弓足）患者的足印樣本

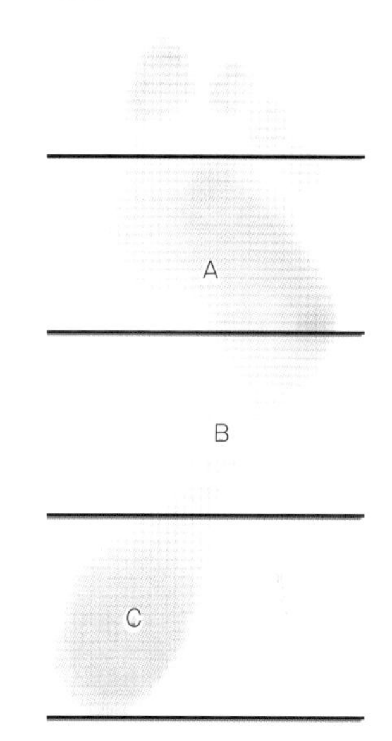

足弓過高（高弓足）患者的內側縱弓上抬、外側縱弓下沉，因此中足部的承重面B區會變窄，面積也會變小，如圖所示。所以arch index的數值也會變小。

• arch height index

arch height index相關的內容請參考「Ⅲ章第五節　足弓塌陷（扁平足）」（p110）。Williams等學者[23]將arch height index的數值在0.377以上的個案定義為足弓過高（高弓足）。不過，光靠這個數值就判定個案為足弓過高（高弓足）的做法，信度並不高[24]，最好配合其他評估方法來判斷。

➤評估未負重時的排列與活動度

評估各關節未負重時的活動度，就能更加了解足弓的可逆性並找出內側縱弓上抬、外側縱弓下沉的原因。

●小腿

小腿的排列主要是評估水平面上的旋轉排列。有關評估方法的詳細說明，請參考「Ⅲ章第一節　足部關節背屈活動度障礙」的p44。

●脛距關節

小腿三頭肌的延展性不足等因素造成的脛距關節背屈活動度障礙，是導致足弓過高（高弓足）的原因[8]。患者的主動／被動動作都要評估。除了主動動作之外，也要檢查被動動作的活動度是否有問題。詳細內容請參考「Ⅲ章第一節　足部關節背屈活動度障礙」的p45。

●距下關節

足弓過高（高弓足）的患者，大多有距下關節過度內翻、外翻活動度不足的問題。關節活動度的評估方式，是在俯臥狀態下握住距骨，並將跟骨推往內外翻方向（圖16）。內側縱弓上抬的情況下，可觀察到三角韌帶、彈簧韌帶以及脛後肌等組織的延展性不足所造成的外翻受限（圖17、18）。外側縱弓下沉的情況，則是容易產生過度內翻（圖19）。

圖16　評估距下關節的內外翻活動度（右側足踝，俯臥狀態）

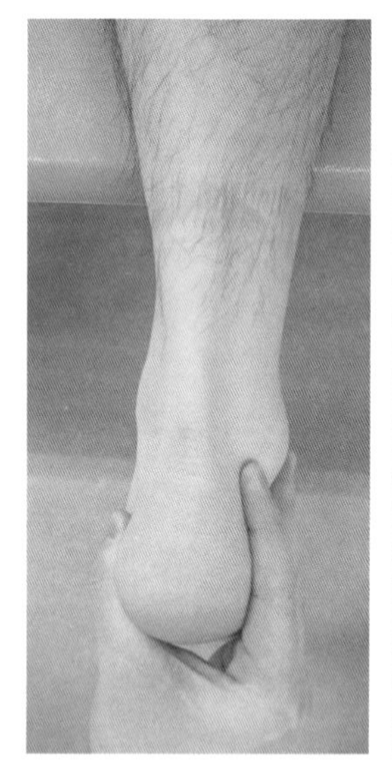

a 正中位置

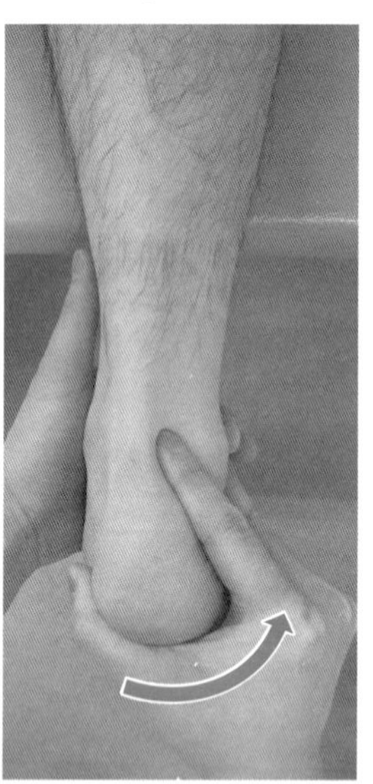

b 外翻狀態

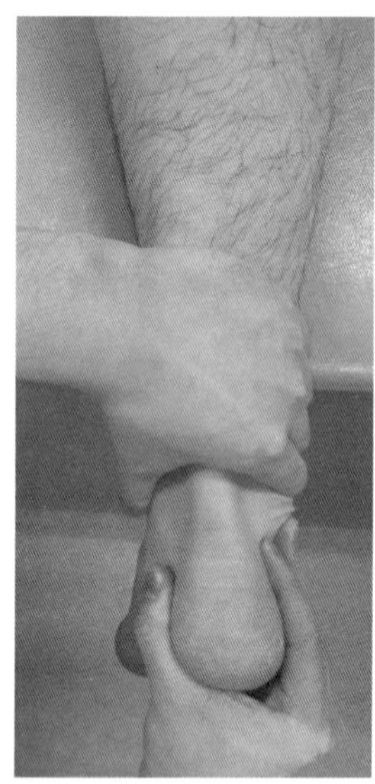

c 正中位置

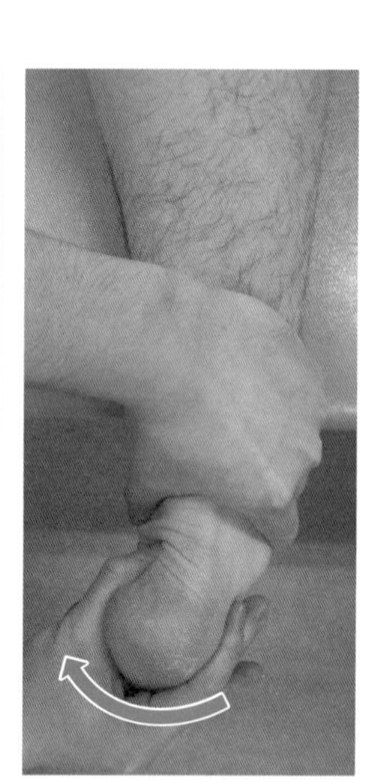

d 內翻狀態

一手握住距骨，將跟骨推往內外翻方向

圖17　距下關節外翻受限的例子（右側足踝，俯臥狀態）

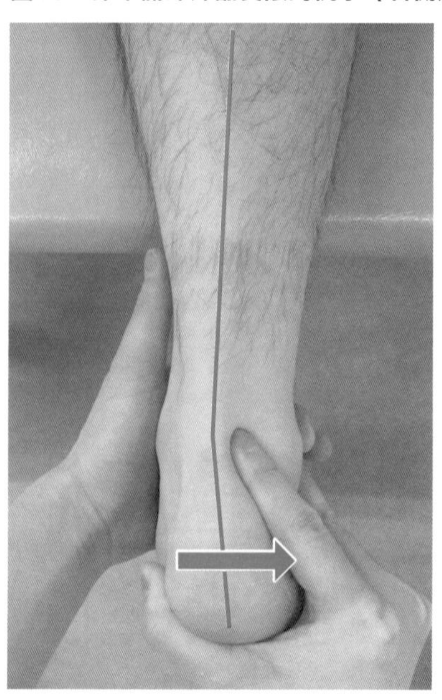

具備距下關節內翻作用的肌肉或關節周邊韌帶若是延展性不足，就會造成距下關節外翻受限。

圖18　**評估脛後肌的延展性**

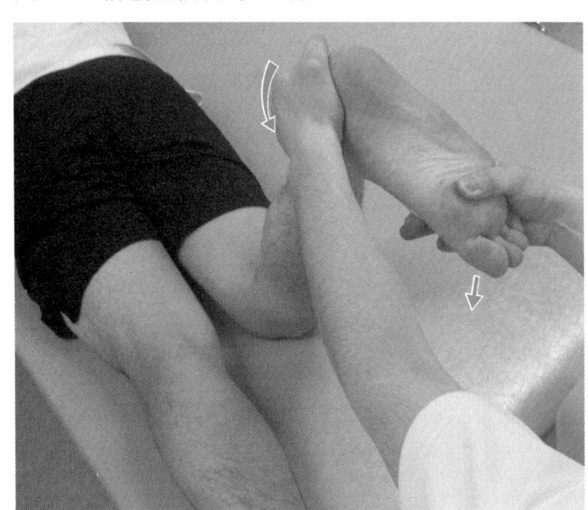

a　**評估脛後肌的延展性（被動動作）**

在距下關節處於外翻時讓足部關節背屈，並測量左右側的角度變化。

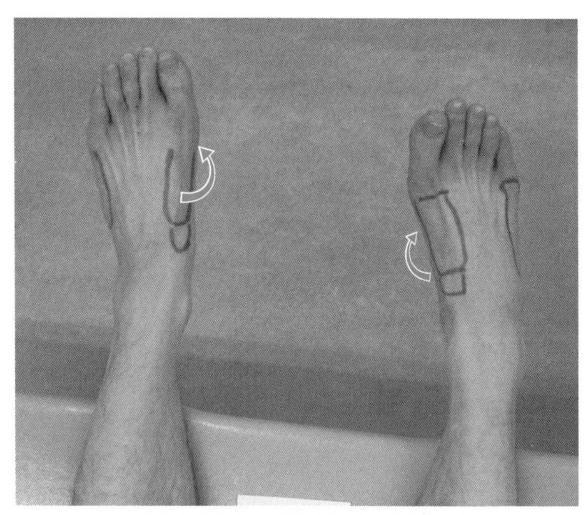

b　**評估脛後肌的延展性（主動動作）**

評估足部處於最大外翻時的左右差異。

透過被動動作來評估的話，是在距下關節處於外翻時讓脛距關節背屈，主要是比較左右側的活動度與阻力差異，如同圖（a）。
透過主動動作來評估的話，則是比較足部處於最大外翻時的左右差異，如同圖（b）。

圖19　**距下關節過度內翻的例子（右側足踝，俯臥狀態）**

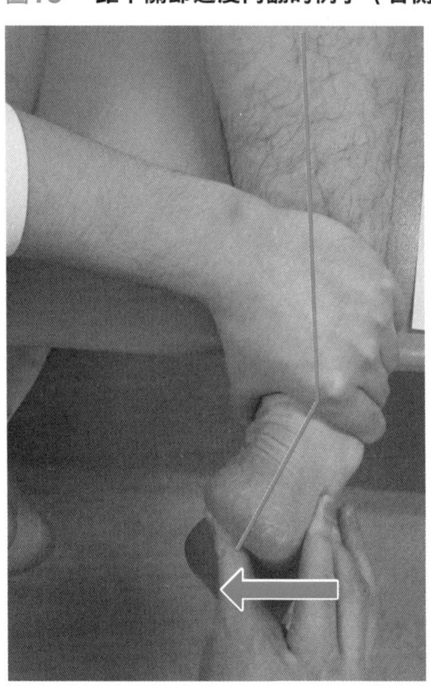

跟腓韌帶、分歧韌帶以及背側跟骰韌帶一旦損傷，距下關節就容易處於過度內翻。

●跟骰關節

跟骰關節的活動度，受到距下關節排列的影響，所以最好也要評估距下關節的排列產生變化時的活動度。跟骰關節活動度的評估方式，是在固定住跟骨的狀態下將骰骨推往內外翻方向（圖20）。另一方面，距下關節排列產生變化時的跟骰關節活動度的評估方式，則是一手將跟骨帶往外翻或內翻方向，並同時檢視骰骨的活動度（圖21）。

圖20　評估跟骰關節的活動度

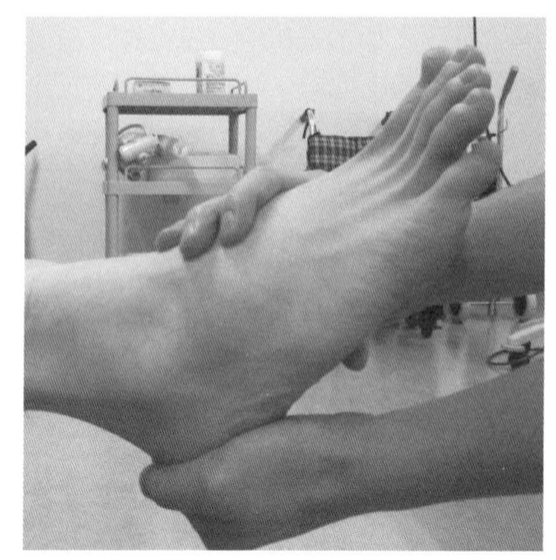

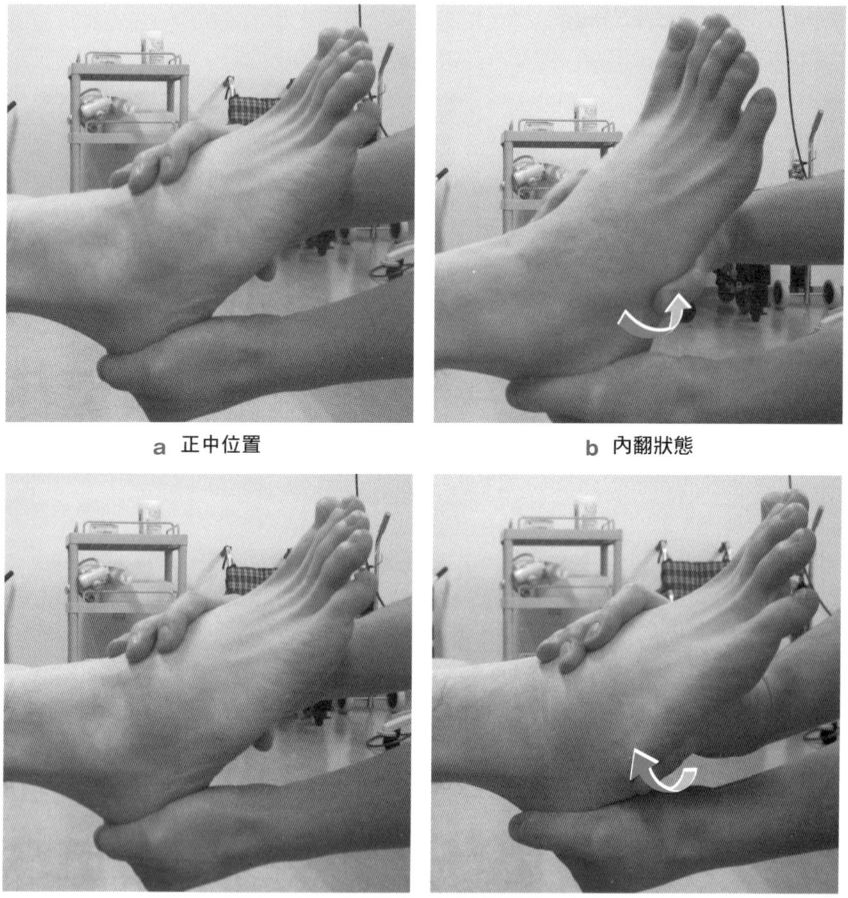

a　正中位置

b　內翻狀態

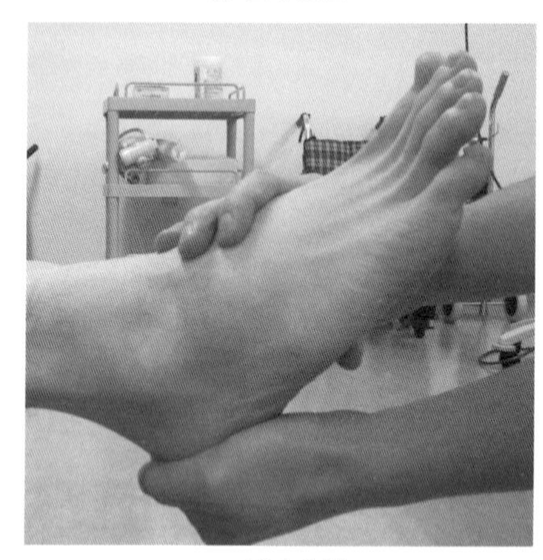

c　正中位置

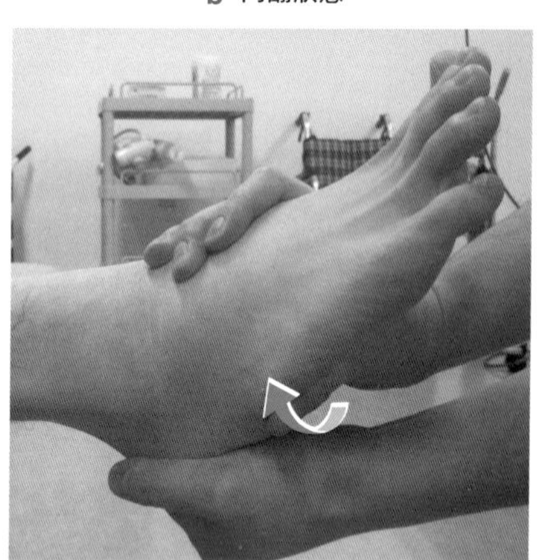

d　外翻狀態

一手固定住跟骨，並檢視跟骰關節的內外翻活動度。

圖21　評估距下關節／跟骰關節的活動度

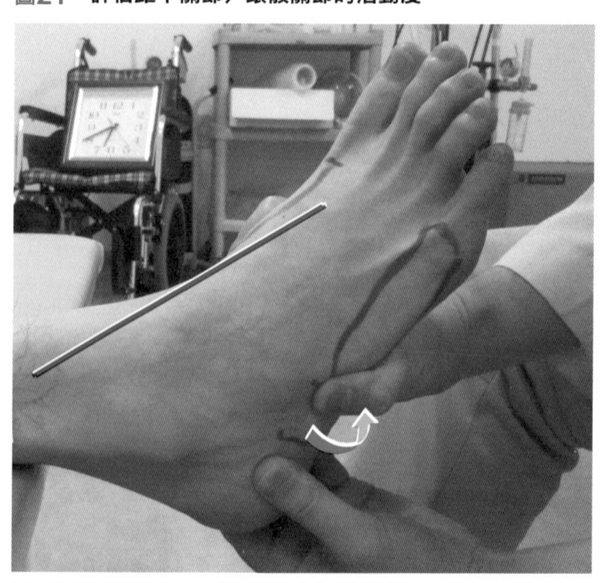

配合距下關節的動作，讓跟骰關節也跟著動作，以進行評估。照片中正在做的是跟骰關節的內翻動作。

●跗蹠關節

足弓過高（高弓足）患者的第一跗蹠關節會產生蹠屈，因此須評估其背屈活動度。有關第一跗蹠關節背屈活動度的評估，請參考「Ⅲ章第一節　足部關節背屈活動度障礙」的p47。另外，第四、第五蹠骨過度背屈會導致外側縱弓下沉，因此也必須評估第四、第五蹠骨的背屈活動度。評估方法是一手固定住骰骨，並檢視第四、第五蹠骨在蹠屈方向的活動度（**圖22**）。

●拇趾伸展測試

拇趾伸展測試用於評估絞盤機制是否正常發揮作用。詳細內容請參考「Ⅲ章第三節　足部關節蹠屈機構（足跟腱）的問題」（p67）以及「Ⅲ章第五節　足弓塌陷（扁平足）」（p110）。足弓過高（高弓足）的患者由於足底筋膜較短或較為緊繃，拇趾伸展時的阻力會變大，也會有足底筋膜疼痛的問題。

➤肌肉功能評估

腓骨長／短肌的功能對足部外側縱弓的動態穩定很重要。以足踝外側韌帶損傷患者為對象的研究顯示，患者有足弓過高（高弓足）[25]、腓骨長肌肌力不足[26]，以及腓骨長肌在行走時較慢收縮[26]等問題。腓骨長／短肌功能不良會使足部的動態穩定度變差，與足部外側縱弓下沉有關。

腓骨長／短肌的功能評估，應在未負重與負重時分別進行。未負重時的功能評估，主要是透過足部關節外翻方向的主動運動與阻力運動來評估左右差異。負重時的肌肉功能評估方法，以小腿上提（calf raise）最具代表性。如果有腓骨長／短肌功能失調的問題，那麼在抬起腳跟時，可觀察到距下關節過度內翻（**圖23**）。

圖22　評估外側跗蹠關節的蹠屈活動度

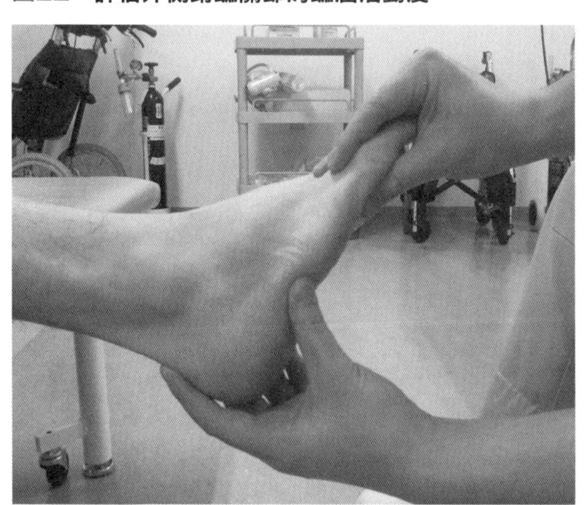

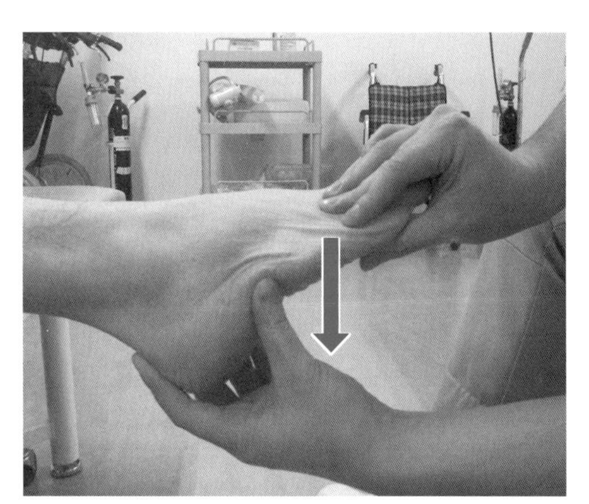

固定住骰骨，並將第四～第五蹠骨推往蹠屈方向來評估。

圖23　腓骨長／短肌功能失調患者的小腿上提動作（右腳）

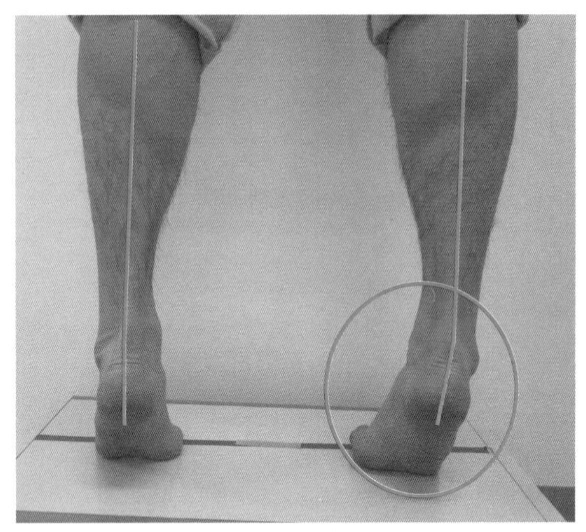

距下關節過度內翻，小趾側承受較多重量。

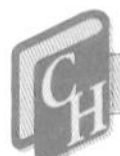

Clinical Hint

足底筋膜炎

足底筋膜炎是附著於跟骨內側底面的足底筋膜反覆受到拉扯，而於其起始處引發的筋膜炎或骨膜炎[27]。內側縱弓上抬，使得足底筋膜受到拉扯，足部的吸震緩衝作用就會不足。在這樣的狀態下承重，會讓足底筋膜承受較大的負擔，足底筋膜的起始處就容易產生症狀[28,29]。許多研究都指出足弓過高（高弓足）與足底筋膜炎之間的關連[2,11]。

運動鏈的影響

足弓過高（高弓足）也可能起因於膝關節或髖關節等近端關節的排列與活動度的異常。例如髖關節過度外旋導致小腿外旋、足部內翻，並進一步造成內側縱弓上抬、外側縱弓下沉[2,11]（請參考Ⅲ章第一節的**圖23b**（p48））。像這樣長期處於排列異常的狀態，足弓不再具備吸震緩衝的作用，而足部所承受的負擔就會變大。

足弓過高（高弓足）的治療

足弓過高（高弓足）患者的治療目標，是改善足部內外側縱弓的功能、肌腱複合體的延展性以及關節活動度。尤其距下關節、跟骰關節與外側縱弓的功能有關，因此必須改善這兩個關節的外翻活動度，以改正並改善負重時的排列。

適當的治療可使足部排列恢復正常，並讓負重時的吸震緩衝作用獲得改善，減輕足部與鄰近關節的負擔[2,11]。

➤以改善關節活動度／肌肉功能為目的的治療

●脛距關節

小腿三頭肌的延展性不足造成的脛距關節背屈活動度受限容易形成高弓足（足弓過高），因此，想要改善脛距關節的背屈活動度，就必須改善小腿三頭肌的延展性。組成小腿三頭肌的腓腸肌／比目魚肌容易被牽拉到的部位，會因為膝關節角度的不同而不同，所以要分別在膝關節伸展時與屈曲90°時，利用足部關節背屈的動作來拉筋（圖24、25）。徒手治療可有效改善距骨往後滑動的狀態，詳細內容請參考「Ⅲ章第一節　足部關節背屈活動度障礙」（p36）。

●距下關節、跟骰關節

距下關節處於內翻是外側縱弓下沉的原因。針對距下關節的內翻，主要是透過以增加外翻活動度為目的的治療來改善。三角韌帶、彈簧韌帶以及脛後肌等組織的延展性若是不足，可直接對該組織徒手反覆加壓與牽拉（圖26）。

跟骰關節的治療方法是握住跟骨，讓距下關節外翻，並在關節容易動作的角度將骰骨推往外翻方向，以改善其活動度（圖27）。這麼做可讓距下關節在負重時被帶往外翻方向，以促使足部外側縱弓上抬。另外，針對跟骰關節的骰骨下沉的問題，可在進行弓步蹲（lunge）等訓練時將毛巾放在骰骨下方[3]（圖28）。

圖24　以改善腓腸肌延展性為目的的治療

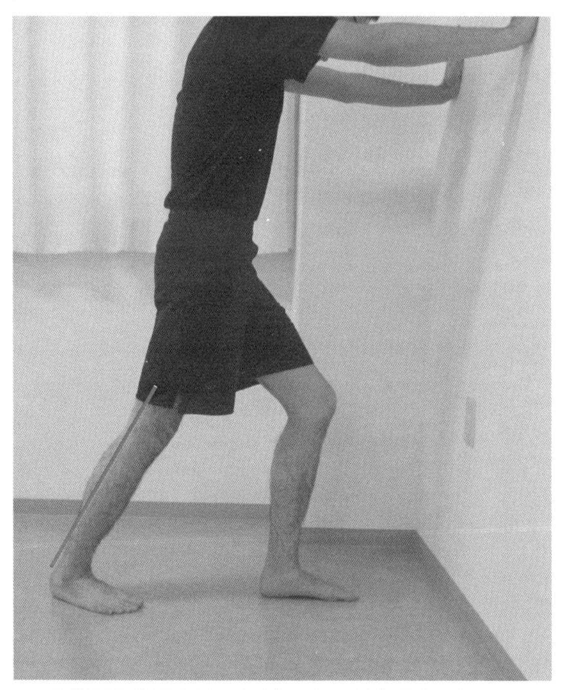

在膝關節伸展時利用體重往足部關節背屈方向加壓。

圖25　以改善比目魚肌延展性為目的的治療

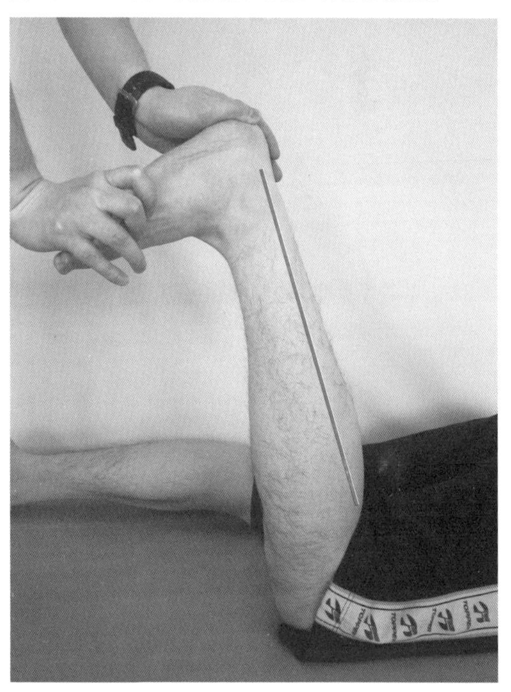

在膝關節屈曲90°時往足部關節背屈方向牽拉。

圖26　以改善彈簧韌帶延展性為目的的治療

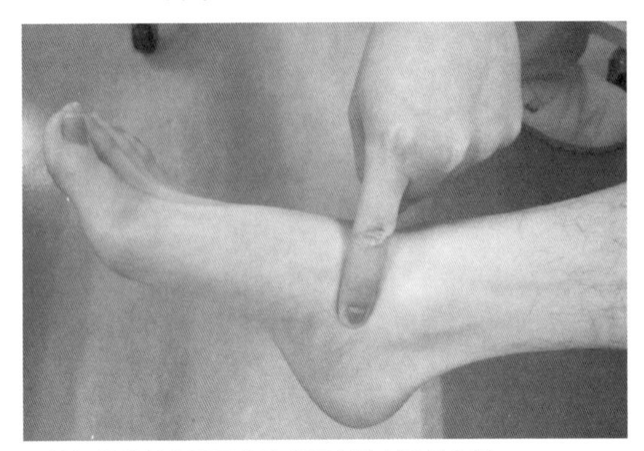

彈簧韌帶位於內踝下方的載距突與舟狀骨之間。

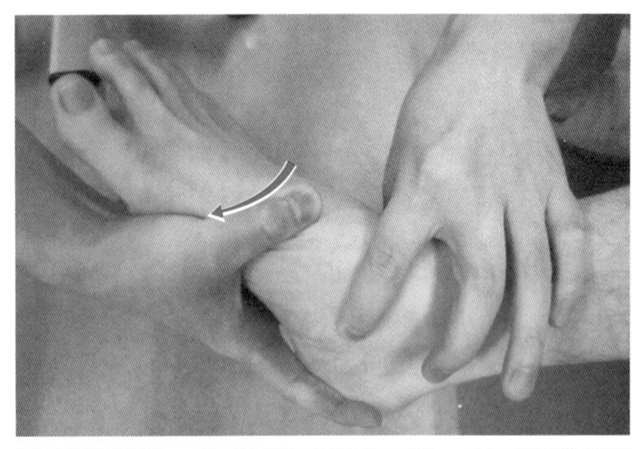

觸診彈簧韌帶，並同時將足部關節外翻，以檢視韌帶的緊繃程度。

壓迫彈簧韌帶與三角韌帶，以增加外翻活動度。照片中的食指正在觸診彈簧韌帶。

圖27　在距下關節處於外翻狀態時治療跟骰關節

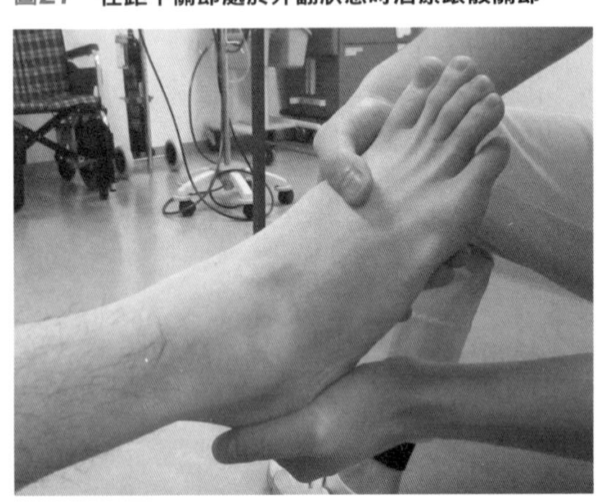

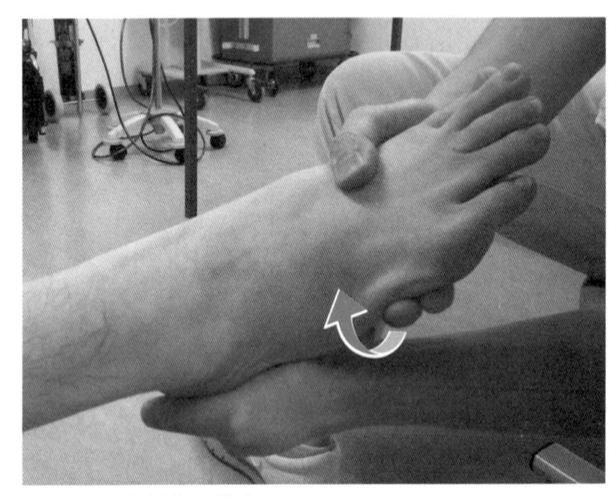

將距下關節固定在外翻狀態，以增加跟骰關節的外翻活動度。

圖28　以骰骨上抬為目的的踩毛巾下蹲運動

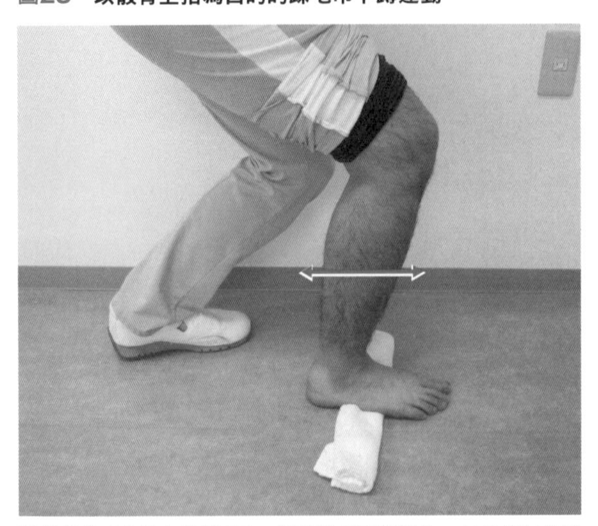

將捲好的毛巾放在骰骨下方，反覆做出下蹲動作，以促使外側縱弓上抬。此時需留意由拇趾球負重。

● 外側跗蹠關節

外側跗蹠關節的蹠屈活動度，可徒手固定住骰骨並將第四、第五蹠骨推往蹠屈方向來改善，做法跟進行評估時一樣（圖22）。足弓過高（高弓足）患者的外側跗蹠關節容易處於背屈，因此從改善外側縱弓下沉狀況的觀點看來，蹠屈活動度的改善是很重要的。

● 第一跗蹠關節

第一跗蹠關節的背屈角度，可徒手固定住內側楔狀骨並將第一蹠骨推往背屈方向來改善，做法跟進行評估時一樣（圖29）。詳細內容請參考「Ⅲ章第一節　足部關節背屈活動度障礙」（p36）。足弓過高（高弓足）患者的第一跗蹠關節容易處於蹠屈，因此從內側縱弓柔軟度的觀點看來，背屈活動度的改善是很重要的。

➤以改善外側縱弓功能為目的的治療

為了改善外側縱弓的功能而進行腓骨長／短肌的肌力訓練。腓骨長肌的訓練方式，是沿著腓骨長肌的走向在足部纏繞彈力帶，接著進行足部關節蹠屈與橫跗關節外翻的運動[3]（圖30）。此時需注意不可讓橫跗關節產生過度外展。關於腓骨短肌的訓練方式，請參考「Ⅲ章第一節　足部關節背屈活動度障礙」的p52。至於外展小趾肌等足部內在肌的訓練，短足運動（請參考「Ⅲ章第七節　腳趾的功能障礙」的p164～165）可見到效果[30]。

圖29　以改善第一跗蹠關節背屈活動度為目的的治療

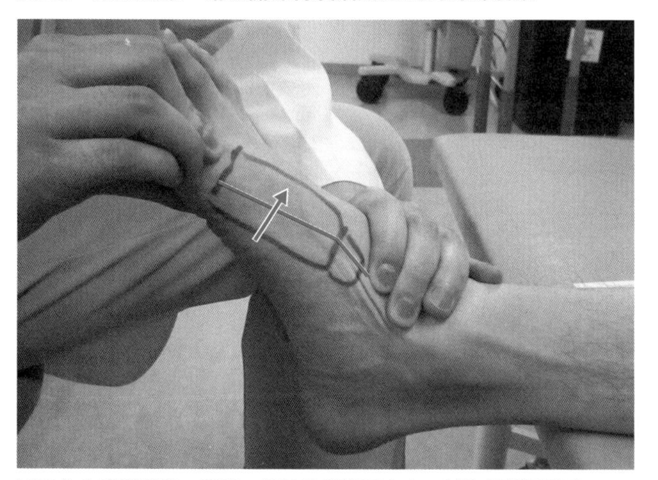

固定住內側楔狀骨，將第一蹠骨推往背屈方向，以改善其活動度。

圖30　腓骨長肌的肌力訓練

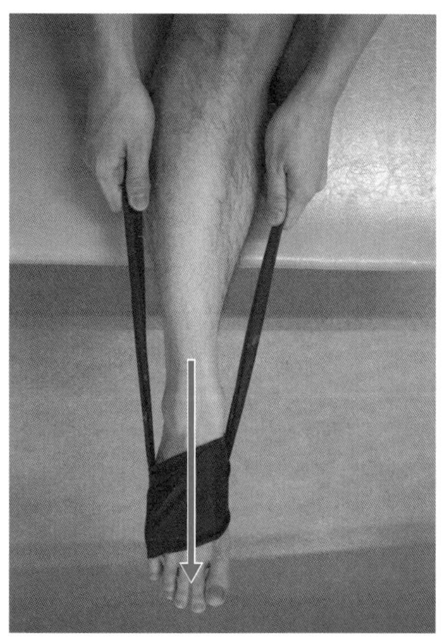

沿著腓骨長肌的走向在足部纏繞彈力帶，進行足部關節蹠屈、橫跗關節外翻的運動。此時需留意由拇趾球負重，並注意不可讓橫跗關節產生過度外展。

文献

1) 渡邉耕太, ほか：シャルコー・マリー・トゥース病の外科的治療. Peripher Nerve. 22(1)：22-30, 2011.
2) DiGiovanni CW, et al：Foot & Ankle：Core knowledge in orthopedics , 1st edition. p58-66, Elsevier- Mosby, 2007.
3) 小林　匠：足部アライメント不良に対する運動療法. 足部スポーツ障害の科学的基礎(山内弘喜, ほか編), p145-158, ナップ, 2012.
4) Donald A. Neumann：筋骨格系のキネシオロジー, 原著第2版(嶋田智明, ほか監訳)：p629-679, 医歯薬出版, 2012
5) Lakin RC, et al：Contact Mechanics of Normal Tarsometatarsal Joints. J Bone Joint Surg Am：520-528, 2001.
6) Hofmann CL, et al：Experimental evidence supporting isometric functioning of the extrinsic toe flexors during gait. Clin Biomech(Bristol, Avon), 28(6)：686-691, 2013.
7) Pascual Huerta J：The effect of the gastrocnemius on the plantar fascia. Foot Ankle Clin, 19(4)：701-718, 2014.
8) DiGiovanini CW, et al：Isolated gastrocnemius tightness. J Bone Joint Surg Am, 84-A(6)：962-970, 2002.
9) Rosenbaum AJ, et al：The cavus foot. Med Clin North Am, 98(2)：301-312, 2014.
10) Aminian A, et al：The Anatomy of Cavus Foot Deformity. Foot Ankle Clin, 13(2)：191-198, 2008.
11) Manoli A 2nd, et al：The subtle cavus foot, "the underpronator". Foot Ankle Int, 26(3)：256-263, 2005.
12) A. I. Kapandji：カパンディ関節の生理学Ⅱ 下肢. 原著第5版(塩田悦仁, 訳), p190, 医歯薬出版, 1988.
13) A. S. Keliken：Sarrafian's Anatomy of the Foot and Ankle. 3rd edition, p550-670, Wolters Kluwer-Lippincott Williams & Wilkins, 2011.
14) Weindel S, et al：Subtalar instability：a biomechanical cadaver study. Arch Orthop Trauma Surg, 130(3)：313-319, 2010.
15) Michaud TC：臨床足装具学ー生体工学的アプローチ(加倉井周一, 訳)：p1-151, 医歯薬出版, 2005.
16) Leland RH, et al：Calcaneocuboid Stability：A Clinical and Anatomic Study, Foot Ankle Int, 22(11)：880-884, 2001.
17) Crary JL, et al：The effect of plantar fascia release on strain in the spring and long plantar ligaments. Foot ankle Int, 24(3)：245-250, 2003.
18) Perez HR, et al：The effect of frontal plane position on first ray motion: forefoot locking mechanism. Foot ankle Int, 29(1)：72-76, 2008.
19) Otis JC, et al：Peroneus brevis is a more effective evertor than peroneus longus. Foot ankle Int, 25(4)：242-246, 2004.
20) 橋本健史：足アーチのキネマティクス. 関節外科, 34(1)：28-32 2015.
21) Murley GS, et al：A protocol for classifying normal- and flat-arched foot posture for research studies using clinical and radiographic measurements. J Foot Ankle Res, 2：22, 2009.
22) Lamm BM, et al：Normal foot and ankle radiographic angles, measurements, and reference points. J Foot Ankle Surg, 55(5)：991-998, 2016.
23) Nawoczenski DA, et al：The effect of foot structure on the three-dimensional kinematic coupling behavior of the leg and rear foot. Phys Ther, 78(4)：404-416,1998.
24) Latey PJ, et al ： Relationship between foot pain, muscle strength and size: a systematic review. Physiotherapy, 103(1)：13-20, 2017.
25) Ventura A, et al：Lateral ligament reconstruction with allograft in patients with severe chronic ankle instability. Arch Orthop Trauma Surg, 134(2)：263-268, 2014.
26) Santilli V, et al：Peroneus Longus Muscle Activation Pattern During Gait Cycle in Athletes Affected by Functional Ankle Instability：a surface electromyographic study. Am J Sports Med, 33(8)：1183-1187, 2005.
27) 井樋栄二, ほか編：標準整形外科学. 第13版(中村利孝, ほか監修). p110, 706, 888, 医学書院. 2016.
28) Orchard J：Plantar fasciitis. Bmj, 345：e6603-e6603, 2012.
29) Cole C, et al：Plantar fasciitis：evidence-based review of diagnosis and therapy. Am Fam Physician, 72(11)：2237-2242, 2005.
30) McKeon PO, et al：The foot core system：a new paradigm for understanding intrinsic foot muscle function. Br J Sports Med, 49(5)：290, 2015.

7 腳趾的功能障礙（開張足、拇趾外翻）

Abstract

- 腳趾的功能障礙是因為足部排列異常、腳趾本身變形等原因而產生，對站立與行走等基本動作會造成妨礙。
- 除了理解腳趾功能障礙的種類之外，也必須彙整其與足弓功能之間的關連。
- 針對腳趾的功能障礙，除了改善足部排列與肌肉功能好讓橫弓回復之外，治療時也必須考量到其他關節的影響。

前言

腳趾的功能在許多活動中都能派上用場，腳趾對行走時的推進力與平衡能力很重要。以腳趾問題之一的浮趾病來說，由於腳趾無法承重，底部支撐變窄，於是造成平衡能力變差[1]。腳趾的功能障礙除了腳趾本身的問題之外，也跟足弓結構、前足部的功能障礙有很大的關係。因此，許多組織／關節都跟腳趾的問題有關。包含具代表性的腳趾功能障礙──拇趾外翻在內，腳趾的功能障礙大多會伴隨變形與疼痛，並演變成失能。想要改善腳趾的問題，就必須考量究竟是先天性異常還是結構性／功能性異常、近端關節的運動鏈、平時的活動量以及鞋子的影響等許多因素。本章節主要為讀者彙整會影響到腳趾功能的前足部排列與足弓結構等基本知識，並介紹腳趾功能障礙的評估與治療方式。

基本知識

➤與腳趾問題有關的關節

●蹠蹠關節（Lisfranc氏關節）

跗蹠關節是連接中足部（內側／中間／外側楔狀骨、骰骨）與前足部（第一～第五蹠骨）的關節。主要動作方向為蹠背屈，蹠背側方向大約有5mm左右的平移運動量[2]。另外，背屈時伴隨內翻，蹠屈時則伴隨外翻動作（圖1）[3,4]。第一跗蹠關節是由內側楔狀骨與第一蹠骨基部構成的獨立關節，第二～第五跗蹠關節則是由微動關節構成，有共同的關節囊。第二蹠骨、第三蹠骨、第四～第五蹠骨分別與中間楔狀骨、外側楔狀骨以及骰骨相對。

第一跗蹠關節的運動軸相對於額狀面與矢狀面大約有45°的傾斜，相對於水平面則幾乎平行（圖2）[5]；這意味著第一跗蹠關節也會受到距下關節排列與楔狀骨活動度的影響。第一趾節的動作在距下關節外翻時變大，內翻時則變小。第一跗蹠關節的動作仰賴跗蹠蹠側韌帶、跗楔狀韌帶以及足底筋膜維持穩定[6]。第一跗蹠關節的動作與橫弓和內側縱弓有關，在腳趾功能當中非常重要。**表1**列出了跟這個關節的動作有關的肌肉[4,7]。第二跗蹠關節的運動軸為水平方向，蹠背屈方向雖然有活動度，不過與其相對的中間楔狀骨較小，因此就像被內外側楔狀骨夾住般地固定住，活動度很小。第三、第四跗蹠關節的運動軸也是水平方向，仰賴跗蹠背側韌帶、跗蹠蹠側韌帶以及楔蹠骨間韌帶維持穩定。第五跗蹠關節的運動軸跟距下關節一樣，相對於矢狀面約有35°的傾斜，相對於水平面則大約有20°的傾斜[5,8]。因此背屈時會產生外翻，蹠屈時則會產生內翻動作。第五跗蹠關節跟第一～第四跗蹠關節同樣仰賴跗蹠背側韌帶、跗蹠蹠側韌帶以及楔蹠骨間韌帶維持穩定[4]（**圖2**）。

圖1　第一跗蹠關節的動作

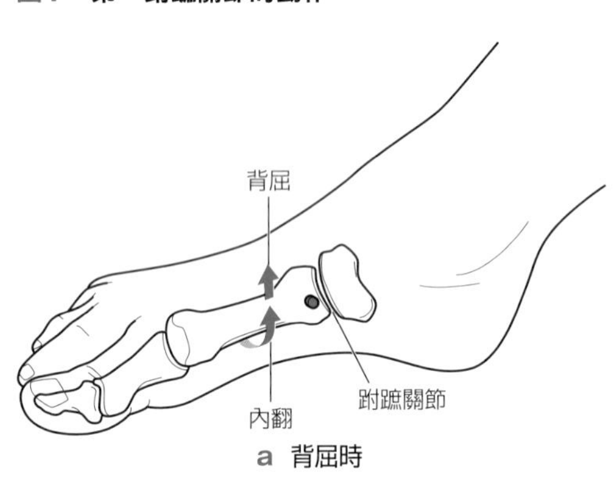

a　背屈時

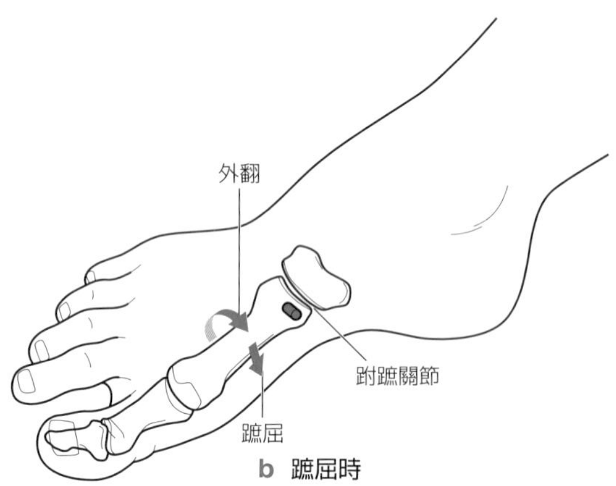

b　蹠屈時

（引用自參考文獻4並修改）

圖2　第一、第五跗蹠關節的運動軸

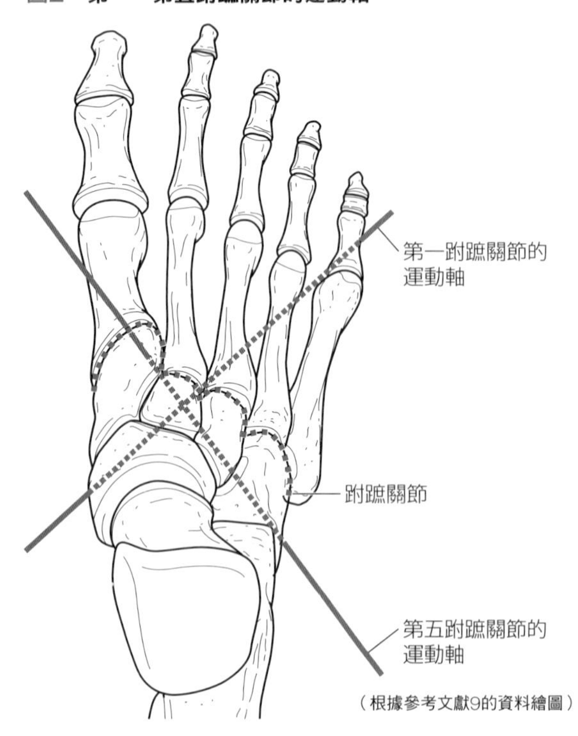

（根據參考文獻9的資料繪圖）

表1　與第一趾節動作有關的肌肉在肌動學上的角色

肌肉名稱	基本動作
脛前肌	主要為第一跗蹠關節的背屈／內翻
脛後肌	主要為第一跗蹠關節的內翻
腓骨長肌	主要為第一跗蹠關節的外翻／蹠屈
內收拇肌	主要為第一蹠骨的內收
外展拇肌	主要為第一蹠骨的外展／蹠屈
屈拇短肌	主要為第一蹠骨的蹠屈／外翻

（根據參考文獻4、25的資料製表）

MTP關節：
metatarsophalangeal joints

● 蹠趾關節（MTP關節）

蹠趾關節由第一～第五蹠骨以及與其相對的近端趾骨基部構成，其靜態穩定結構有蹠側韌帶、背側的伸肌腱膜，以及側面的深層蹠骨韌帶。雖有蹠背屈與內收／外展方向的活動度，不過內收／外展方向的活動度非常小[4]。MTP關節主要是靠足部內在肌來維持其動態穩定，其中以背側骨間肌與蹠側骨間肌最具代表性。這些肌肉能使MTP關節內收，並在負重時提升足部剛性，讓足弓的功能發揮到最大。

IP關節：
interphalangeal joints

PIP關節：
proximal interphalangeal joints

DIP關節：
distal interphalangeal joints

● 趾間關節（IP關節）

趾間關節由第一～第五趾骨頭以及與其相對的趾骨基部構成，主要的動作只有蹠背屈方向，沒有內收／外展方向的動作[4]。其動作仰賴伸肌腱膜與副韌帶等靜態穩定結構補強。趾間關節分為近端趾間關節（PIP關節）以及遠端趾間關節（DIP關節），DIP關節的活動度較小。伸趾長肌、屈趾長肌以及屈趾短肌可為其提供動態穩定與活動度。

➤足弓功能與腳趾功能障礙的關連

足部有內側縱弓、外側縱弓及橫弓，這三個足弓分別對足部的穩定與功能提升有所貢獻。足弓功能出現問題大多會發展成腳趾的功能障礙，因此我們必須了解足弓功能失調如何發展成腳趾問題。內側縱弓的異常大多會引發第一趾節的異常，外側縱弓的異常則多會引發第五趾節的異常。與這些異常有關的內容，請參考「Ⅲ章第五節　足弓塌陷（扁平足）」（p110）以及「Ⅲ章第六節　足弓過高（高弓足）」（p134）。以下針對與腳趾問題的關係特別密切的橫弓來解說。

● 橫弓概要

橫弓的主要功能是在負重時吸震緩衝。中足部後列有舟狀骨與骰骨形成骰舟關節[5]，中足部前列則有內側／中間／外側楔狀骨形成楔間關節與楔骰關節，中間楔狀骨位於頂點[4]。另外，第一～第五蹠骨頭於前足部形成橫弓，以第二蹠骨為頂點[5]（**圖3**）。第一蹠骨除了支撐前足部橫弓之外，也負責應付地面的凹凸起伏[4]。支撐中足部橫弓的韌帶主要有背側楔間韌帶、背側楔骰韌帶、蹠側楔間韌帶，蹠側楔骰韌帶、骨間楔間韌帶，以及骨間楔骰韌帶。主要的肌肉則有脛前肌、脛後肌以及腓骨長肌。支撐前足部橫弓的韌帶主要有跗蹠背側韌帶、跗蹠蹠側韌帶、楔蹠骨間韌帶，以及深層蹠骨韌帶。另一方面，具備動態穩定作用的肌肉主要有脛前肌、脛後肌、腓骨長肌以及內收拇肌橫頭。另外，足底筋膜也能為足部橫弓帶來穩定[9]。

圖3　足部橫弓的結構

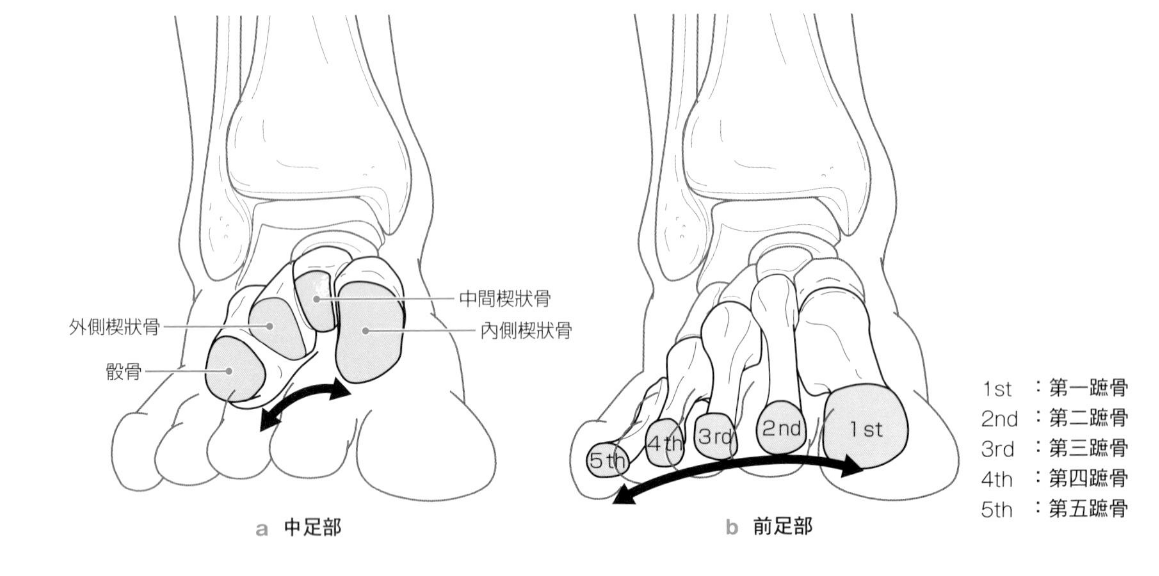

a　中足部　　**b　前足部**

●橫弓功能不良與腳趾的問題

橫弓功能不良是腳趾問題發生的原因，有幾個因素可能造成橫弓功能不良。其一是絞盤機制發生問題，其二是外側縱弓塌陷，最後一個可能因素則是支撐橫弓的韌帶結構出現問題，以及肌肉功能不良。

絞盤機制（請參考「Ⅲ章第五節」的圖9（p116））發生問題會造成內側縱弓與橫弓塌陷。步態站立末期的腳趾背屈動作，是靠著外展拇肌與內收拇肌同時收縮，而得以維持第一蹠骨與近端趾骨的穩定。不過，絞盤機制一旦發生問題，不僅站立末期的足部剛性會降低，前足部也會變得不穩定，於是蹠骨內收[10]、橫弓下沉，因而造成拇趾外翻等腳趾問題。

桁架機制發生問題等原因造成的骰骨下沉，會進一步導致外側縱弓出現問題，於是第五蹠骨外展，因而造成小趾內翻等腳趾問題（詳細內容請參考「Ⅲ章第六節　足弓過高（高弓足）」（p134））。另外，骰骨若是塌陷，推測楔舟關節應該會變得不穩定，可能因此而導致第一跗蹠關節過度蹠屈／外展。這個異常排列會伴隨不均衡的軸旋轉，使得外展拇肌與內收拇肌的拮抗力量失衡[5]，於是第一蹠骨內收／外翻而形成拇趾外翻。

支撐前足部橫弓的韌帶（背側蹠骨韌帶、蹠側蹠骨韌帶、深層蹠骨韌帶）一旦出現問題，就會造成前足部橫弓下沉。第二蹠骨在橫弓的頂點，其結構像是被內外側楔狀骨夾住般穩定。另一方面，跗蹠關節是容易發生脫臼的關節，這個部位的韌帶組織一旦損傷，橫弓就會出現問題。脛前肌、脛後肌及腓骨長肌等足部外在肌，能為橫弓帶來穩定。脛後肌肌腱失能不僅會影響內側縱弓，也會造成橫弓下沉（詳細內容請參考「Ⅲ章第五節　足弓塌陷（扁平足）」（p110））。另外，腓骨長肌一旦收縮，就會在中足部橫弓加壓，使得足弓變得穩定[11]（圖4）。另一方面，內收拇肌、外展拇肌等第一趾節的足部內在肌，以及蹠背側骨間肌等第二～第五趾節的足部內在肌，都有助於提升足部剛性。這些內在肌群若是功能不良，就會降低蹠骨之間的張力，造成前足部橫弓下沉[12]。尤其是第一趾節與第五趾節，容易因為肌肉功能而影響其動態穩定。

圖4　腓骨長肌的走向

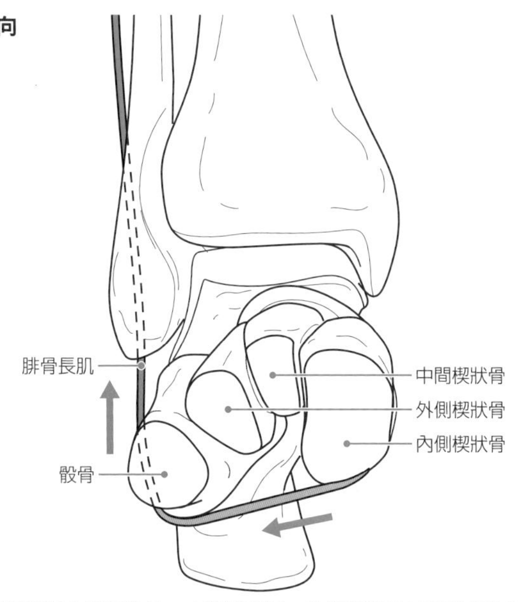

腓骨長肌通過內側楔狀骨、中間楔狀骨、外側楔狀骨以及骰骨的下方，因此一旦收縮，就能為橫弓與第一趾節帶來穩定。

（根據參考文獻9的資料繪圖）

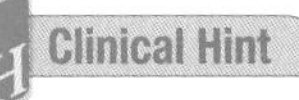

拇趾外翻（hallux valgus）

拇趾外翻是拇趾的MTP關節外翻變形，日本國內將拇趾外翻角度（HV角：hallux valgus angle）20°以上定義為拇趾外翻[13]。拇趾外翻是第一近端趾骨外移加上第一蹠骨內移。Coughlin等學者[14]認為，除了第一蹠骨內翻之外，足部內在肌（屈拇短肌、外展拇肌、內收拇肌）與足底筋膜外移、近端趾骨旋前且外滑，以及種子骨外側半脫位等，都是拇趾外翻的病徵。不過，其他學者則認為這些都是疾病造成的結果，拇趾外翻的發病機制仍有諸多不明之處[15]。日本國內的臨床診療指引列出拇趾外翻的特徵如下：①第一蹠骨內翻，②拇趾MTP關節處突出，③拇趾近端趾骨外展、旋前變形，④開張足[13]。

研究指出，從解剖學、肌動學的觀點看來，扁平足的患者在負重時，拇趾旋前方向的軸旋轉應力會升高[16]。另外也有研究指出，77%的拇趾外翻患者的第一蹠骨比第二蹠骨來得長，而且第一蹠骨頭的形狀多為圓形[17]。日本國內的臨床診療指引指出，包含內外在因素在內，現階段還未能釐清拇趾外翻的形成原因[13]。拇趾外翻患者的步行特徵為外側負重增加[18]，而且症狀越是嚴重，外側負重的傾向就越強[19]。另外，行走時的3D動作分析結果顯示，後足部處於內翻、脛骨的外旋減少，以及拇趾的背屈減少與過度旋前[20]。

小趾內翻（digitus minimus varus）

以第五蹠骨頭外側異常突出、第五趾內翻變形為特徵的前足部疾病。其病因為第五蹠骨頭於解剖學上的變異（第Ｉ型：蹠骨頭肥大、第Ⅱ型：蹠骨遠端骨幹外彎、第Ⅲ型：第四、第五蹠骨間距變大）。主要症狀為第五蹠骨頭部疼痛、第五趾內翻變形。疼痛是因為鞋子壓迫與摩擦而產生，有時也會伴隨著腫脹與發熱。慢性病例也會形成具疼痛感的角質化硬結。

➤腳趾結構與功能失調所造成的腳趾問題

腳趾的問題大多是因為足部功能障礙而產生，不過也有些腳趾問題起因於腳趾本身的結構與功能失調。腳趾變形大多會伴隨足弓功能異常，但拇趾僵硬（拇趾MTP關節嚴重退化）以及Freiberg氏疾病等蹠骨頭壞死則會造成腳趾的問題。另外，骨間肌或蚓狀肌等足部內在肌功能失調造成的MTP關節變形，也會造成腳趾問題[4]。具代表性的疾病有鎚狀趾（hammer toes，PIP關節屈曲、DIP關節伸展）、槌狀趾（mallet toes，DIP關節屈曲）以及爪型趾（claw toes，鎚狀趾變形加上MTP關節伸展）。另外，莫頓氏神經瘤是伴隨著神經症狀的腳趾疾病，推測應該跟橫弓塌陷（開張足）有關。

Memo

拇趾僵硬（hallux rigidus）

拇趾僵硬是拇趾MTP關節的退化性關節炎，由於軟骨退化、骨刺形成而造成腫脹、疼痛與活動度受限。拇趾蹠骨頭背側有骨刺增生，使得拇趾背屈受限，而在行走時引發疼痛。其臨床症狀為MTP關節發紅、腫脹、可觸摸到突起、壓痛、活動度受限（尤其是伸展）以及動作時疼痛（最大伸展時疼痛）。由於拇趾疼痛，患者在行走時常以外側承重，且推進期常可觀察到髖關節外旋。

Freiberg氏疾病

Freiberg氏疾病是蹠骨頭的無菌性壞死，好發於第二蹠骨（68%）、第三蹠骨（27%）以及第四蹠骨（7%），常見於青春期女性[21]。一般來說，第二蹠骨的長度為最長。第二蹠骨、第三蹠骨與跗骨緊密相連，因此在推進期受力相當大。其臨床症狀為蹠骨頭背側在動作時與動作後疼痛，以及MTP關節周邊腫脹、壓痛、變形與活動度受限等。

莫頓氏神經瘤（Morton's neuroma）

莫頓氏神經瘤是位於蹠骨頭之間的深橫蹠骨韌帶下方的蹠神經長期受到壓迫所引發的神經病變，其臨床症狀有灼熱感、發麻、感覺遲鈍，以及傳至腳趾的放射狀疼痛等。研究指出，莫頓氏神經瘤與內側縱弓下沉（延長）導致神經受到壓迫以及第三～第四蹠骨間的活動度過大有關[22]。

腳趾功能障礙的評估

腳趾功能障礙的評估方式，除了透過影像的量化評估之外，還有足部與各足弓的排列評估、腳趾活動度評估，以及腳趾肌肉功能等臨床評估。以下彙整了這些評估方式。

➤評估腳趾的排列

●一般X光影像的評估（負重時的足部後前照）

■拇趾外翻角度（HV角）（圖5）

拇趾近端趾骨長軸與第一蹠骨長軸的夾角，這個角度代表了拇趾外翻變形的程度。正常角度為9～15°，輕度為20～30°，中度為30～40°，重度為40°以上[13]。

IMA：intermetatarsal angle

■第一～第二蹠骨間夾角（IMA1-2）（圖5）

第一蹠骨長軸與第二蹠骨長軸的夾角，這個角度代表了第一蹠骨的內翻程度。平均值為9～10°[23]。

■第一～第五蹠骨間夾角（IMA1-5）（圖5）

第一蹠骨長軸與第五蹠骨長軸的夾角，這個角度代表了開張足的嚴重程度。正常平均值為25°，30°以上即為異常[23]。

■第四～第五蹠骨間夾角（圖6）

第四蹠骨長軸與第五蹠骨長軸的夾角，這個角度代表了開張足的嚴重程度，同時也是小趾內翻的指標之一。正常平均值為6°，8°以上就可能是開張足[24]。

■小趾內翻角度（第五蹠趾關節的角度）（圖6）

第五蹠骨長軸與第五近端趾骨軸的夾角，這個角度主要被視為小趾內翻的指標。正常平均值為10°，12°以上即為異常[23]。

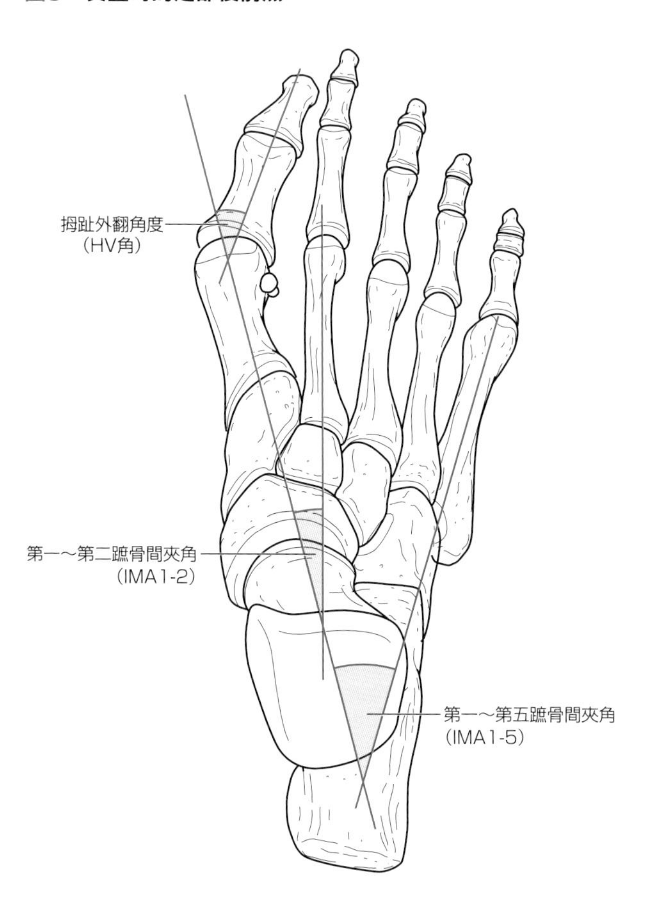

圖5　負重時的足部後前照

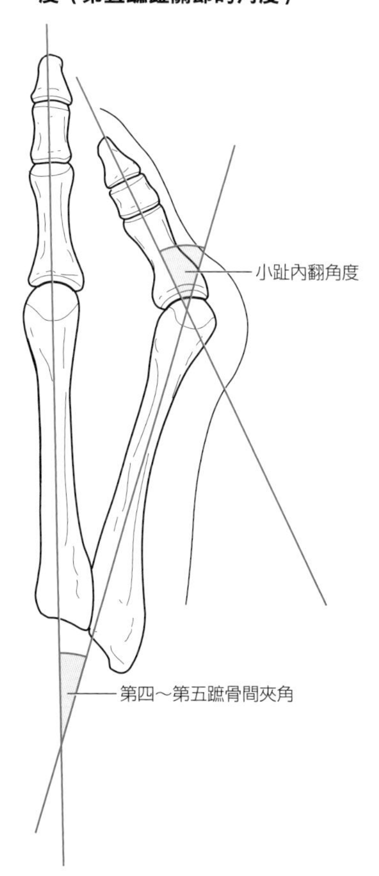

圖6　第四～第五蹠骨間夾角、小趾內翻角度（第五蹠趾關節的角度）

●足印觀察法

足印觀察法是在腳底塗上油墨，並在左右均勻承重的狀態下踩在紙上（雙腳站立），根據足印來判斷足部排列的評估方式。除了足部內側、外側以及橫弓的形狀（負重量）之外，亦可用於檢視有無拇趾外翻或浮趾病（**圖7**）。

●拇趾伸展測試（用於評估絞盤機制）

詳細內容請參考「Ⅲ章第五節　足弓塌陷（扁平足）」（p110）。依據絞盤機制的評估結果，可推測患者是否有腳趾功能障礙。若是將拇趾伸展，卻未能見到足部內側縱弓上抬（absent），即可推測患者有腳趾活動度不足與內在肌群功能失調的問題。

➤評估前足部的排列

前足部的排列（外展／內收）可用The Foot Posture Index©來評估。詳細內容請參考「Ⅲ章第五節　足弓塌陷（扁平足）」（p110）。

➤評估跗蹠關節的排列

根據第三蹠骨與以跟骨為中心的足部長軸的相對位置，將足部分為正中位置、內收狀態以及外展狀態（**圖8**）[26]。

圖7　足印

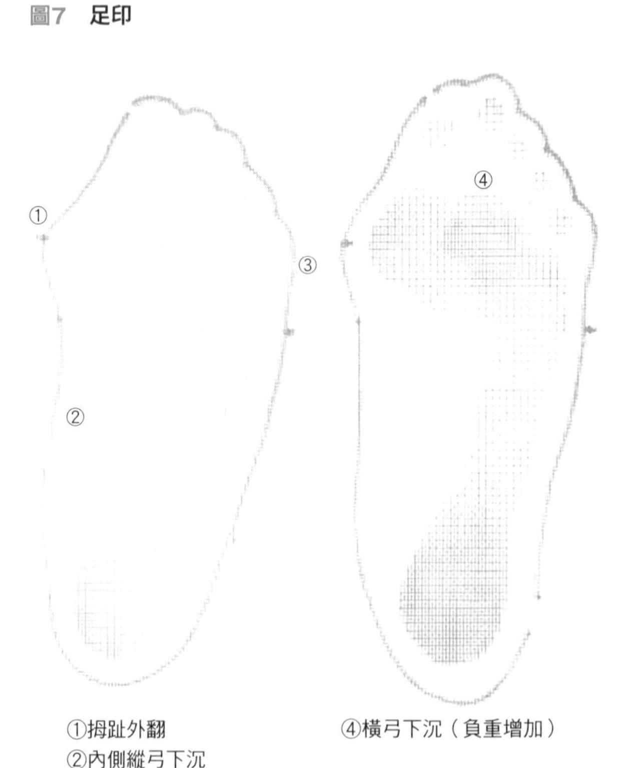

①拇趾外翻
②內側縱弓下沉
③第五趾為浮趾
④橫弓下沉（負重增加）

圖8　評估跗蹠關節在水平面上的排列

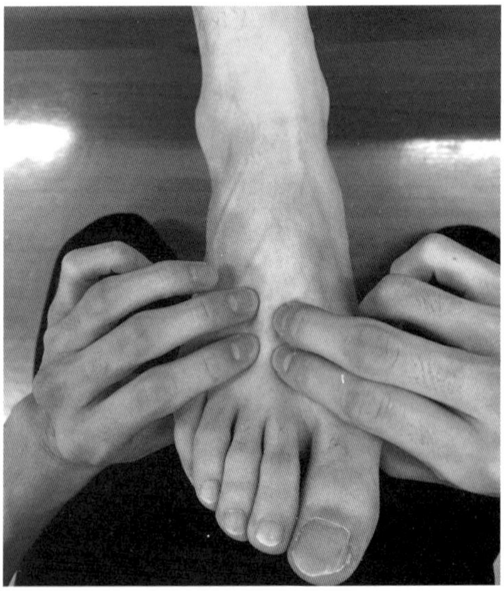

根據未負重時第三蹠骨與以跟骨為中心的足部長軸（跟骨與第二蹠骨的連線）的相對位置，將足部分為正中位置、內收狀態以及外展狀態。

正中位置	足部長軸與第三蹠骨長軸一致
內收狀態	第三蹠骨長軸相對於足部長軸為內收
外展狀態	第三蹠骨長軸相對於足部長軸為外展

➤評估第一趾節的排列與穩定度

第一趾節的排列異常和不穩定，與橫弓下沉和腳趾問題有關。**圖9**、**10**彙整了臨床上的簡易評估方法與分類[25]。

➤評估腳趾的肌肉功能

腳趾的肌肉功能評估，主要是評估MTP關節的屈曲／伸展／外展的肌力。屈曲肌力的評估，是檢視患者能否將整個MTP關節屈曲[12]。如果只能將DIP或PIP關節屈曲，可能有腳趾屈肌功能失調的問題（**圖11**）。伸展肌力的評估，是檢視

圖9　評估第一趾節在矢狀面上的排列

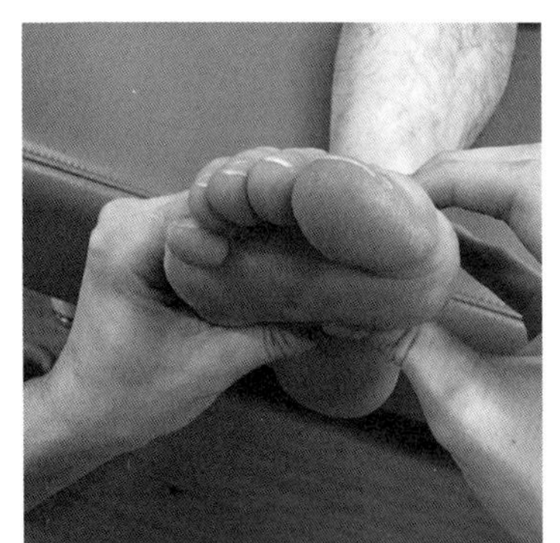

a　正常狀態

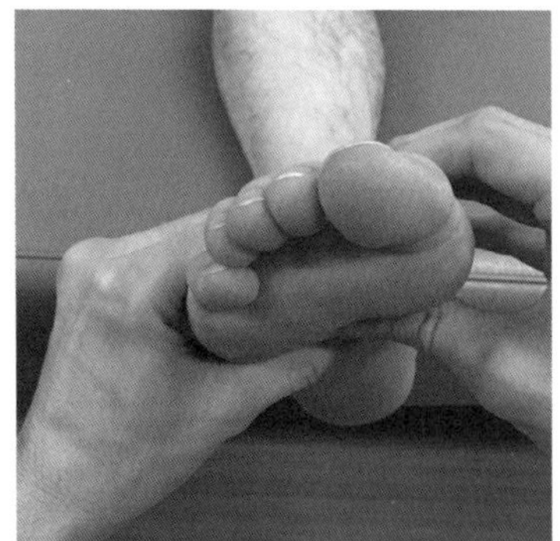

b　背屈狀態

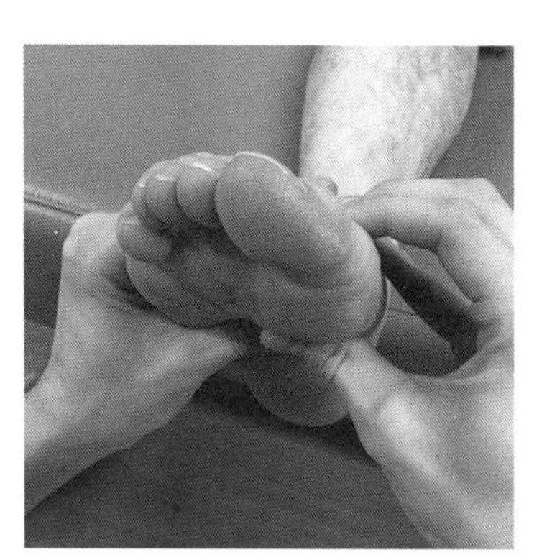

c　蹠屈狀態

評估第一蹠骨相對於第二～第五趾（蹠骨）的位置。

正常狀態	第一蹠骨頭位於第二～第五趾之間
背屈狀態	第一蹠骨頭相較於第二～第五趾處於背側
蹠屈狀態	第一蹠骨頭相較於第二～第五趾處於蹠側

圖10　評估第一趾節的活動度

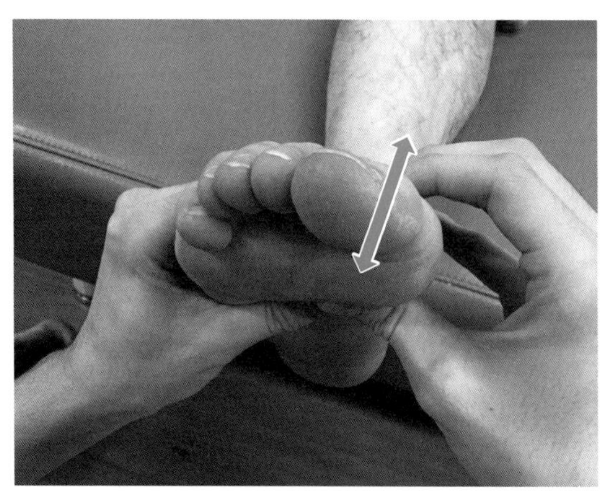

用食指與拇指握住第二～第五趾（蹠骨），再用另一手將第一蹠骨推往上下方（背側－蹠側）以評估其活動度。

正常狀態	第一蹠骨頭往背屈和蹠屈方向的活動度相同
活動度過大	背屈方向的活動度比蹠屈方向來得大
活動度不足	蹠屈方向的活動度比背屈方向來得大

圖11　MTP關節屈曲

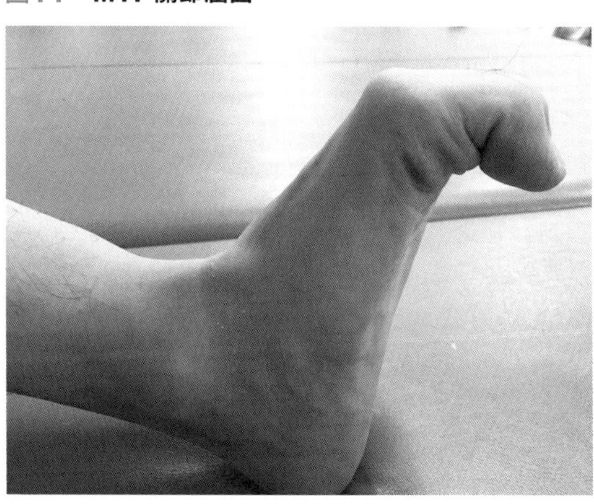

檢視患者能否將整個MTP關節屈曲。如果只能將DIP或PIP關節屈曲，可能有腳趾屈肌功能失調的問題。

患者是否用足部背屈來代償，以及能否將整個MTP關節伸展（**圖12**）[12]。外展肌力則是用張開腳趾的動作來評估。患者進行主動運動時，檢查腳趾之間是否有空隙。如果做不出這個動作，可能有蚓狀肌等內在肌功能失調的問題（**圖13**）

腳趾功能障礙的治療

要改善腳趾的功能，就得讓足弓回復正常功能。足部有內側縱弓、外側縱弓及橫弓這三個足弓，應針對每個足弓分別提供適當的治療。內外側縱弓相關治療請參考「Ⅲ章第五節　足弓塌陷（扁平足）」（p110）以及「Ⅲ章第六節　足弓過高（高弓足）」（p134）。以下介紹的主要是以改善橫弓功能為目的的治療，另外也有提到會影響腳趾動作的內在肌的相關治療。足部內在肌雖不像手部內在肌能做出精細動作，但可以為站立平衡提供輔助，也有助於推進期的足部穩定。

●橫弓功能的改善

蹠骨內收是跟橫弓下沉有關的問題之一。第一蹠骨內收使得前足部變寬，進而導致橫弓下沉（開張足）。針對第一蹠骨內收的問題，必須改善楔舟關節與第一跗蹠關節的活動度。其具體做法是握住舟狀骨與內側楔狀骨，或是內側楔狀骨與蹠骨，徒手推往蹠背屈方向以改善其活動度（**圖14**）。尤其在想要改善跗蹠關節的活動度時，必須先調整過蹠骨的旋轉排列後，才著手改善蹠背屈方向的活動度。

圖12　MTP關節伸展

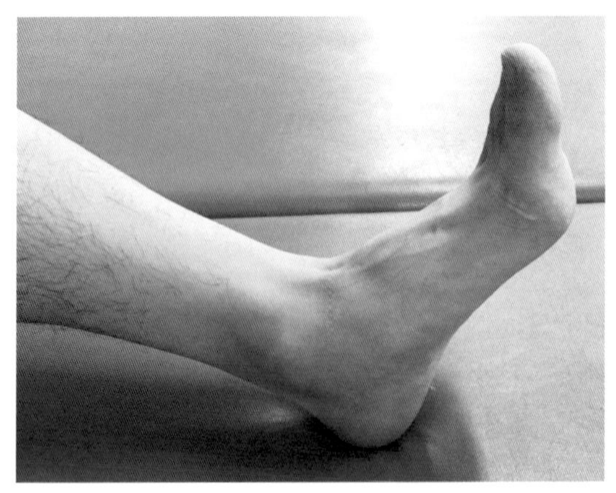

檢視患者是否用足部關節來代償，以及能否將整個MTP關節伸展。

圖13　MTP關節外展

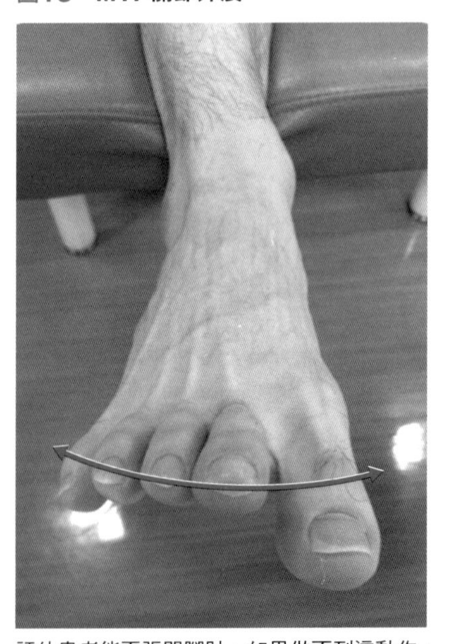

評估患者能否張開腳趾。如果做不到這動作，可能有蚓狀肌等內在肌功能失調的問題。

想要利用肌肉功能來改善橫弓的功能，除了訓練可為內外側縱弓提供支撐的脛後肌、腓骨長肌以抬高橫弓之外（請參考「Ⅲ章第五節」（p110）、「Ⅲ章第六節」（p134）），活化蚓狀肌等足部內在肌的功能以抬高前足部橫弓也是很重要的。MTP關節的屈曲運動即為具代表性的做法，此項運動藉由活化足部內在肌的功能來改善蹠骨的排列（**圖15**）[26]。這個方法可促使前足部橫弓形成。蹠骨的排列等橫弓功能回復正常後，即可著手改善腳趾功能。

圖14　為改善楔舟關節／跗蹠關節活動度的運動

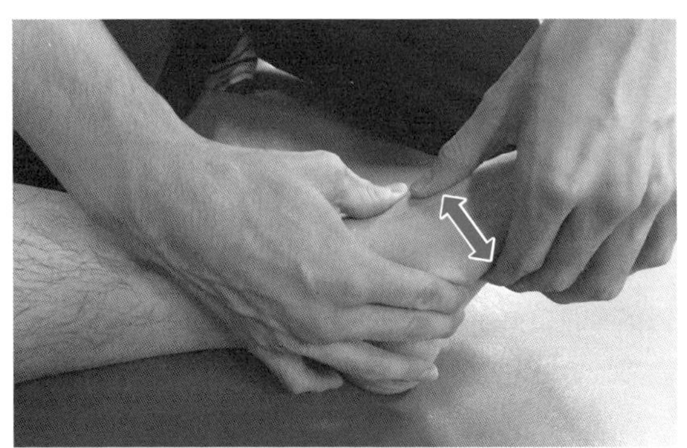

a

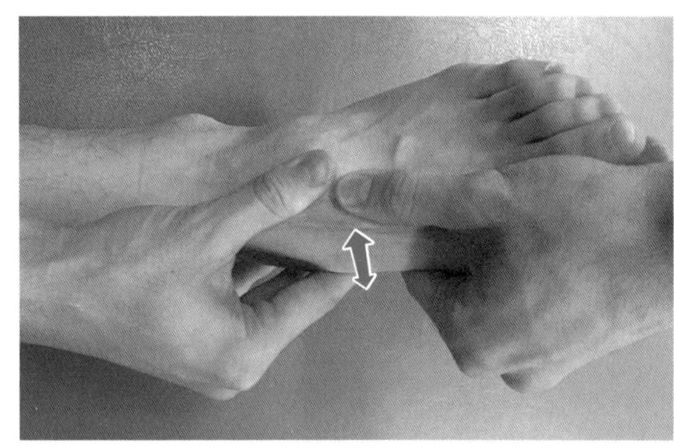

b

c

a：握住楔狀骨與舟狀骨，將其推往蹠背屈方向以改善活動度（外側視圖）。
b：握住楔狀骨與舟狀骨，將其推往蹠背屈方向以改善活動度（俯視圖）。
c：握住楔狀骨與蹠骨，將其推往蹠背屈方向以改善關節活動度。

圖15　MTP關節的屈曲運動

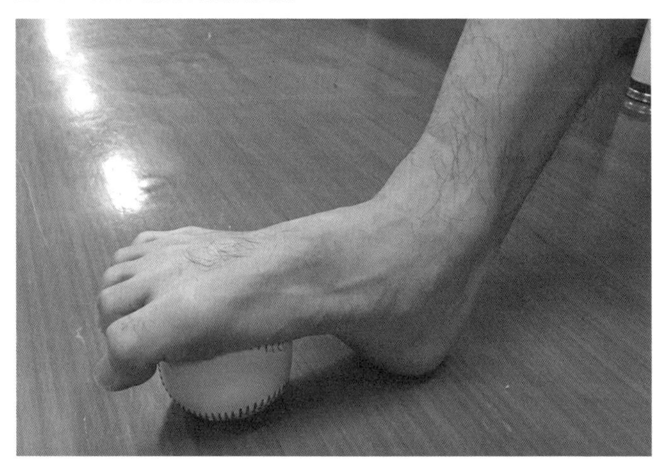

利用網球等物品進行MTP關節的屈曲運動。留意患者是否有用DIP或PIP關節的屈曲動作來代償。

●腳趾功能的改善

橫弓功能回復正常後，即可著手改善腳趾的活動度與肌肉功能。MTP關節與IP關節的活動度基本上是徒手改善，尤其當患者有拇趾外翻或小趾內翻等排列異常的問題時，需留意先讓關節面保持一致之後，才著手改善其活動度。與腳趾功能有關的肌肉除了外展拇肌、內收拇肌以及外展小趾肌之外，還有腳趾的屈伸肌肌群、足部內在肌肌群等。

外展拇肌也能為內側縱弓提供支撐，是重要的肌肉之一。關於外展拇肌的訓練方式，如果患者有拇趾外展活動度不足、肌力不足的問題，可從主動運動開始。如果患者做不出動作，利用TENS等電療儀器促使肌肉收縮也是有效的做法（圖16）。外展小趾肌也能為外側縱弓提供支撐。外展小趾肌的訓練方式跟外展拇肌一樣，執行外展運動時，應視其活動度與肌力大小來調整（圖16）。內收拇肌橫頭為橫弓提供支撐。內收拇肌的運動，是在未負重的狀態下做出拇趾的內收動作，將拇趾朝向第二～第三趾的蹠側移動（圖17）。其他具代表性的運動則有腳趾屈肌肌群的抓毛巾運動（圖18）。另外，短足運動（short foot exercise）是促使骨間肌、蚓狀肌等足部內在肌收縮的有效方式（圖19）[27]。

●輔具

如果前述訓練都無法改善腳趾功能，可考慮使用輔具來支撐橫弓等足弓。利用足弓支撐墊（圖20）或蹠骨墊（圖21）來改善排列並支撐足弓，以輔助腳趾的功能。

圖16　外展拇肌／外展小趾肌的運動

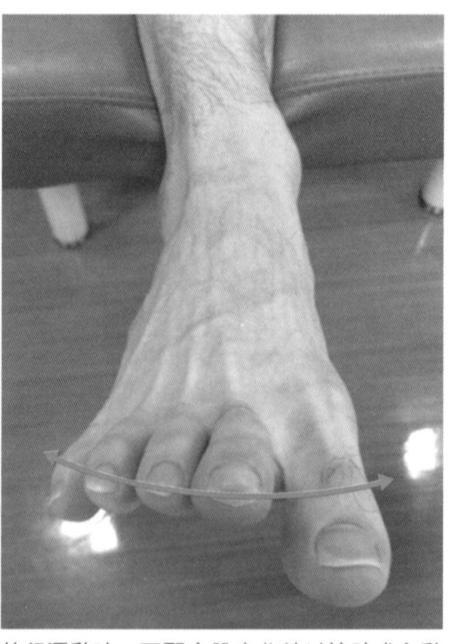

執行運動時，可配合肌肉收縮以協助式主動運動或電療儀器來輔助。

圖17　內收拇肌運動

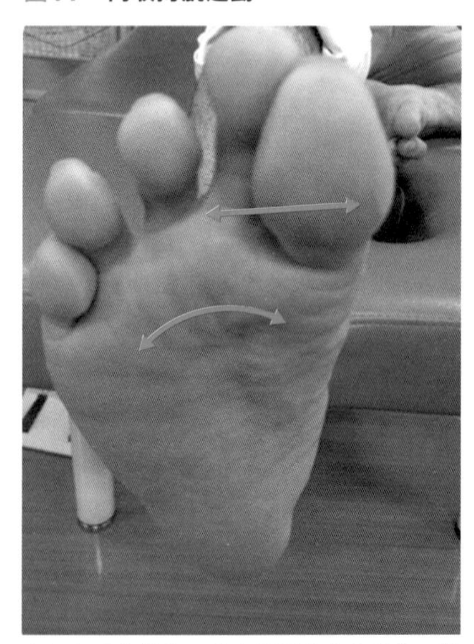

在未負重的狀態下做出拇趾的內收動作，將拇趾朝向第二～第三趾的蹠側移動。留意患者是否用拇趾的屈曲動作來代償。

圖18　抓毛巾運動

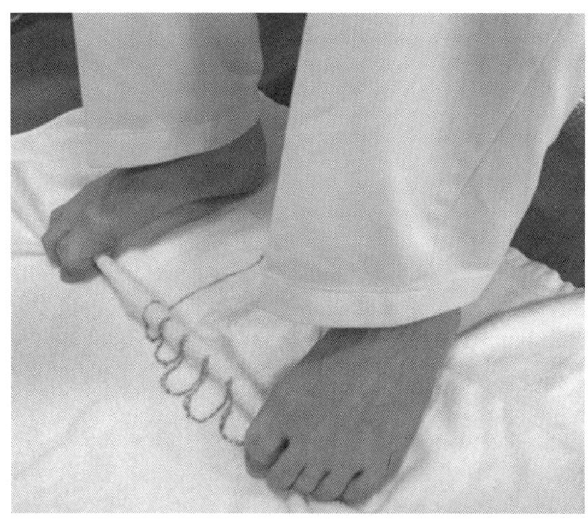

執行腳趾外展與MTP／PIP／DIP關節的屈曲動作，以訓練腳趾屈肌。

圖19　短足運動

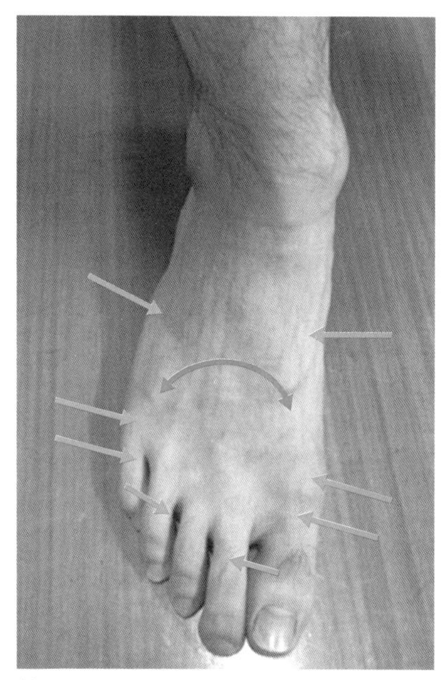

將MTP關節屈曲，但需注意PIP／DIP關節不可屈曲（想像自己將橫弓上抬，就像圓頂巨蛋的形狀一樣）。

圖20　足弓支撐墊

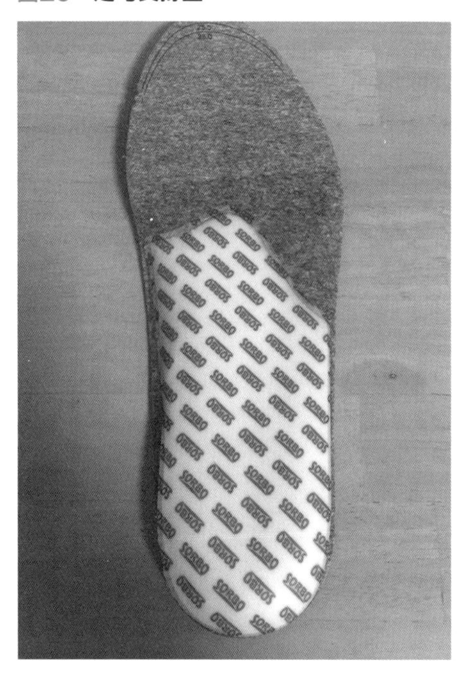

圖21　利用蹠骨墊來支撐足弓

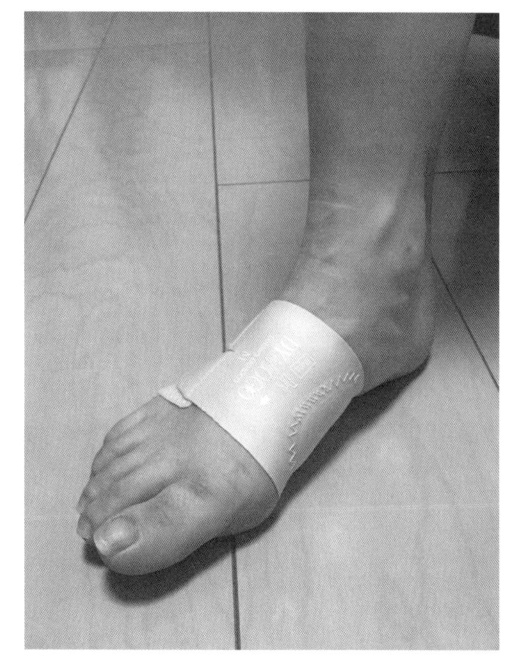

文献

1) Craik RL, et al : Gait Analysis : Theory and Application. 1st ed, Mosby, 1995.
2) Root MI : Biomechanical examination of the foot. J Am Podiatry Assoc, 63(1) : 28-29, 1973.
3) Ebisui JM : The first ray axis and the first metatarsophalangeal joint : an anatomical and pathomechanical study. J Am Podiatry Assoc, 58(4) : 160-168, 1968.
4) Neumann DA : カラー版 筋骨格系のキネシオロジー 原著第2版(嶋田智明, ほか監修), 医歯薬出版, 2012.
5) 伊藤浩充 : 足関節と足部の運動学, 身体運動学(市橋則明 編), p274-329, メジカルビュー社, 2017.
6) Thordarson DB, et al : Dynamic support of the human longitudinal arch. A biomechanical evaluation. Clin Orthop Relat Res, (316) : 16-72, 1995.
7) Wanivenhaus A, et al : First tarsometatarsal joint : anatomical biomechanical study. Foot Ankle, 9(4) : 153-157, 1989.
8) Mishaud TC : 臨床足装具学 : 生体工学的アプローチ(加倉井周一 訳), 医歯薬出版, 2005.
9) Martin RL : The ankle and Foot Complex. Joint Structure and Function : A Comprehensive analysis (4th ed ; Levangie PK, et al eds), p437-477, F.A. Davis Co, 2005.
10) Liu A, et al : Foot and ankle biomechanics. in: International Gait Analysis Symposium, 7(1) : 67-74, 2010. Available from : http://usir.salford.ac.uk/20688/
11) Czerniecki JM : Foot and ankle biomechanics in walking and running. A review. Am J Phys Med Rehabil, 67(6) : 246-252, 1988.
12) 湯浅恵朗 : 外反母趾の機能解剖学的病態把握と理学療法. 理学療法, 31(2) : 159-165, 2014.
13) 日本整形外科学会, ほか監修 : 外反母趾診療ガイドライン2014, p1-2, 2014.
14) Coughlin MJ : Hallux valgus. J Bone Joint Surg Am, 78(6) : 932-966, 1996.
15) Glasoe WM, et al : Hallux Valgus and the First Metatarsal Arch Segment : A Theoretical Biomechanical Perspective. Phys Ther, 90(1) : 110-120, 2010.
16) Inman VT : Hallux valgus : a review of etiologic factors. Orthop Clin North Am, 5(1) : 59-66, 1974.
17) Mancuso JE, et al : The zero-plus first metatarsal and its relationship to bunion deformity. J Foot Ankle Surg, 42(6) : 319-326, 2003.
18) Yavuz M, et al : Forefoot plantar shear stress distribution in hallux valgus patients. Gait Posture, 30(2) : 257-259, 2009.
19) Kernozek TW, et al : Clinical and biomechanical risk factors of patients diagnosed with hallux valgus. J Am Podiatr Med Assoc, 93(2) : 97-103, 2003.
20) Canseco K, et al : Motion of the multisegmental foot in hallux valgus. Foot ankle Int, 31(2) : 146-152, 2010.
21) Sarrafian SK : Anatomy of the foot and ankle : Descriptive, Topographic and Functional. 2nd, ed, p79-85, JB Lippincott, 1993.
22) Nunan PJ, et al : Management of Morton's neuroma in athletes. Clin Podiatr Med Surg, 14(3) : 489-501, 1997.
23) 生駒和也, ほか : 外反母趾の診察・画像診断. MB Orthop, 29(4) : 17-23, 2016.
24) Fallat LM, et al : An analysis of the tailor's bunion by radiographic and anatomical display. J Am Podiatry Assoc, 70(12) : 597-603, 1980.
25) Shirk C, et al : Reliability of first ray position and mobility measurements in experienced and inexperienced examiners. J Athl Train, 41(1) : 93-101, 2006.
26) 小林 匠 : 足部アライメント不良に対する運動療法. 足部スポーツ障害治療の科学的基礎(福林 徹, 蒲田和芳 監修), p144-158, ナップ, 2012.
27) Jung DY, et al : A comparison in the muscle activity of the abductor hallucis and the medial longitudinal arch angle during toe curl and short foot exercises. Phys Ther Sport, 12(1) : 30-35, 2011.

IV

功能障礙分類與個案研究

1 足部關節蹠背屈活動度障礙①

Abstract

- 個案在負重且足部關節背屈時感覺外踝前方疼痛，足部被迫內翻時更加疼痛。
- 足部在足部關節最大背屈時產生外展，因此推斷是脛距關節在旋轉時的排列異常導致個案在負重且足部關節背屈時感覺疼痛。
- 改善小腿、脛距關節以及距下關節的活動度後，接著改善屈拇長肌肌腱等阿基里斯腱周邊組織的滑動狀況，結果足部關節的背屈活動度獲得改善，疼痛也消失了。
- 根據各關節負重時的排列與活動度評估結果，針對可能發生的功能障礙加以治療是很重要的。

病例資料

➤一般資料

年齡：17歲（高二學生）

性別：女性

身高：162cm

體重：57kg

BMI：21.7

BMI：body mass index

主訴：在轉向、煞車或者用力踩地時，感覺外踝前方疼痛。重心轉移等時候覺得腳踝使不上力。

運動狀況：足球（後衛，從國小二年級開始）。練習頻率為每週6次，每次3個小時左右。

慣用腳：右腳

➤醫學資料

診斷名稱：左側足踝外側韌帶損傷

過去病史：左側外踝骨折（大約兩年前）

➤影像資料

負重時的一般X光影像（前後照、側面照）未見到骨頭或軟骨損傷。另外，徒手往前方／內翻方向施力時拍攝的X光加壓影像，也未見到明顯的不穩定或左右差異（**圖1**）。

➤現在病史

大約兩年前曾被診斷為左側外踝骨折，戴了兩個月的副木。受傷3個月後重返球場時，一開始就覺得外踝前方疼痛，但還能忍耐，所以並未停止運動。大概3個月前疼痛加劇，到其他醫院就診被診斷為左側足踝外側韌帶損傷，做了一些以

圖1　X光加壓影像

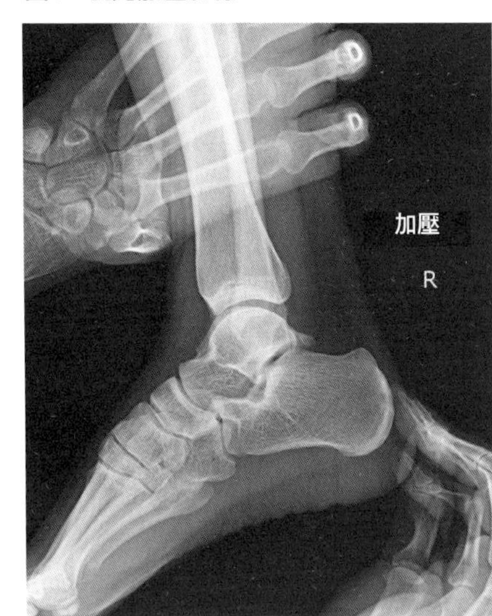

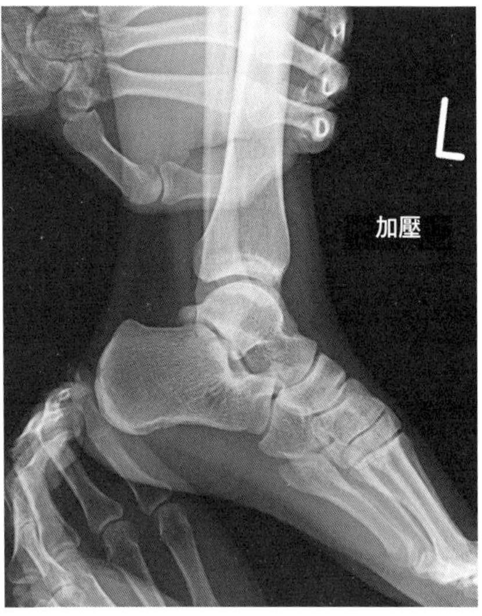

a 距骨前移

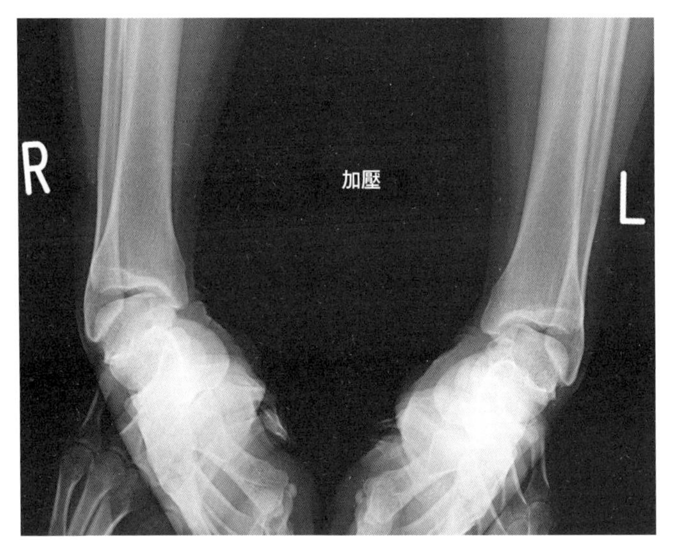

b 距骨傾斜

肌力訓練為主的復健，然而疼痛狀況並未改善，所以一個月前暫停練球，至本院求診。復健2週後開始跑步，4週之後逐步恢復練球。雖然目前可以參加練習，但是在轉向、煞車或者用力踩地時感覺外踝前方疼痛。練球結束後仍然感覺疼痛，隔天才會好轉。

物理治療評估

➤問診

NRS：numeric rating scale

轉向、煞車或者用力踩地時，外踝前方有NRS5～6程度的疼痛。利用足跟固定型（Heel Lock）貼紮將距下關節帶往外翻方向，疼痛就會減輕，因此平常練球時都有貼紮。

➤視診／觸診

左側外踝前方有些微浮腫，前距腓韌帶的距骨附著處（距骨頸外側）與分歧韌帶附近有壓痛點（**圖2**）。

➤身體姿勢排列的評估

●未負重（**圖3a**）

■膝／髖關節

- 骨盆帶右旋、左側髖骨前傾、左側髖關節內旋、兩側小腿外旋（Rt<Lt）。

■足部／足部關節

- 距骨（RCSP／NCSP）：處於RCSP位置時，左側距骨較右側偏向內旋。被動地將距骨頭擺在正中位置（NCSP）時，足部就會內翻。
- 距下關節（leg-heel alignment）：兩側都是輕度內翻狀態，但左側的內翻角度較小（**圖4a**）。
- 橫跗關節：將距下關節維持在正中位置，左側前足部較右側偏向外翻（**圖5**）

RCSP：
relaxed calcaneal stance position

NCSP：
neutral calcaneal stance position

●負重（站立）（**圖3b**）

■膝／髖關節

- 與仰臥狀態相較之下並無太大變化。

圖2　壓痛部位

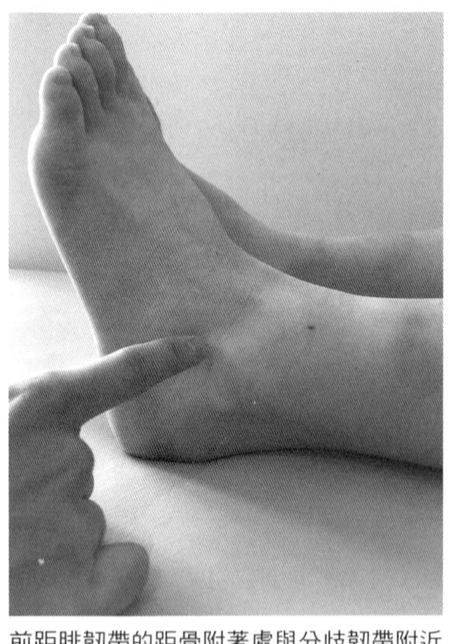

前距腓韌帶的距骨附著處與分歧韌帶附近有壓痛點。

圖3　仰臥／站立姿勢

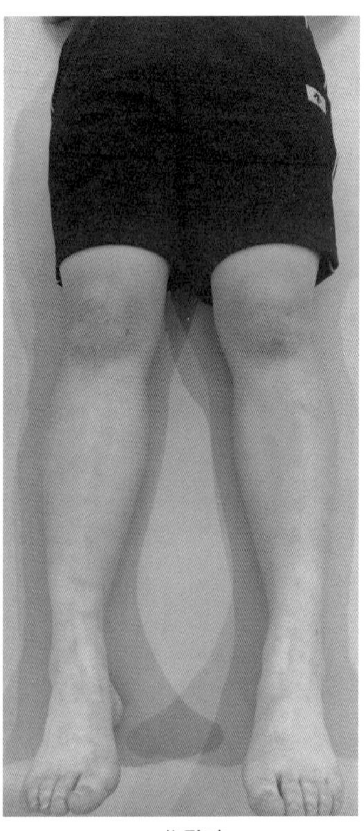

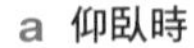

a 仰臥時

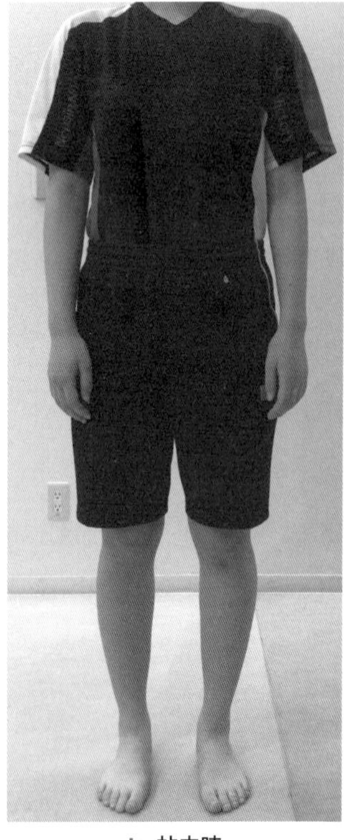

b 站立時

仰臥（a）與站立（b）時都能觀察到髖關節內旋、小腿外旋。站立時兩側都有拇趾外翻，也能觀察到左腳外展且腳趾有屈曲傾向。

■ 足部／足部關節

・距下關節（leg-heel alignment）：兩側都是輕度外翻狀態，但左側的外翻角度較大（**圖4b**）。

・橫跗關節：負重轉移至拇趾球時，左側的足部外展角度較大（**圖3b**）。

・內側縱弓：左側較為下沉（**圖6**）

■ 腳趾

・兩側都有拇趾外翻、小趾內翻，另外也能觀察到左側腳趾有屈曲傾向（**圖3b**）。

圖4 leg-heel alignment

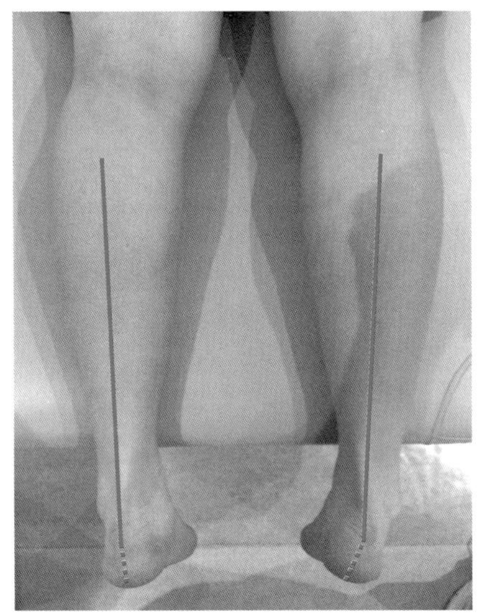

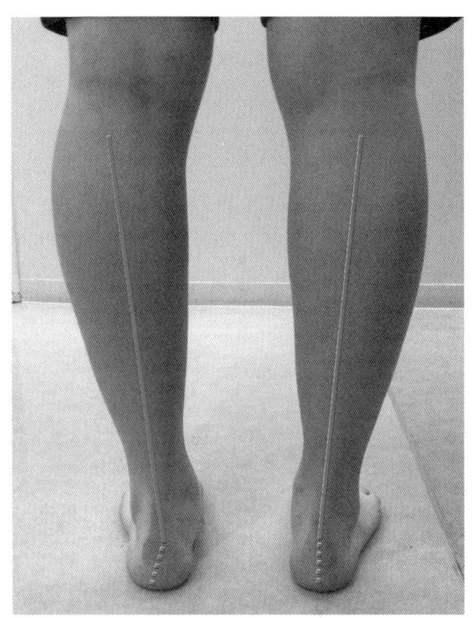

a 未負重　　**b** 負重

未負重（a）與負重（b）時都是左側距下關節的外翻角度較大。

圖5 橫跗關節的排列（未負重）

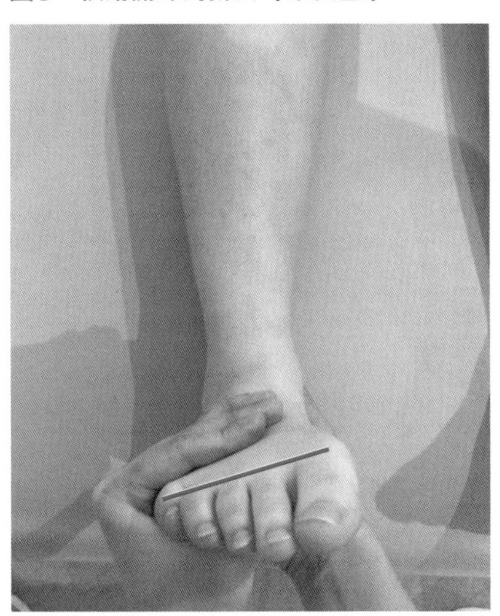

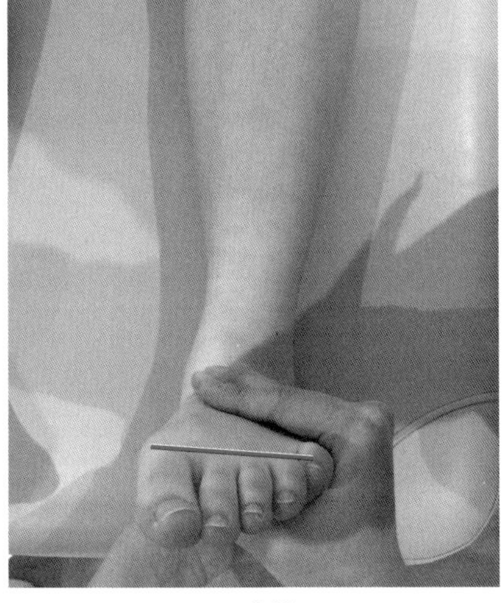

a 右腳　　**b** 左腳

將距下關節維持在正中位置時，左腳比右腳偏向外翻。

圖6　足部內側縱弓

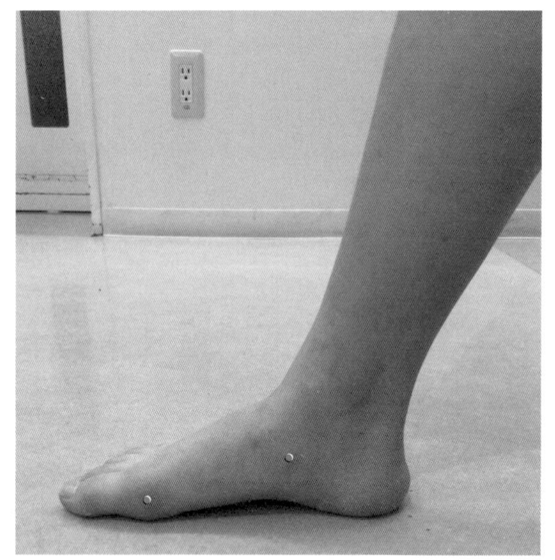

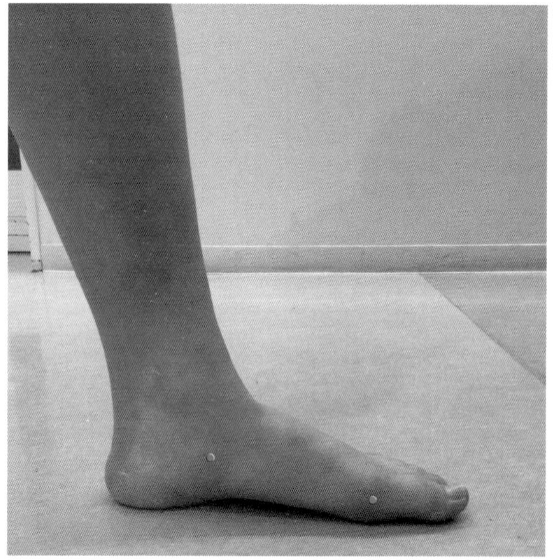

a 右腳　　b 左腳

左腳（b）的內側縱弓較為下沉（●為舟狀骨結節與第一蹠骨頭）

➤關節活動度評估

●足部／足部關節（Rt/Lt，單位：°）

■脛距關節

- 背屈：10/5（膝關節伸展時）
  - ＊在足部內收／外展的正中位置做出背屈動作時，可觀察到足部內翻，且個案主訴外踝前方疼痛。如果是足部外展的狀態，足部內翻的程度會減少而疼痛也消失（**圖7**）。
- 蹠屈：45/40（膝關節屈曲時）
  - ＊足部關節蹠屈時可觀察到足部內翻。若是在蹠屈時徒手引導，不讓足部產生內翻，蹠屈活動度就會變小（**圖8**）。

■距下關節

- 外翻：Rt<Lt

■橫跗關節

- 外翻：Rt<Lt
- 外展：Rt<Lt

MTP關節：
metatarsophalangeal joint

■MTP關節

- 伸展：20/0（**圖9**）

●膝／髖關節（Rt/Lt，單位：°）

■膝關節

- 內旋：Rt>Lt

■髖關節

- 伸展：20/10（膝關節伸展時）
- 外旋：45/30（俯臥）

圖7 足部關節背屈時的排列

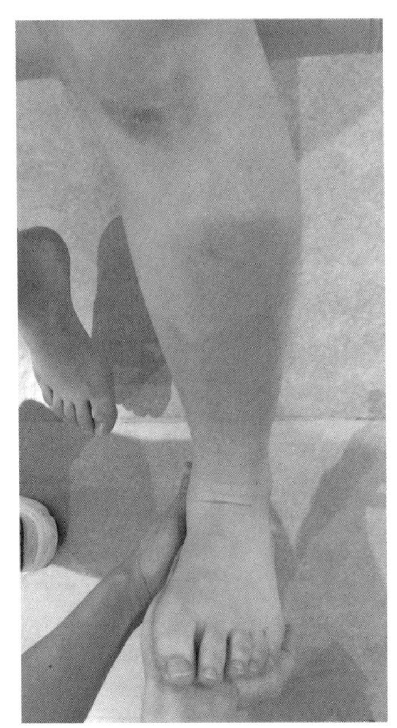

a 正中位置

足部正中位置可觀察到足部內翻，且個案感覺疼痛。

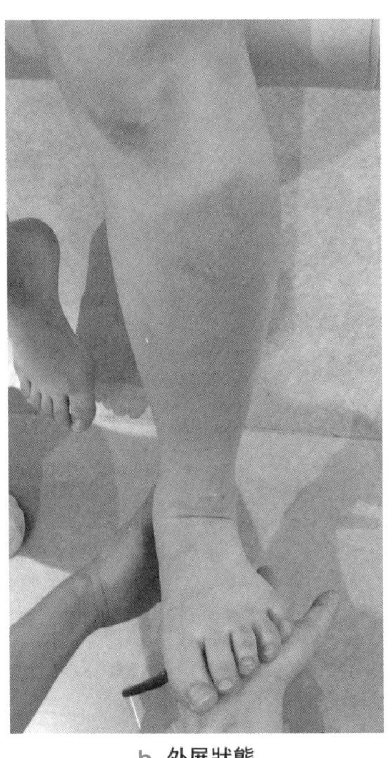

b 外展狀態

足部外展狀態時，足部內翻程度減少，疼痛也消失。

圖8 足部關節蹠屈時的排列

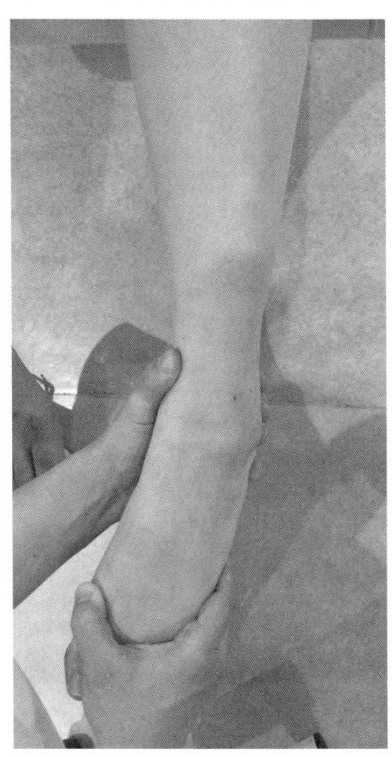

足部關節蹠屈時，也能夠觀察到足部內翻。

圖9 MTP關節的伸展活動度

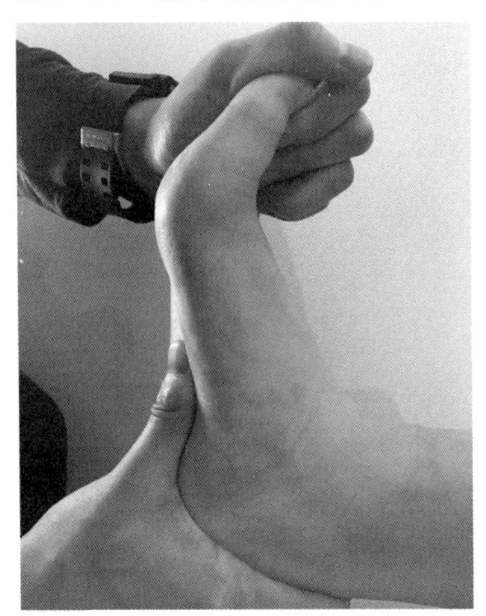

a 右腳

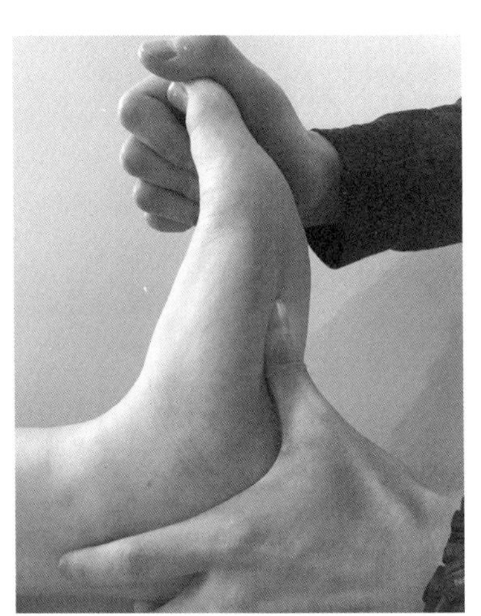

b 左腳

左腳的MTP關節伸展明顯受限。

➤肌肉功能評估

MMT：manual muscle testing

● 足部／足部關節（Rt/Lt，依照MMT的標準評分）

■ 足部關節

- 背屈（脛前肌）：5/5
- 蹠屈（小腿三頭肌）：右腳可單腳做出最大蹠屈，左腳則必須將腳趾屈曲，才能做出最大蹠屈。另外，如果在個案未將腳趾屈曲的狀態下做出最大蹠屈時將跟骨往下拉，右腳可維持在最大蹠屈狀態，左腳則無法抵抗阻力，跟骨的高度會下降（請參考圖**10**、**Clinical Hint**）。
- 內翻（脛後肌）：5/4
- 外翻（腓骨肌群）：5/5

■腳趾
- 屈曲（屈趾長肌）：5/5
- 伸展（伸趾長肌）：5/5

➤關節穩定度評估

●脛距關節（Rt/Lt）

- 前拉測試：陰性（－）／陰性（－）
- 距骨傾斜測試：陰性（－）／陰性（－）

➤基本動作觀察

●單腳站立

與雙腳站立相較之下，左側單腳站立時，足部明顯外翻，小腿外旋且往外傾斜，並產生髖關節的內收、內旋，骨盆往左傾斜（圖**11**）。

圖10　足部關節蹠屈肌的功能評估

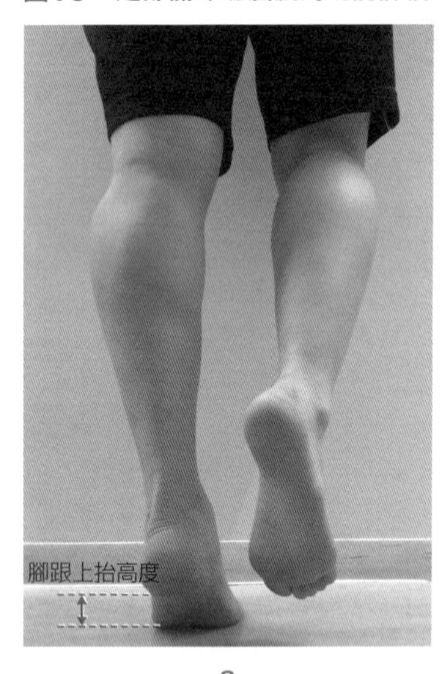

a

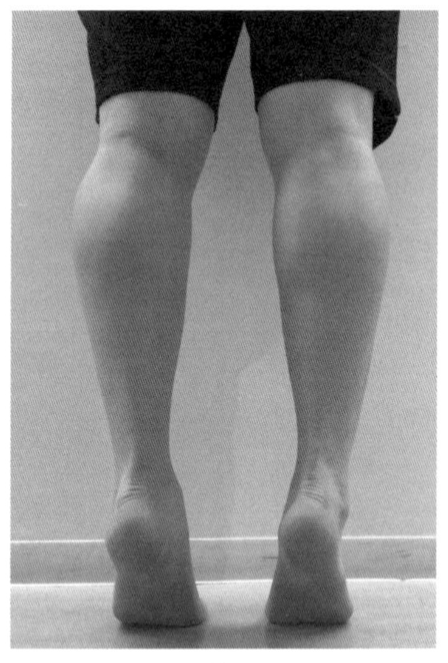
b

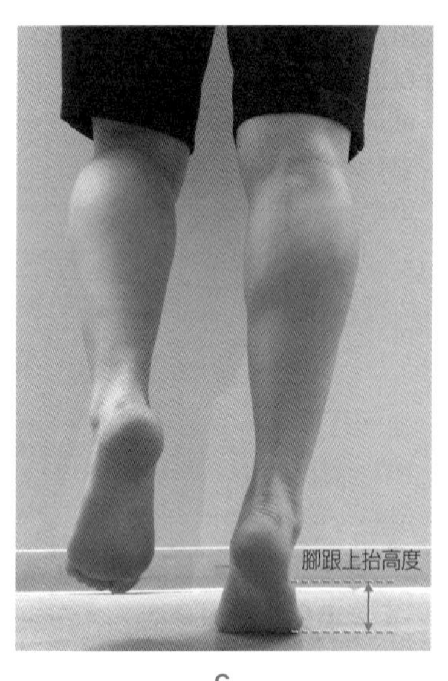

c

與雙腳的最大蹠屈相較之下（b），右腳（c）可單腳做出最大蹠屈，而左腳（a）的腳跟上抬高度降低，無法做出最大蹠屈動作。

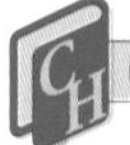
Clinical Hint

plantar flexion break test（PFBT）

評估此個案時採用的足部關節蹠屈肌的肌力測試方式比以往的MMT更加簡便。筆者將這項肌力測試命名為PFBT，且曾在研究中指出這項測試有很高的施測者內信度（k係數為0.92）[3]。研究顯示，PFBT陽性者（無法抵抗跟骨下拉阻力的人）的足部關節蹠背屈活動度明顯較小，符合MMT標準的腳跟上抬次數也較少。

● 弓步蹲

與右側相較之下，左側的足部關節背屈活動度（小腿前傾）受限，且內側縱弓較為下沉。另外，腳趾有屈曲傾向。髖關節內旋，並產生小腿外旋。個案的主觀感受是，左側負重偏向於足部外側（圖12）。從這樣的狀態將膝部外移時（knee-out），若是勉強做出小腿外旋、足部內翻的動作，外踝前方就會疼痛。

圖11　單腳站立姿勢

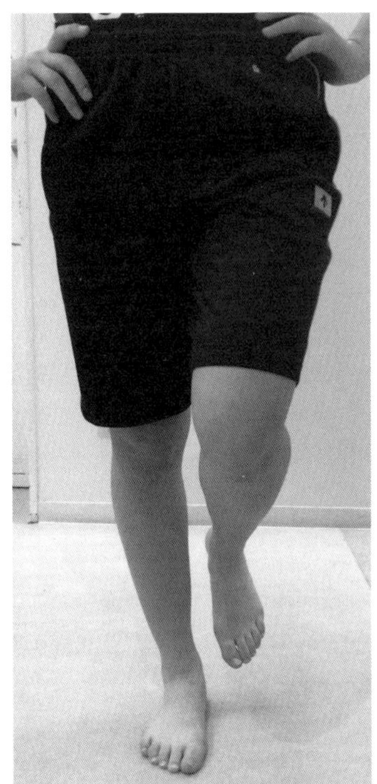

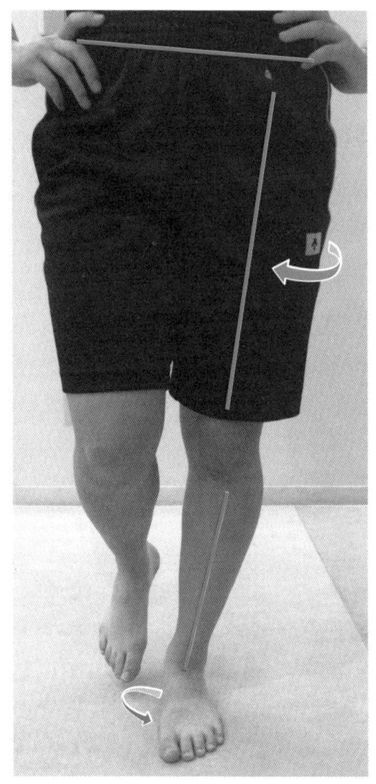

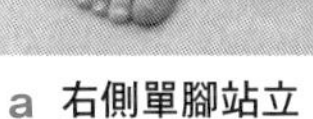

a 右側單腳站立　　b 左側單腳站立

相較於右側單腳站立（a），左側單腳站立時（b）骨盆傾斜、髖關節內旋、小腿往外傾斜且足部明顯外翻。

圖12　弓步蹲姿勢

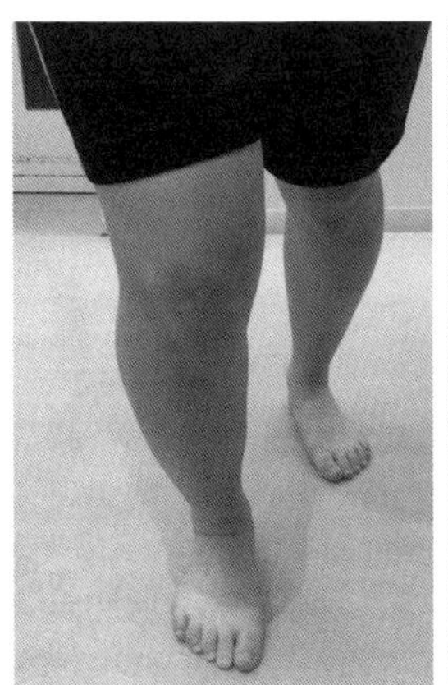

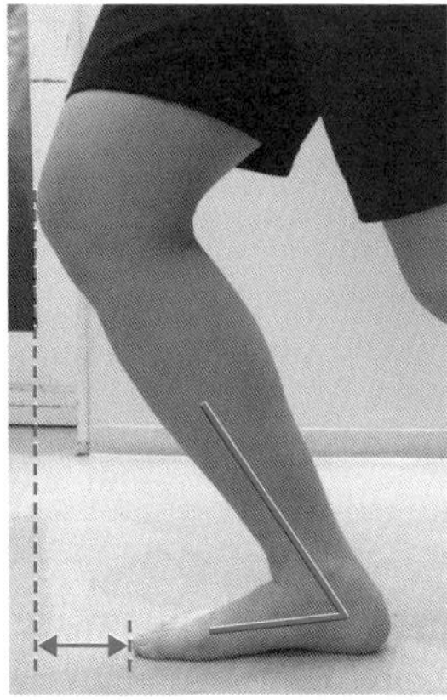

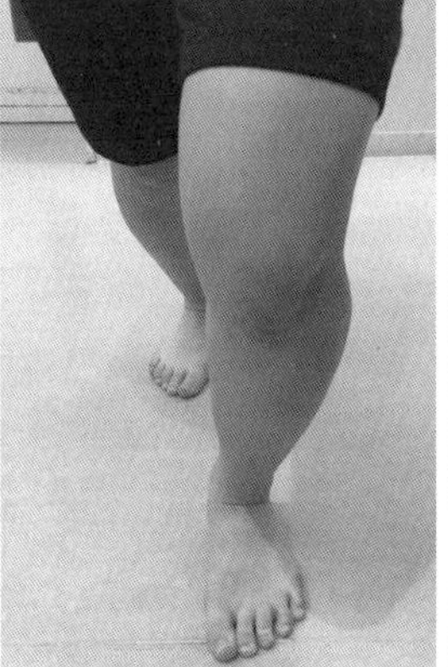

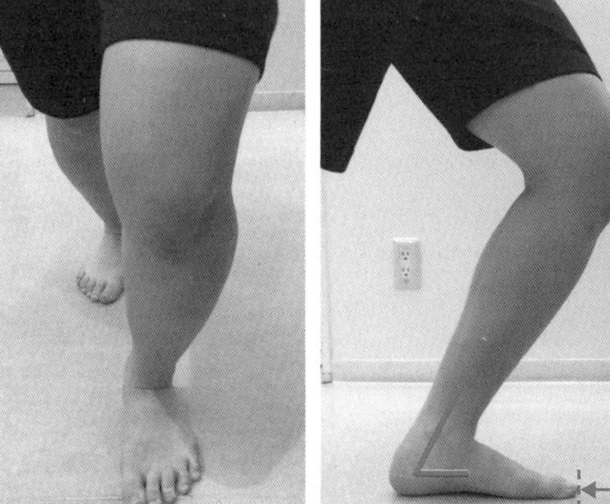

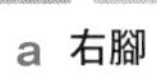

a 右腳　　b 左腳

相較於右腳（a），左腳（b）的足部關節背屈（小腿前傾）減少且內側縱弓塌陷。另外，負重偏向於足部外側，無法平順地改由拇趾球負重，因此產生腳趾屈曲的代償動作。

● 綜合解說

個案的主訴為足部關節背屈時感覺外踝前方疼痛，可能有足部關節背屈活動度的障礙。前距腓韌帶的距骨附著處的壓痛感最強，同一部位在足部背屈時也感覺疼痛。下肢排列與足部關節背屈活動度的評估結果顯示，脛距關節在水平面上的排列異常（小腿外旋以及距骨內旋，使得關節面不一致）。另外，如果足部外展再加上距骨外旋，背屈時的疼痛就會消失，因此筆者認為疼痛很可能是排列異常所導致。

足部關節活動度評估結果顯示，患側的距下關節外翻、橫跗關節外翻／外展的活動度都比健側來得大，另外還有脛後肌肌力不足的問題。因此，患側的足部內側縱弓在負重時比健側來得低，而且個案習慣在足部外展（toe-out）的狀態下做出背屈動作。足部處於內收／外展正中位置時的背屈動作無法平順地將負重轉移至拇趾球，可觀察到腳趾屈曲。這個腳趾屈曲的代償動作，也能在單腳站立與單腳小腿上提（足部關節蹠屈）時觀察到。尤其是單腳的最大蹠屈，如果腳趾沒有屈曲就做不出來，小腿三頭肌的肌力顯然不足。

根據以上評估結果，筆者認為個案習慣在足部外展（toe-out）的狀態下做動作，因此導致足部內側縱弓下沉以及小腿外旋。由於脛距關節排列異常，足部處於內收／外展正中位置時的背屈動作會產生足部內翻，無法平順地將負重轉移至拇趾球，因而導致腳趾屈肌肌群過度收縮。這樣的動作一再發生，造成屈拇長肌肌腱等阿基里斯腱周邊組織滑動不良，使得距骨往後滑動受限，再加上小腿三頭肌的肌力不足，逐漸發展為足部關節的活動度障礙。

個案在足踝扭傷後，很可能有腫脹等發炎症狀造成的活動度受限與肌力不足。這些功能障礙尚未治癒，個案就重返球場，因而產生了這次的症狀。

Memo　足踝外側韌帶損傷後的異常排列

研究發現，足踝外側韌帶損傷後可觀察到後足部（脛距關節、距下關節）內翻與內旋的角度都有增加的傾向[1,2]。脛距關節／距下關節的內翻角度增加，容易造成橫跗關節內翻、小腿外旋。小腿外旋與足部內翻會讓足部外側的負重增加，使得足部關節背屈時無法平順地將負重轉移至拇趾球，因而產生腳趾屈曲的代償動作。另一方面，脛距關節的內旋角度增加，會讓蹠側跟舟韌帶（彈簧韌帶）被拉長、橫跗關節過度外展，因而導致足部容易發生內側縱弓塌陷以及足部外展（toe-out）的問題（詳細內容請參考「Ⅲ章第一節　足部關節背屈活動度障礙」（p36））。

治療與治療效果

➤治療計畫與治療方針

●治療計畫

①改善髖關節的內旋活動度（臀中肌後部纖維）
②改善小腿的內旋活動度（鵝足肌腱、腓腸肌內側頭）
③改善阿基里斯腱附近的滑動狀態（屈拇長肌）
④脛後肌運動
⑤小腿上提
⑥平衡訓練

●治療方針

根據評估結果，將目標設定為：改善脛距關節在負重時背屈動作中的旋轉排列，並且讓足部關節背屈動作回復正常。為了改善小腿外旋時的排列，首先針對臀中肌後部纖維與鵝足肌腱、腓腸肌內側頭執行徒手治療，以改善髖關節和小腿的內旋活動度（請參考「Ⅲ章第一節」的圖25（p50））。小腿的內旋排列改善後，仍可觀察到距骨往後滑動受限、足部關節蹠屈受限，懷疑屈拇長肌等阿基里斯腱周邊組織有粘連的問題。因此利用徒手治療，讓Kager脂肪墊滑向跟骨方向（請參考「Ⅲ章第二節」的圖15（p64）），並配合蹠屈動作來改善屈拇長肌的滑動狀態（圖13）。接著執行脛後肌運動（請參考「Ⅲ章第二節」的圖14a（p64））以支撐足部內側縱弓，並且為了維持足部關節的蹠背屈活動度，利用小腿上提動作來訓練小腿三頭肌（請參考「Ⅲ章第三節」的圖18（p79））。最後則是平衡墊上的訓練，目標是在不讓腳趾屈曲的狀態下做出穩定的單腳站立動作（請參考「Ⅲ章第四節」的圖20（p104））。

圖13　為改善屈拇長肌滑動狀態的徒手治療

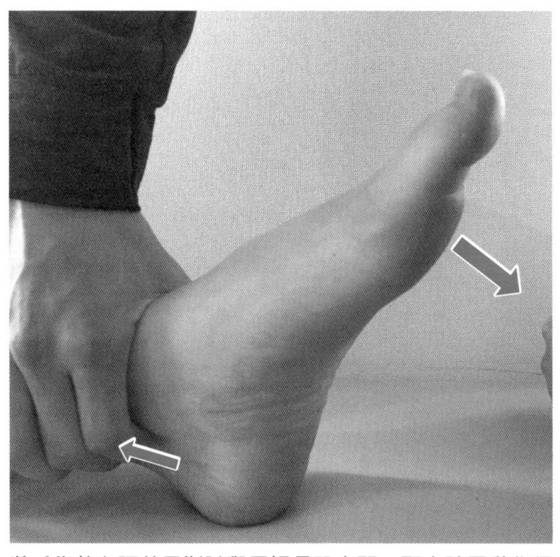

將手指放在阿基里斯腱與屈拇長肌之間，配合蹠屈動作促使肌腱往上滑動。

➤治療效果與治療過程

●身體姿勢排列（站立）

骨盆／髖關節在水平面上的排列獲得改善，不再有明顯的左右差異。小腿外旋也沒有明顯的左右差異。左側足部仍有外翻，左側的內側縱弓比右側來得低。

■足部關節蹠背屈活動度（介入前→介入後，單位：°）

- 背屈：5→10（膝關節伸展時）
- 蹠屈：40→45（膝關節屈曲時）

＊治療介入前於足部內收／外展的正中位置執行背屈動作時的疼痛已經消失。

●肌肉功能

- 左側足部關節蹠屈：單腳小腿上提時的腳趾屈曲傾向已有改善，拇趾球負重雖有增加，但無法維持在最大蹠屈。
- 左側足部關節內翻（介入前→介入後，依照MMT的標準評分）：4→4

●基本動作

- 單腳站立：相較於介入前，小腿外旋與往外傾斜、骨盆傾斜的狀況都有改善。足部的外翻狀況雖有改善，但仍為外翻（**圖14**）。
- 弓步蹲：足部關節背屈活動度（小腿前傾）有改善，且未觀察到內側縱弓塌陷。髖關節內旋與小腿外旋的程度減輕，拇趾球負重增加（**圖15**）。另外，knee-out時的疼痛也消失了。

圖14　治療前後的單腳站立姿勢

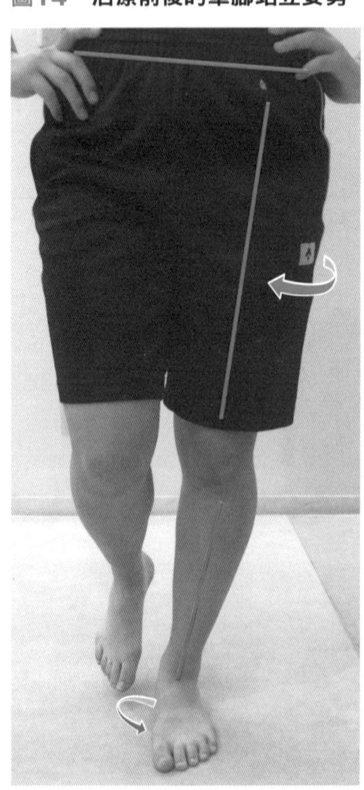

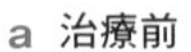

a 治療前

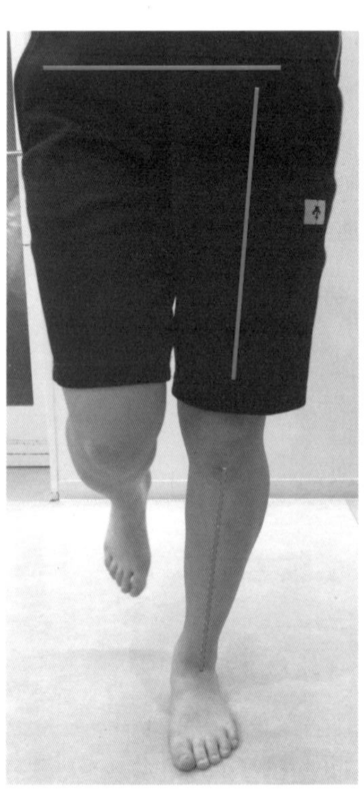

b 治療後

與治療前（a）相較之下，治療後（b）小腿外旋與往外傾斜，以及隨著骨盆傾斜而發生的髖關節內收／內旋的狀況都有改善。足部的外翻狀況雖有改善，但仍為外翻。

圖15　治療前後的弓步蹲姿勢

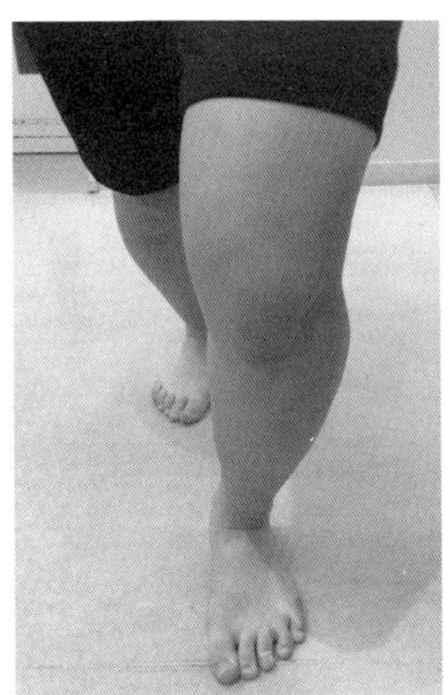
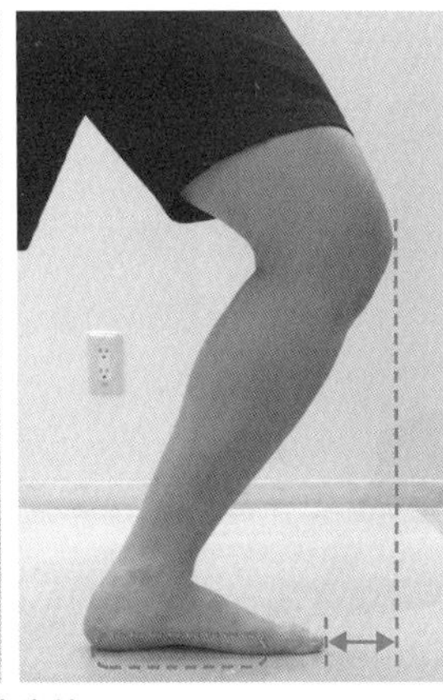
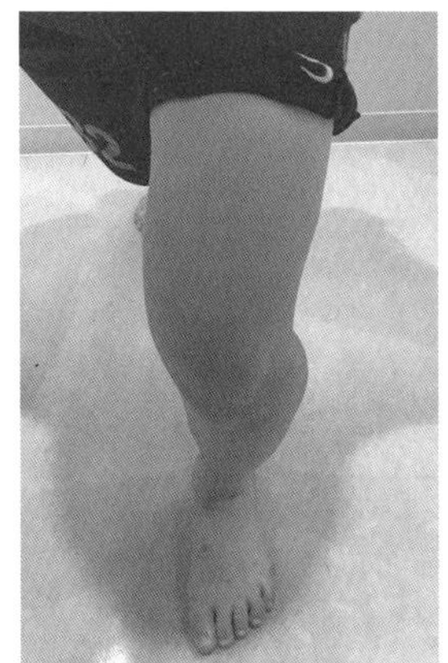
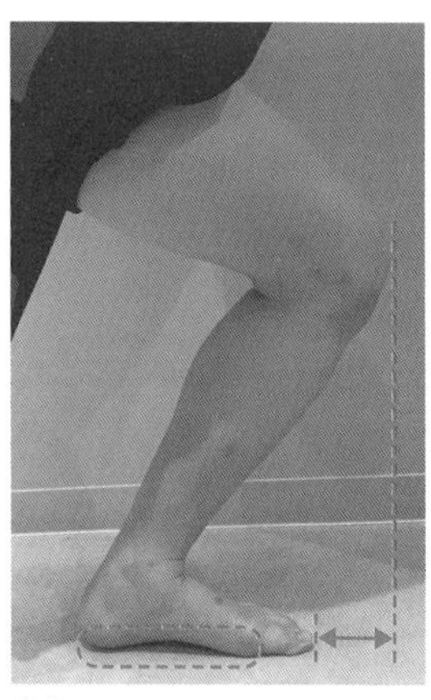

a　治療前　　b　治療後

與治療前（a）相較之下，治療後（b）足部關節背屈角度（小腿前傾）增加，且未觀察到內側縱弓塌陷。另外，小腿內旋活動度改善後，較為容易將負重轉移至拇趾球，因此不再出現腳趾屈曲的代償動作。

➤治療過程

開始治療介入時（復健4週後），個案的主訴為轉向或煞車等動作會造成外踝前方疼痛。介入2週後（復健6週後）恢復練球，此時已改善到練球結束後只有些許疼痛的程度。介入4週後（復健8週後）開始參加比賽，此時除了壓痛以外的症狀都消失了。

總結

足部關節蹠背屈活動度障礙是許多疾病都有的功能障礙。造成蹠背屈障礙的原因很多，因此除了足部／足部關節之外，也必須確實評估膝關節、髖關節等關節的排列、活動度與肌肉功能等。根據這些評估結果與問診收集到的資訊（現在病史、過去病史等）推測症狀如何發生，然後加以介入。確實評估並找出原因，就能有效治療。

文獻

1) Kobayashi T, et al : In vivo kinematics of the talocrural and subtalar joints during weightbearing ankle rotation in chronic ankle instability. Foot Ankle Spec, 7(1) : 13-19, 2014.
2) Caputo AM, et al : In vivo kinematics of the tibiotalar joint after lateral ankle instability. Am J Sports Med, 37 (11) : 2241-2248, 2009.
3) 小林　匠, ほか : 新たな足関節底屈筋力評価法の信頼性と有用性. 日本アスレティックトレーニング学会誌.

2 足部關節蹠背屈活動度障礙②

Abstract

- 個案的左側外踝骨折後，有很長一段時間在下樓時感覺拇趾MTP關節與跟骰關節處疼痛。
- 前足部負重時感覺疼痛，推測是因為前足部無法完全代償脛距關節的背屈活動度受限，所以引發疼痛。
- 改善近端／遠端脛腓關節、脛距關節的活動度後，針對橫跗關節、第一趾節以及足部內側縱弓相關肌肉功能加以治療，疼痛就消失了。
- 先觀察有症狀的部位，接著留意周邊關節，就能知道治療介入對病況的影響。

病例資料

MTP關節：metatarsophalangeal joint

BMI：body mass index

➤一般資料

年齡：40歲出頭

性別：女性

身高：156cm

體重：70kg

BMI：28.8

主訴：下樓且以左側承重時，感覺拇趾MTP關節與跟骰關節處疼痛。

運動狀況：興趣是打排球，頻率為每個月兩次；從國中就開始參加比賽。每週會去健身房1～2次，做的是有氧運動跟瑜伽。

職業：幼教老師

➤醫學資料

診斷名稱：左側外踝骨折、左側距骨骨軟骨損傷

過去病史：因為暈眩到其他醫院的耳鼻喉科就診，頻率為兩個月一次。

➤影像資料

受傷後拍攝的一般X光影像（**圖1a**）、3D電腦斷層影像（CT）（**圖2a**）以及核磁共振檢查（MRI）顯示左側外踝骨折、左側距骨骨軟骨損傷。MRI的T2加權影像於距骨滑車處未呈現高訊號，CT則顯示稍有骨硬化，應該不是這次受傷造成，因此以外踝骨折處的治療為主要方針。另外也有受傷171天後的一般X光影像（**圖1b**）以及受傷89天後的3D電腦斷層影像（**圖2b**）。

圖1　一般X光影像

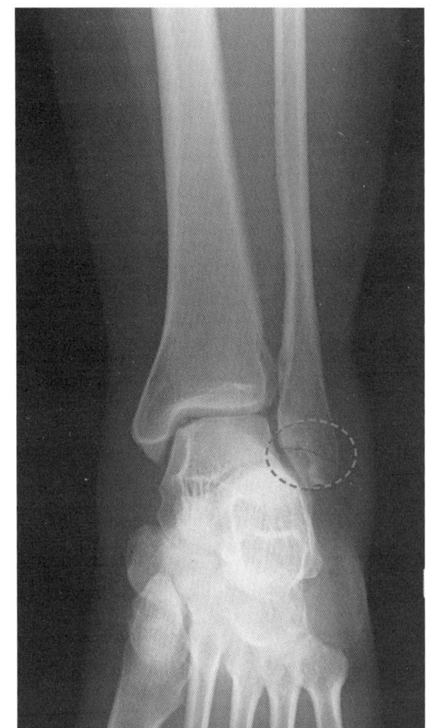

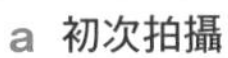

a 初次拍攝

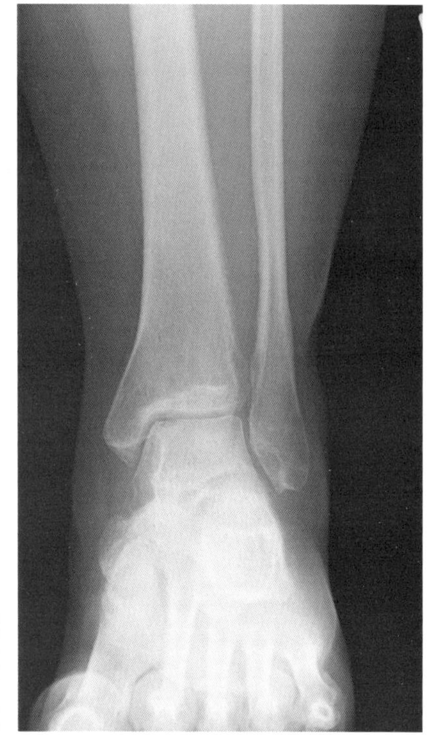

b 受傷171天後

圖2　3D電腦斷層影像

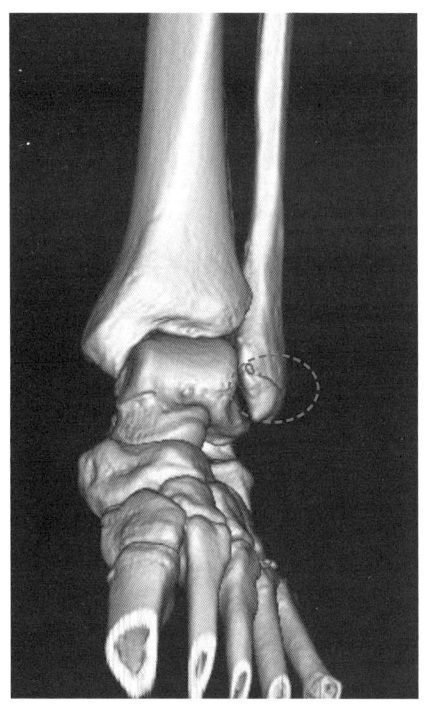

a 初次拍攝

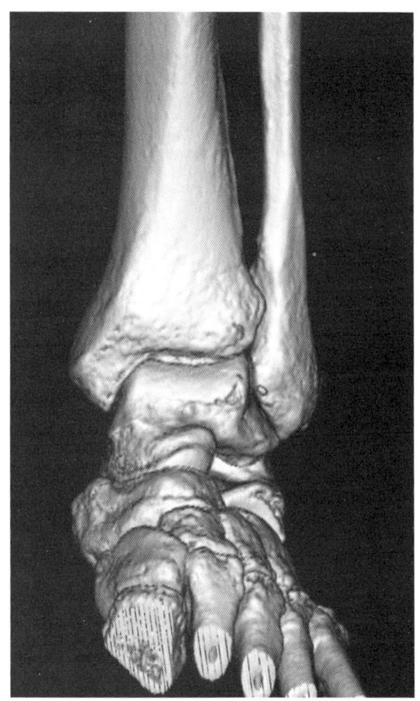

b 受傷89天後

● 現在病史

打排球跳起後著地時踩到同伴的腳，因為足部被迫內翻而受傷。至A醫院求診，被診斷為左側外踝骨折，打上石膏固定。後來到B醫院拍攝CT、MRI影像，結果顯示距骨滑車處的骨軟骨骨折，因而轉診至C醫院。受傷31天後至本院看診；當時足踝以副木固定住，稍呈蹠屈。

- 受傷45天後：改為穿戴護具，並開始執行足部關節運動。
- 受傷89天後：完全負重。負重行走時如感覺外踝疼痛，就使用單拐。CT影像顯示骨質不足。
- 受傷136天後：由於足部關節背屈受限，行走時足部為外展狀態。下樓時，感覺拇趾MTP關節與跟骰關節處疼痛。
- 受傷157天後：足部關節背屈活動度未見改善，個案的療程改由筆者接手。

物理治療評估

➤問診

NRS：
numeric rating scale

個案在下樓時，感覺拇趾MTP關節與跟骰關節處有NRS4程度的疼痛。這一點最讓筆者在意。

➤視診／觸診

左側足部關節附近有些微水腫，但並無壓痛。

➤身體姿勢排列的評估

● 未負重

■ 足部／足部關節

NCSP：
neutral calcaneal stance postion

- 距骨：將距骨頭調整為正中位置（NCSP）時，足部整體為內翻狀態。
- 第一趾節：左側為背屈狀態（**圖3**）
- 橫跗關節（前足部）：距下關節處於正中位置時，左側前足部為內翻狀態。

● 負重（弓步蹲姿勢）

■ 膝／髖關節

- 左側髖關節內收／內旋、膝關節外翻／外旋。

■ 足部／足部關節（**圖4**）

- 脛距關節：左腳輕微水腫，皮膚褶皺少，背屈活動度小。
- 橫跗關節（前足部）：左側皮膚褶皺較少，背屈活動度較小。
- 第一趾節：左側較為背屈／旋後，但會因為髖關節、膝關節的位置狀態而產生變化。
- 內側縱弓：左側較為下沉。
- 腳趾：左拇趾外翻／旋前。

圖3　自然放鬆狀態下的第一趾節

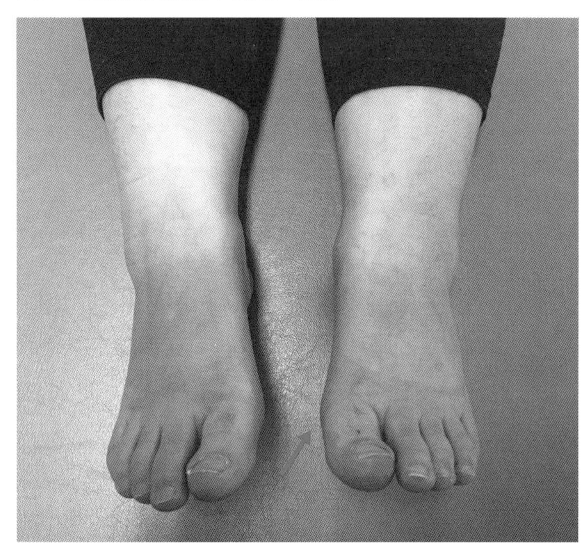

左側第一趾節為背屈狀態

圖4　一開始評估時的弓步蹲姿勢

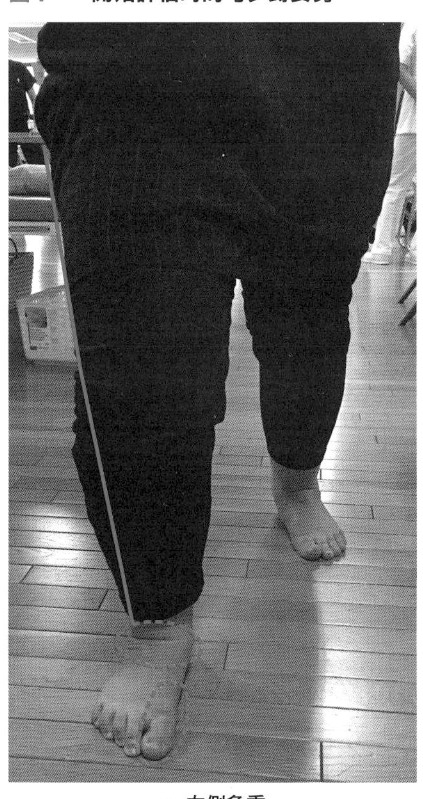

a 右側負重

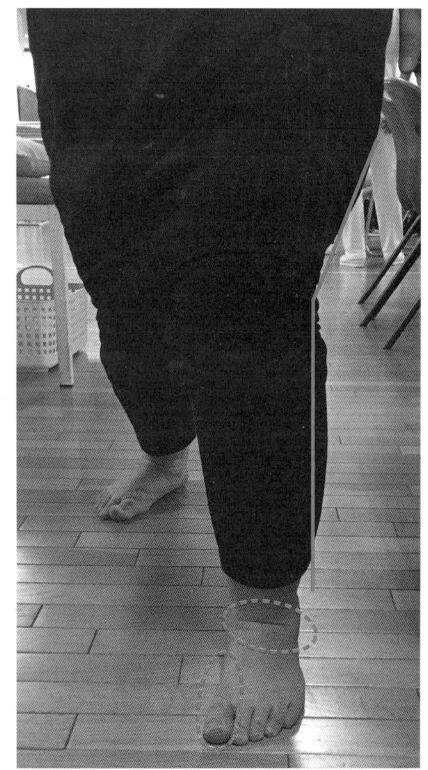

b 左側負重

左側膝關節外翻，脛距關節與橫跗關節的背屈角度較小。另外，足部內側縱弓下沉、拇趾外翻／旋前。

➤關節活動度評估

●足部／足部關節（Rt/Lt，單位：°）

■近端脛腓關節

・腓骨於膝關節屈曲時前移：Rt>Lt

■遠端脛腓關節

・腓骨活動度（後方）：Rt>Lt

■脛距關節

・背屈：10/5（膝關節屈曲時）

＊主動背屈時，左側的距骨外側往後滑動的程度比內側來得大（**圖5**）。

・蹠屈：無左右差異（膝關節伸展時）

＊左右側活動度無差異，但左側第一趾節在主動蹠屈時為背屈狀態（**圖6**）。

■橫跗關節（前足部）

・外翻（距下關節為正中位置）：Rt>Lt

・背屈：Rt>Lt

■第一趾節

・蹠屈：Rt>Lt

■拇趾MTP關節

・伸展：無左右差異

➤肌肉功能評估

MMT：manual muscle testing

●足部／足部關節（Rt/Lt，依照MMT的標準評分）

■足部關節

・背屈（脛前肌）：5/5

・蹠屈（小腿三頭肌）：由於疼痛，個案無法將雙腳小腿上提的動作做到底。

・內翻（脛後肌）：5/5

＊用手指輕輕按壓左側的足底內側，發現其肌肉反應較慢（**圖7a**）（請參考**Clinical Hint**）

圖5　脛距關節的背屈活動度

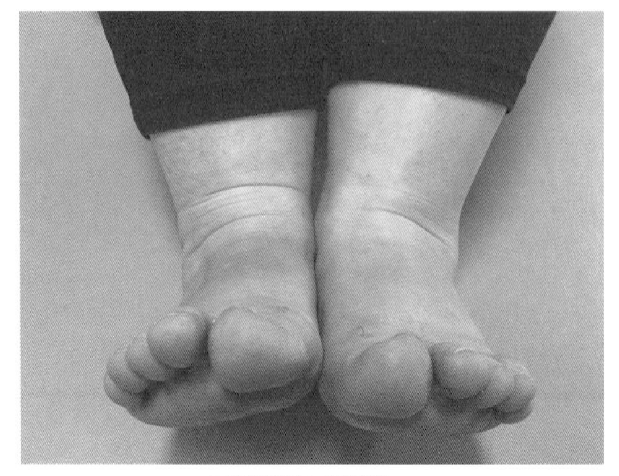

可觀察到左側受限。

圖6　足部關節蹠屈時的第一趾節

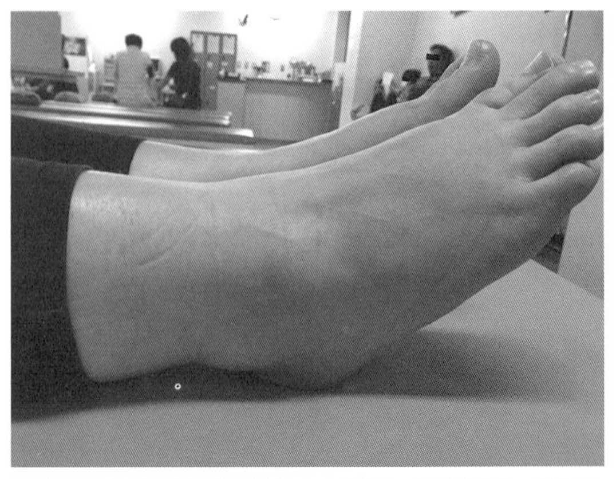

脛距關節的蹠屈活動度並無左右差異，但左側第一趾節為背屈狀態。

・外翻（腓骨長肌）：5/5

＊用手指輕輕按壓左側的足底外側，發現其肌肉反應較慢（**圖7b**）（請參考**Clinical Hint**）

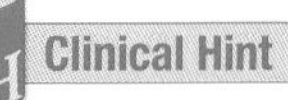

評估脛後肌與腓骨長肌的反應

針對個案的脛後肌與腓骨長肌的評估方式，是在足底輕輕按壓並評估其肌肉反應速度（**圖7**）。行走時，脛後肌與腓骨長肌從著地初期到站立初期都有高度的肌肉活動[1]。這項評估是靠著模擬負重轉移至前足部的初期階段，來評估當時的肌肉反應。

圖7　評估脛後肌與腓骨長肌的肌肉反應

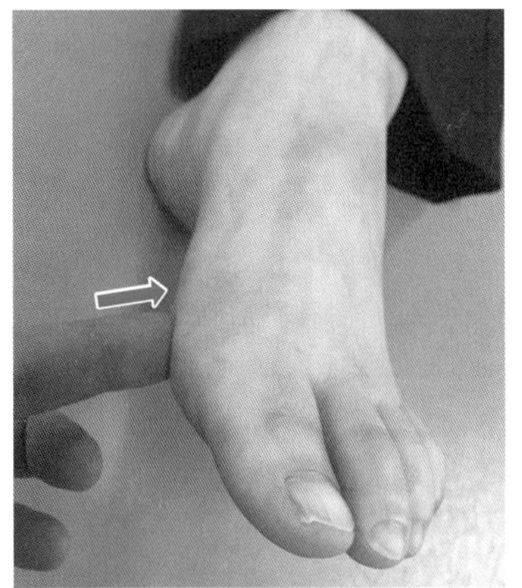

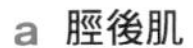

a 脛後肌

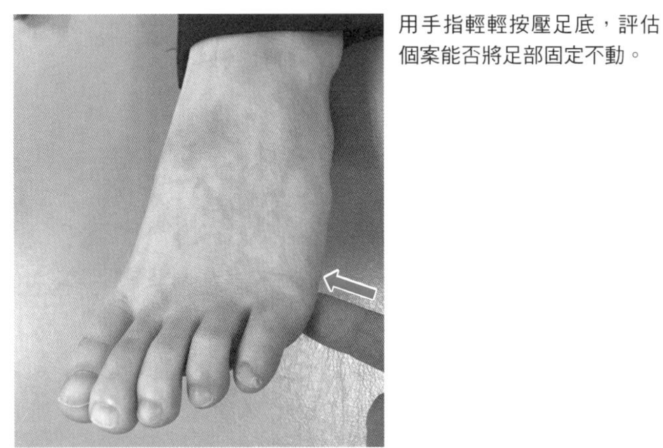

b 腓骨長肌

用手指輕輕按壓足底，評估個案能否將足部固定不動。

➤基本動作觀察

●弓步蹲

與右腳相較之下，可觀察到左腳用第一趾節背屈／旋後來代償背屈活動度（小腿前傾）受限以及橫跗關節的背屈與外翻受限，而且拇趾外翻、旋前。另外，髖關節內旋，膝關節則是外旋。若是引導膝部朝內，就會產生後足部外翻、前足部內翻的動作，使得疼痛加劇（**圖8a**）。引導膝部朝外，則會產生後足部內翻、前足部外翻的動作，而疼痛減輕（**圖8b**）。

圖8　後足部與前足部的運動鏈

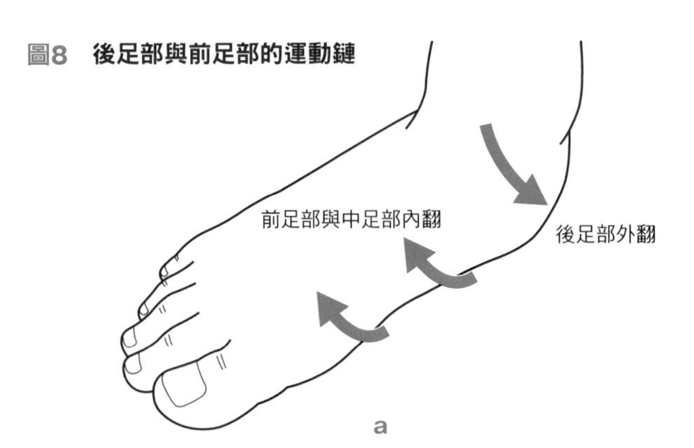

後足部外翻，前足部就會相對地內翻。

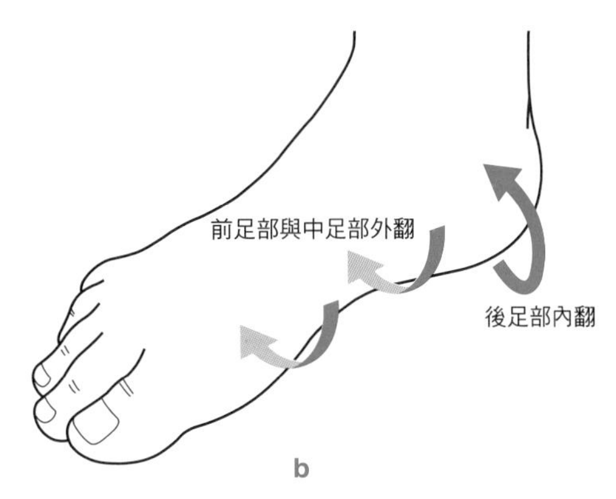

後足部內翻，前足部就會相對地外翻。

● 上下樓梯

個案在下樓且以左側前足部承重時，可觀察到其排列與弓步蹲動作相同。

➤綜合解說

個案的主訴為下樓時足部關節背屈會引發拇趾MTP關節與跟骰關節處的疼痛，推測足部關節背屈活動度障礙應該跟個案的疼痛有關。

下肢排列與活動度的評估結果顯示，除了脛距關節受限之外，橫跗關節的背屈／外翻以及第一趾節的蹠屈也受限。如果能用橫跗關節來代償脛距關節背屈受限的問題，就算重心過度往內側偏移，也不會造成第一趾節的蹠屈受限。不過個案也有橫跗關節活動度受限的問題，所以應該是用第一趾節背屈來代償。這個代償動作再加上足底筋膜與屈拇長肌的過度伸展，造成拇趾MTP關節的背屈受限，因而導致同一部位的疼痛（請參考**Memo**）。另外，由於足部剛性降低，橫跗關節的外翻受限會增加跟骰關節的背屈應力，因而產生疼痛。肌肉功能評估結果顯示，可支撐足部內側縱弓的脛後肌以及可讓第一趾節蹠屈的腓骨長肌的反應時間都比較長。因此前足部負重時，這兩條肌肉可能沒辦法在適當的時機發揮作用。基本動作觀察亦可見到這些異常，因此推測一開始是脛距關節的背屈活動度受限，接著是橫跗關節活動度受限以及隨之發生的負重過度往內側偏移，因而造成第一趾節的蹠屈與拇趾MTP關節的背屈受限。

Memo

拇趾MTP關節的背屈角度變化

行走時，拇趾MTP關節必須有65°左右的背屈[2]。雖然個案在未負重時，拇趾MTP關節角度並無受限，然而前足部負重時，拇趾MTP關節的背屈不僅受到軟組織緊繃的影響，也跟第一跗蹠關節的活動度受限有關[2]。研究指出，拇趾外翻患者的第一趾節有很大的蹠背側滑動量[3]，因此為了不讓拇趾MTP關節處產生疼痛，不採取「過度降低足部內側縱弓的高度（第一跗蹠關節背屈）以代償脛距關節背屈活動度受限」的策略是很重要的（圖9）。

圖9　第一趾節的位置狀態對拇趾MTP關節背屈角度的影響

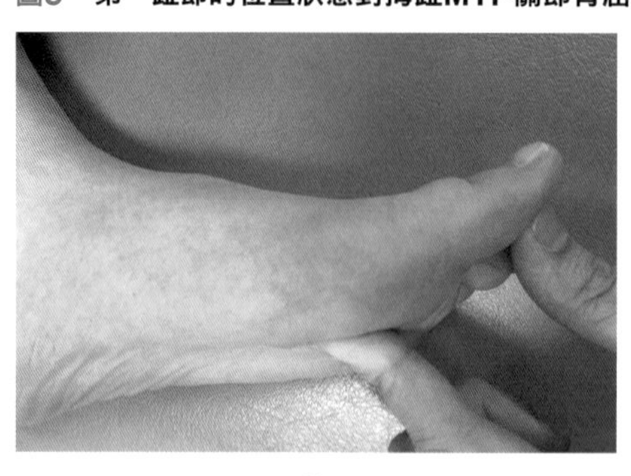

a
擋住第一趾節的蹠屈動作，背屈就會受限。

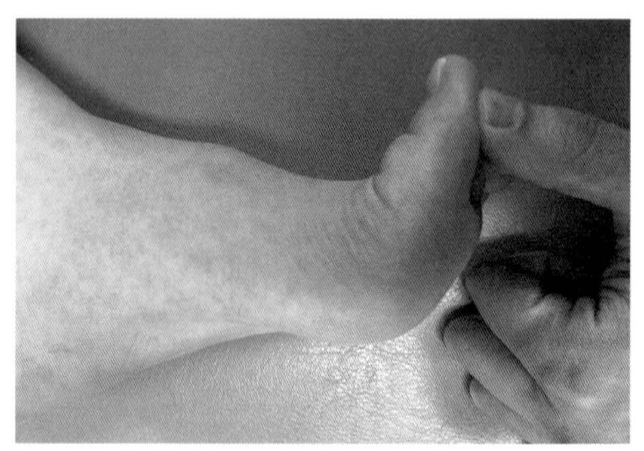

b
允許第一趾節的蹠屈動作，背屈活動度就會增加。

治療與治療效果

➤治療計畫與治療方針

●治療計畫

①近端／遠端脛腓關節的關節鬆動術（請參考Ⅲ章第一節的**圖27**、**28**（p50））
②以改善阿基里斯腱周邊組織滑動狀態為目的的徒手治療（背屈運動＋握住阿基里斯腱）（**圖10**）
③以改善距骨往後滑動狀態為目的的徒手治療（**圖11**）
④橫跗關節外翻＋第一趾節往蹠屈方向伸展（**圖12**）
⑤橫跗關節往背屈方向伸展（請參考「Ⅲ章第一節」的**圖32**（p51））
⑥脛後肌、腓骨長肌的等長收縮運動（**圖13**）
⑦以改善距骨往後滑動狀態為目的的運動治療（**圖14**）

圖10　以改善阿基里斯腱周邊組織的滑動狀態為目的的徒手治療

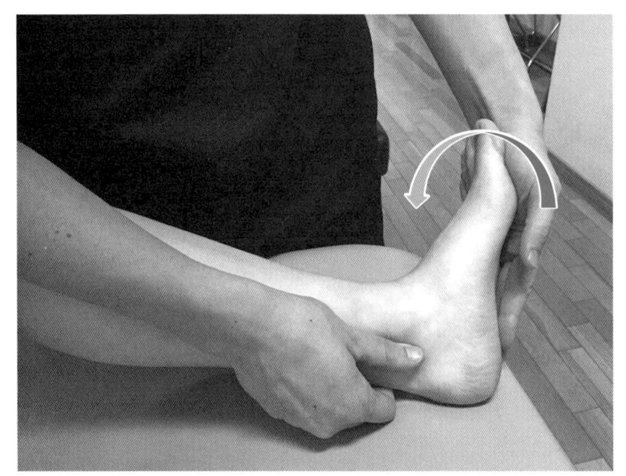

握住阿基里斯腱，反覆將足部關節從蹠屈推往背屈方向。

圖11　以改善距骨往後滑動狀態為目的的徒手治療

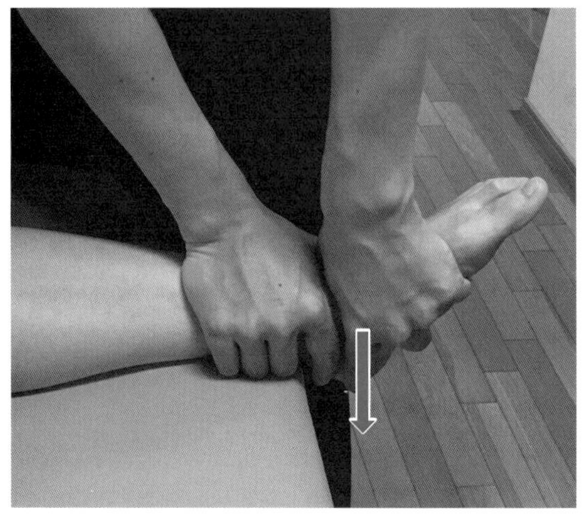

a　關節鬆弛位置（loose-packed position）
將手置於內外踝正上方，並且用手指從後方固定住脛骨與腓骨。用另一手（拇指與食指的指間）反覆讓距骨往後滑動。

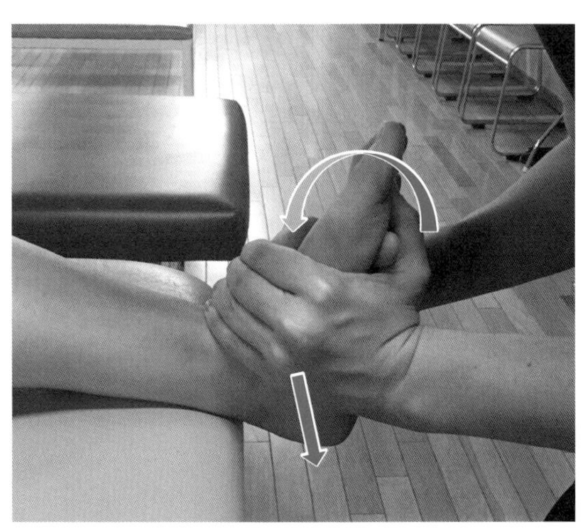

b　背屈狀態
小指擺在距骨處，拇指則置於蹠骨頭。將足部關節背屈，並反覆讓距骨往後滑動。

圖12　橫跗關節外翻與第一趾節的蹠屈伸展

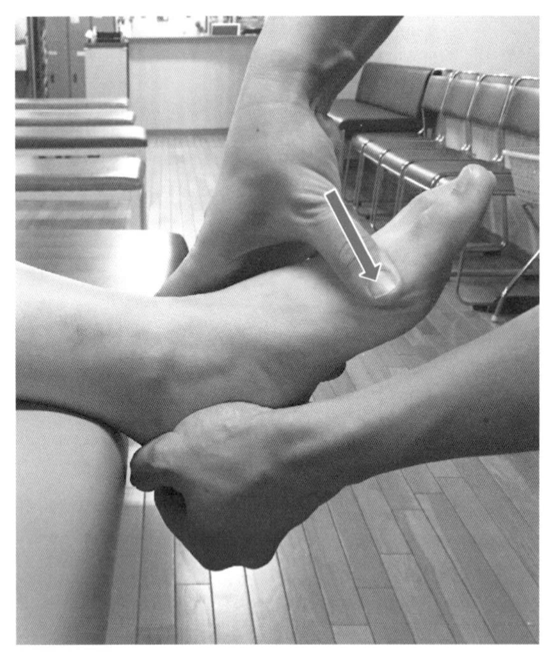

a 內側面

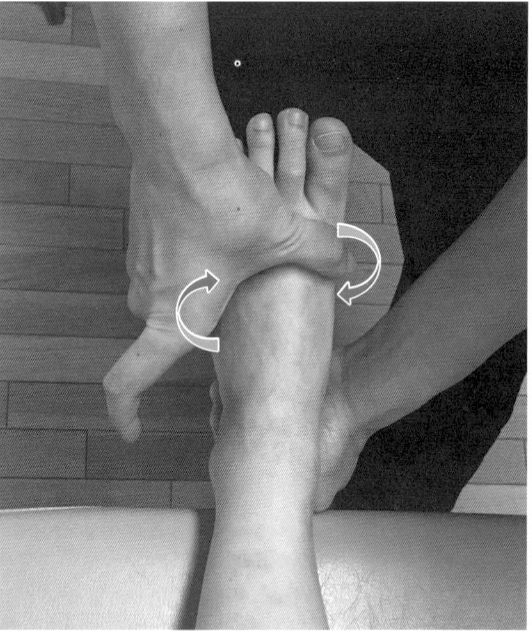

b 足背面

將跟骨固定住。中指置於骰骨處，將橫跗關節推往外翻方向，第一趾節則是往蹠屈（旋前）方向施壓。慢慢增加力道，直到感覺有拉到關節囊為止。

圖13　脛後肌與腓骨長肌的等長收縮運動

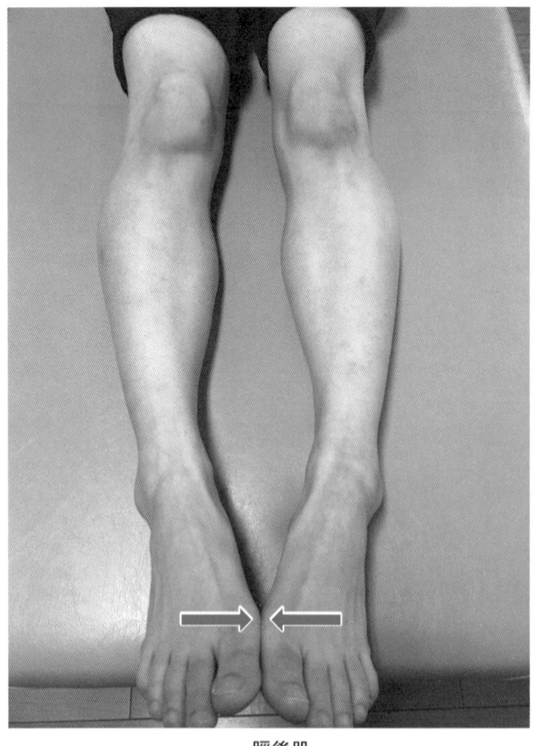

a 脛後肌

左右拇指互相給予阻力，透過時間與空間加成（temporal and spatial summation）效果同時誘發近端肌肉收縮。

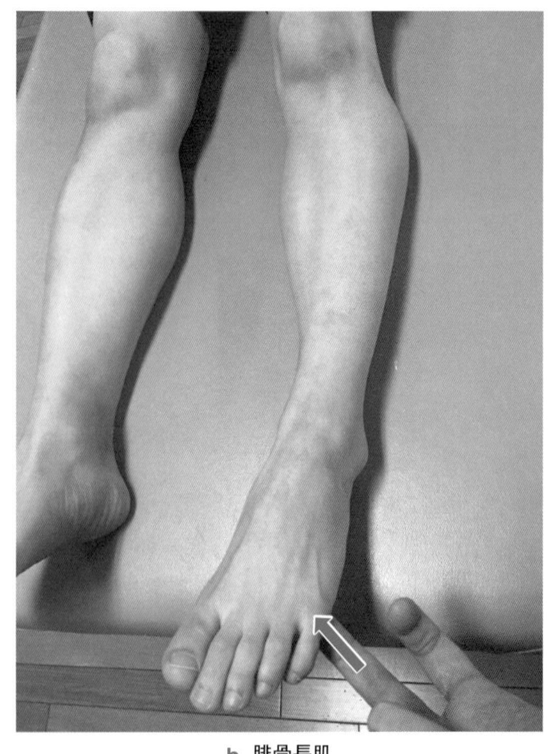

b 腓骨長肌

用手指頭在小趾球給予阻力，透過時間與空間加成效果同時誘發近端肌肉收縮。

圖14　以改善距骨往後滑動狀態為目的的運動治療

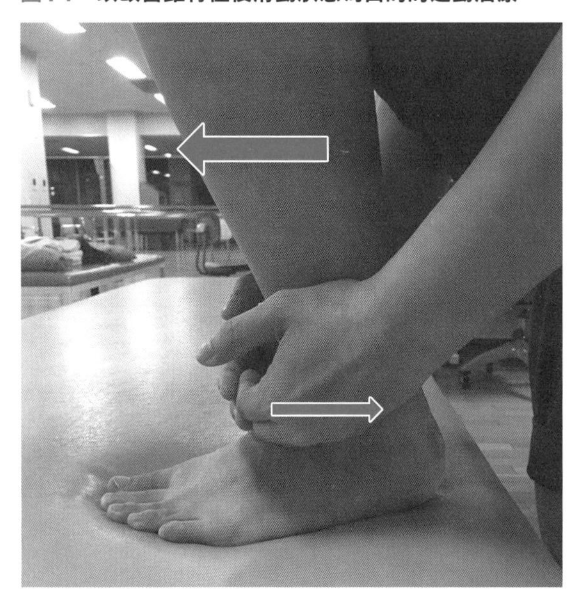

將小指置於距骨處，身體前移，做出脛骨前傾、距骨往後滑動的動作。

➤治療方針

筆者設定的目標是，藉由改善距骨往後滑動的狀態來改善脛距關節的背屈活動度，並減輕前足部所需負責代償的負擔。另外，治療方針是增加橫跗關節背屈、外翻的活動度以及第一趾節的蹠屈活動度，並提升肌肉功能，以去除在活動時妨礙拇趾MTP關節背屈的因素。

個案打上石膏、穿戴副木固定的時間很長，因而造成腓骨在足部關節背屈時的活動度受限，所以針對其近端／遠端脛腓關節執行徒手治療（請參考「Ⅲ章第一節」的**圖27**、**28**（p50））。另外，距骨往後滑動受限，因此利用徒手治療改善阿基里斯腱周邊組織的滑動狀態（**圖10**），並徒手引導距骨往後滑動（**圖11**）。

針對橫跗關節的治療是將前足部往外翻方向伸展，以支撐足部內側縱弓，並增加第一趾節的蹠屈角度（**圖12**）。另外，針對前足部負重時，跟骰關節處疼痛的問題，則是將橫跗關節往背屈方向伸展（請參考「Ⅲ章第一節」的**圖32**（p51））。

針對第一趾節的治療是，配合橫跗關節的伸展動作往蹠屈方向牽拉，以改善其活動度（**圖12**）。接著在肢體末端施加阻力，主要是透過脛後肌與腓骨長肌的等長收縮誘發肌肉收縮（包含髖關節／膝關節附近的肌肉在內）（**圖13**）。透過這些治療促使拇趾MTP關節背屈。

➤治療效果與治療過程

●治療過程

上述療程共進行了4次。另外，治療計畫②、④、⑥、⑦也可以是居家運動訓練（⑥只有脛後肌運動（**圖13a**）設定為居家運動訓練）。

● 治療效果（筆者接手治療47天後）

■ 問診：下樓時不再感覺疼痛。

■ 關節活動度（介入前→介入後）

・左側足部關節背屈活動度（單位：°）

背屈：由5°改善至10°，無左右差異（膝關節屈曲時）

・橫跗關節（前足部）

外翻（距下關節正中位置）：Rt＞Lt→無左右差異

背屈：Rt＞Lt→無左右差異

・第一趾節

蹠屈：Rt＞Lt→無左右差異

■ 肌肉功能評估

・左側足部關節蹠屈（小腿三頭肌）：雙腳小腿上提可達到最大蹠屈（不再感覺疼痛）

・左側足部關節內翻（脛後肌）：肌肉反應時間比介入前來得短

・左側足部關節外翻（腓骨長肌）：肌肉反應時間比介入前來得短

■ 基本動作

・弓步蹲：足部關節背屈活動度（小腿前傾）以及橫跗關節背屈／外翻都有改善，第一趾節背屈／旋後的代償減少，前側負重時的拇趾外翻／旋前減少。足部內側縱弓的狀況改善後，髖關節內旋以及膝關節外旋的程度也都有了改

圖15　最終評估時的弓步蹲姿勢

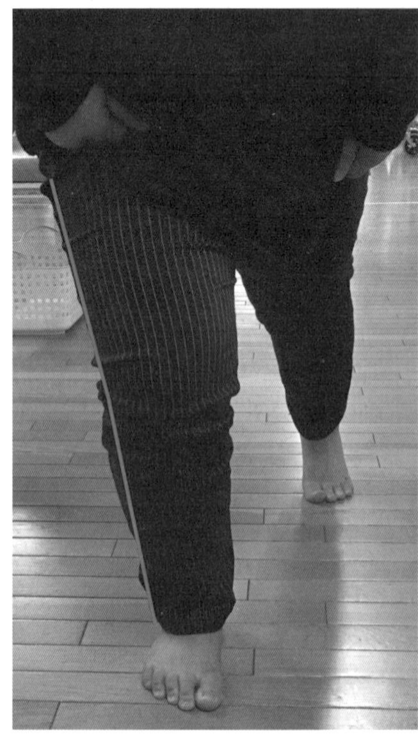

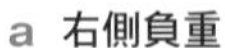

a　右側負重

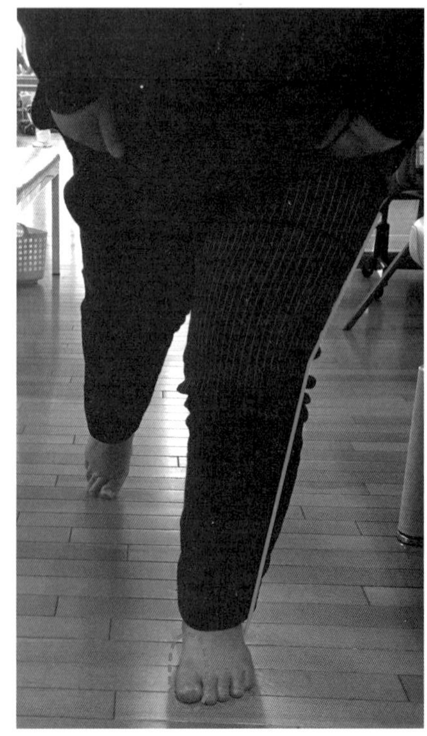

b　左側負重

治療前可觀察到的左側的排列異常已獲得改善。

善（**圖15**）。即使患者將負重前移，拇趾MTP關節與跟骰關節處也不再產生疼痛。

・上下樓梯：下樓時以及做出弓步蹲動作時的排列同樣都有改善，個案不再感覺疼痛。

➤未來展望

個案希望能繼續打排球，所以「即使運動量增加，也不會因為排列不良而引發疼痛」是必須達成的目標。因此筆者加入了髖關節外展／外旋肌群的訓練，並且計畫讓個案逐步開始練習小腿上提與跳躍動作，以增加前足部的負重。

總結

除了脛距關節之外，足部關節蹠背屈障礙也跟許多因素有關。然而一開始只針對脛距關節來治療，個案的疼痛應該就是因為這樣才好不了。觀察有症狀的部位的受限狀態與受力狀況，同時也留意周邊關節，釐清疼痛發生機制，才能提供適當的治療。

文獻

1) Murley GS, et al : Electromyographic patterns of tibialis posterior and related muscles when walking at different speeds. Gait Posture, 39(4) : 1080-1085, 2014.
2) Glasoe WM, et al : Anatomy and biomechanics of the first ray. Phys ther, 79(9) : 854-859, 1999.
3) Greisberg J, et al : Mobility of the first ray in various foot disorders. Foot Ankle Int, 33(1) : 44-49, 2012.

3 足部關節蹠屈機構（足跟腱）的問題

Abstract

- 個案在足部關節做出蹠屈動作時感覺阿基里斯腱疼痛，且明顯有小腿三頭肌（尤其是比目魚肌）功能失調以及肌腱複合體的力學特性（剛性、彈性模數）不足的問題。
- 比目魚肌肌力不足加上肌腱複合體延展性不足且滑動不良，使得阿基里斯腱承受過多負擔而發炎、疼痛，並進一步造成肌腱複合體剛性不足、彈性模數降低，陷入惡性循環。
- 改善髖關節、脛距關節以及距下關節的活動度之後，接著改善小腿三頭肌（比目魚肌）的功能與肌腱複合體的力學特性，個案就不再感覺疼痛。
- 除了改善足部關節蹠屈機構的延展性與滑動狀態之外，針對肌腱複合體的力學特性來治療也很重要。

病例資料

➤一般資料

年齡：20歲（大二學生）

性別：女性

身高：164cm

體重：53.5kg

BIM：19.9

BMI：body mass index

主訴：在做衝刺或跳躍等用力踩地的動作時，感覺阿基里斯腱內側疼痛。疲累時更覺得痛。

運動狀況：排球（自由球員，從國小三年級開始）。練習頻率為每週6次，每次3個小時左右。

慣用腳：右腳

➤醫學資料

診斷名稱：右側阿基里斯肌腱炎

過去病史：右側比目魚肌拉傷（大約9個月前）

➤影像資料

●一般X光影像

足部關節前後照、側面照均未見到骨頭或軟骨損傷。

●超音波影像（阿基里斯腱）

- 透過長軸影像、都卜勒影像可觀察右側阿基里斯腱局部肥大以及血流（**圖1**）。
- 比目魚肌（肌肉拉傷部位）無異常。

圖1　右側阿基里斯腱的超音波影像

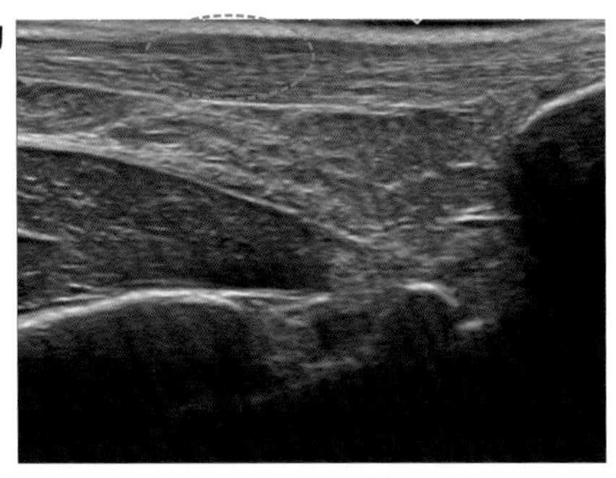

a　長軸影像

可觀察到阿基里斯腱局部肥大（◌），fibrillar pattern變得不清晰。

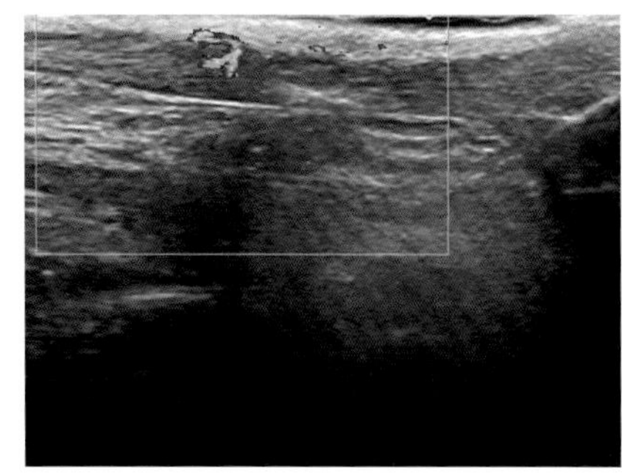

b　都卜勒模式的長軸影像

可觀察到肥大處的血流。

➤現在病史

大約9個月前在做跳躍練習時，右側小腿肚劇烈疼痛。去附近的骨科求診，被診斷為比目魚肌拉傷，只靠熱療與外用藥物治療了兩週左右。後來因為走路時不痛了，就調整運動量並在忍住疼痛的狀況下恢復練習。過了3個月左右，右側小腿肚雖然不痛了，但因為成了排球隊的固定成員，練習量跟比賽場次都有增加，右側阿基里斯腱逐漸開始疼痛。大概痛了3個月左右，這段期間仍然在忍住疼痛的狀況下繼續練球，但越來越痛，因此前來本院就診。

物理治療評估

➤問診

NRS：numeric rating scale

在跑步或衝刺等用力踩地的動作時，阿基里斯腱（內側）有NRS7～8左右的疼痛。冰敷可稍微減輕疼痛。

➤視診／觸診

右側阿基里斯腱（內側）有輕度肥厚與壓痛（**圖2**）。壓痛處為比目魚肌的終止端（請參考「Ⅲ章第三節」的**圖11**（p75））。

➤腿圍

・小腿最大外徑（Rt/Lt，單位：cm）：26.5/29.0

➤關節活動度評估

●髖／膝關節（Rt/Lt，單位：°）

■髖關節

・屈曲：120/130
・內收：Rt<Lt（髖關節屈曲90°時）
・外旋：20/45（髖關節屈曲90°、膝關節屈曲90°時）
・SLR：70/80
・Ober test：＋／－

圖2　阿基里斯腱

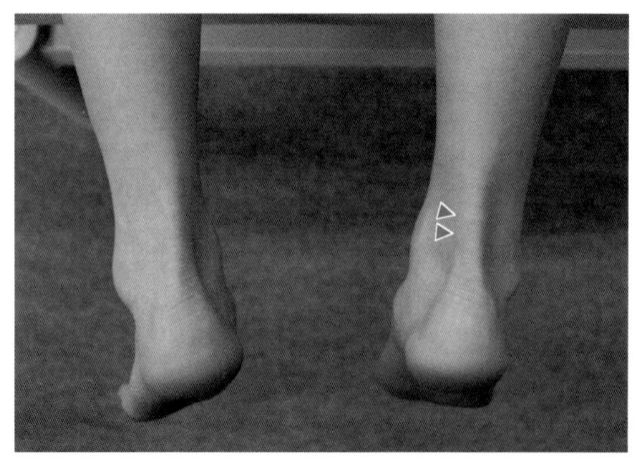

右側阿基里斯腱（內側）有輕度肥厚（▶）。

■膝關節

・內旋：Rt＜Lt

●足部關節／足部（Rt/Lt，單位：°）

■脛距關節

・背屈：10/15（膝關節伸展時），20/30（膝關節屈曲時）

・蹠屈：45/45

■距下關節

・外翻：Rt＜Lt

➤肌肉功能評估

MMT：manual muscle testing

●髖關節（Rt/Lt，依照MMT的標準評分）

・伸展：4/5

・外展：4/5

●足部／足部關節（Rt/Lt，依照MMT的標準評分）

■足部關節

・蹠屈（小腿三頭肌）：無論膝關節伸展或屈曲，右側都沒辦法單腳做出最大蹠屈動作（**圖3**）。

＊若是徒手將距下關節調整為外翻，足部關節的蹠屈力量雖會增加，但很快就會出現肌肉顫抖以及阿基里斯腱疼痛。

＊BIODEX測量〔足部關節蹠屈肌力與體重的比值（Rt/Lt，單位：%）〕30°/s：81/120，120°/s：51/72

・內翻（脛後肌）：4/5

＊若是徒手將後足部調整為外翻，肌肉收縮的力量會增加。

・外翻（腓骨肌群）：4/5

＊若是徒手將後足部調整為外翻，肌肉收縮的力量會增加。

▩腳趾

・屈曲（屈趾長肌）：4/5

＊若是徒手將後足部調整為外翻，肌肉收縮的力量會增加。

➤阿基里斯腱扭轉結構的類型

左右兩側的阿基里斯腱扭轉結構都是中度扭轉（**圖4**）。

圖3　單腳小腿上提（膝關節屈曲時）

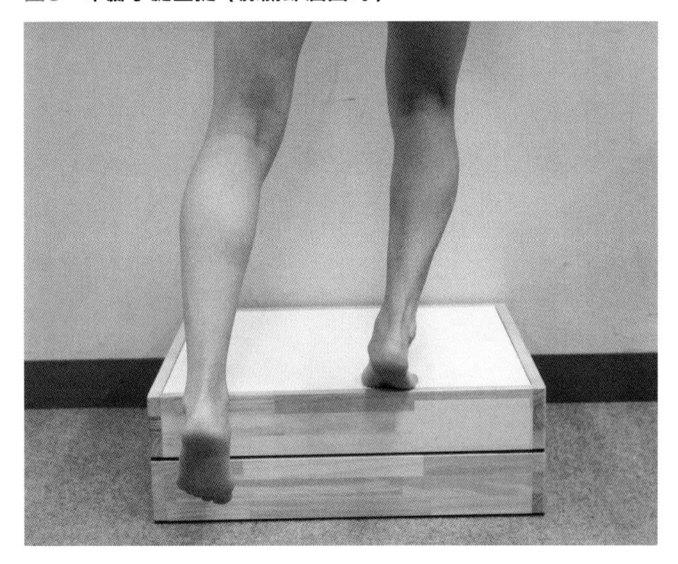

圖4　跟骨粗隆的形狀

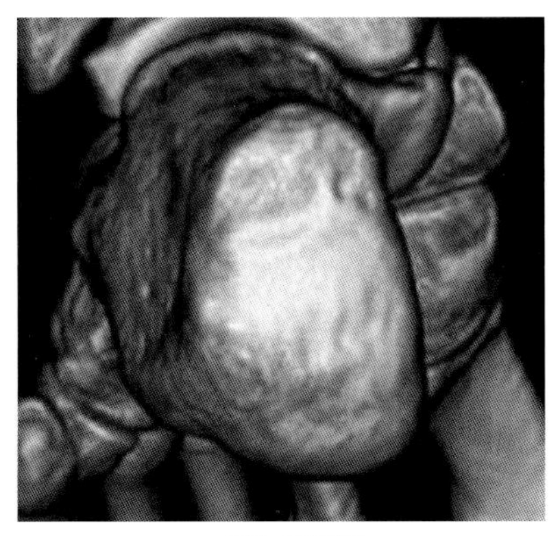

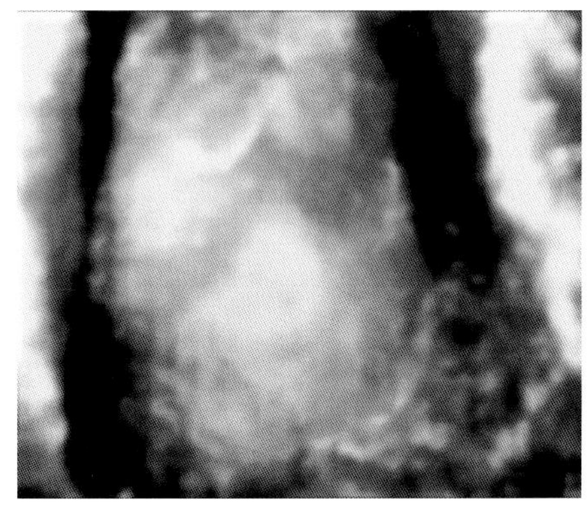

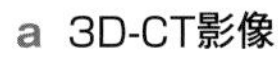

a 3D-CT影像　　**b** 超音波3D影像

根據跟骨粗隆的形狀判斷其扭轉結構為中度扭轉（請參考**圖5**）。

Memo

阿基里斯腱的扭轉結構

有學者使用三具經過防腐處理的大體，以其單側的阿基里斯腱進行3D重建與模擬的研究[1)]。這三具大體的阿基里斯腱分別為輕度、中度以及重度的扭轉結構。結果顯示，無論其扭轉結構為何種類型，只要將跟骨外翻，腓腸肌內側頭／外側頭就會變短，比目魚肌則會變長；跟骨內翻的時候，腓腸肌內側頭／外側頭會變長，比目魚肌則會變短。因此學者認為，無論其扭轉結構為何，只要比目魚肌的延展性降低，跟骨就容易處於內翻狀態。

Memo

阿基里斯腱的扭轉結構與跟骨粗隆形狀之間的關係

有學者以130具日本人的大體來研究阿基里斯腱的跟骨粗隆附著處[2]。結果發現，扭轉結構不同，跟骨粗隆的形狀就不一樣。以附著於跟骨粗隆的阿基里斯腱上緣看來，輕度扭轉與重度扭轉的形狀類似，中度扭轉則呈現不同的形狀（圖5）。

圖5　跟骨粗隆的形狀

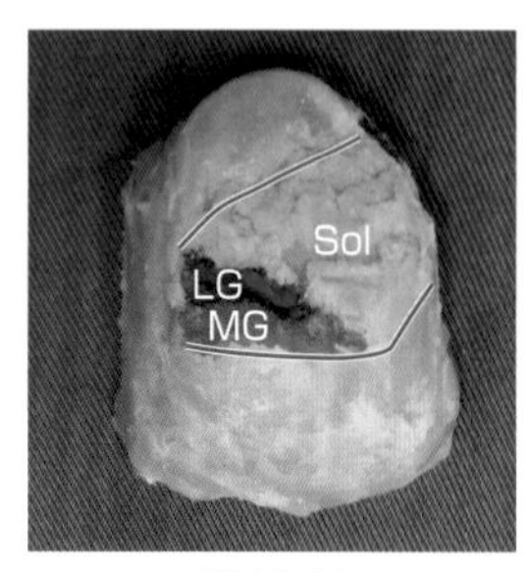

輕度扭轉

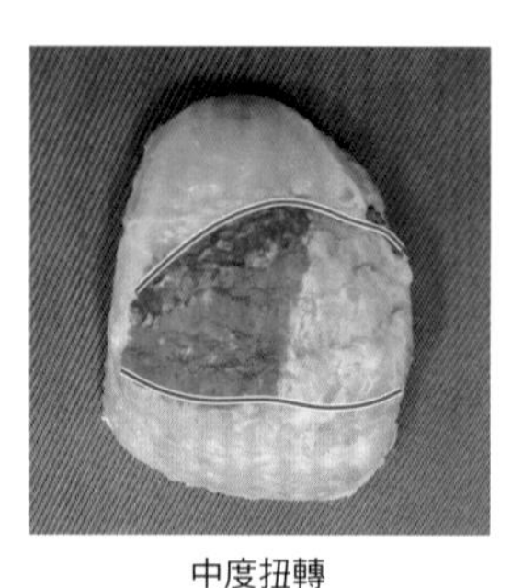

中度扭轉

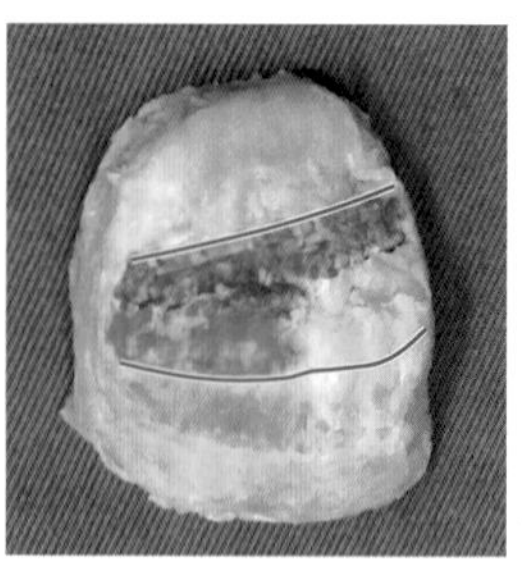

重度扭轉

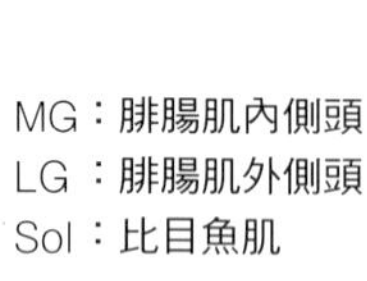

a　各種類型的跟骨粗隆（大體）

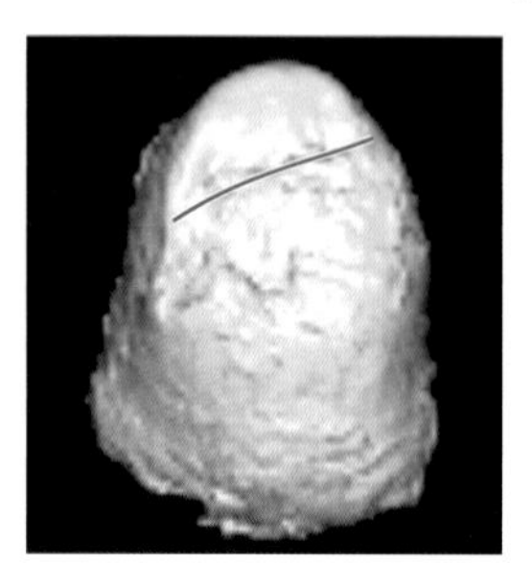

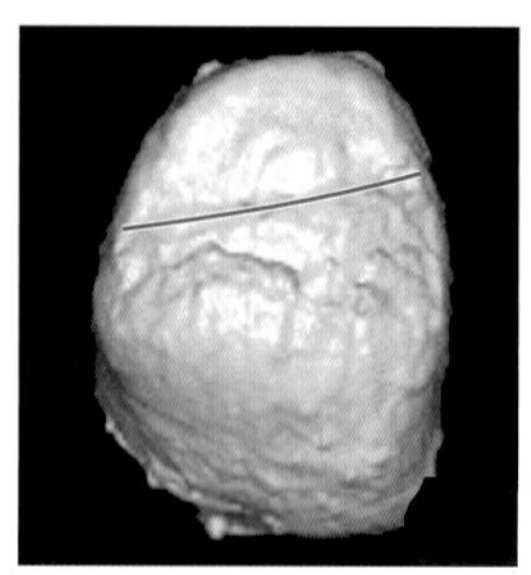

—：附著於跟骨粗隆的阿基里斯腱上緣

b　a圖的3D-CT影像

➤肌腱複合體的力學特性

- 剛性（Rt/Lt，單位：N/mm）：305/350
- 彈性模數（Rt/Lt，單位：MPa）：905/1100

➤肌腱複合體的延展性與滑動狀態

■腓腸肌內側頭肌肉肌腱交界處的移動量（Rt/Lt，單位：mm）：1.1/1.2

■阿基里斯腱的延展性

- 內外側方向：Rt<Lt
- 水平方向：Rt<Lt
- 外翻<內翻

➤阿基里斯腱周邊組織的延展性與柔軟度

■腱旁組織

- 頭尾方向：Rt<Lt
- 內外側方向：Rt<Lt

■Kager脂肪墊

- 內外側方向：無左右差異

➤足底筋膜的延展性

・右側拇趾的背屈活動度：15/30
・壓痛：有
　＊徒手將後足部調整為外翻，右側拇趾的背屈活動度就會增加，足底筋膜的壓痛則會減輕。

➤身體姿勢排列的評估與基本動作觀察

■站立

右側後足部為輕度內翻狀態，足部關節背屈角度較小，足部外側負重，腳趾屈曲。

　＊距下關節（leg-heel alignment）：右側為輕度內翻

■單腳站立

右側後足部為輕度內翻狀態，足部關節背屈角度較小，足部外側負重，腳趾屈曲。

■單腳下蹲

右側後足部為輕度內翻狀態，足部關節背屈角度較小，足部外側負重，腳趾屈曲。很難維持在同一個姿勢，會出現身體朝右側彎、左側髖關節外展的代償動作（**圖6a、b**）。

➤綜合解說

個案的主訴為足部關節蹠屈時感覺阿基里斯腱內側疼痛，因此懷疑是足部關節蹠屈機構的問題。尤其明顯的是，小腿三頭肌功能失調及肌腱複合體的延展性不足、滑動不良。個案的比目魚肌曾經拉傷過，在功能不良的狀態下又開始打球，因此推測其根本原因為慢性的小腿三頭肌功能失調。

圖6　單腳下蹲

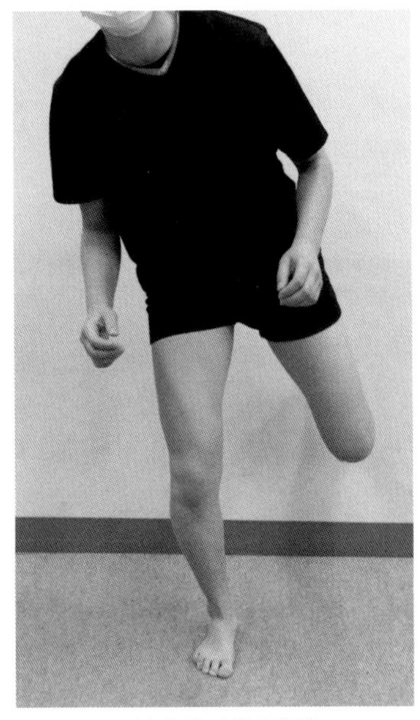

a 治療前（前視圖）

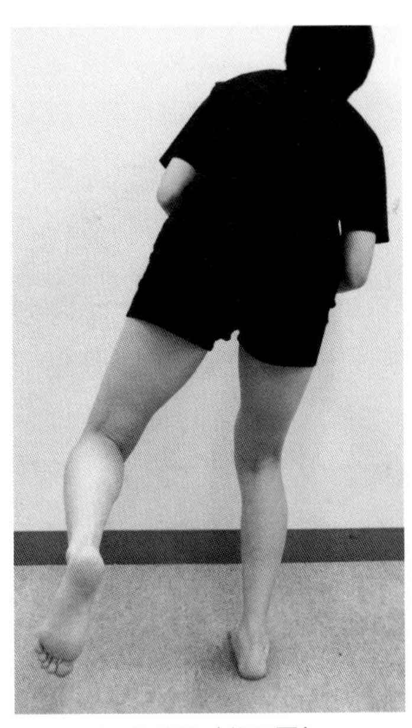

b 治療前（後視圖）

評估結果顯示髖關節周邊肌力不足，且活動度受限。根據髖關節屈曲／內收／外旋的活動度不足以及Ober test的評估結果，可推斷個案的臀中肌前部纖維、闊筋膜張肌以及髂脛束的柔軟度不足。針對這些組織加以伸展之後，髖關節活動度立即獲得改善，Ober test評估結果變成陰性，髖關節伸展肌力也有了改善，不過站立與基本動作的排列並無變化，因此推測主要原因是構成足部關節蹠屈機構的組織功能出了問題。

阿基里斯腱內側的壓痛處為比目魚肌的終止端，而阿基里斯腱在後足部外翻方向的延展性尤其不足。另外，站立與執行基本動作時，後足部也處於內翻狀態。根據以上評估結果可推斷，阿基里斯腱當中尤其以比目魚肌的終止端有延展性不足、滑動不良的問題。肌肉功能方面，根據腿圍與BIODEX測量值可知小腿三頭肌的肌力明顯不足，而且在做出小腿上提的動作時，無法達到最大蹠屈（膝關節屈曲時尤其明顯）。若是徒手將距下關節引導為外翻，足底筋膜的延展性就會提升、壓痛減輕，足部關節周邊肌群的收縮力量也會增加，因此可斷定是比目魚肌的肌肉功能不良以及延展性不足、滑動不良造成足部排列異常，並進而導致足部關節蹠屈機構的整體功能下降。

根據以上評估結果，筆者認為小腿三頭肌（比目魚肌）功能失調以及肌腱複合體延展性不足、滑動不良導致足部排列異常，再加上個案長期用不良的姿勢動作，因而造成足底筋膜等阿基里斯腱周邊組織滑動不良、足部關節周邊肌群功能失調。這些功能障礙引發了阿基里斯腱的發炎症狀，並且造成肌腱複合體剛性不足、彈性模數下降，陷入惡性循環。

治療與治療效果

➤治療計畫

●開始治療～2週

①改善並維持髖關節屈曲／內收的活動度（改善臀中肌前部纖維、闊筋膜張肌的柔軟度）

②改善阿基里斯腱周邊組織（腱旁組織）與足底筋膜的延展性／滑動狀態

③改善肌腱複合體（尤其是比目魚肌的終止端）的延展性／滑動狀態

●2～6週

①比目魚肌的肌肉收縮訓練（未負重→坐姿→站姿，依序訓練）

②小腿上提（雙腳→單腳）

●6～14週

①小腿三頭肌的離心收縮訓練（雙腳→單腳）

➤治療方針

根據評估結果，首先著手改善次發性的髖關節周邊柔軟度的問題。等到個案可以自己執行訓練之後，接著就是改善腱旁組織（請參考「Ⅲ章第三節」的**圖14**（p77））、足底筋膜（請參考「Ⅲ章第三節」的**圖19**（p80））以及阿基里斯腱（尤其是比目魚肌的終止端，請參考「Ⅲ章第三節」的**圖12**、**13**（p76））的延展性與滑動狀態。距下關節與脛距關節的活動度回復之後，接著進行比目魚肌的肌肉功能再教育。從未負重的狀態開始，在不痛的情況下從坐姿改為站姿，逐漸增加負擔（請參考「Ⅲ章第三節」的**圖17**（p78））。如果個案能在雙腳站立的情況下做出小腿上提的動作，就能展開阿基里斯腱的離心收縮訓練（請參考「Ⅲ章第三節」的**圖18**（p79））以改善肌腱複合體的力學特性。

➤治療過程（治療2週後）

髖關節的活動度與肌力都有改善。另外，由於改善了腱旁組織、足底筋膜以及阿基里斯腱（尤其是比目魚肌的終止端）的延展性，足部關節背屈活動度、距下關節的外翻活動度以及足部關節周邊肌群的肌力也獲得改善。逐步展開比目魚肌的肌肉收縮訓練。個案從這個時期開始快走（並逐漸改為慢跑）。

●關節活動度

■髖關節（Rt/Lt，單位：°）

- 屈曲：130/130
- 內收：無左右差異（髖關節屈曲90°時）
- 外旋：40/45（髖關節屈曲90°、膝關節屈曲90°時）
- Ober test：－／－

■足部關節／足部（Rt/Lt，單位：°）

- 脛距關節
  背屈：15/15（膝關節伸展時），25/30（膝關節屈曲時）
- 距下關節
  外翻：無左右差異

●肌肉功能（Rt/Lt，依照MMT的標準評分）

■髖關節

- 伸展：5/5
- 外展：5/5

■足部關節／足部

- 內翻（脛後肌）：5/5
- 外翻（腓骨肌群）：5/5

■腳趾

- 屈曲（屈趾長肌）：5/5

➤治療過程（治療6週後）

比目魚肌的肌肉功能改善後，個案就能平順地做出雙腳小腿上提的動作，也能做出幾次單腳小腿上提。足部關節蹠屈肌力（30°/s）也有改善，肌腱複合體的力學特性則未見變化。這個時期開始進行阿基里斯腱的離心收縮訓練，也開始跑步，並逐步開始練球。

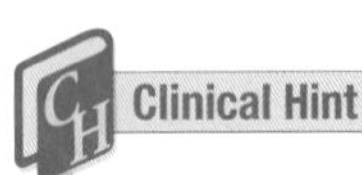

針對阿基里斯腱的離心收縮訓練

許多文獻回顧都指出，離心收縮訓練對阿基里斯肌腱炎來說，是一種有效的保守治療[3,4]。其主要效果有減輕疼痛、提升肌力並減少血管增生等。然而離心收縮訓練究竟是如何改善阿基里斯肌腱炎的症狀，其機制尚未明朗。關於該如何訓練才適當也還沒有定論，但大多都採用高強度的12週訓練。

●肌肉功能

■足部關節（Rt/Lt，依照MMT的標準評分）

- 蹠屈：4/5

  ＊BIODEX測量〔足部關節蹠屈肌力與體重的比值（Rt/Lt，單位：%）〕
  30°/s：95/120，120°/s：55/71

■肌腱複合體的力學特性

- 剛性（Rt/Lt，單位：N/mm）：310/355
- 彈性模數（Rt/Lt，單位：MPa）：910/1110

➤治療過程（治療14週後）

肌腱複合體的力學特性仍有些微的左右差異，但相較於介入前已有大幅度的改善。另外，雖然耐力不足，不過基本動作的排列已有改善。這個時期逐漸恢復球隊的正式訓練，同時仍繼續執行各項訓練。後來也開始參加比賽，不再有疼痛的問題。

●影像資料

- 超音波影像（阿基里斯腱，長軸影像）：右側阿基里斯腱肥大處並無變化，不過都卜勒效應消失了（**圖7**）。

●腿圍

- 小腿最大外徑（Rt/Lt，單位：cm）：29.0/29.5

●肌肉功能

■足部關節（Rt/Lt，依照MMT的標準評分）

- 蹠屈：5/5
  - ＊可在拇趾球負重的情況下達到最大蹠屈（**圖8**）。
  - ＊BIODEX測量〔足部關節蹠屈肌力與體重的比值（Rt/Lt，單位：%）〕
    30°/s：115/125，120°/s：68/74

●肌腱複合體的力學特性

- 剛性（Rt/Lt，單位：N/mm）：360/374
- 彈性模數（Rt/Lt，單位：MPa）：1100/1150

圖7　阿基里斯腱的超音波影像

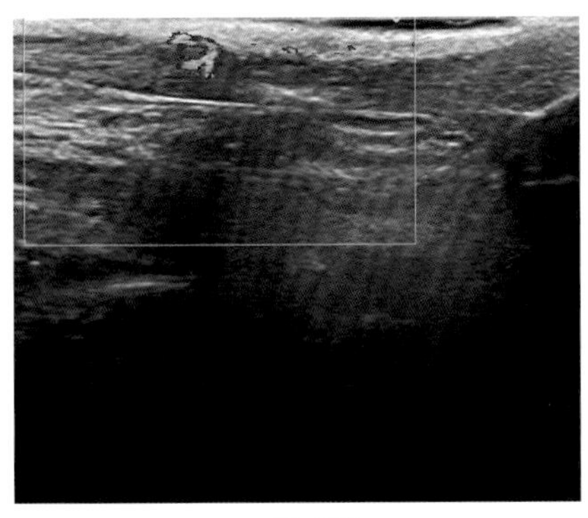

a 治療前

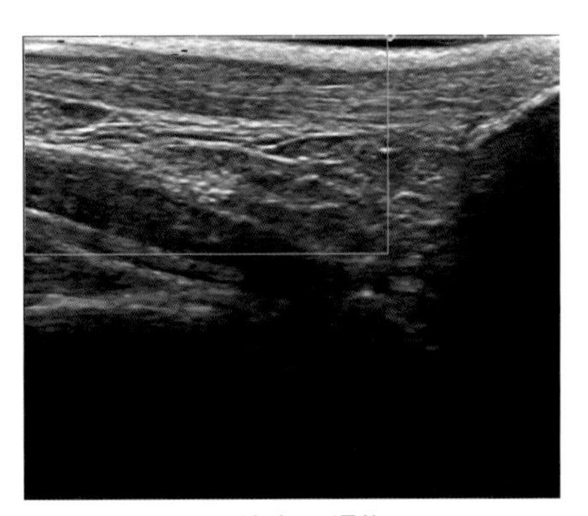

b 治療14週後
都卜勒效應消失。

圖8　單腳小腿上提（膝關節屈曲時）

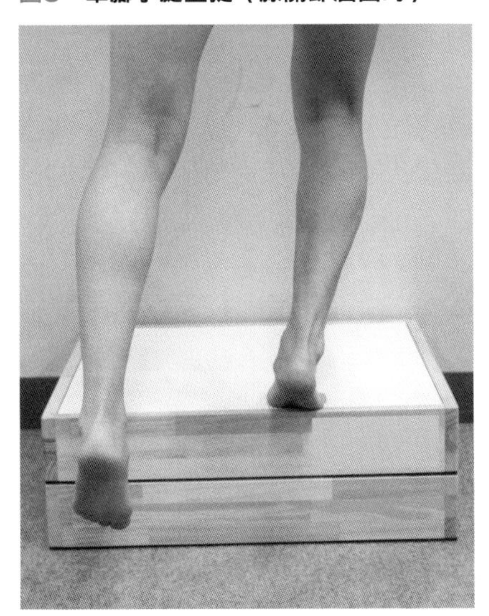

a 治療前

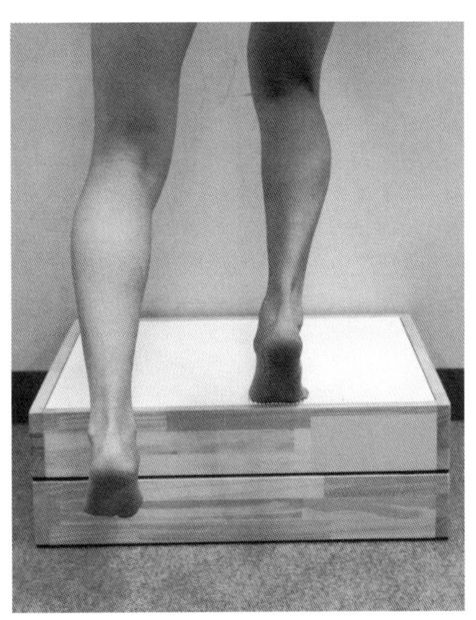

b 治療6週後

相較於治療前，治療6週之後，小趾球負重的狀況已有改善，個案可在拇趾球負重的情況下達到最大蹠屈。

●基本動作

■單腳下蹲

與治療前相較之下，治療12週之後，後足部外翻、足部關節背屈的角度都有增加，足部外側負重的狀況也有改善。另外，身體朝右側彎、左側髖關節的外展動作也有改善（**圖9**）。

圖9　單腳下蹲

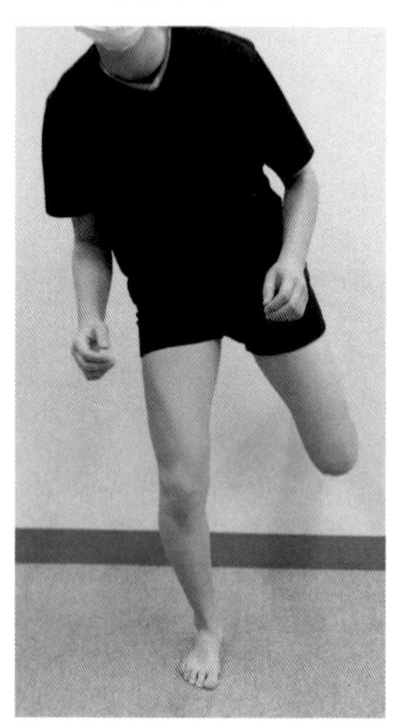

a 治療前（前視圖）

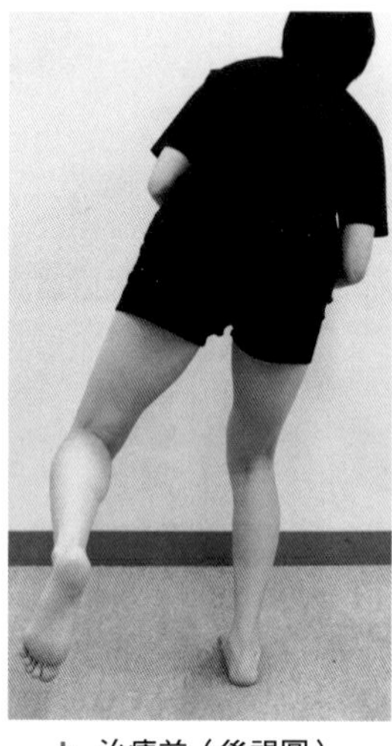

b 治療前（後視圖）

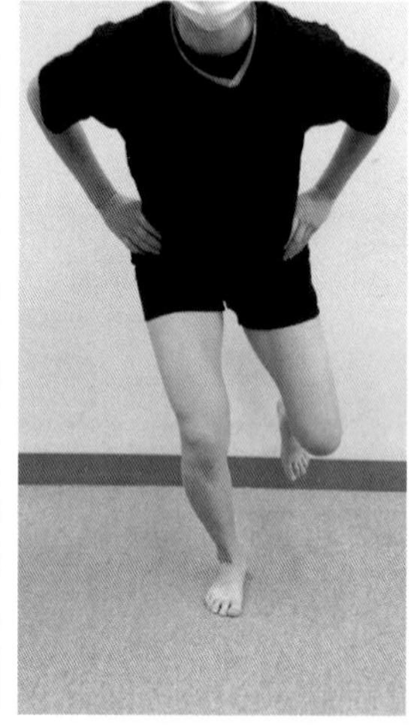

c 治療12週後（前視圖）

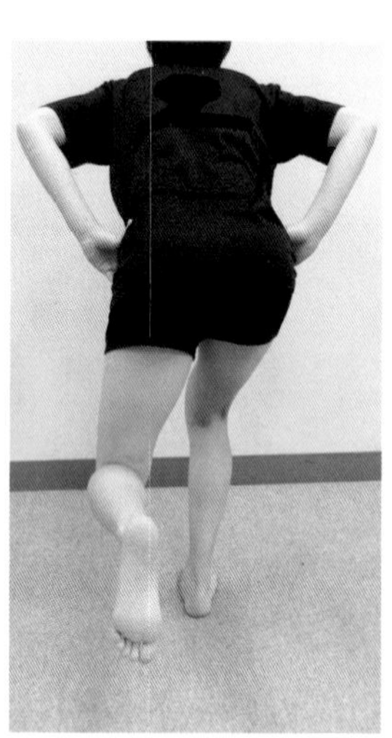

d 治療14週後（後視圖）

相較於治療前，治療14週之後，後足部外翻、足部關節背屈的角度都有增加，足部外側負重的狀況也有改善。另外，身體朝右側彎、左側髖關節的外展動作也有改善。

總結

足部關節蹠屈機構（heel cord）由小腿三頭肌、阿基里斯腱、跟骨，以及足底筋膜組成。這些組織都很有形態學上的特色，而且與功能障礙密切相關，因此任何一個組織損傷，都會引發其他組成要素的功能障礙，再加上運動鏈的關係，其影響範圍會擴大到許多關節。另外，在尚未完全康復的狀態下重返運動場，往往會讓患者的症狀混雜了原因與結果，所以不但要評估足部關節蹠屈機構，也必須審慎評估與其他關節的關聯。參考現在病史與過去病史等資料詳細評估，才能有效治療。

文獻

1）Edama M, et al : Differences in the degree of stretching applied to Achilles tendon fibers when the calcaneus is pronated or supinated. Foot Ankle Online J, 9(3) : 5, 2016.

2）Edama M, et al : Structure of the Achilles tendon at the insertion on the calcaneal tuberosity. J Anat, 229(5) : 610-614, 2016.

3）Magnussen RA, et al : Nonoperative treatment of midportion Achilles tendinopathy : a systematic review. Clin J Sport Med, 19(1) : 54-64, 2009.

4）Sussmilch-Leitch SP, et al : Physical therapies for Achilles tendinopathy: systematic review and meta-analysis. J Foot Ankle Res, 5(1) : 15, 2012.

4 足踝不穩定

Abstract

- 個案因前下脛腓韌帶急性損傷、慢性足踝不穩定，而造成足部關節功能性／結構性的問題。
- 透過問診與問卷進行患者的主觀評估、遠端脛腓關節／脛距關節結構性問題的評估，以及平衡能力／肌肉功能等功能性問題的評估。
- 急性期以處理急性症狀以及針對足部／足部關節的局部治療為主，接著才逐漸展開動態平衡訓練並練習運動動作。
- 前下脛腓韌帶損傷造成的功能障礙雖已透過局部治療等方式大致改善，但仍然有慢性足踝不穩定所造成的部分功能障礙。

病例資料

➤一般資料

年齡：16歲（高二學生）

性別：男性

身高：170cm

體重：65kg

BIM：22.5

BMI：
body mass index

主訴：用力過猛拐到腳，腳踝很痛。

運動狀況：足球（守門員）。練習頻率為每週6次，每次3個小時左右。

慣用腳：右腳

➤醫學資料

診斷名稱：右側前下脛腓韌帶損傷

過去病史：右腳外側足踝扭傷3次以上

➤影像資料

MRI水平切面（質子密度加權影像）顯示前下脛腓韌帶損傷（**圖1a**）、前距腓韌帶肥厚（直徑：3.92mm）（**圖1b**）。未見到骨骼損傷。

➤現在病史

踢足球時，在撲救來球之後跨步、腳尖著地時扭到腳。不記得是哪個方向扭到。前來本科就診，被診斷為右側前下脛腓韌帶損傷。沒有骨折，因此採取保守治療。受傷1週內穿戴副木以固定關節，並使用拐杖，不可承重。之後改為穿戴可限制內外翻方向的動作、附有束帶的裝具，允許承重並開始物理治療。目標是讓個案可以參加在他受傷3個月後即將舉行的球賽。

圖1　遠端脛腓關節與脛距關節的MRI水平切面（質子密度加權影像）

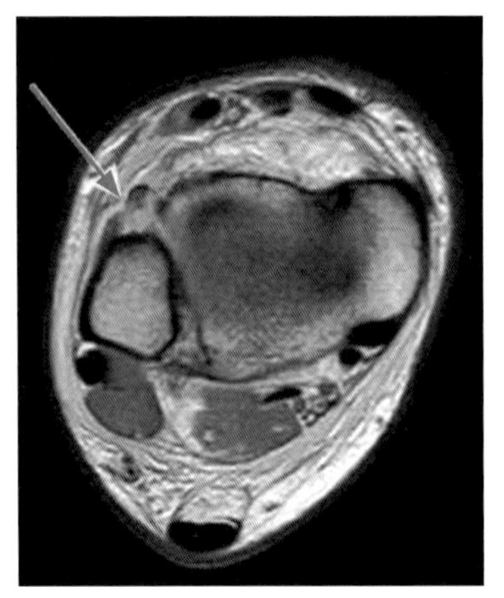

a 遠端脛腓關節

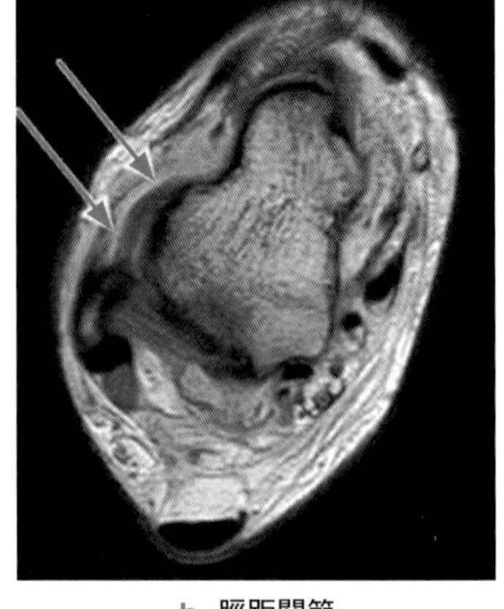

b 脛距關節

可觀察到前下脛腓韌帶損傷（a）、前距腓韌帶肥厚（b）。

物理治療評估

➤問診

個案從以前就常扭傷右側足踝。最近一個月內，右側足踝有過5次以上的giving way。受傷後無論負重或行走都不覺得痛，但是往前用力踩地時，有時右側足踝會痛。

➤視診／觸診

可觀察到右側足部關節前外側近端處腫脹（小腿最小外徑有2cm的左右差異），腳跟的外側、後方到內側以及腳趾有輕度內出血。遠端脛腓關節的壓痛範圍為縱向4.5cm。

➤患者的主觀評估（請參考「Ⅲ章第四節」的**表3**、**4**（p95、96））

CAIT：
Cumberland ankle instability tool

FAAM：
foot and ankle ability measure

■ CAIT（Rt/Lt，單位：分）[1]：14/30

・個案主觀感覺右側足踝不穩定。

■ FAAM ADL scale（Rt/Lt，單位：%）[2]：69/100

・個案主觀認為右側足部／足部關節有功能障礙。

➤身體姿勢排列的評估

● 髖／膝關節

・兩側髖關節輕度外旋、兩側小腿輕度外旋（無左右差異）。

● 足部／足部關節（**圖2**）

・脛距關節：右側距骨較左側內旋。

・距下關節：兩側皆為內翻狀態（Rt＜Lt）。

・內側縱弓：並未過度下沉，無左右差異。

➤關節活動度評估

● 足部關節（Rt/Lt）

■ 未負重背屈（膝關節伸展時，單位：°）

- 受傷1週後：-10/15
- 受傷2週後：10/15

■ 負重背屈（膝關節屈曲時，單位：cm）（**圖3**）

- 受傷2週後：6.5/10.0

＊足部關節背屈與內翻會引發遠端脛腓關節疼痛。

■ 未負重蹠屈（膝關節伸展時，單位：°）

- 受傷1週後：35/60
- 受傷2週後：50/60

＊足部關節蹠屈時，可同時觀察到內翻（**圖4a**）

圖2　未負重、放鬆狀態下的足部／足部關節排列

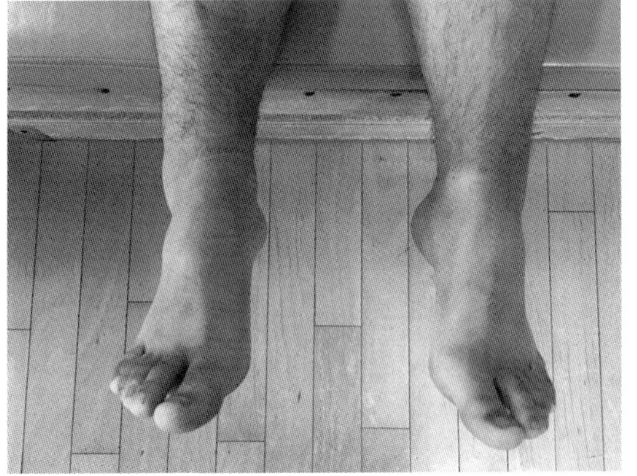

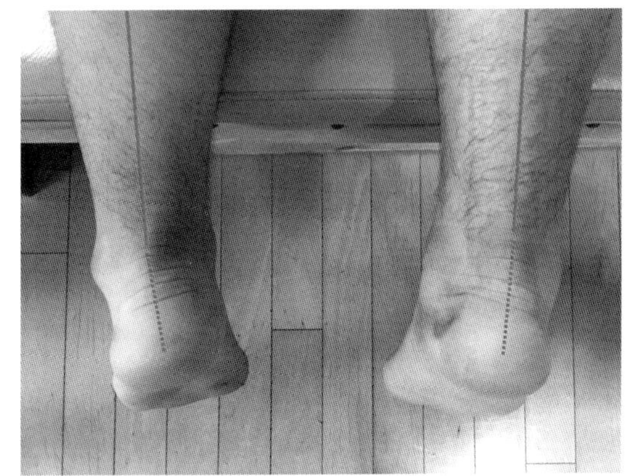

與左腳相較之下，右側足部關節的內翻較少。

圖3　評估負重時的背屈活動度

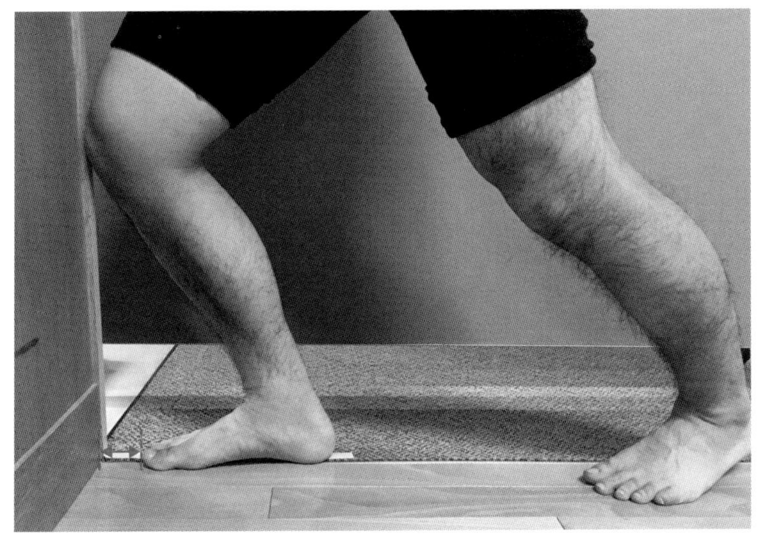

將足部與膝部中央擺在地板與牆面的連線上。在腳跟不離地的狀態下做出最大背屈，測量膝部碰觸到牆面時腳尖到牆面的距離。

圖4　足部關節蹠屈時的排列

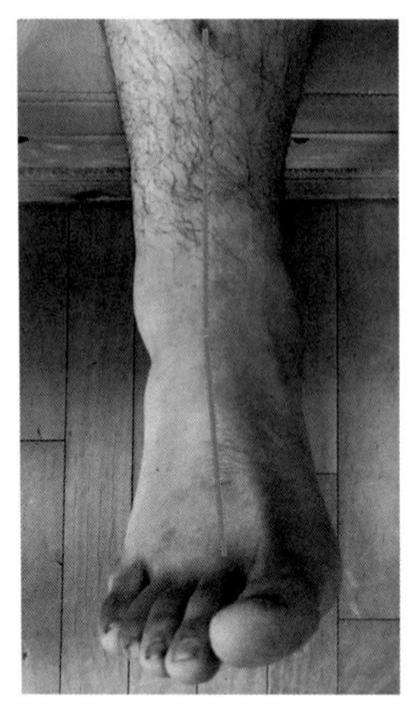
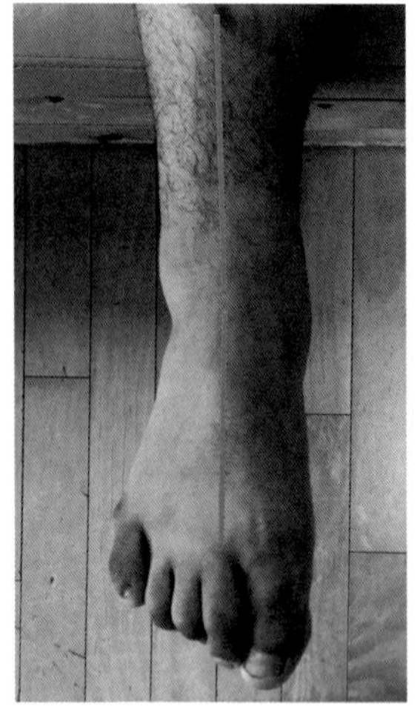
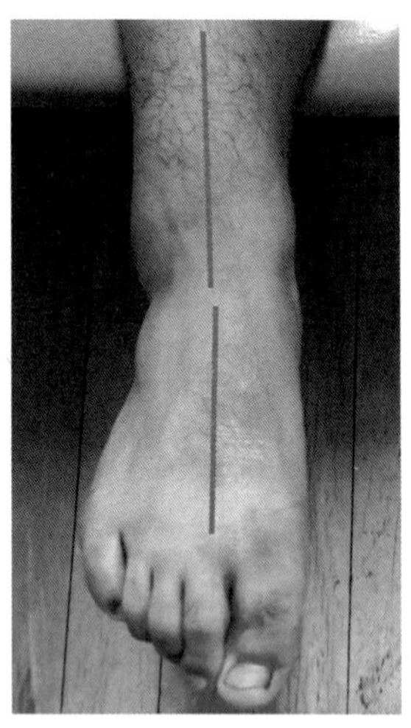

a　　　　b　　　　c

a：受傷1週後的足部關節蹠屈伴隨著內翻。
b：關節運動與伸展運動讓蹠屈活動度立即增加，內翻減少。
c：受傷8週後的蹠屈動作未伴隨內翻。

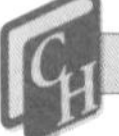
Clinical Hint

負重時的背屈活動度與足踝扭傷發生率

負重時的背屈活動度是用**圖3**的方法來評估。這項評估是將足部與膝部中央擺在地板與牆面的連線上，在腳跟不離地的狀態下做出最大背屈，並測量膝部碰觸到牆面時腳尖到牆面的距離或小腿前傾的角度。小腿前傾的角度如為34°，相較於平均值45°，發生足踝扭傷的風險高達5倍之多[3)]。另一方面，小腿前傾的角度若是大於49.5°，再度發生外側足踝扭傷的風險則有1.12倍[4)]。除了背屈活動度受限之外，也必須留意關節活動度過大的問題。

MMT：
manual muscle testing

➤肌肉功能評估（Rt/Lt，依照MMT的標準評分）

● 髖關節

・伸展（臀大肌、大腿後側肌群）：4/4
・外展（臀中肌）：4/4

● 足部／足部關節

・背屈（脛前肌）：4/5
・蹠屈（小腿三頭肌）：3/5
・內翻（脛後肌）：3/5
・外翻（腓骨肌群）：3/5

➤平衡能力評估

● balance error scoring system（Rt/Lt）（參考「Ⅲ章第四節」的**圖12**（p97））
・單腳站在硬地板上時的違規次數：6/2（受傷2週後）
・個案以右側單腳站立時，身體與小腿明顯往外傾斜（**圖5a**）

圖5　身體／小腿在單腳站立時往外傾斜

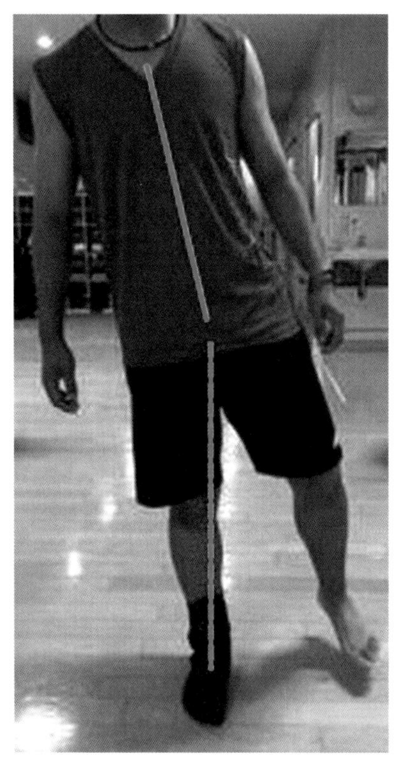
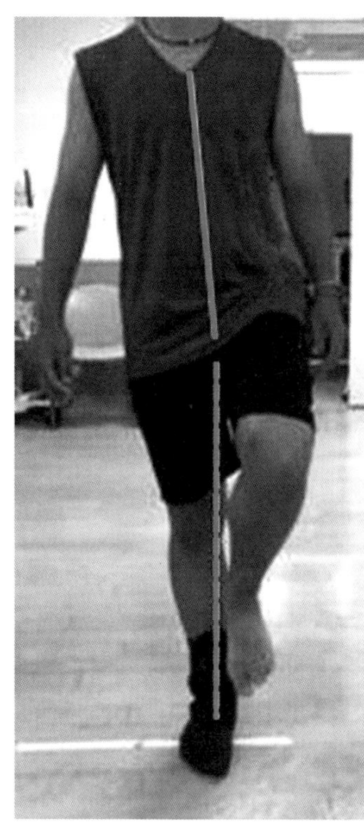
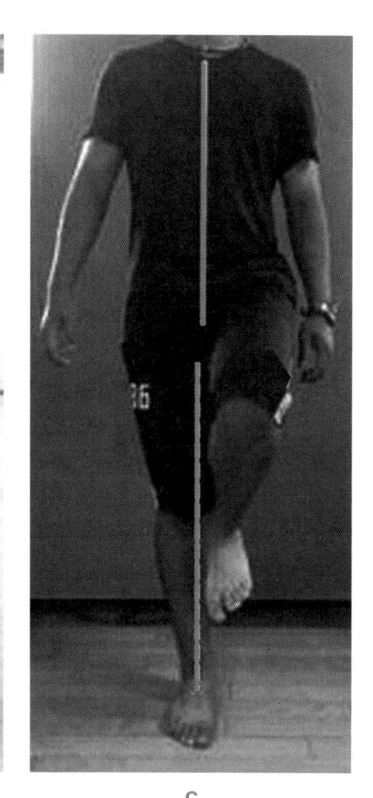

a　　　　　b　　　　　c

a：受傷2週後，身體／小腿在右側單腳站立時明顯往外傾斜
b：透過足部關節運動、針對脛距關節的關節鬆動術以及足底按摩，身體／小腿的傾斜立即有了改善。
c：受傷8週後有了更進一步的改善。

➤關節穩定度評估

●遠端脛腓關節（Rt/Lt）（請參考「Ⅲ章第四節」的**圖8**（p91））

- external rotation test：陽性（＋）/陰性（－）
- squeeze test：陽性（＋）/陰性（－）
- cotton test：陽性（＋）/陰性（－）
- fibular translation test：陽性（＋）/陰性（－）

●脛距關節（Rt/Lt）（請參考「Ⅲ章第四節」的**圖9**（p92））

- 前拉測試：陽性（＋）／陰性（－）
- 前外拉測試：陽性（＋）／陰性（－）
- 內翻壓力測試：陰性（－）／陰性（－）

➤基本動作觀察

●下蹲

背屈時感覺遠端脛腓關節處疼痛，膝關節屈曲／足部關節背屈的角度有左右差異。由於疼痛的緣故，右側膝關節只能屈曲至60°。

●小腿上提

與左側相較之下，腳跟上抬得較低，無法抵抗並不大的徒手阻力。後足部在腳跟上抬時內翻，使得遠端脛腓關節處產生疼痛。改正其內翻狀態後，疼痛就消失了。

●行走

個案從允許承重那天就能行走，然而可觀察到其右側足部關節背屈減少、足部外展增加（**圖6**）。另外，右腳站立期可觀察到個案的身體往右傾斜。

➤綜合解說

CAI：
chronic ankle instability

個案被診斷為前下脛腓韌帶損傷。由於個案主觀感覺足踝不穩定，且有giving way等過去病史，筆者認為個案從以前就有外側足踝扭傷的後遺症，也就是慢性足踝不穩定（CAI）的問題。個案有前下脛腓韌帶損傷造成的急性症狀，且所有special test的結果都是陽性，再加上個案有CAI的特徵──前距腓韌帶肥厚[5)]，徒手檢查也發現脛距關節有前外側不穩定的結構性問題。行走時足部外展增加，應該是足部關節背屈活動度障礙的代償，因此使得拉開脛骨與腓骨的力量增強[6，7)]，必須盡快改正。另外，小腿上提時的內翻，應該也會產生拉開脛骨與腓骨的力量[7)]，因此也必須改正蹠屈時的排列。除了行走之外，個案在單腳站立時，身體也明顯往一側傾斜，因此筆者認為，個案不但整體姿勢控制不良，單腳站立平衡能力也不足。考量到髖關節的肌力並無左右差異，因此判斷是足部／足部關節結構性／功能性的問題造成個案動作不良、平衡能力不足。

圖6　足部於行走時處於外旋狀態

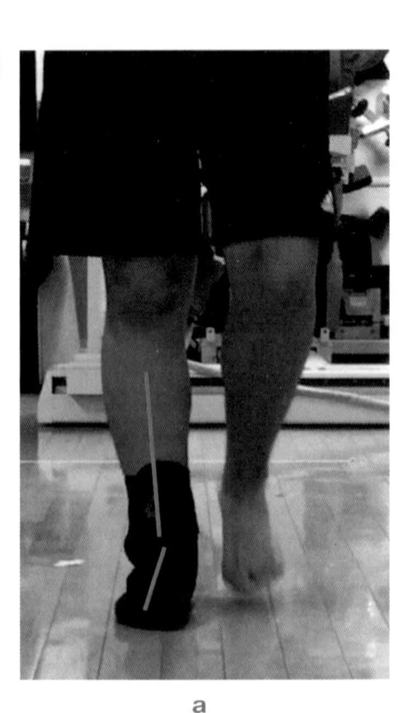

a
受傷2週後，足部於行走時處於外旋狀態。

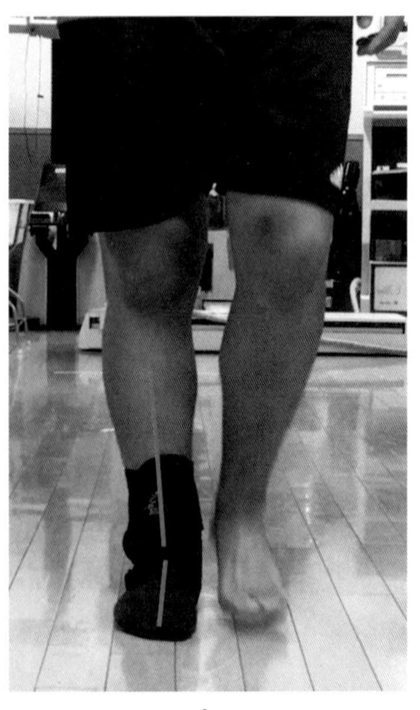

b
背屈活動度改善後，可立即觀察到足部外旋減少。

急性期的治療方針是迅速改善前下脛腓韌帶損傷造成的發炎症狀，並針對足部關節的活動度、排列以及肌肉功能提供局部治療，目標是改善動作不良並提升平衡能力。另外，為了預防足部關節反覆發生的giving way問題，必須讓關節維持穩定，而站在保護傷處的立場來看，這也是必要的。前下脛腓韌帶損傷引起的急性症狀獲得緩解，而行走等基本動作也改善後，就必須逐步展開運動動作的訓練，並針對CAI進行功能性的治療。

治療與治療效果

➤治療內容

●針對各關節的排列與活動度的治療

■遠端脛腓關節

為了改善發炎與腫脹，指導個案平時應確實執行冰敷。另外也告知個案應穿戴裝具，以預防脛距關節平時可能發生的giving way，並且每日於遠端脛腓關節施行貼紮，以保護前下脛腓韌帶（請參考「Ⅲ章第四節」的**圖16**（p101））。進行各項訓練時也都有貼紮。

■脛距關節、距下關節

為了要改善足部關節背屈活動度受限的問題，執行了主動／被動的背屈運動、以改善距骨往後滑動狀態為目的的關節鬆動術（請參考「Ⅲ章第四節」的**圖18**（p102））、小腿三頭肌伸展運動，並徒手改善屈拇長肌的滑動狀態。等到未負重時的足部關節背屈活動度幾乎沒有左右差異之後，就著手改善負重時背屈受限的問題。執行這些治療介入時，遠端脛腓關節處都有貼紮。

足部關節蹠屈時，並不會給遠端脛腓關節帶來應力，因此就盡量增加其活動度、改善足部關節蹠屈時產生的內翻、進行主動／被動的蹠屈運動、伸展脛前肌與伸拇長肌，並徒手改善其滑動狀態。這些運動都是在徒手將距下關節調整為正中位置後執行。

●針對功能障礙的治療

■針對肌肉功能障礙的治療

受傷兩週內盡可能地改善了足部關節活動度與腫脹後，在不痛的範圍內執行未負重的肌肉功能訓練。小腿上提的動作由一開始的雙腳逐漸改為單腳。提醒個案在小腿上提時，不可用足部外側負重，足部關節也不能內翻；如出現上述動作則立即糾正。即使個案後來能做出單腳小腿上提的動作，但是在踮腳尖走路時，腳跟高度下降而且搖晃不穩。這應該是足部關節蹠屈肌群對撞擊力的反應不足所致，所以就讓個案多做踮腳尖走路、踮腳尖橫向跨步等利用彈力帶從側邊給予阻力的小腿上提動作（請參考「Ⅲ章第四節」的**圖22**、**23**（p105、106））。

■針對平衡障礙的治療

受傷兩週內做過的局部治療有：以改善距骨往後滑動狀態為目的的關節鬆動術（請參考「Ⅲ章第四節」的**圖18**（p102））、足底按摩以及針對足部關節後方肌肉／肌腱的自我伸展運動（請參考「Ⅲ章第四節」的**圖21**（p104））。之後進行了地板上的單腳站立、平衡墊上的單腳站立，以及平衡板上的單腳站立等訓練，逐步提升難度。受傷6週後展開動態平衡訓練，一開始是垂直方向的hop to stabilization訓練，接著逐漸改成前後左右與斜向跳躍，以及將跳躍距離拉大等動作，逐步提升難度（請參考「Ⅲ章第四節」的**圖19**（p103））。

■針對運動動作的治療

受傷3週後展開慢跑與跳起後著地的訓練，受傷6週後開始練習單腳跳躍、橫向跨步。針對動作時的排列異常反覆指導。個案在執行這些動作時主觀感覺足踝不穩定，且於推進（足部關節蹠屈）時感覺遠端脛腓關節處疼痛，所以也針對脛距關節、距下關節施行貼紮，主要是採用subtalar sling tape的貼紮方式（請參考「Ⅲ章第四節」的**圖17**（p102））。

➤治療效果

●問診／視診／觸診／患者的主觀評估

■問診

個案已進步到能參加比賽。踢足球時，利用貼紮與裝具來預防復發。無論平時或踢足球時，足部關節都沒有發生giving way。

■視診／觸診

遠端脛腓關節附近的腫脹已有改善（小腿最小外徑的左右差異為0.5cm）。遠端脛腓關節的壓痛範圍逐漸縮小，受傷3個月後消失。

■患者的主觀評估

・CAIT：受傷8週後為20分，受傷3個月後改善至26分。
・FAAM：受傷8週後的ADL scale為96%，sports scale為84%。
　　＊受傷3個月後的ADL scale為99%，sports scale改善至100%。

■身體姿勢排列／關節活動度

・距骨內旋與距下關節內翻的左右差異獲得改善。
・足部關節背屈活動度：未負重時的左右差異消失，負重時的左右差異改善為5mm。
・足部關節蹠屈活動度：未負重時的左右差異消失，蹠屈時產生的距骨內旋、距下關節內翻也有改善（**圖4b**、**c**）。

■肌肉功能

足部關節周邊肌肉的MMT全都進步到5分，但是對個案單腳站立或採取短坐姿時的小腿上提動作徒手給予阻力的話，可觀察腳跟有些微下降與搖晃。

■ 平衡能力

- balance error scoring system
  - 單腳站在硬地板上的平衡誤差次數起初為6次，但是在初期的局部治療過後立即改善為3次。單腳站立時身體與小腿往外傾斜的狀況，也是透過局部治療就立即改善了，受傷8週後有更進一步的改善（**圖5b、c**）。
  - 單腳站在平衡墊上的平衡誤差次數（Rt/Lt）：6/7（受傷8週後）。

■ 關節穩定度

- 遠端脛腓關節：受傷8週後external rotation test、squeeze test轉為陰性，但cotton test、fibular translation test皆為陽性。
- 脛距關節：前拉測試與前外拉測試仍為陽性。

■ 基本動作

- 下蹲：膝關節可屈曲90°以上，此時遠端脛腓關節處並無疼痛。
- 單腳小腿上提：腳跟上抬高度並無左右差異。足部關節雖有些微內翻，但是跟一開始相比之下已有改善。
- 行走：不再有足部外展、身體往一側傾斜的狀況。
- 單腳跳起後著地的動作：仍然有跳躍高度不足、著地時不穩以及身體／小腿往外傾斜的問題（**圖7**）。能做出單腳連續跳躍，此時遠端脛腓關節處並無疼痛。

圖7　身體／小腿在單腳跳起後著地時往外傾斜

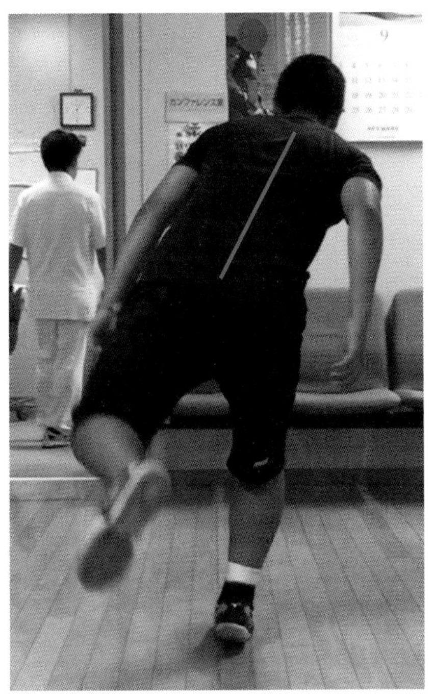

受傷8週後，當個案以右側單腳跳起後著地時，可觀察到其身體／小腿往外傾斜。

總結

個案從受傷6週後逐步恢復練球，且在受傷3個月後就能全程參加比賽。受傷初期以發炎控制、貼紮保護以及針對足部／足部關節的局部治療為主，接著逐步展開運動動作練習與動態平衡訓練。受傷8週後，前下脛腓韌帶損傷造成的症狀除了結構性不穩定之外大致獲得改善，患者主觀感覺不穩定與功能性的問題也有改善，但仍有部分功能性問題未解決。

受傷初期以針對足部／足部關節的局部治療為主，平衡能力與基本動作的排列因此獲得改善。這應該是足部關節的排列與活動度以及本體感覺的改善效果遍及全身的緣故[8]。急性期的症狀改善後提升了訓練強度，以改善平衡能力與肌肉功能，同時也讓個案練習運動動作。前下脛腓韌帶損傷造成的問題大致有了改善，但CAI造成的蹠屈肌功能不足、動作時不穩定等功能性問題，仍有部分未解決。為了預防足踝再度扭傷，必須繼續強化蹠屈肌群，並進行動態平衡訓練。

Memo

針對足部關節韌帶損傷造成的姿勢平衡問題的治療策略

足部關節的韌帶損傷會造成姿勢平衡的問題。姿勢平衡問題是因為關節的本體感覺與足底感覺變差、活動度受限以及肌力不足等原因造成。韌帶損傷初期的腫脹與發炎，會抑制足部關節周邊的肌肉活動，所以也會影響到姿勢平衡問題。因此，為了改善姿勢平衡能力，除了一般的平衡能力訓練之外，針對足部／足部關節的局部治療也很重要（詳細內容請參考「Ⅲ章第四節　足踝不穩定」（p83））。

文獻

1) Kunugi S, et al : Cross-cultural adaptation, reliability, and validity of the Japanese version of the Cumberland ankle instability tool. Disabil Rehabil, 39(1) : 50-58, 2017.
2) Uematsu D, et al : Evidence of validity for the Japanese version of the foot and ankle ability measure. J Athl Train, 50(1) : 65-70, 2015.
3) Pope R, et al : Effects of ankle dorsiflexion range and pre-exercise calf muscle stretching on injury risk in Army recruits. Aust J Physiother, 44(3) : 165-172, 1998.
4) Kobayashi T, et al : Intrinsic predictive factors of noncontact lateral ankle sprain in collegiate athletes : A case-control study. Orthop J Sports Med, 1(7), 2013.
5) Liu W, et al : Quantitative magnetic resonance imaging (MRI) analysis of anterior talofibular ligament in lateral chronic ankle instability ankles pre- and postoperatively. BMC Musculoskelet Disord, 18(1) : 397, 2017.
6) Beumer A, et al : Effects of ligament sectioning on the kinematics of the distal tibiofibular syndesmosis : a radiostereometric study of 10 cadaveric specimens based on presumed trauma mechanisms with suggestions for treatment. Acta Orthop, 77(3) : 531-540, 2006.
7) Teramoto A, et al : Three-dimensional analysis of ankle instability after tibiofibular syndesmosis injuries : a biomechanical experimental study. Am J Sports Med, 36(2) : 348-352, 2008.
8) McKeon PO, et al : Sensory-targeted ankle rehabilitation strategies for chronic ankle instability. Med Sci Sports Exerc, 48(5) : 776-784, 2016.

5 足弓塌陷（扁平足）

Abstract

- 個案為排球選手，被診斷為足底筋膜炎。推測應該跟足部內側縱弓塌陷有關。
- 個案除了足部內側縱弓塌陷這個結構性問題之外，也有功能性的問題。其脛後肌與足部內在肌於負重時功能失調。
- 健側也有功能性的問題，可觀察到其足底壓力中心移動軌跡的總長度增加了。
- 針對功能障礙來治療，並利用客製化鞋墊減輕負擔，所以才能在相對較短的期間內改善症狀。

病例資料

➤一般資料

年齡：28歲

性別：男性

身高：180cm

體重：80kg

體脂肪率：10%

BMI：24.7

BMI：body mass index

主訴：從半年前開始，一起床腳踩地就覺得右腳跟內側怪怪的。後來越來越頻繁，每天早上、每次練球過後都變得很痛。

運動狀況：職業排球選手

球員位置：舉球員

➤醫學資料

診斷名稱：右側足底筋膜炎

過去病史：大約5年前　右腳外側足踝扭傷（第一級）

大約3年前　左腳外側足踝扭傷（第二級）、左腳距骨內側骨軟骨損傷

左側內脛壓力症候群（脛前疼痛）

大約1年前　左腳外側足踝扭傷（第二級）

➤影像資料

超音波影像未見到明顯的骨骼變形。右側足底筋膜的跟骨附著處內側有血管新生（**圖1**）。

圖1　足底筋膜的超音波影像（右：長軸）

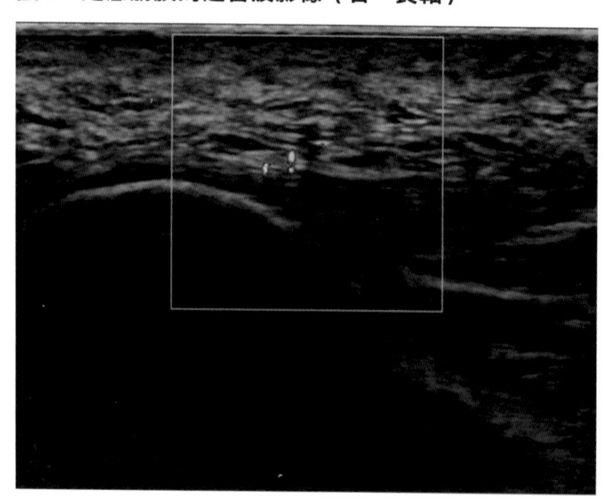

可觀察到足底筋膜肥厚，跟骨附著處有血管新生。

➤現在病史

右腳外側足踝在5年前扭傷後，左腳外側足踝在3年前、1年前分別扭傷過1次（都是在攔網時撞到隊友而受傷）。雖然後來照樣能打球，但左側足部關節常發生骨軟骨損傷、滑膜炎等問題，導致腳趾肌力與平衡能力不足。

右腳在被診斷為足底筋膜炎之前都沒什麼問題，然而從半年前開始，起床後都覺得右腳跟怪怪的。之後漸漸轉為疼痛，每天早上、每次練球過後都會痛，因此前來就診。

物理治療評估

➤問診／視診

髖關節／小腿都有外旋的傾向，腳跟外側與拇趾球、拇趾頭的內側形成厚繭。練球時老是覺得左腳怪怪的，躍起與著地時都是用右側負重。

➤身體姿勢排列的評估（Lt/Rt）（圖2）

PWB：partial weight bearing

・The Foot Posture Index©：4分／6分
・arch height index（10%PWB）：0.342/0.347
　　　　　　　　　（90%PWB）：0.289/0.311
・too many toes sign：＋／＋

➤關節活動度評估

● 足部／足部關節（Lt/Rt，單位：°）

■ 脛距關節

・背屈：5/5
　＊伴隨著拇趾伸展的背屈角度分別為左側5°、右側0°，拇趾伸展測試也是右側的阻力較大。
　＊根據大工谷[1]所提出的「足部關節背屈運動軸偏移」的分類，個案的右側足部關節從背屈的中間角度出現足部外展，腳尖朝外（**圖3**）。
・蹠屈：55/55

圖2　足部的排列

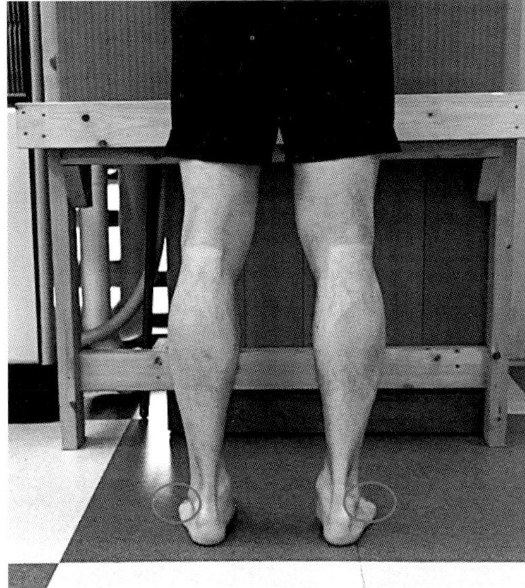

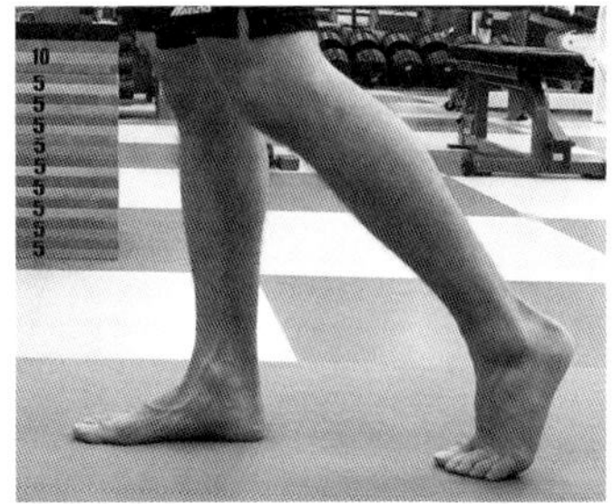

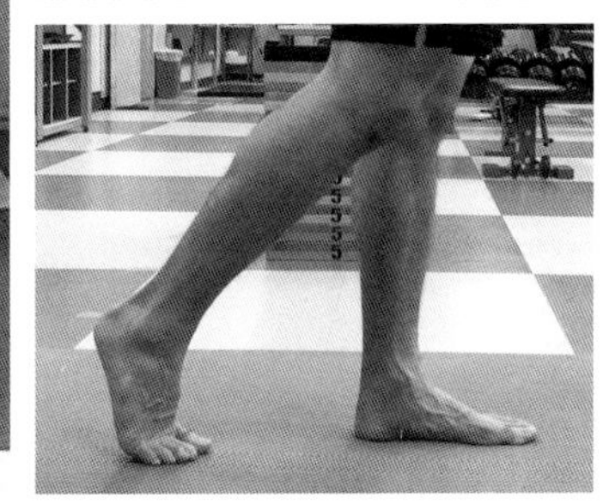

圖3　足部關節背屈中間角度的運動軸偏移

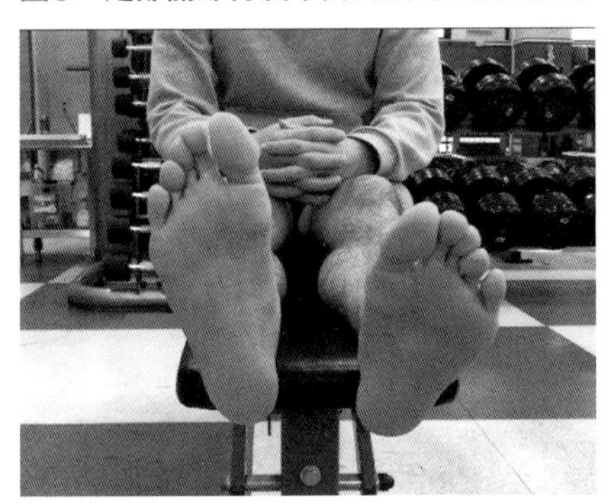

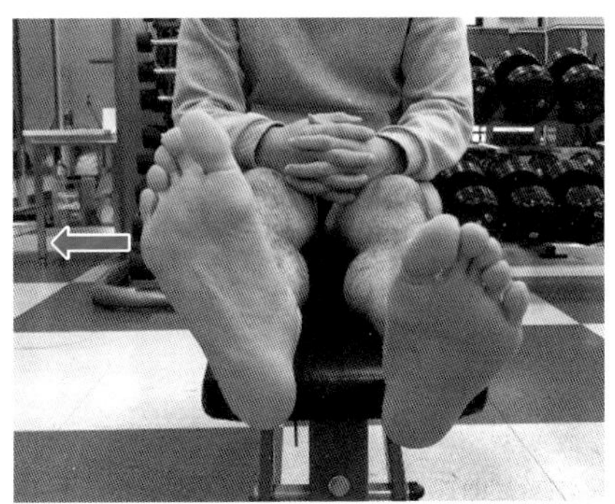

從背屈的中間角度出現足部外展。

■ 橫跗關節

・外展：Lt＜Rt

■ 第一跗蹠關節

・背屈：Lt＜Rt

■ 第五跗蹠關節

・背屈：Lt≒Rt

＊第五跗蹠關節的背屈活動度並無左右差異。不過，左右側的關節活動度都過大。

●髖關節（Lt/Rt，單位：°）

・內收：10/5

・內旋：10/10

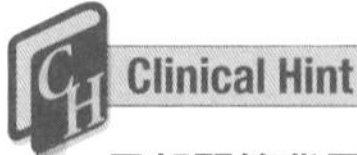

足部關節背屈運動軸偏移的分類

評估足部關節的背屈活動度時，除了關節角度的變化之外，運動軸的質性評估──關節是如何背屈的？──也很重要。大工谷[1]將背屈運動軸偏移的原因分為六種（D point）。足部關節背屈運動軸偏移的情況，容易造成其他關節在負重時出現代償，因此在進行足部關節背屈活動度的治療介入時，找出哪些關節動作會受到足部關節背屈動作的影響是很重要的。

MMT：
manual muscle testing

➤肌肉功能評估（Lt/Rt，依照MMT的標準評分）

●足部／足部關節

■足部關節

・內翻：4/4

MTP關節：
metatarsophalangeal joint

■腳趾（MTP關節）

・屈曲：4/4

・伸展：3/4

➤關節穩定度評估（Lt/Rt）

●脛距關節

・前拉測試：＋／－

・內翻壓力測試：＋／－

●基本動作觀察

■單腳站立（**圖4**）

單腳站立時（睜眼），左右側足底壓力中心移動軌跡的總長度分別是574mm與357mm，左側比右側來得長。

圖4　單腳站立時的足底壓力分布（Lt/Rt）

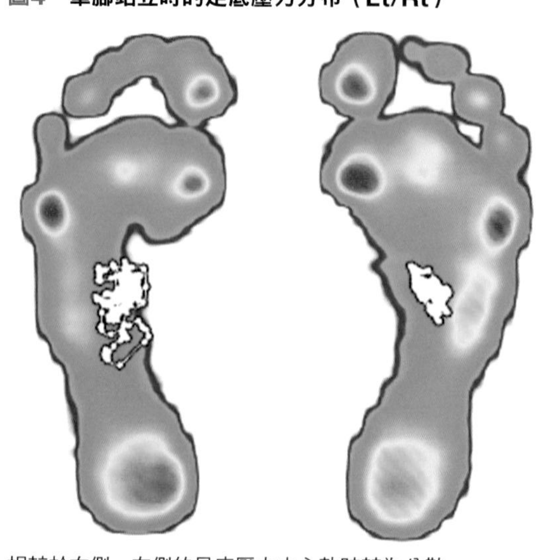

相較於右側，左側的足底壓力中心軌跡較為分散。

■ 弓步蹲（圖5、6）

右側弓步蹲從足部關節背屈（小腿前傾）的中間角度出現髖關節內收／內旋，足底壓力集中於拇趾側，小趾的負重壓力消失。左側則未觀察到這樣的特徵。

■ 小腿上提（圖7）

個案做出小腿上提的動作時，左右兩側的後足部都處於外翻。

圖5　弓步蹲動作

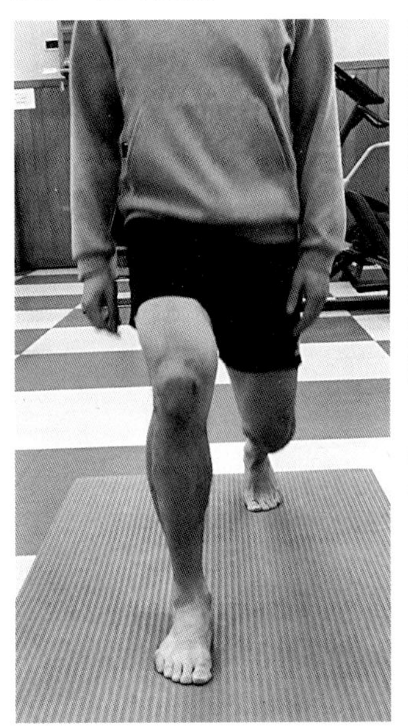

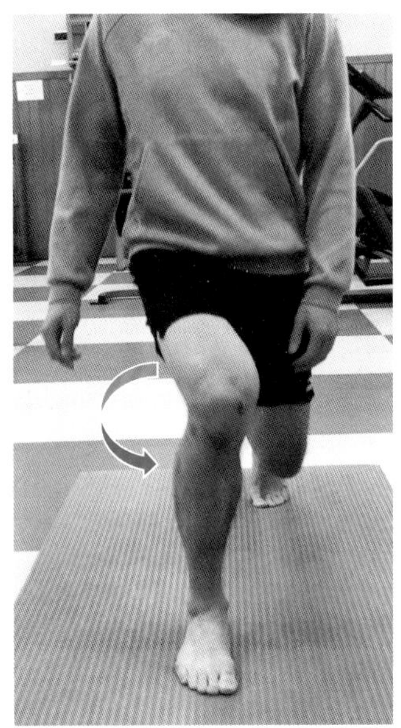

足部關節背屈（小腿前傾）中間角度出現髖關節內收／內旋。

圖6　右側做出弓步蹲動作時的足底壓力分布

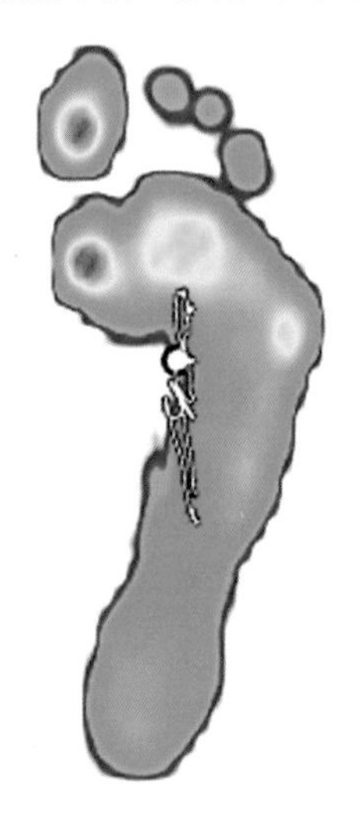

負重集中於拇趾側，小趾的負重壓力消失。

圖7　小腿上提

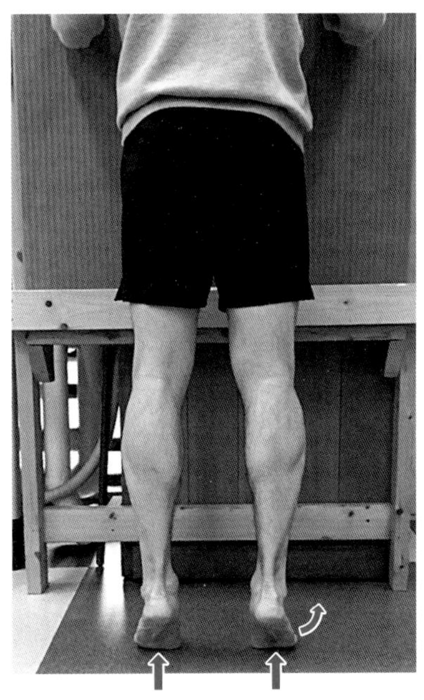

負重集中於拇趾側，後足部處於外翻。

➤綜合解說

評估結果顯示，右側足部關節有背屈運動軸偏移、扁平足，以及脛後肌與足部內在肌肌力不足的問題；左側足部關節則是脛後肌與足部內在肌的肌力不足，以及平衡能力不足。右側的弓步蹲動作，從足部關節背屈（小腿前傾）的中間角度出現髖關節內收／內旋，應該是足部關節背屈軸偏移導致髖關節出現代償、負重集中於拇趾側的緣故。另外，左右兩側在小腿上提時都處於外翻，推測是因為脛後肌功能失調。根據上述內容可推斷，右側足部關節負重時的背屈動作，讓足底筋膜內側承受較大拉力，因而造成跟骨附著處疼痛。再加上左腳的外側足踝曾發生過兩次中等程度的扭傷，足部關節在結構上、功能上都不穩定，因此個案在打球時傾向以右側負重。

根據以上綜合評估結果將治療目標設定為：改善右側足部關節的背屈運動軸以及脛後肌／足部內在肌的功能，並改善左側足部關節的脛後肌／足部內在肌的功能與平衡能力。

治療與治療效果

➤治療內容

①屈拇長肌的伸展運動（改善足部關節的背屈運動軸）
②脛後肌訓練
③足部內在肌訓練
④客製化鞋墊

➤治療方針

由於個案的右側足部關節從背屈的中間角度就出現足部外展，筆者認為有必要改善屈拇長肌的延展性，以免其妨礙脛距關節的距骨內側關節面的滑動。因此在足部關節最大背屈時，執行拇趾的伸展運動（**圖8**）。脛後肌的肌肉功能，主要是利用彈力帶從主動運動逐步進展為阻力運動來訓練（詳細內容請參考「Ⅲ章第五節　足弓塌陷（扁平足）」（p110））[2)]。足部內在肌訓練是為了促使足部內在肌收縮，藉由「跪坐」讓足部關節處於蹠屈並進行主動運動（**圖9**）。至於鞋墊，則是從跟骨結節內側突到骰骨使用3mm厚的PORON墊片，將跟骨內側與骰骨上抬，引導後足部內翻。另一個目的則是讓第一趾節到第三趾節形成中足部橫弓，以彌補中足部到前足部穩定度不足的問題。

治療頻率為每週兩次，除此以外的時間則是把脛後肌訓練、足部內在肌訓練，以及拇趾伸展時（利用毛巾等物品）的足部關節背屈伸展當作居家運動訓練來執行。足底筋膜內側在負重時所承受的拉力，則是靠鞋墊來控制。

圖8　屈拇長肌的伸展運動（足部關節背屈時）

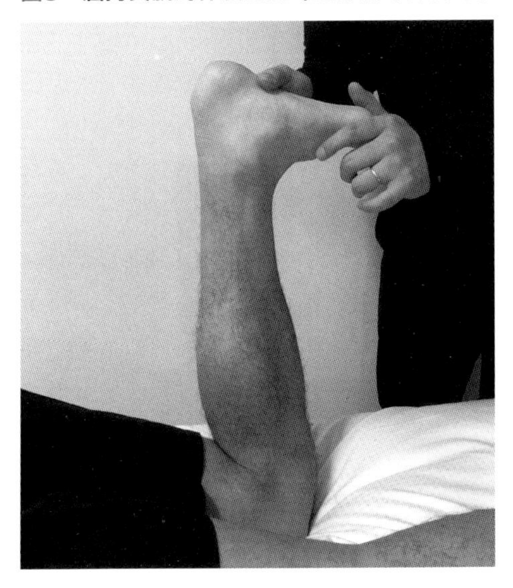

圖9　足部內在肌訓練

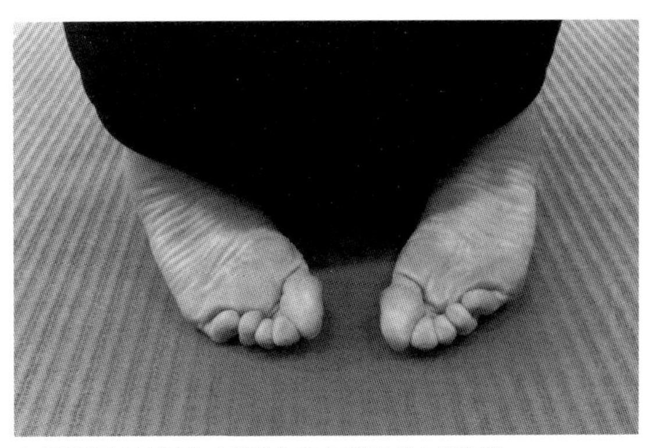

在足部關節蹠屈時（跪坐）進行腳趾的主動運動。

➤治療結果（治療2週後）

●身體姿勢排列／關節活動度

■脛距關節（介入前→介入後，單位：°）

・背屈：5/5→10/10

＊伴隨著拇趾伸展的背屈角度分別為右側5°、左側改善為10°

＊從右側足部關節背屈的中間角度出現的足部外展動作消失了（圖10）

・蹠屈：55/55→55/55

●肌肉功能（介入前→介入後，依照MMT的標準評分）

■足部關節

・內翻：4/4→5/5

■腳趾（MTP關節）

・屈曲：4/4→5/5

・伸展：3/4→4/5

圖10　介入前後的足部關節背屈動作

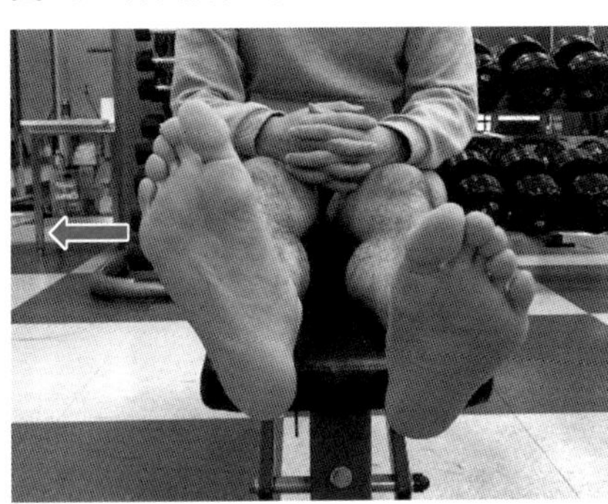

a　治療前

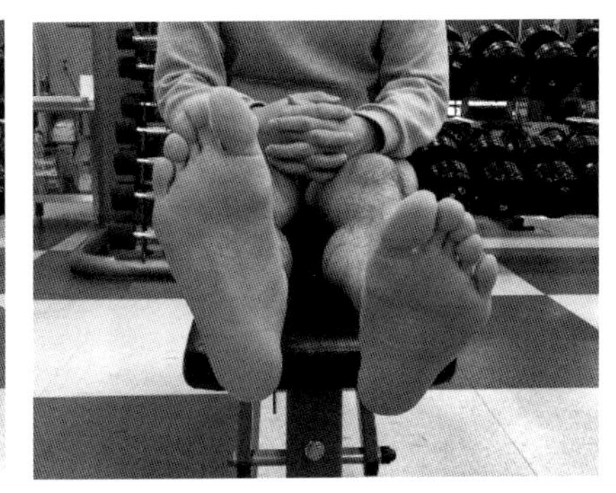

b　治療後

介入前從足部關節背屈的中間角度就出現的足部外展異常動作消失了。

●基本動作

■單腳站立（圖11）

單腳站立時（睜眼），足底壓力中心移動軌跡的總長度分別改善如下：左側184mm，右側135mm。

■弓步蹲（圖12）

右側做出弓步蹲動作時，髖關節內收／內旋消失了。

■小腿上提（圖13）

左右兩側的後足部在小腿上提時，都能維持輕度內翻。

圖11　治療後單腳站立時的足底壓力分布（Lt/Rt）

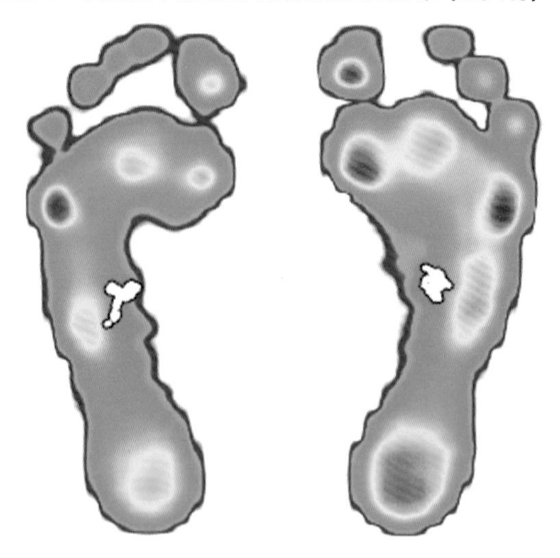

左右兩側的足底壓力中心軌跡都少有分散。

圖12　介入前後的弓步蹲動作

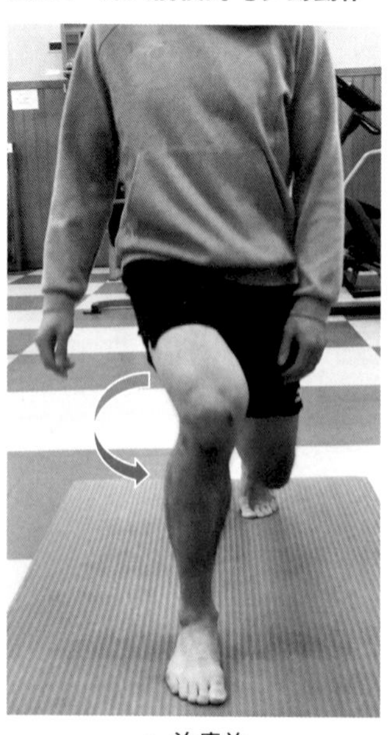

a 治療前

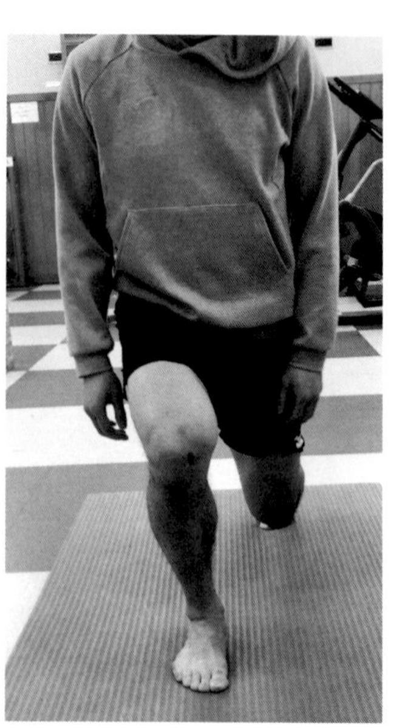

b 治療後

介入前的髖關節代償動作消失了。

圖13　治療前後的小腿上提動作

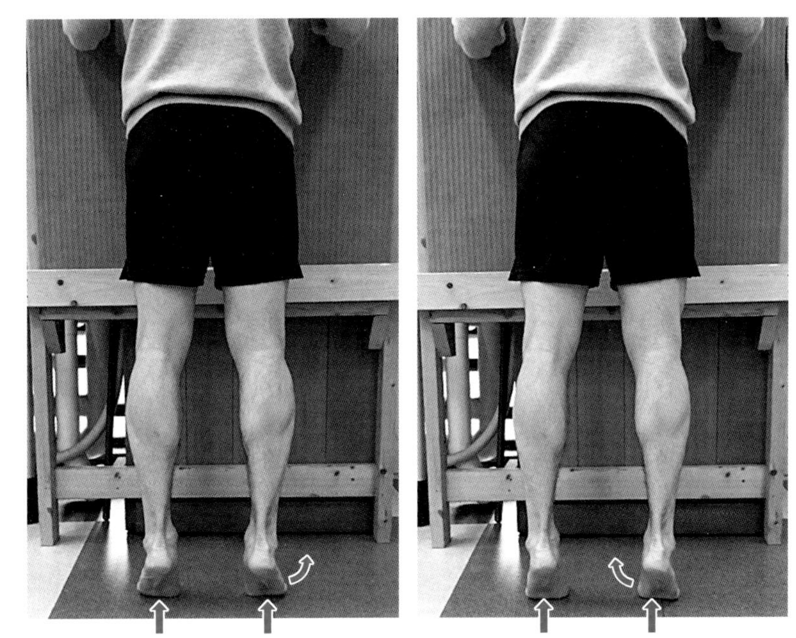

a 治療前　b 治療後

治療後可觀察到後足部輕度內翻。

總結

個案主要是屈拇長肌過緊導致右側足部關節的背屈運動軸偏移、脛後肌與足部內在肌肌力不足，使得個案在負重且背屈的時候，傾向以拇趾側負重，於是足底筋膜內側承受較大的拉力，因而造成跟骨附著處疼痛。另外，從過去病史可知個案的左側足部關節有結構性／功能性不穩定的問題，因此使得右腳得承受較大的負重壓力。有幾個研究指出，使用客製化鞋墊或許能避免足弓功能不良[3,4]。適當使用鞋墊可代償足部在結構上、功能上的不穩定，因此筆者認為，針對個案這樣的足弓功能問題，除了運動治療與徒手治療之外，搭配使用鞋墊會更有效果。

文獻

1）大工谷 新一：足関節背屈制限に対する理学療法．関西理学療法,6：21-26, 2006.
2）Akuzawa H, et al：The influence of foot position on lower leg muscle activity during a heel raise exercise measured with fine-wire and surface EMG. Phys Ther Sport, 28：23-28, 2017.
3）Akuzawa H, et al：Calf muscle activity alteration with foot orthoses insertion during walking measured by fine-wire electromyography. J Phys Ther Sci, 28：3458-3462, 2016.
4）Murley GS, et al：Do foot orthoses change lower limb muscle activity in flat-arched feet towards a pattern observed in normal-arched feet?. Clin Biomech(Bristol, Avon), 25：728-736, 2010.

6 足弓過高（高弓足）

Abstract

■ 個案在行走時感覺中足部外側疼痛，且在跟骰關節被迫內翻時更加疼痛。

■ 個案站立時，可觀察到距下關節過度內翻、足部外側縱弓下沉。此外還有跟骰關節與外側跗蹠關節不穩定，以及腓骨肌群功能不良的問題。這些應該都是導致個案行走時疼痛的原因。

■ 針對距下關節的外翻活動度與腓骨肌的功能加以改善後，足部外側縱弓的功能獲得改善，疼痛也消失了。

■ 針對構成足部外側縱弓的動靜態支撐組織加以考量，且根據關節活動度、肌肉功能以及身體姿勢排列的評估結果找出疼痛的原因，並針對功能障礙提供適當治療是很重要的。

病例資料

➤一般情報

年齡：27歲

性別：男性

身高：162cm

體重：65kg

BMI：24.0

BMI：body mass index

主訴：想改善足部疼痛的問題

職業：服飾店店員

➤醫學資料

診斷名稱：左側骰骨骨折、外側跗蹠關節損傷

過去病史：無任何應注意事項。

●影像資料

一般X光影像中的骰骨骨折線並不清晰（**圖1**），但透過足部內收／外展壓力測試可觀察到外側跗蹠關節有間距（**圖2**），水平面上的CT影像顯示骰骨骨折（**圖3**）。

●現在病史

個案在停機車時，因為被車子夾擠到而受傷。由於足部腫脹、劇痛，被救護車送至本院。一般X光影像未見到骨折或關節脫臼，X光加壓攝影則顯示外側跗蹠關節有間距。CT影像可見到骰骨有骨折線，因此被診斷為骰骨骨折、外側跗蹠關節損傷。骨折處的移位沒有很明顯，所以採取保守治療，囑咐個案受傷6週內不可承重（受傷6週後開始使用鞋墊，且開始部分承重）。受傷第二天就開始復

圖1　受傷當時的一般X光影像

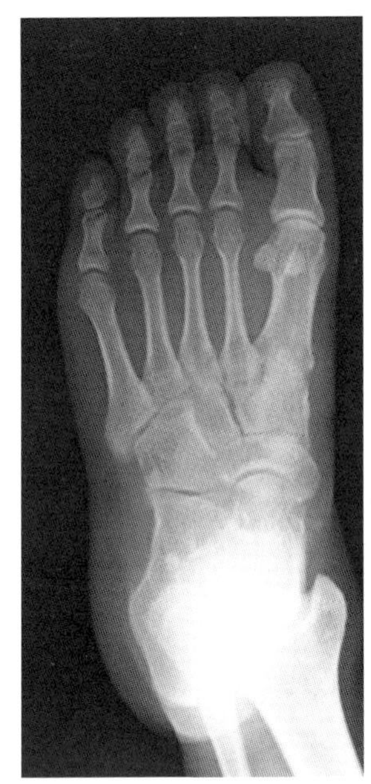
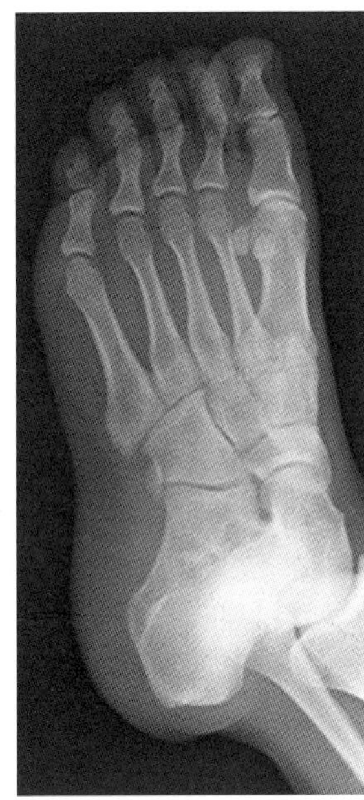

骰骨的骨折線並不清晰。

圖2　足部內收／外展壓力測試

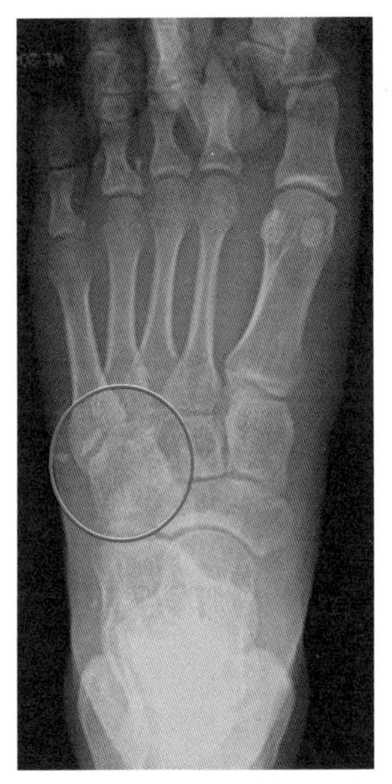

可觀察到外側跗蹠關節有間距。

圖3　受傷當時的CT影像（水平面）

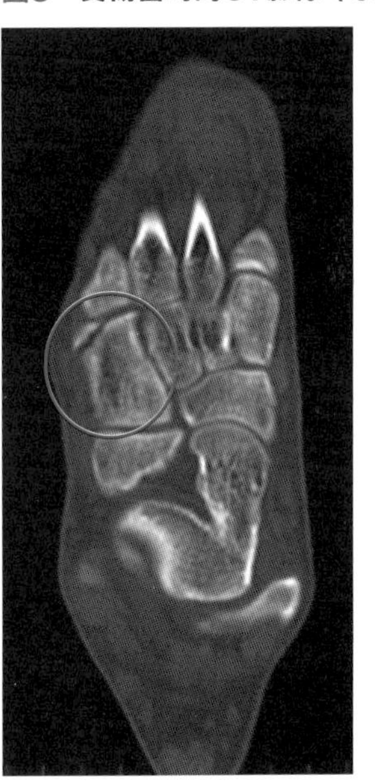

可觀察到骰骨的骨折線。

健，但發炎症狀、腫脹程度都很嚴重，而且比剛受傷時還痛，因此指導個案抬高患側下肢，並盡可能用彈性繃帶加壓以消腫。6週過後，一般X光影像已未見到骨折處移位，因此開始部分承重。受傷10週後開始完全承重，然而承重時仍感覺中足部外側疼痛，難以重返工作崗位。

物理治療評估（受傷10週後開始完全承重）

NRS：
numeric rating
scale

➤問診

行走時，足部外側有NRS 7/10左右的疼痛。

➤視診／觸診

中足部附近水腫，分歧韌帶、背側跟骰韌帶以及外側跗蹠關節處有壓痛。

➤身體姿勢排列的評估

●仰臥

兩側髖關節與膝關節都是外旋（Rt＜Lt）。兩側距下關節與橫跗關節都是內翻，不過左腳的內翻程度比右腳來得大（**圖4，5**）。

圖4　未負重時的leg-heel alignment

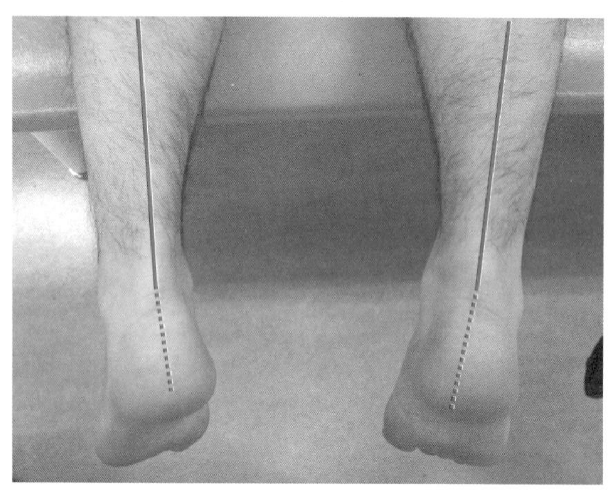

兩腳都是內翻，但左腳的內翻程度比較大。

圖5　橫跗關節的排列

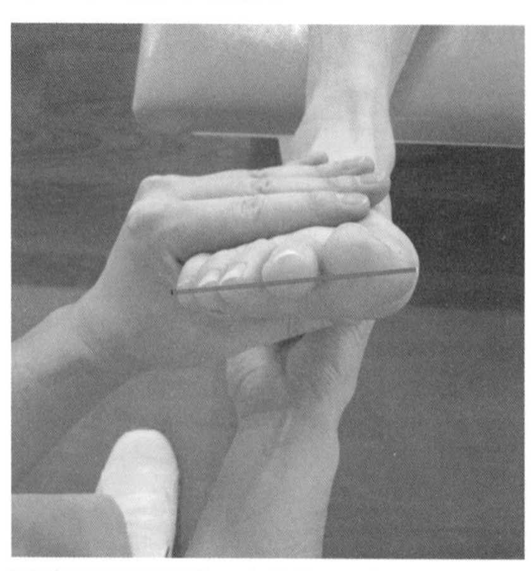

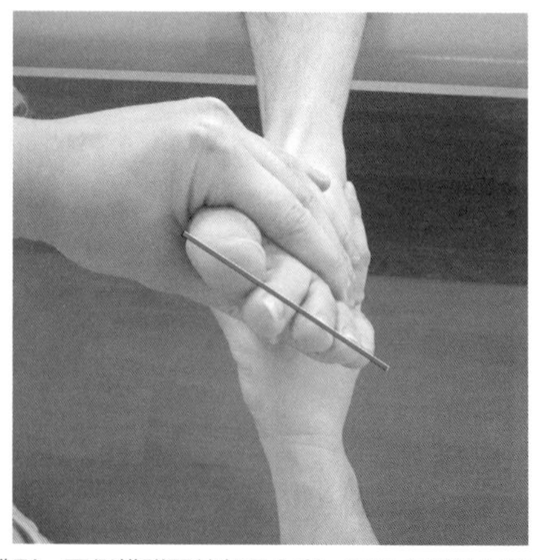

將距下關節固定於正中位置，以檢視中足部的排列。兩側橫跗關節都是內翻，不過左腳的內翻程度比較大。

● 站立

兩側髖關節與膝關節跟仰臥時一樣是外旋（Rt<Lt），兩側距下關節都是內翻（Rt<Lt）（**圖6**）並且可觀察到左腳的腳跟較為朝內（the 'peek-a-boo' heel sign為陽性）（**圖7**）。左腳的內側縱弓上抬（**圖8**）。

➤足印觀察法

左右兩側都有用足底外側負重的傾向，左腳的負重比右腳更偏向外側（**圖9**）。

➤arch height index

右：0.39，左：0.41

➤Coleman block test

可觀察到左側距下關節的內翻角度增加（**圖10**）。

圖6　從後方觀察站姿

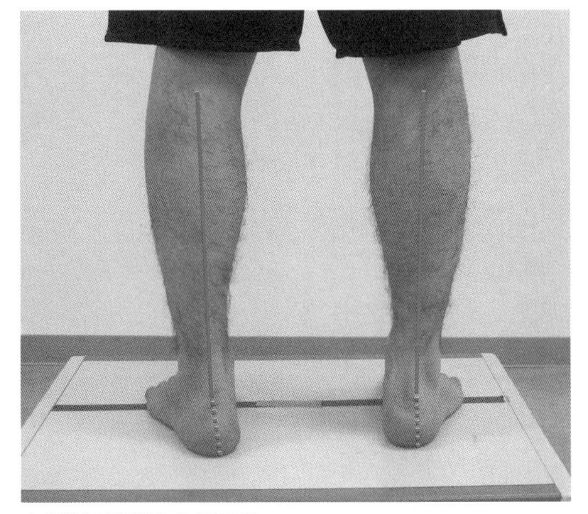

左側距下關節為內翻狀態。

圖7　自然站立（額狀面、正面）

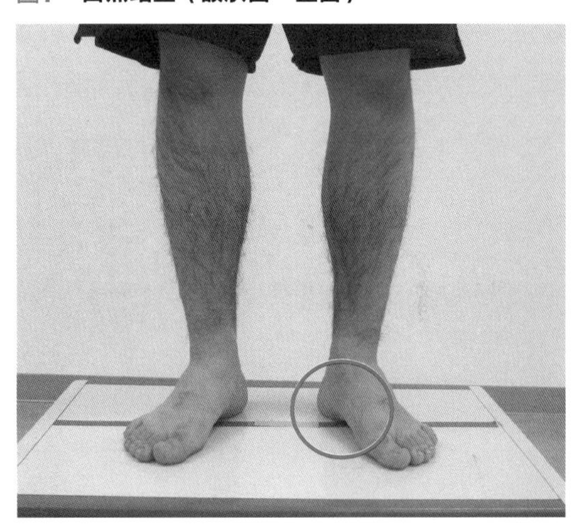

左腳的腳跟較為朝內，the 'peek-a-boo' heel sign為陽性。

圖8　內側縱弓

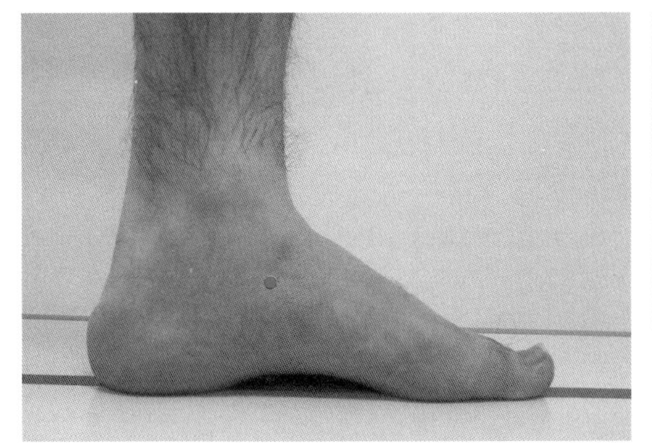

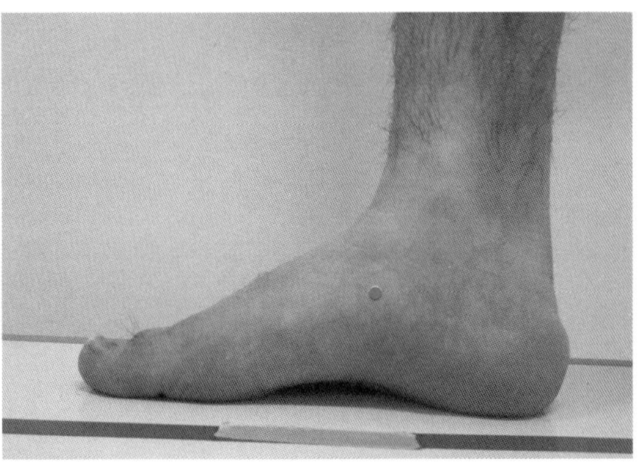

左腳的內側縱弓較高。

圖9　足印

左右兩側都有用足底外側負重的傾向，且左腳的負重更偏向外側。

圖10　Coleman block test

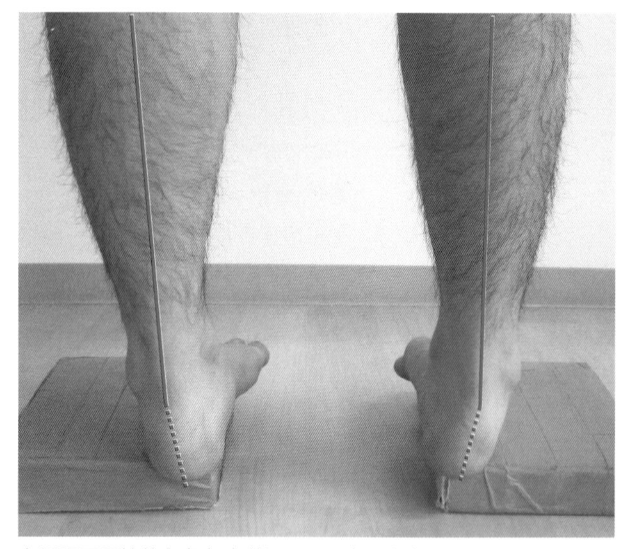

左側距下關節的內翻角度增加，而且出現疼痛。

➤關節活動度評估

●足部／足部關節（Rt/Lt，單位：°）

■脛距關節

- 背屈：10/0（膝關節伸展時），15/5（膝關節屈曲時）
  ＊左側小腿三頭肌被拉長時有疼痛感。

■距下關節

- 外翻：Rt＞Lt
  ＊脛後肌被拉長時有疼痛感。
- 內翻：Rt＜Lt

■橫跗關節

- 外翻：Rt＞Lt
- 內翻：Rt＜Lt
  ＊骰骨附近（分歧韌帶外側纖維、背側跟骰韌帶）有疼痛感。

■外側跗蹠關節

- 背屈：Rt＜Lt
  ＊外側跗蹠關節處有疼痛感。
- 蹠屈：Rt＞Lt

■第一跗蹠關節

- 背屈：Rt＞Lt
- 蹠屈：Rt＜Lt

●膝／髖關節（Rt/Lt，單位：°）

■膝關節

- 內旋：Rt＞Lt

■ 髖關節
・內旋：30/25（俯臥）

MMT：manual muscle testing

➤肌肉功能評估（Rt/Lt，依照MMT的標準評分）

■ 背屈（脛前肌）：5/5
■ 蹠屈（小腿三頭肌）：5/2
＊做出小腿上提的動作時，足部外側的疼痛加劇，而且距下關節的內翻角度增加（**圖11**）。
■ 內翻（脛後肌）：5/3
■ 外翻（腓骨長肌）：5/2

➤拇趾伸展測試

左側拇趾的阻力較大。

➤關節穩定度評估

● 跟骰關節（Rt/Lt）
內翻測試：陰性（－）／陽性（＋）

● 外側跗蹠關節（Rt/Lt）
背屈測試：陰性（－）／陽性（＋）

➤基本動作觀察

● 單腳站立
左腳單腳站立時，距下關節的內翻角度比雙腳站立時來得大，小腿也呈現外旋。另外，橫跗關節內翻與外側跗蹠關節背屈的角度也增加了。

圖11　小腿上提

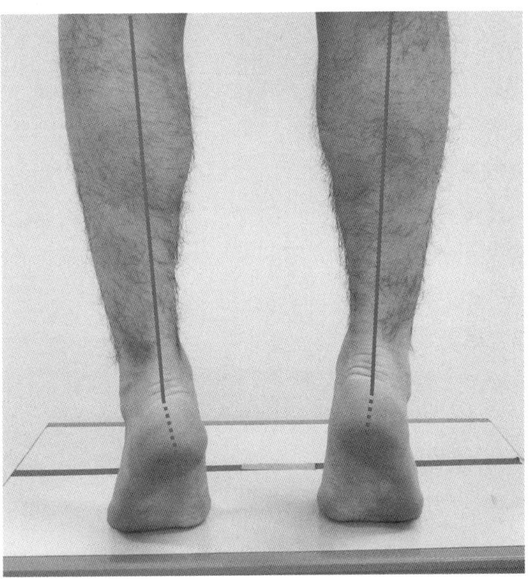

可觀察到左側距下關節的內翻角度增加。

●行走

距下關節在腳跟著地時過度內翻，而且這個過度內翻的狀況，直到站立中期都能觀察到。

➤綜合解說

個案的骰骨骨折、外側跗蹠關節損傷，行走時感覺足部外側疼痛。

關節活動度評估結果顯示，左側距下關節外翻受限。關節穩定度測試則顯示，跟骰關節的內翻方向不穩定。除此之外，分歧韌帶外側纖維以及背側跟骰韌帶處有壓痛。根據站立時的排列與Coleman block test的評估結果可知，左側的距下關節、跟骰關節在負重時過度內翻，且有以足部外側負重的傾向。另外，距下關節的內翻角度在蹠屈（小腿上提）時增加，可能有腓骨肌群功能不良的問題。

根據以上評估結果，筆者認為是跟骰關節的靜態支撐結構（分歧韌帶外側纖維、背側跟骰韌帶）損傷，以及腓骨肌群等動態支撐結構功能失調，導致足部外側縱弓塌陷。至於行走時的疼痛，推測也跟距下關節與跟骰關節過度內翻導致吸震緩衝作用不足有關。

治療與治療效果

➤治療計畫與治療方針

●治療計畫

①改善距下關節的活動度（彈簧韌帶、脛後肌。從受傷10週後開始）
②改善足部關節的背屈活動度（腓腸肌、比目魚肌。從受傷10週後開始）
③腓骨長／短肌運動（從受傷10週後開始）
④貼紮（限制跟骰關節內翻、外側跗蹠關節背屈。受傷10～15週期間）
⑤以抬高外側縱弓為目的的弓步蹲動作（從受傷12週後開始）
⑥小腿上提（從受傷12週後開始）

●治療方針

根據評估結果，將改善距下關節／跟骰關節的外翻活動度以及腓骨肌群的功能列為最優先。另外，針對靜態支撐結構則是利用貼紮限制跟骰關節的內翻，並改正跟骰關節在負重時的過度內翻。筆者認為透過這些治療介入能讓足部外側縱弓保持理想的排列，且可望提升腓骨長／短肌等動態支撐結構的功能。最終目標是讓距下關節／跟骰關節在負重時從內翻轉為外翻，並且為足部外側縱弓提供支撐。

根據以上結論，首先執行治療計畫①、②，以改善脛距關節的背屈與距下關節的外翻活動度。接著施行貼紮（治療計畫④）並執行腓骨長／短肌運動（治療計畫③），以改善動態支撐結構（請參考「Ⅲ章第六節」的**圖30**（p151））。從第12週的療程開始，新增了下蹲運動（在骰骨下方放置毛巾），目的是為了讓足部外側縱弓上抬（治療計畫⑤）（請參考「Ⅲ章第六節」的**圖28**（p150））。

透過這些運動促使距下關節／跟骰關節外翻，足部外側縱弓上抬。另外還多加了小腿上提運動（治療計畫⑥）以改善足部關節蹠屈時的內翻，並進一步改善肌肉功能。

➤治療效果與治療過程（受傷16週後）

●身體姿勢排列

■站立

距下關節仍有內翻傾向，但the 'peek-a-boo' heel sign消失，也不再觀察到足部內側縱弓過度上抬。

●關節活動度（介入前→介入後，單位：°）

■脛距關節

・背屈：0→10（膝關節伸展時），5→15（膝關節屈曲時）

■距下關節

・外翻：無左右差異

■跟骰關節

・內翻：Rt＜Lt

＊左右側差異程度與介入前相同

●穩定度評估

■跟骰關節（Rt/Lt）

・內翻測試：陰性（－）／陽性（＋）

■外側跗蹠關節（Rt/Lt）

・背屈測試：陰性（－）／陽性（＋）

●肌肉功能（介入前→介入後，依照MMT的標準評分）

・蹠屈（小腿三頭肌）：2→3

＊小腿上提時的距下關節內翻角度減少，疼痛也有減輕。並且可將負重轉移至拇趾球（**圖12**）。

・外翻（腓骨長肌）：2→3

●拇趾伸展測試

左側拇趾伸展時的阻力減少了。

●Coleman block test

距下關節很接近正中位置，疼痛也減輕了（**圖13**）。

IV
功能障礙分類與個案研究

圖12　介入後的小腿上提動作（受傷16週後）

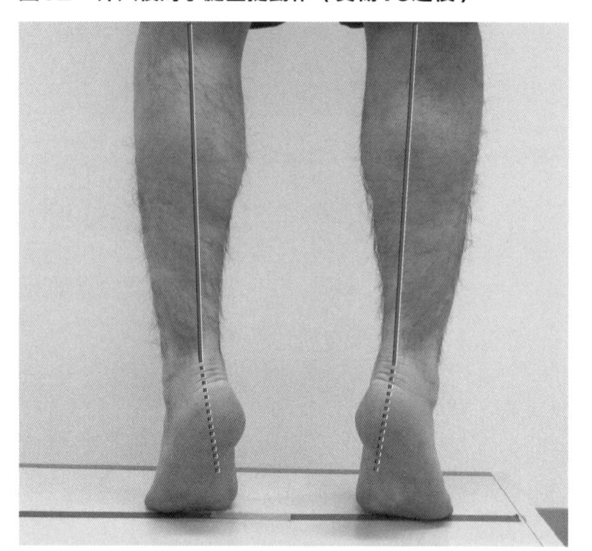

距下關節的內翻角度減少，並且可將負重轉移至拇趾球。

圖13　介入後的Coleman block test

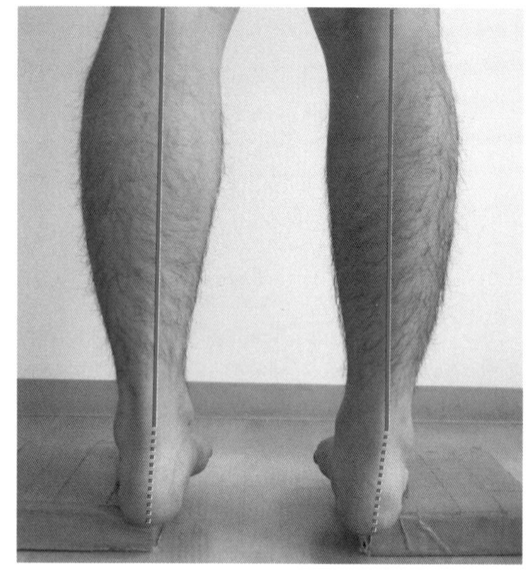

距下關節很接近正中位置，疼痛也減輕了。

●arch height index（介入前→介入後）

右：0.39→0.39，左：0.41→0.40

●足印觀察法

外側負重的傾向減少，也能將負重轉移至足部內側（**圖14**）。

●基本動作

■行走

距下關節在腳跟著地時的過度內翻程度減輕，而且直到站立中期都能觀察到距下關節的外翻動作。疼痛程度改善至NRS2（個案於此時重返職場）。

總結

足弓過高是一項較為容易被忽略的功能障礙[1]。個案因為構成足部外側縱弓的動靜態支撐組織功能不良，導致負重時的吸震緩衝作用不足，因而引發疼痛。個案在治療過程中，仍然有靜態支撐結構（跟骰關節、外側跗蹠關節）不穩定的問題。筆者認為就是因為關節不穩定，跟骰關節與外側跗蹠關節才會在負重時引發疼痛，所以施行貼紮。至於動態支撐結構功能不良，則起因於骨折處附近的腓骨長／短肌功能失調，因此著手改善肌肉功能，以防止距下關節／跟骰關節在負重時過度內翻。另外，這些介入都是在有貼紮的狀態下進行，所以不但能控制疼痛，在改善肌肉功能的時候，也能讓足弓保持理想的狀態。因此個案雖然在受傷10～15週期間需要貼紮，但是從第16週開始，即使沒有貼紮也不覺得痛。這是因為腓骨長／短肌等動態支撐結構的功能獲得改善，足以彌補靜態不穩定的問題，使得關節動作趨近於正常的緣故。

圖14　介入後的足印

外側負重的傾向減少，也能將負重轉移至足部內側。

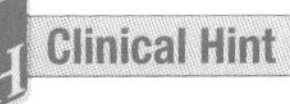

Clinical Hint

跟骰關節與外側跗蹠關節的穩定度評估

個案的跟骰關節與外側跗蹠關節的穩定度，是透過比較左右側橫跗關節內翻以及外側跗蹠關節背屈的活動度來評估。跟骰關節的穩定度評估，是在固定住跟骨的狀態下，將骰骨推往內翻方向。跟骰關節的活動範圍很小，因此可將整個橫跗關節推往內翻方向，根據此時的跟骰關節活動度來判斷；基本上是透過比較健側與患側的差異來判斷是否有不穩定（圖15）。外側跗蹠關節的穩定度評估，則是在固定住骰骨的狀態下，將第四、第五蹠骨推往背屈方向（圖16）。評估關節穩定度時，應在不產生疼痛的範圍內小心執行。

圖15　評估跟骰關節的穩定度

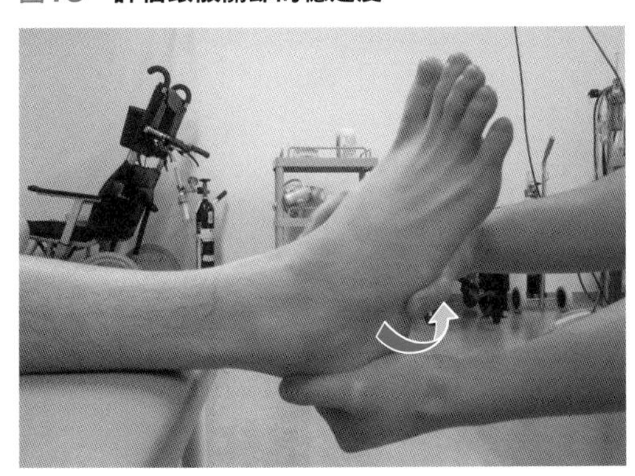

圖16　評估外側跗蹠關節的背屈穩定度

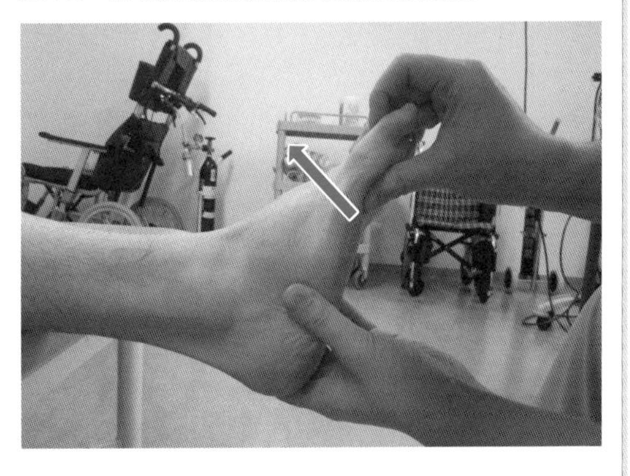

文獻

1) Wicart P : Cavus foot, from neonates to adolescents. Orthop Traumatol Surg Res, 98(7) : 813-828, 2012.
2) Manoli A 2nd, et al : The subtle cavus foot, "the underpronator". Foot Ankle Int, 26(3) : 256-263, 2005.
3) DiGiovanni CW, et al : Foot & Ankle : Core knowledge in orthopedics, 1st edition, Elsevier- Mosby, 2007.
4) Nogueira MP, et al : Cavus Foot. Foot Ankle Clin, 20(4) : 645-656, 2015.

7 腳趾的功能障礙

Abstract

- 個案在行走與前足部負重時，右側第一～第二蹠骨頭部有疼痛感。
- 根據一般X光影像與足印等資料推測，橫弓下沉與開張足是疼痛的原因。
- 除了腳趾肌群的運動治療之外，也從鞋子合腳與否以及鞋墊來著手，因此疼痛獲得有效改善。
- 根據量性／質性評估結果推測出橫弓功能不良，並進行衛教與治療介入是很重要的。

病例資料

➤一般資料

年齡：50多歲

性別：女性

身高：156cm

體重：57.5kg

BMI：23.6（正常範圍）

主訴：只要一走路，右腳腳底就會痛。

職業：工作需要久站，且常穿拖鞋。

BMI：body mass index

➤醫學資料

診斷名稱：左右兩側拇趾外翻

過去病史：左右兩側退化性髖關節炎

➤影像資料（圖1）

根據未負重與負重時的足部後前照算出拇趾外翻角度（HV角）、第一～第二蹠骨夾角（IMA1-2）以及第一～第五蹠骨夾角（IMA1-5）（**表1**）。依照日本國內的拇趾外翻臨床診療指引，個案負重時左右兩側的HV角都可歸類為重度的拇趾外翻[1)]。

HV角：hallux valgus angle

IMA：intermetatarsal angle

➤現在病史

從20多歲就有拇趾外翻變形的問題。大約10年前（40多歲）開始登山之後，左右兩側的拇趾MTP關節就會痛，看了骨科被診斷為左右兩側拇趾外翻。後來只有爬山或走很長一段路時才會痛，不過從兩年前就沒去爬山了，所以平時倒也不覺得痛。大概從兩個月前開始，右腳的腳底莫名其妙痛了起來，所以去看骨科。基於以上診斷開始復健。

MTP關節：metatarsophalangeal joint

圖1　一般X光影像

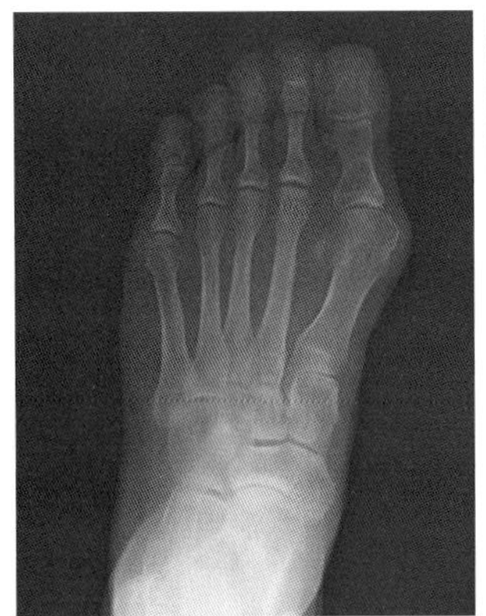
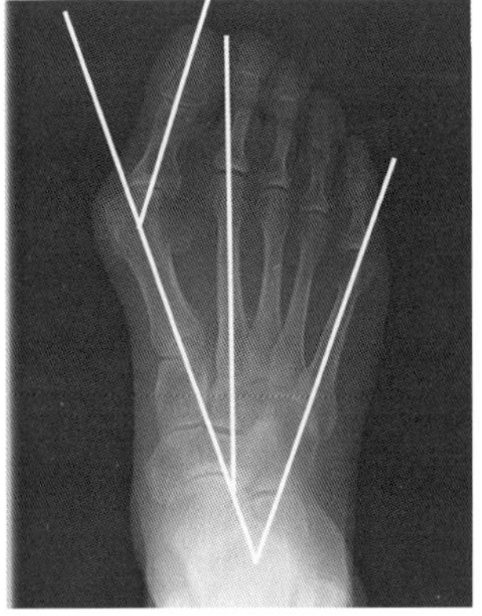

a 未負重

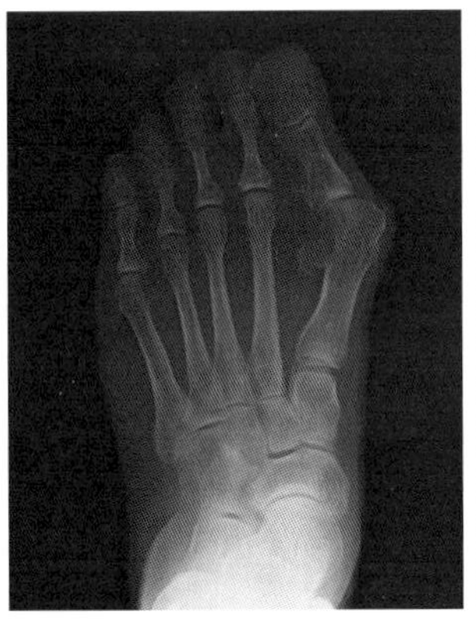
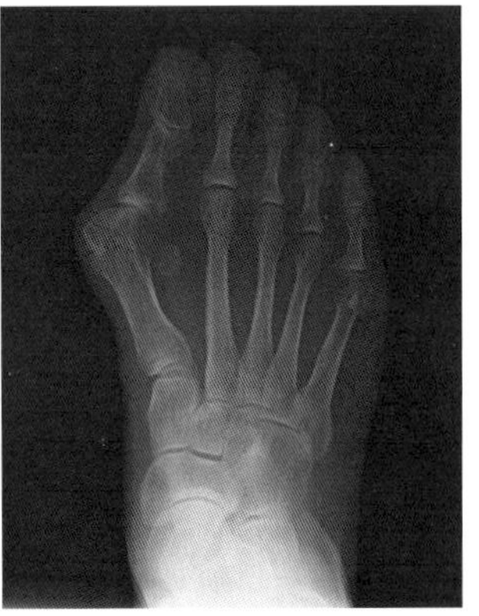

b 負重

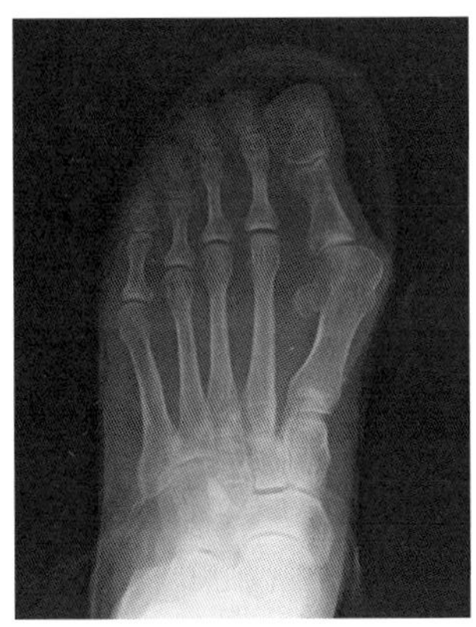
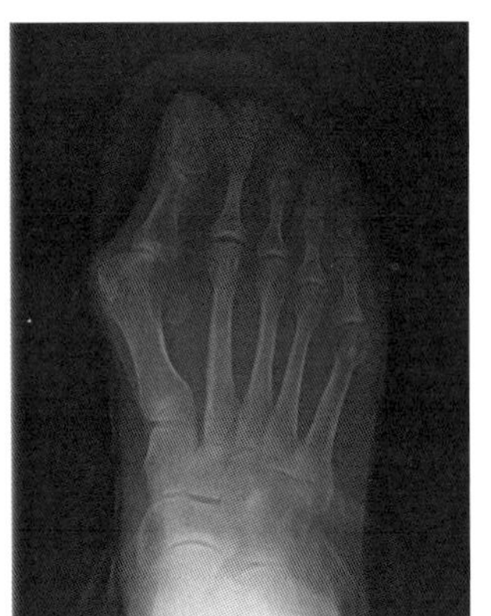

c 有穿鞋

表1　一般X光影像的角度計算結果（單位：°）

		未穿鞋		有穿鞋	
		右	左	右	左
HV角	未負重	37	33	33	29
	負重	42	44	38	38
IMA1-2	未負重	17	16	14	15
	負重	21	20	17	17
IMA1-5	未負重	36	30	28	24
	負重	40	31	34	30

物理治療評估

NRS：
numeric rating scale

➤問診

放鬆休息時並不痛，然而行走時會出現NRS3～4左右的疼痛。尤其是右側第一～第二蹠骨頭附近的腳底，常會覺得痛，也曾感覺右側第三～第四蹠骨頭附近的腳底會痛。第一～第二蹠骨頭部的痛是一種鈍痛感，但是當負重或踮腳尖時，就會變得很痛。第三～第四蹠骨頭部則是麻麻痛痛的感覺。工作時穿拖鞋（圖2a）覺得痛，但上下班途中穿著有綁鞋帶的運動鞋（圖2b）就不大會痛。

➤視診／觸診（圖3）

拇趾MTP關節內側形成滑液囊腫，關節處的皮膚雖然肥厚（厚繭）但並未發紅。另外，第二～第三蹠骨頭附近的腳底皮膚有些微肥厚。個案坐著的時候，拇趾與第二趾僅有些微重疊，但是一站起來，拇趾近端趾骨的外翻與旋前變形程度就會增加，重疊部分變多。

➤身體姿勢排列的評估

●足印觀察法（圖4）

左右兩側的拇趾MTP關節都朝內突出，推測負重壓力集中於該部位。另外，負重壓力也集中於右側第二～第三MTP關節處。而且兩側的小趾都是浮趾。

●The Foot Posture Index©（表2）

總得分為左腳6分、右腳4分。左腳有些微外翻的傾向。

●足部尺寸

表3列出了坐姿與站立時的足長／足圍／足寬的測量結果。足長僅於站立時測量。足寬除以足長即為開張率，清水等學者將0.40以上（將25°以上的第一～第五蹠骨夾角設定為開張足閾值（cut-off value）時的數值）定義為開張足[2)]。個案右腳的開張率為0.45，左腳為0.44。

圖2　個案的鞋子

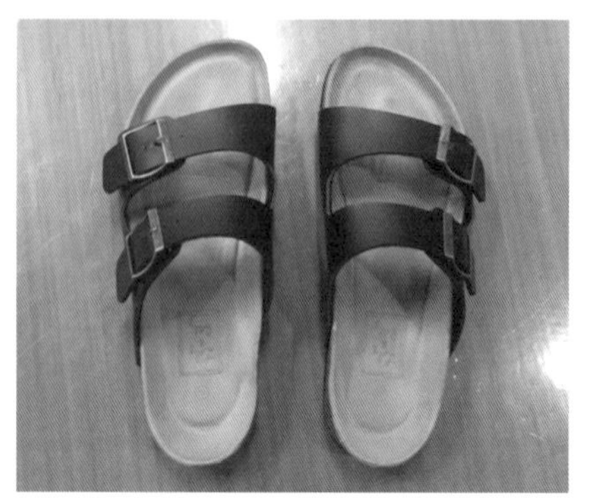

a　工作時穿的拖鞋

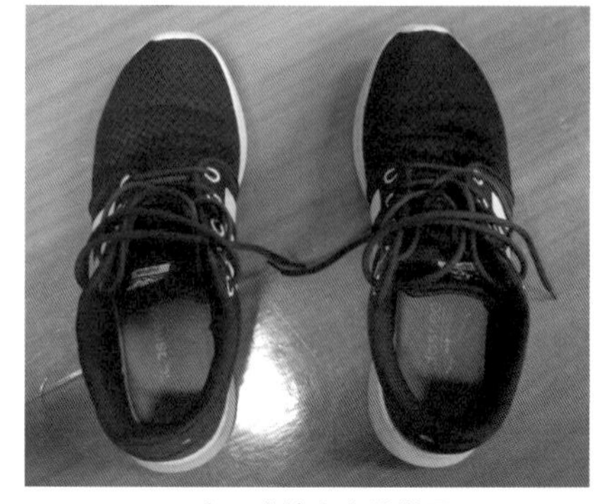

b　上下班途中穿的鞋子

圖 3　**視診**

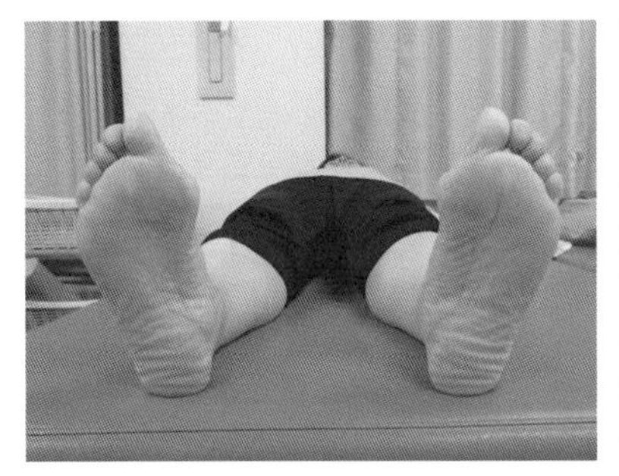

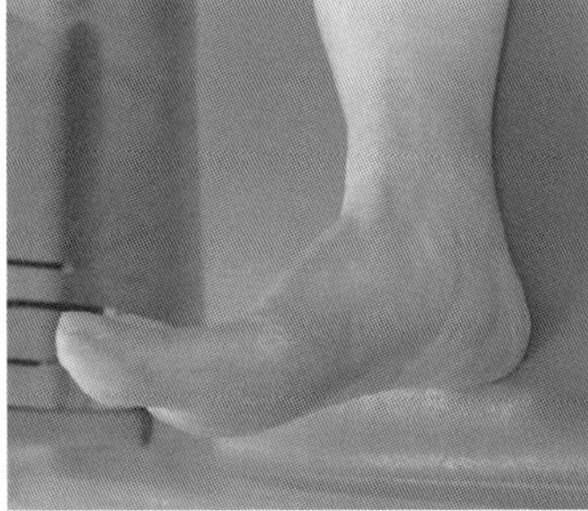

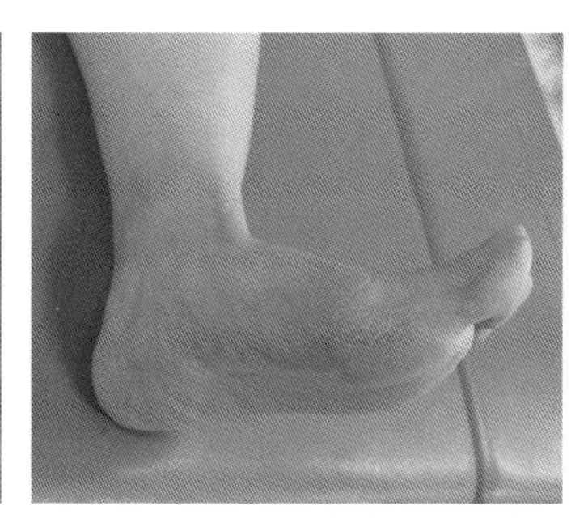

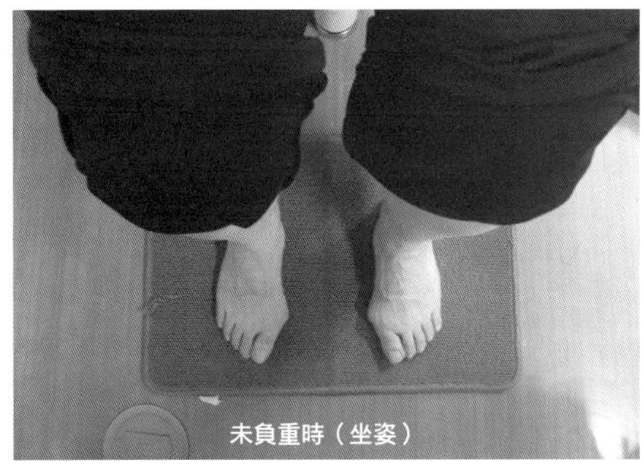

未負重時（坐姿）

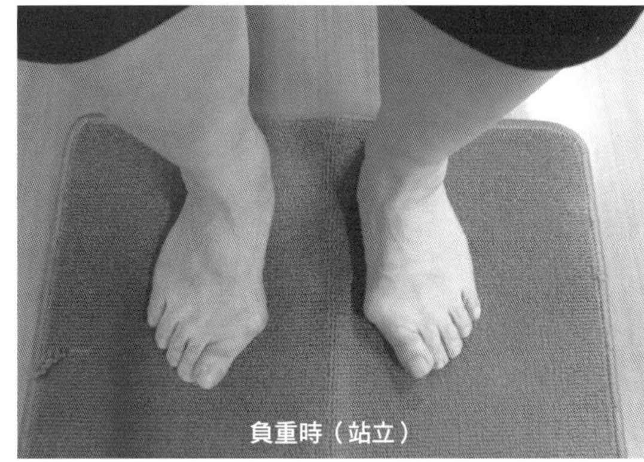

負重時（站立）

圖 4　**足印**

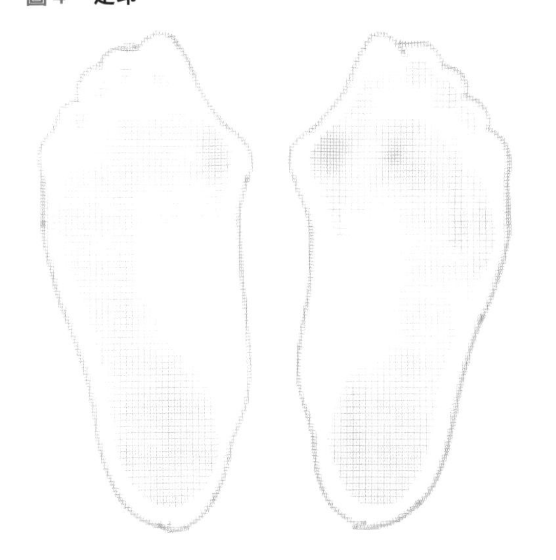

表 2　**The Foot Posture Index©**

	左	右
1. 觸診距骨頭	0	0
2. 外踝上下方曲線	2	1
3. 跟骨內外翻	1	1
4. 距舟關節的突出狀態	1	0
5. 內側縱弓的形狀	1	0
6. too many toes sign	1	2
總分	6	4

表 3　**足部尺寸測量結果**

		左		右	
足長		224		223	
足圍	未負重	216	D	220	D
	負重	235	EEE	238	EEE
足寬	未負重	90	D	90	D
	負重	100	F	102	F↑

單位為mm，依照日本工業標準（JIS）中的鞋類規格標記英文字母。

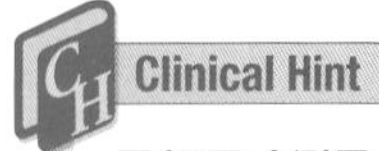

足部尺寸測量

足部尺寸的測量是人體工學中人體測量學的一部分，想知道鞋子的合適大小，少不了要測量一番。臨床上也用於判斷足部的腫脹程度。日本工業標準（JIS）中的鞋類尺寸規格表列出了足長、足圍及足寬的測量值，國際標準組織（ISO）用的也是同樣一套標準。一般是在自然站立的狀態下測量，不過筆者一方面考量到擺動期的影響，另一方面也想作為足部柔軟度的指標，因此未負重時（坐姿）也進行了測量。測量時使用量尺與量腳器（foot gauge）（**圖5**），其施測者內信度、施測者間信度都很高[3]。一般來說，負重時的足圍與足寬會比未負重時來得大。

圖5　足部尺寸測量部位

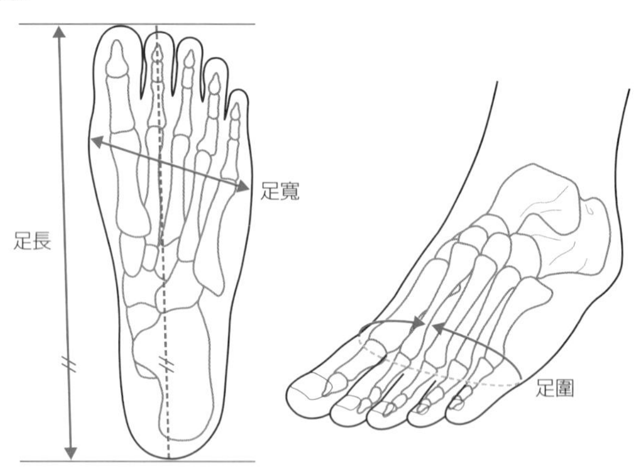

JIS：Japanese industrial standards
ISO：international organization for standardization

● 拇趾伸展測試（**圖6**）

拇趾主動伸展時，可觀察到內側縱弓因為絞盤機制而上抬。

➤關節活動度評估（Rt/Lt，單位：°）

● 足部關節

左右兩側在明顯的活動度受限或活動度過大等方面並無差異。

● 足部／腳趾

■ 第一跗蹠關節

・背屈：Rt＜Lt

■ 拇趾MTP關節

・伸展：60/65

＊左右兩側的MTP關節，都能徒手調整到內外翻的正中位置（**圖7**）。

➤肌肉功能評估

MMT：manual muscle testing

● 足部關節

蹠屈／背屈／內翻／外翻的MMT都有5分。

圖6　拇趾伸展測試

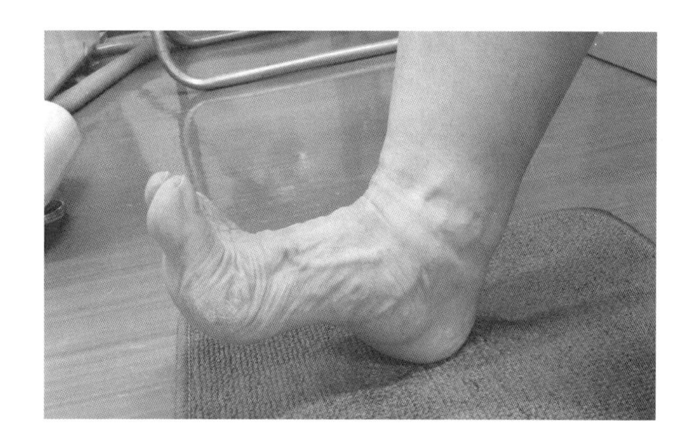

圖7　拇趾可被徒手調整的角度

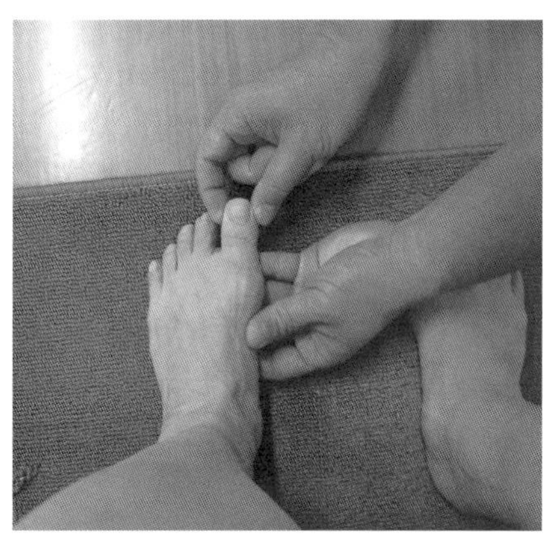

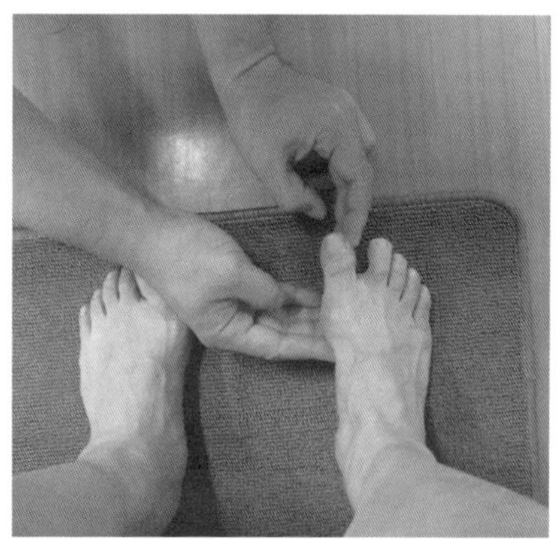

●腳趾

■屈曲（**圖8**）

左右兩側的MTP關節與趾間關節（PIP關節／DIP關節）都能做出主動的屈曲動作。另外，左右兩側的腳趾皆無重疊。

PIP關節：
proximal interphalangeal joint

DIP關節：
distal interphalangeal joint

■伸展

左右兩側的MTP關節都能做出伸展動作，且未以足部關節背屈來代償。

■外展（**圖9**）

左右兩側的第二～第五趾在做主動的外展動作時，可觀察到腳趾之間有空隙。不過左右兩側拇趾的外展角度都很小，拇趾與第二趾之間只能看到些許空隙。

➤基本動作觀察

●行走

10公尺距離走18步，花費11.7秒。從右側的擺動前期到擺動期出現足部關節／足部的外翻及足部的外展動作。

●小腿上提（**圖10**）

將腳跟抬高、以前足部負重時，後足部處於正中位置。未觀察到拇趾的外翻角度增加，不過蹠骨頭部出現疼痛。

圖8　腳趾主動屈曲

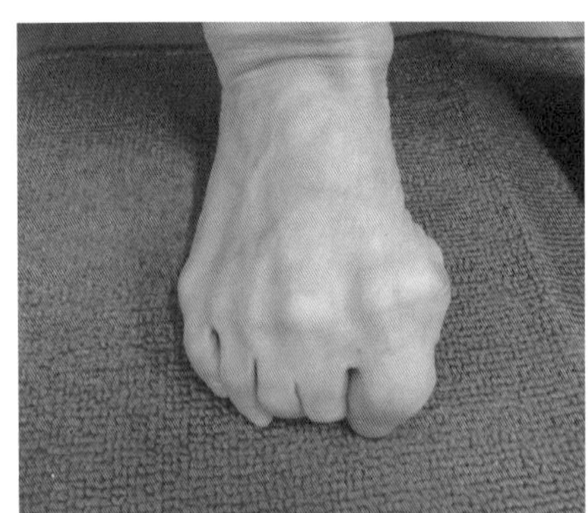
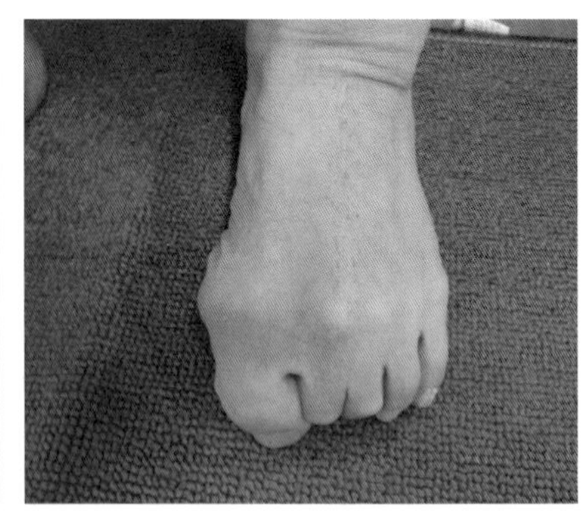

圖9　腳趾主動外展

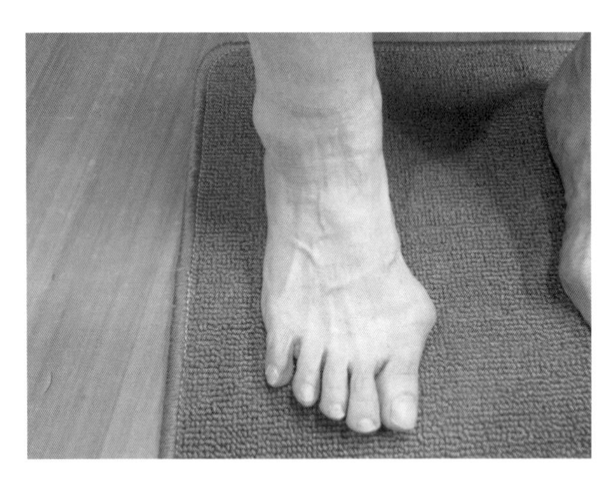

圖10　小腿上提

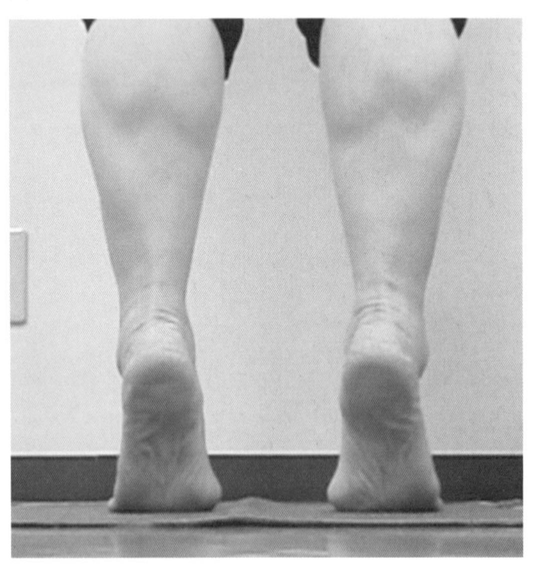
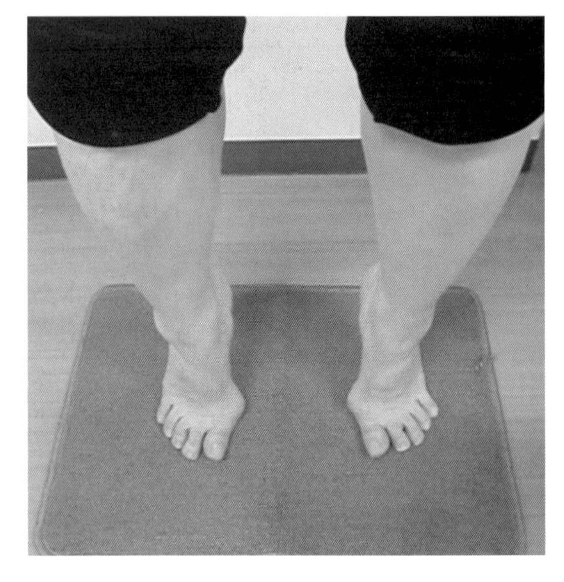

➤綜合解說

個案的主訴為行走時腳底疼痛，倒是沒提到拇趾外翻患者常見的滑液囊腫引發的疼痛。行走與踮腳尖等前足部負重的情況，第一～第二以及第三～第四蹠骨頭部的足底處會出現疼痛。足印觀察的結果顯示負重集中於疼痛部位，因此筆者認為足部橫弓下沉造成開張足變形，並進一步導致壓力集中於蹠骨頭部，因而在個案行走時引發疼痛。另外，根據足部尺寸算出的開張率以及一般X光影像可知，右腳的IMA1-5大於40°，可歸類為開張足[4]。

目前日本國內的臨床診療指引並未明確指出開張足與拇趾外翻的關係，但有好幾篇論文都提到這兩者的關連[5]。筆者認為個案也是因為足部橫弓下沉，行走推進與踮腳尖等前足部負重的時候，不僅蹠骨頭部承受較大壓力，韌帶、肌肉等軟組織也承受較大拉力，因此引發疼痛。再加上拇趾外翻變形，IMA1-2變大，第一～第二蹠骨之間的拉力恐怕也會增加，所以除了開張足之外，也同時針對拇趾外翻變形來介入。另一方面，個案並沒有足部內側縱弓下沉或第一跗蹠關節活動度過大的問題，因此筆者認為內側縱弓塌陷（扁平足）對拇趾外翻的影響很小。

個案在行走且用右側前足部負重時感覺疼痛，因而導致推進力不足，於是產生足部外展（toe-out）的代償動作，使拇趾承受較大的外翻應力。根據以上評估結果，筆者認為個案的拇趾外翻與前足部開張的程度雖然嚴重，但只要穿著不同的鞋子就能減輕疼痛，而且個案的拇趾排列可以徒手調整，所以只要運動治療，再加上指導個案如何挑選鞋子，就能改善個案的症狀。

治療與治療效果

➤治療內容

①拇趾外展方向的伸展運動（Hohmann體操）（**圖11**）
②腳趾MTP關節屈曲運動
③拇趾外展運動
④挑選合腳的鞋子並使用鞋墊

圖11　Hohmann體操

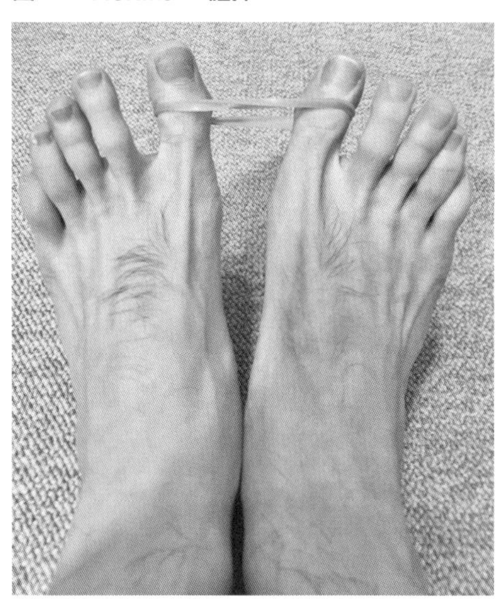

➤治療方針

Hohmann體操是針對拇趾外翻變形的居家運動訓練，目的是為了改善內翻活動度。接著是針對屈趾短肌、屈拇短肌等足部內在肌的踩網球運動（**圖12**）以及在地板上進行的腳趾下壓運動（**圖13**）。等到個案能做出動作後，也把短足運動加進治療內容裡（請參考「Ⅲ章第七節」的**圖19**（p165））。另外，在個案執行拇趾外展運動時（**圖14**）搭配使用肌肉電刺激（EMS），以改正拇趾的排列。除此之外，教導個案選擇適度合腳的鞋子而非寬楦鞋，穿鞋時利用鞋帶固定住中足部。若是在室內或者穿的是沒有鞋帶的鞋子時，可利用貼紮或足弓套

EMS：
electrical muscle stimulation

圖12　踩網球運動

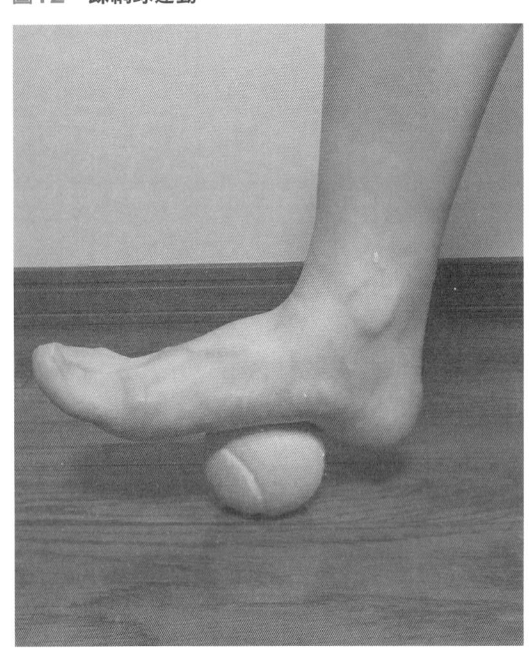

圖13　腳趾下壓運動

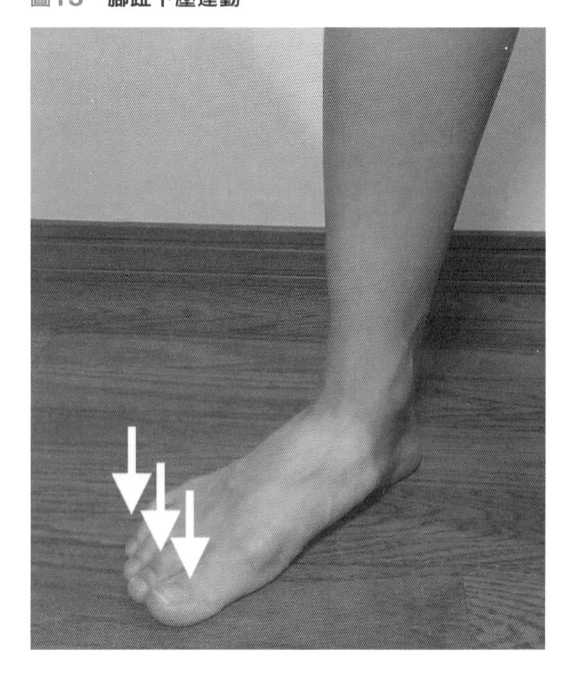

圖14　執行拇趾外展運動時搭配使用EMS

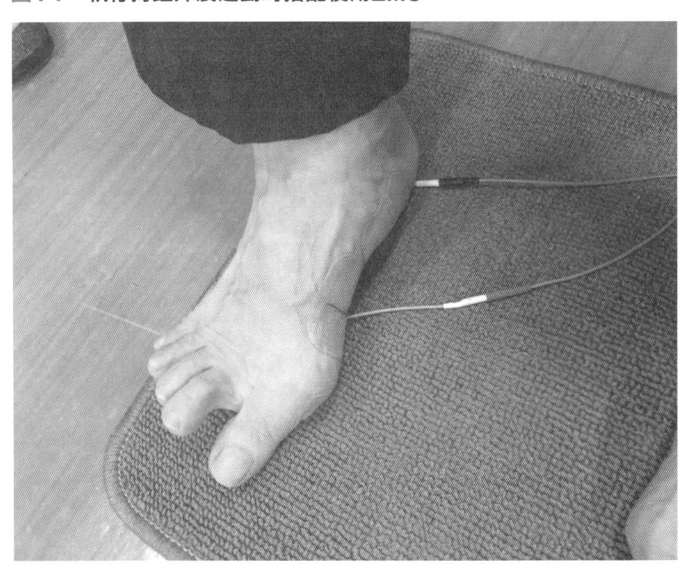

（foot band）在蹠骨處加壓，以避免蹠骨部位在負重時變寬（**圖15**）。亦可使用鞋墊，為下沉的足弓提供支撐（**圖16**）。

➤治療效果

●即時效果

■身體姿勢排列（根據影像資料判斷）

穿著合腳且有鞋帶的鞋子時拍攝的一般X光影像顯示，IMA1-5由40°減少為34°（**圖1**、**表1**）。

●肌肉功能

■腳趾

・外展：與治療介入前相較之下，拇趾外展角度有些許改善。

●基本動作

■行走

在蹠骨處貼紮可減輕行走時以及前足部負重時的疼痛（介入前：NRS3～4→介入後：NRS1），擺動前期的足部外展角度減少。

●治療過程

■介入3週後（共6次）

個案在做拇趾的主動外展運動時，外展角度有改善（**圖17**）。另外，步行10公尺所需時間從11.7秒縮短為9.7秒，所需步數也從18步減少為16步，步幅變大了。

圖15　使用足弓套

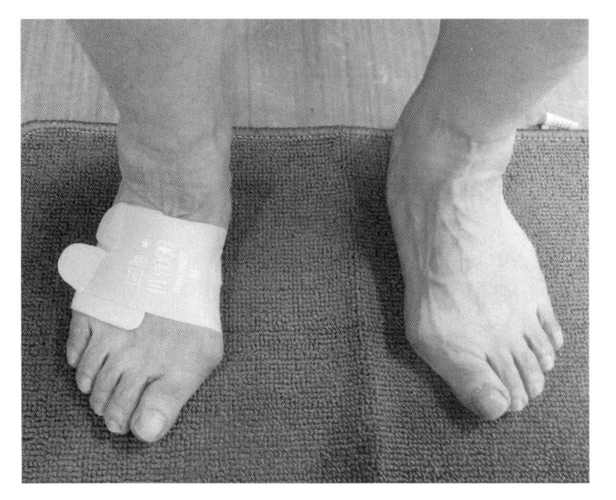

圖16　鞋墊

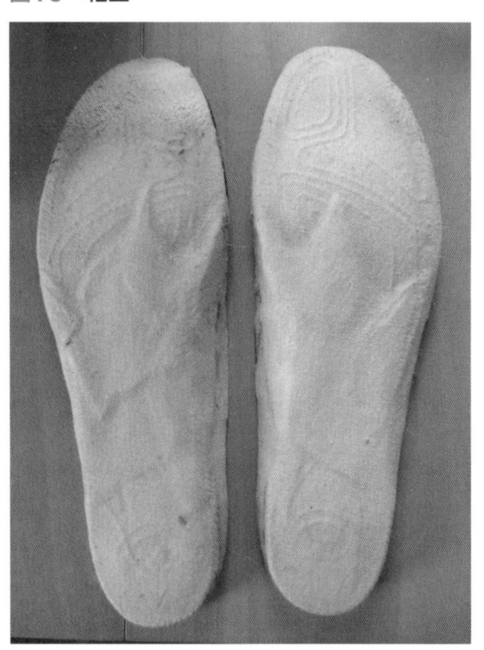

圖17　治療效果（拇趾主動外展運動）

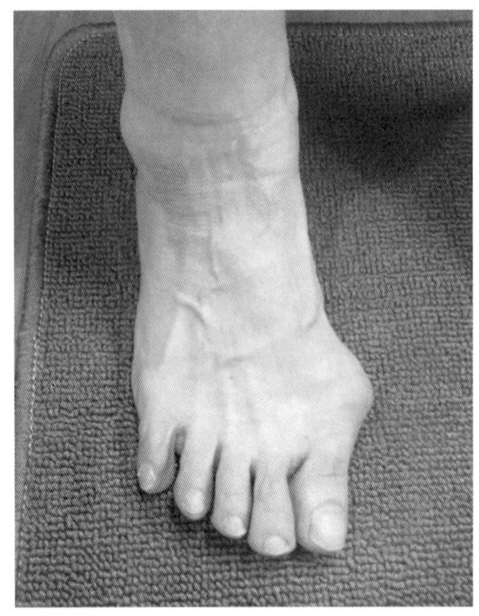

a 治療前

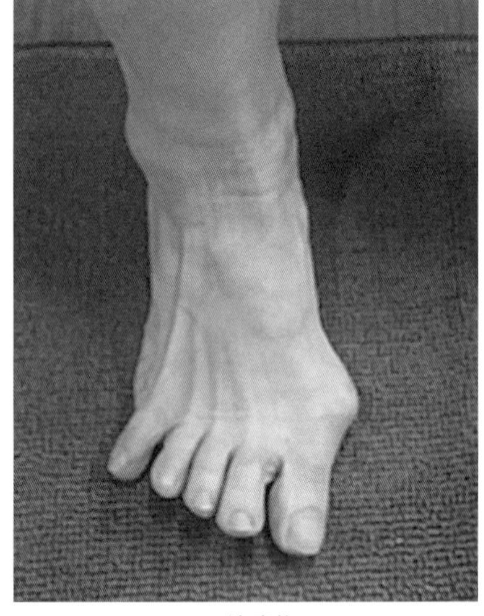

b 治療後

總結

個案有拇趾外翻與開張足的問題，主訴為第一～第二蹠骨頭部疼痛。根據一般X光影像與足印觀察的結果，筆者認為個案不僅為開張足，還有橫弓功能不良的問題，而在施行貼紮並讓個案穿著合腳的鞋子後，立即有了改善。運動治療方面進行了伸展運動與足部內在肌的訓練以矯正變形，疼痛因此而減輕，行走能力也獲得改善。

幾乎沒有任何證據可證明運動治療對橫弓問題的改善效果，只能仰賴臨床經驗。另外，雖然鞋子加上鞋墊對疼痛與功能究竟有多少改善效果並不明確，不過筆者認為，根據足部柔軟度、影像資料以及足印等量性／質性評估的結果，推測出個案的橫弓功能不良，並視其功能障礙程度適當介入，因此才能見到療效。

文獻

1) 日本整形外科学会・日本足の外科学会：外反母趾診療ガイドライン2014, p1-2, 南江堂, 2014.
2) 清水新悟, ほか：開張足のフットプリント評価指標の検討-X線(M1-M5)と開張角, 開張率の比較-. 日本フットケア学会雑誌, 9(1)：15-17, 2011.
3) 仲澤一也, ほか：足サイズ計測法の検者内および検者間信頼性. 靴の医学, 28(2)：10-13, 2015.
4) 生駒和也, ほか：外反母趾の診察・画像診断. MB Orthopaedics, 29(4)：17-23, 2016.
5) 小久保哲郎：足部形態による外反母趾の新しい分類. 日本足の外科学会雑誌, 38(1)：164-168. 2017

索引

- 疾病分類索引
- 總索引

疾病分類索引

疾病名稱	主要功能障礙	參考頁數
蹠骨疲勞性骨折	足弓塌陷	III章−5（p110） IV章−5（p213）
	足弓過高	III章−6（p134） IV章−6（p222）
	腳趾的功能障礙	III章−7（p153） IV章−7（p232）
小趾內翻	足弓塌陷	III章−5（p110） IV章−5（p213）
	足弓過高	III章−6（p134） IV章−6（p222）
	腳趾的功能障礙	III章−7（p153） IV章−7（p232）
Freiberg氏疾病	足弓塌陷	III章−5（p110） IV章−5（p213）
	腳趾的功能障礙	III章−7（p153） IV章−7（p232）
退化性踝關節炎	足部關節背屈活動度障礙	III章−1（p36） IV章−1（p168）
	足部關節蹠屈活動度障礙	III章−2（p54） IV章−2（p180）
	足踝不穩定	III章−4（p83） IV章−4（p203）
慢性足踝不穩定	足部關節背屈活動度障礙	III章−1（p36） IV章−1（p168）
	足部關節蹠屈活動度障礙	III章−2（p54） IV章−2（p180）
	足踝不穩定	III章−4（p83） IV章−4（p203）
莫頓氏神經瘤	足弓塌陷	III章−5（p110） IV章−5（p213）
	腳趾的功能障礙	III章−7（p153） IV章−7（p232）

總索引

二～五畫

六～八畫

九～十一畫

十二～十四畫

十五畫～以上

A

B

C

D

E

F

G

H

I

K

L

M

N

O

P

R

S

T

W

足部、足部關節物理治療實務

出　　版／楓葉社文化事業有限公司
地　　址／新北市板橋區信義路163巷3號10樓
郵政劃撥／19907596　楓書坊文化出版社
網　　址／www.maplebook.com.tw
電　　話／02-2957-6096
傳　　真／02-2957-6435
監　　修／片寄 正樹
編　　輯／小林　匠・三木貴弘
翻　　譯／殷婕芳
企劃編輯／陳依萱
校　　對／黃薇霓
港澳經銷／泛華發行代理有限公司
定　　價／800元
出版日期／2021年 7 月

國家圖書館出版品預行編目資料

足部、足部關節物理治療實務 / 片寄正樹監修 ; 殷婕芳翻譯. -- 初版. -- 新北市 : 楓葉社文化事業有限公司, 2021.07　面 ;　公分

ISBN 978-986-370-301-3（平裝）

1. 腳　2. 關節　3. 物理治療

416.619　　110007249